U0344691

Endoscopic Ultrasonography
Third Edition

超声内镜学

（第3版）

主　编　〔美〕　弗兰克·G.格雷斯

托马斯·J.萨维德斯

主　译　邹晓平

天津出版传媒集团

天津科技翻译出版有限公司

著作权合同登记号:图字:02-2016-164

图书在版编目(CIP)数据

超声内镜学 /(美)弗兰克·G.格雷斯
(Frank G. Gress),(美)托马斯·J.萨维德斯
(Thomas J. Savides)主编;邹晓平主译.—天津:
天津科技翻译出版有限公司,2018.11
　书名原文:Endoscopic Ultrasonography
　ISBN 978-7-5433-3840-1

　Ⅰ.①超… Ⅱ.①弗… ②托… ③邹… Ⅲ.①内窥镜
检 – 超声波诊断 Ⅳ.①R445.1

中国版本图书馆 CIP 数据核字(2018)第 105680 号

授权单位:John Wiley & Sons Limited.
出　　版:天津科技翻译出版有限公司
出 版 人:刘 庆
地　　址:天津市南开区白堤路 244 号
邮政编码:300192
电　　话:(022)87894896
传　　真:(022)87895650
网　　址:www.tsttpc.com
印　　刷:山东鸿君杰文化发展有限公司
发　　行:全国新华书店
版本记录:889×1194　16 开本　22 印张　700 千字
　　　　　2018 年 11 月第 1 版　2018 年 11 月第 1 次印刷
　　　　　定价:158.00 元

(如有印装问题,可与出版社调换)

译者名单

主　译　邹晓平

副主译　吕　瑛　王　雷　张晓琦

译　者　（按姓氏汉语拼音排序）

陈　敏　陈宇轩　丁希伟　窦晓坛　郭慧敏

贺奇彬　黄淑玲　彭春艳　沈珊珊　石亮亮

王　轶　吴　寒　谢　颖　张　斌　张　舒

张　松　张　玮　张明明　张妮娜　郑汝桦

编者名单

Tiing Leong Ang MD
Department of Gastroenterology and Hepatology
Changi General Hospital
Singapore

J.T. Annema MD
Department of Pulmonology
Academic Medical Centre
University of Amsterdam
Amsterdam, The Netherlands

Everson L.A. Artifon MD
University of São Paulo
São Paulo, Brazil

Fabia Attili MD
Digestive Endoscopy Unit
Catholic University
Rome, Italy

Ji Young Bang MD
Division of Gastroenterology-Hepatology
Indiana University
Indianapolis, IN, USA

Cynthia Behling MD PhD
Pacific Rim Pathology Group
Sharp Memorial Hospital
San Diego, CA, USA

Manuel Berzosa MD
Mayo Clinic
Jacksonville, FL, USA

Manoop S. Bhutani MD
Department of Gastroenterology
Hepatology and Nutrition
UT MD Anderson Cancer Center
Houston, TX, USA

Christine Boumitri MD
Department of Medicine
Staten Island University Hospital
Staten Island, NY, USA

William R. Brugge MD
Pancreas Biliary Center

Medicine and Gastrointestinal Unit
Massachusetts General Hospital
Boston, MA, USA

Fred O.A. Carneiro MD
University of São Paulo
São Paulo, Brazil

Suresh T. Chari MD
Division of Gastroenterology and Hepatology
Mayo Clinic
Rochester, MN, USA

Dalton M. Chaves MD
University of São Paulo
São Paulo, Brazil

P.F. Clementsen MD
Department of Pulmonology
Gentofte Hospital
University of Copenhagen
Hellerup, Denmark

L.M.M.J. Crombag MD
Department of Pulmonology
Academic Medical Centre
University of Amsterdam
Amsterdam, The Netherlands

Jose G. de la Mora-Levy MD
Endoscopy Unit
Gastroenterology Department
Instituto Nacional de Cancerologia
Mexico City, Mexico

John C. Deutsch MD
Essentia Health Systems
Duluth, MN, USA

J. Enrique Dominguez Muñoz MD
Gastroenterology Department
Foundation for Research in Digestive Diseases
  （FIENAD）
University Hospital of Santiago de Compostela
Santiago de Compostela, Spain

Imad Elkhatib MD
Division of Gastroenterology
University of California, San Diego
La Jolla, CA, USA

Douglas O. Faigel MD
The Mayo Clinic
Scottsdale, AZ, USA

Syed M. Abbas Fehmi MD
Division of Gastroenterology
University of California, San Diego
La Jolla, CA, USA

Larissa L. Fujii MD
Division of Gastroenterology and Hepatology
Mayo Clinic
Rochester, MN, USA

Kourosh F. Ghassemi MD
Interventional Endoscopy
University of California
Los Angeles, CA, USA

Ferga C. Gleeson MD
Division of Gastroenterology & Hepatology
Mayo Clinic
Rochester, MN, USA

Brooke Glessing MD
Division of Gastroenterology
Hepatology and Nutrition
University of Minnesota
Minneapolis, MN, USA

Adam J. Goodman MD
Division of Gastroenterology and Hepatology
New York University
Langone Medical Center
New York, NY, USA

Emmanuel C. Gorospe MD
Mayo Clinic
Rochester, MN, USA

Frank G. Gress MD
Division of Digestive and Liver Diseases
Columbia University Medical Center
New York, NY, USA

Alberto Herreros-Tejada MD
Center for Endoscopic Research and Therapeutics
  (CERT)
University of Chicago

Chicago, IL, USA

Joo Ha Hwang MD
Division of Gastroenterology
University of Washington School of Medicine
Seattle, WA, USA

Julio Iglesias Garcia MD
Gastroenterology Department
Foundation for Research in Digestive Diseases
  (FIEN-AD)
University Hospital of Santiago de Compostela
Santiago de Compostela, Spain

Brian C. Jacobson MD
Boston University School of Medicine
Boston, MA, USA

Abdurrahman Kadayifci MD
Division of Gastroenterology
University of Gaziantep
Gaziantep, Turkey

Michel Kahaleh MD
Division of Gastroenterology and Hepatology
Weill Cornell Medical College
New York, NY, USA

Pavlos Kaimakliotis MD
Gastroenterology Division
Hospital of the University of Pennsylvania
Philadelphia, PA, USA

Prashant Kedia MD
Division of Gastroenterology and Hepatology
Weill Cornell Medical College
New York, NY, USA

Michael B. Kimmey MD
Franciscan Digestive Care Associates
Tacoma, WA, USA

Michael Kochman MD
Gastroenterology Division
Hospital of the University of Pennsylvania
Philadelphia, PA, USA

Pradermchai Kongkam MD
Endoscopic Ultrasound Section
Division of Gastroenterology
Chulalongkorn University and King Chulalongkorn
  Memorial Hospital
Thai Red Cross Society
Bangkok, Thailand

Alberto Larghi MD
Digestive Endoscopy Unit
Catholic University
Rome, Italy

Jose Lariño-Noia MD
Gastroenterology Department
Foundation for Research in Digestive Diseases
 (FIENAD)
University Hospital of Santiago de Compostela
Santiago de Compostela, Spain

Michael J. Levy MD
Division of Gastroenterology and Hepatology
Mayo Clinic
Rochester, MN, USA

Shawn Mallery MD
Division of Gastroenterology
Hepatology and Nutrition
University of Minnesota
Minneapolis, MN, USA

Kevin McGrath MD
Division of Gastroenterology
Hepatology and Nutrition
University of Pittsburgh Medical Center
Pittsburgh, PA, USA

V. Raman Muthusamy MD
Interventional Endoscopy
University of California
Los Angeles, CA, USA

Shireen Pais MD
Division of Gastrointestinal and Hepatobiliary Diseases
New York Medical College
Westchester Medical Center
Valhalla, NY, USA

Nikola Panic MD
Digestive Endoscopy Unit
Catholic University
Rome, Italy

Jayapal Ramesh MD
Division of Gastroenterology-Hepatology
University of Alabama at Birmingham
Birmingham, AL, USA

David H. Robbins MD
Lenox Hill Hospital

North Shore-Long Island Jewish Health Care System
New York, NY, USA

Sarah A. Rodriguez MD
The Oregon Clinic and Oregon Health & Science
 University
Portland, OR, USA

Thomas J. Savides MD
Division of Gastroenterology
University of California, San Diego
La Jolla, CA, USA

John Scherer MD
Division of Gastroenterology
Hepatology and Nutrition
University of Pittsburgh Medical Center
Pittsburgh, PA, USA

Stefan Seewald MD
Center of Gastroenterology
Klinik Hirslanden
Zurich, Switzerland

James T. Sing, Jr. MD
Division of Gastroenterology
Scott & White Clinic and Hospital Texas
A&M Health Science Center
Temple, TX, USA

Nidhi Singh MD
Center for Endoscopic Research and Therapeutics
 (CERT)
University of Chicago
Chicago, IL, USA

Michael V. Sivak, Jr. MD
University Hospitals Case Medical Center
Cleveland, OH, USA

Thomas C. Smyrk MD
Division of Anatomical Pathology
Mayo Clinic
Rochester, MN, USA

Naoki Takahashi MD
Division of Radiology
Mayo Clinic
Rochester, MN, USA

Raymond S. Tang MD
Institute of Digestive Disease
The Chinese University of Hong Kong

Prince of Wales Hospital
Hong Kong, China

Pushpak Taunk MD
Boston University School of Medicine
Boston, MA, USA

Amy Tyberg MD
Division of Gastroenterology and Hepatology
Weill Cornell Medical College
New York, NY, USA

Shyam Varadarajulu MD
Center for Interventional Endoscopy
Florida Hospital
Orlando, FL, USA

Michael B. Wallace MD
Mayo Clinic Jacksonville

Mayo College of Medicine
Jacksonville, FL, USA

Irving Waxman MD
Center for Endoscopic Research and Therapeutics
 (CERT)
University of Chicago
Chicago, IL, USA

Brian R. Weston MD
Department of Gastroenterology
Hepatology and Nutrition
UT MD Anderson Cancer Center
Houston, TX, USA

Maurits J. Wiersema MD
Lutheran Medical Group
Fort Wayne, IN, USA

中文版序言一

近年来,超声内镜技术在飞速发展。超声内镜(EUS)也由最初一门只有少数医生掌握的高级技术转化成内镜领域中一项成熟的技术。EUS 已与 CT、MRI 等并列为诊断疑难胰胆疾病的可靠方法,同时 EUS 已从最初的诊断工具发展为介入性治疗的重要手段,EUS 引导下的各种介入性治疗,尤其是 EUS 引导下的 NOTES 技术为胃肠道肿瘤以及疑难胰胆疾病治疗开辟了新的治疗途径。EUS 在消化系统疾病诊断中发挥着越来越重要的作用。三十多年来在国内内镜同仁们的努力下,内镜医生对掌握 EUS 知识与技术的兴趣与日俱增,EUS 的普及程度以及国内从事 EUS 的同道所开展的 EUS 相关研究及先进技术,均使国外同行刮目相看,并在世界 EUS 专业领域占有一席之地。

由 Frank G. Gress 等国际著名 EUS 专家撰写的《超声内镜学》第 1 版于 2000 年出版,其后 Frank G. Gress 和 Thomas. J. Savides 主编的《超声内镜学》第 2 版以及《超声内镜检查图谱》(*Atlas of Endoscopic Ultrasonography*)等专著均成为世界范围内 EUS 专业经典教科书。《超声内镜学》第 3 版于 2016 年出版,本书使学习者可以了解 EUS 的历史、超声基础以及如何更好地应用 EUS 进行诊断和介入性治疗,为消化内镜医生在消化系统疾病诊治方面提供了实用且具权威性的 EUS 方法。本书对 EUS 培训做了详尽介绍,强调按照指南规范来学习 EUS,对国内 EUS 医生的培训有很好的启迪作用。第 3 版同时结合 EUS 的最新进展增加了新的章节,阐述了临床开展的 EUS 前沿技术,有很好的实践指导作用。

本书主译邹晓平教授不仅在内镜逆行胰胆管造影术(ERCP)领域有很深的造诣,同时也是国内最早从事 EUS 专业的专家之一,编写了国内首部关于 EUS 的专著《上消化道超声内镜临床应用》,对推动国内 EUS 事业的发展做出了一定贡献。邹晓平教授也是国内率先开展 EUS 介入性治疗的专家之一,他在这一领域积累了丰富的经验。现今,邹晓平教授带领他的团队辛勤翻译,将《超声内镜学》第 3 版呈献给各位致力于 EUS 专业的读者,我们深表感谢!

值此《超声内镜学》第 3 版的中文版即将出版之际,我有幸获邀作序,希望各位同道能认真研读和学习,也希望本书的翻译和出版有助于提高国内内镜医生的 EUS 专业水平。

首都医科大学附属北京友谊医院院长
国家消化系统疾病临床医学研究中心主任
中华医学会消化内镜学分会主任委员

中文版序言二

　　三十多年来,超声内镜(EUS)技术在我国和我院消化内科都得到了长足的发展和进步。早期应用于疾病的诊断,我院消化内科曾诊断和定位了 CT 和 B 型超声未能诊断的 1cm 大小的胰岛细胞瘤和胰周胃泌素瘤,为外科手术提供依据,并经术后病理证实。超声内镜(环扫、线阵超声)的检查方法与 CT 不同,内镜探头在胃肠道的不同位置紧贴管壁连贯全程扫描,切面多变,而非是 CT 和磁共振胰胆管造影(MRCP)的横断面、冠状面两种,故病变的检出率、图像质量与操作者的内镜技巧、解剖认识、超声水平有关。

　　近年来 EUS 与其他内镜技术相结合,使内镜技术得到扩展,广泛地应用于临床工作,如我院消化内科邹晓平教授团队近期完成的经 EUS 引导下的胃肠吻合术,解除了十二指肠梗阻症状,通过微创技术达到了胃肠道再通。正如有的专家认为,学科的超声内镜技术水平是内镜发展水平的重要标志之一。

　　掌握 EUS 技术是相当困难的,操作者要熟悉脏器的超声图像,熟悉内镜探头四周的立体感观,熟练掌握超声内镜及附件的使用,为提高 EUS 水平,需要不断地学习、参观及接受培训,同样也需要 EUS 的参考书籍。

　　邹晓平教授推荐并组织消化内科医生们翻译的这本《超声内镜学》第 3 版是一本很好的教材,全书共 31 章,整体上可分为四大部分。第一部分为 EUS 成像原理、EUS 解剖、环扫和线阵超声内镜正常解剖及 EUS 弹性成像原理。第二部分为 EUS-FNA 基础、细胞学以及 EUS 引导下的肿瘤治疗和引流技术。第三部分为 EUS 在食管、胃、肠黏膜和黏膜下肿瘤的治疗,涉及纵隔、肺、肝、胰腺等疾病诊断和 EUS 引导下的治疗。最后是 EUS 的培训和未来。因此这是一本很好的教材,很高兴能推荐给广大 EUS 工作者。

南京大学医学院附属鼓楼医院消化内科主任医师,教授
原中华医学会消化内镜学分会副主任委员
2014 年中华医学会消化内镜学分会终身成就奖获得者

原中华医学会消化内镜学分会常务委员
《中华消化内镜杂志》名誉副主编
2014 年中华医学会消化内镜学分会终身成就奖获得者

中文版前言

超声内镜技术问世于1980年，历经三十余年，如今已成为消化系统疾病诊治中不可或缺的技术之一。本人自20世纪90年代初开始接触并开展EUS技术工作，在实践中被此项技术带来的巨大影响深深吸引，于2002年结合自己的经验、体会和教训，并翻阅了大量的文献资料，编写了《上消化道超声内镜临床应用》书籍。其后的十余年间，我和我的团队不断开展各种前沿的超声内镜引导下介入性治疗，并取得了很好的效果。EUS自身技术的突飞猛进以及与其他技术的联合应用，使其在临床应用中越来越广泛，同时开辟了许多新的领域，使很多不可能实现的诊治难题变成可能，这是包括我在内的越来越多的内镜医生愿意从事EUS工作的原因之一。

从事EUS专业，需要从业者首先熟练掌握内镜技术，能够进行ERCP者更佳；其次要具有一定的超声图像的识别能力；再者拥有良好的解剖学知识基础，三者相辅相成，缺一不可。同时也离不开专业技术培训，其中包括阅读专业书籍。《超声内镜学》第3版是由Frank G. Gress和Thomas J. Savides主编，两位教授长期致力于EUS工作和研究。这本书在前两版的基础上经过修订和更新大量图片，汇集了该领域学术权威的宝贵见解，从基础知识到前沿技术，从基本概念到新理念，从培训到实践，内容丰富，为医学专业人士提供了EUS相关知识最全面的概述，是EUS学习中最需拥有的经典教科书之一。

本书译者均为我科年轻医生，他们是一批充满活力与激情的后起之秀，在日益繁重的临床工作之外，利用闲暇之余，不辞辛劳认真翻译，但由于经验和水平有限，一定有很多不足之处，恳请各位学者及同道批评指正，以利今后改进。

在本书的翻译过程中，得到老一辈专家的支持和鼓励，得到以张澍田教授为代表的国内消化内镜同道的关心和帮助，在此深表感谢！当然，此书的出版离不开出版社编辑人员的辛勤付出，在此一并表示深切的谢意！

理想的书籍是智慧的钥匙，一本好书可以给你带来许多教益，衷心希望《超声内镜学》一书能让每一位读者获益，从而提高自身的专业技术水平，在EUS的道路上走得更高、走得更远！

南京大学医学院附属鼓楼医院副院长、消化内科行政主任
中华医学会消化内镜学分会副主任委员
中国医师协会消化医师分会常委

前　言

　　超声内镜(EUS)这一概念产生于三十多年前,在 EUS 技术发展的早期阶段,主要目的是为了提高胰腺超声成像技术水平。自从 20 世纪 80 年代初期第一台 EUS 问世以来,EUS 技术已逐渐成为消化系统疾病诊断及分期的标准化检查手段。近年来,它已成为复杂内镜介入性治疗的重要器具。EUS 目前已不仅仅局限在学术医疗中心,它已遍布世界各地社区医院。

　　我们希望本书能为对 EUS 感兴趣的消化内镜医生提供权威且具实用的 EUS 方法去诊治某些消化系统疾病,从而提高 EUS 的培训质量,并利于 EUS 知识的传播。本书会让读者了解 EUS 的历史、基础以及如何更好地应用 EUS 进行诊断和介入性治疗。

　　《超声内镜学》第 3 版有许多令人振奋及全新的改变,包括增加了一些新的章节,如如何学习 EUS、弹性成像、治疗性 EUS、肺癌、自身免疫性胰腺炎、肝脏疾病、胆道通路、胰腺积液引流等。同时我们一如既往地强调通过实践以及按照指南规范来学习 EUS。

　　本书的大部分作者是 EUS 先驱者及他们的高徒。他们对消化系统 EUS 的培训、研究及临床实践有突出贡献,并积累了丰富的临床经验,其影响是无法超越的。他们为第 3 版的撰写做了大量工作,他们是 EUS 的真正主人,我们对他们的杰出贡献深表感谢。

　　本书的目的是向学习者们介绍消化系统 EUS 领域以及目前 EUS 的最新前沿进展。本书各章都有可供参考的评论并提供了实用的操作建议。希望你喜欢《超声内镜学》第 3 版。

致　谢

　　感谢我们的父母 Francis 和 Evelyn Gress 以及 John 和 Anita Savides 对我们的引导、支持和关爱，为我们创造了成长的机遇。我们还要感谢我们的妻子,Debra Gress 和 Wendy Buchi,感谢她们给予的无尽的支持、理解,以及在我们花大量时间完成本书时所做的牺牲。我们把这本书献给我们的父母、妻子，尤其是孩子,Travis Gress、Erin Gress、Morgan Gress、Abby Gress 和 Michael Savides,感谢他们的爱、善良和耐心,这让我们每一天都很有动力。

目 录

第1章

超声内镜的起源

Michael V. Sivak, Jr.

据我所知,有关超声内镜(EUS)的首篇报道是 DiMagno 等在 1980 年发表的[1]。他们描述了超声内镜的原型,即在十二指肠镜上加装了一个换能器。尽管仅仅是在狗身上获得图像,但他们的工作验证了 EUS 的可行性。随着各种内镜技术开创性的进展,EUS 基本上是现有技术的集大成者。但是在 1980 年这种复合型技术的潜力还不被众人所知,包括那些首批 EUS 医生恐怕也是如此,他们展示了 EUS 的可行性,但并未做进一步深入的研究。

基于实用目的的考虑,将 EUS 作为临床应用设备的想法最早可以追溯到我与奥林巴斯公司的 Hiroshi Ichikawa 先生的一次会面。我们彼此都已记不清会面的具体日期,但最有可能的是 1981 年。那时奥林巴斯公司正在开发许多新技术,Hiroshi 当时让我在 EUS 和肠镜之间做一个选择。我唯一还能记起那次会面的另一件细节便是,不知道因为什么,我几乎毫不犹豫地选择了 EUS,我想很大程度上是由于腔内超声看起来是那么有吸引力;这一技术为我们带来了诸多挑战,但同时也确保了其在未来更广泛的应用。我几乎没有想过这一技术被应用到临床之前需要面对那么多不可避免的困难,也没有意识到为达成这一目标需要付出的时间和努力。Hiroshi 一再强调可能面对的困难,警告我们这一技术还只是在研发阶段,换言之,这在当时还仅是一种粗糙的、几乎没有实际用途的技术。由于这一项目的困难巨大,Hiroshi 向奥林巴斯公司建议,推荐两位在美国的研究人员(实际来自西半球)和我一起工作。另外和我一起合作的还有来自纽约市的 Charles Lightdale 博士以及来自其他国家的一些人员。此前我就认识 Charles,他是一位很杰出的合作伙伴。事实证明,这开启了一个长期有益的学术组合,使得 EUS 技术日趋成熟。因此美国的 EUS 技术是我和 Charles Lightdale 博士开展的。

从当今 EUS 技术的复杂性可以想见早年的腔内 EUS 技术的不稳定性还相当明显。直到 1985 年仍然有很多关于这一技术前景的质疑声,其中有不少来自我们这些亲自负责研发的人员。随着第一套 EUS 系统,更确切地说,原型机的到来,早期的一小部分 EUS 检查者们面对的困难尤为突出。尽管问题明显,但我相信我们所有人从来没有真正气馁过;用词汇来描述我们那些年的信念,我想"固执的狂热"可能是最贴切的。

我开始书写一份简单而全面的研究计划,以便我最终可以使用这套设备对患者进行检查。这份计划基本上没有设定任何研究假设,而是断言 EUS 的使用肯定会对患者有益。我在其中列出了所有我能想到的适应证,并尽量少写各种风险,其实会有什么样的风险我当时也并不十分清楚,以至于我怀疑当今的任何机构的研究委员会都不会批准这份研究计划。

首先必须考虑的主要问题分为四大类,包括技术的限制和设备的不足、开发安全有效的可用于患者的 EUS 检查技术、超声图像的解读以及制订和建立 EUS 临床应用适应证。随着时间的推移,更多更复杂的问题可能会逐渐显现出来。

按照现代的标准来看,EUS 的原型非常笨重。在那个年代,电子(视频)内镜还没有引入临床,所以 EUS 的原型是一种光纤仪器;光学(内镜)部分包括目镜调焦环,再加上一个相干光纤束,镜身的远端还有另一个镜头用来将图像聚焦在光纤束上。后者提供了一个限于 80° 以内范围的视野,以及与镜身插入部成 70° 的倾斜视角。这两个参数中,相对于倾斜的视角,狭窄的视野是更明显的限制性因素,因为斜视镜对于习惯使用十二指肠镜的内镜医生而言算不上问题。

早期的 EUS 元件包括一个换能器,与位于镜身远端的旋转反射镜相连。而反射镜由位于标准操作部和镜身之间的电动马达旋转，因此这种设计被称为"机械扇形扫描 EUS"。由于反射镜围绕镜身长轴旋转，因此超声扫描平面被设置成垂直于镜身。回想起来，这是当时最好的选择，因为它简化了图像解读的问题。但这种设置也有它的局限性，主要是不方便把穿刺针引到一个目标上。事实上，试图用扇形扫描 EUS 进行细针抽吸均无功而返，因为扇形扫描范围内的组织的宽度太窄了。

遗憾的是，第一台设备所提供的扇形超声图像不是一个完整的 360° 范围，而只有 180°。为了获得对周围组织（如一个环周的食管肿瘤）完整的环周扇形扫描图像，必须把镜身做 180° 旋转，同时保持扫描平面固定不变。这是一个相当大的挑战，尤其对于插入位置较深（如十二指肠第 3 段）的设备。事实上，它在很大程度上是不可能的，因为镜身的任何转向动作总是会改变扫描平面。这还只是诸多困难中的一种。

由于这些机械部件（主要是电动马达及其外壳）的存在，这套设备比标准内镜要重得多；我没有确切测量过，但很可能重 1 磅（1 磅=0.45kg）以上。因为 EUS 没有明确的临床目的，最初的一些检查只能称为探索性的。因此，操作时间主要取决于患者的耐受性，如果患者的耐受性特别好，该设备的重量似乎会呈几何倍数增加。两三场检查下来，经常发现伸直左臂都极其困难（和痛苦）。

镜身远端的光学和声学元件的组合带来了其他不便，包括一些潜在的危险。镜身的直径为 13mm，远大于当时的上消化道内镜直径。更糟的是，镜身远端，即从末端到可弯曲部分，是一个长度为 4.5cm 的硬质部件；再加上有限的视野，更增加了通过口咽部插入镜身进入食管的难度。虽然我们假设 EUS 并发症的风险并不大于上消化道内镜检查，我们也是这样告知患者的，但随后的事实告诉我们，实际操作中发生的梨状隐窝穿孔并不少见。此外，尝试将大直径的超声内镜通过被肿瘤占据的食管腔无疑会增加穿孔的风险。

除了建立安全的插入技术，EUS 的学习曲线只能被描述为长而陡，即一个径直向上的坡线。正如著名棒球接球手 Yogi Bera 所言，"90% 的事物，其一半取决于精神意志"，对于 EUS 尤其如此。第一个难点在于需要在超声成像仪上解读图像。这涉及声学耦合的需要，也就是说，需要创建一个合适的组织和换能器之间的界面（这里指的是声学镜）。我们很快发现，有空气存在就不能获得超声图像。去除空气是显而易见的解决办法，但由于一些原因很难做到。另一个替代的办法是在组织和换能器之间注水，有两种途径可以实现这种操作：一种是在换能器上装一个球囊，然后向球囊内注水；另一种是直接在消化道内注水。然而，在两个选项之间做选择并不是一件简单的事情，通常视情况而定，例如根据消化道内的位置不同，决定哪种方法是更好的选择。特别是采用球囊注水时，由于球囊与消化道管腔接触，影响内镜观察视野，因此无法在超声成像的同时进行白光下内镜观察。虽然这种脱节在现在看来无关紧要，但在当时那样一个信奉"内镜盲视有害"教条的年代，这种做法绝对会被认为是离经叛道。

早期的球囊式 EUS 的使用经历是令人痛苦的，因为常常会遇到一些节外生枝的问题。比如球囊的乳胶材质质量堪忧，把球囊安装在镜身末端时几乎不可避免地被划破；另外，根据操作规程，球囊应该被置于换能器上方，与光学元件在同一侧，但是充气时球囊常常呈不对称地扩张，导致这一点从来无法实现；而且就算球囊能被置于正确的位置，还得面对下一个问题，就是如何把球囊用很细小的线固定住；成功把球囊固定住并进行测试时，又发现球囊的末端有时会堵住注气和冲洗孔道，这时如果尝试把球囊轻推到合适位置，常常又导致球囊破裂。鉴于最终目的是创造一个水－组织的界面，因此必须把球囊内的空气排空，同时做到不损坏球囊。而球囊如果没有被妥善放置的话，可能会堵塞细小的排气管道。即使获得了所有的精密参数，球囊也被成功地固定到位并正常工作，但还是会发生令人狂怒不已的事情，那就是在检查中球囊破裂。我曾说服一位来自生物医学工程学系的绅士（暂且叫他"球囊人"）来研究如何妥善地放置球囊，以解决上述提到的部分令人沮丧的问题。

检查期间，球囊通过固定在操纵杆和内置马达间的 Luer 锁充水。不幸的是，这种设计意味着配套相连的注水器垂直突出于镜身，那么当检查者把右手从操纵杆移动到镜身插入部时，常常会损坏注水器。还必须在内置马达上设一个较小的标杆，标注为"B"，以便操作者能清楚水是注入球囊的；另一处需要标注为"G"，表明是直接经孔道注水到肠道。由于无法看清这个标杆，进镜时最好记住充水的位置，否则可能因充水过度导致球囊破裂。

在最初的 EUS 检查中，最令人欣慰的一点是可以获得肠道管壁的结构图像。当时我们所有人都凭直觉立即认为这是一件大成就。但对图像的解读又是完全不同的另外一件事。当时大家都想当然地以为，EUS 显示的 5 层结构与肠道管壁在组织切片上的结构是完全一致的。然而，事实证明，这与那些对超声成像原理一窍不通的人的认识南辕北辙。随着时间的推移，我们越来越清醒地意识到，EUS 对消化道管壁结构的显示机制更加复杂。由于一些我不知道的原因，最初的 EUS 系统主要频率被设定在 7.5MHz，这个频率在通常情况下能够清晰显示胃壁的 5 层结构。我怀疑之所以选择这个频率是基于技术考虑而不是实验数据。无论如何，理解肠道管壁超声成像的物理机制是需要花费时间的。

当我第一次与 Hiroshi Ichikawa 讨论 EUS 时，意识到 EUS 可能对判断胰腺癌有积极作用，这影响了我对 EUS 和普通内镜检查的取舍。1980 年，学术界已经认识到内镜逆行胰胆管造影术（ERCP）无法改变胰腺癌的自然病程，但我认为 EUS 在某些情况下，可以早期诊断胰腺癌，并可由此改善预后。现在看来，这是有价值但不免幼稚的认识。但是当时我就下定决心研究 EUS 对胰腺的检查。而 Charles Lightdale 博士却采取了更明智和实际的态度，去研究 EUS 在食管癌分期中的应用。考虑到最初的 EUS 系统的局限性，我关注胰腺成像的决定绝对不是最明智的选择。

尽管我对肠道超声图像的理解接近于零，但也远比我对胰腺超声图像的理解详尽得多。坦率地讲，当时我只有信心辨识大于 1cm 的高度钙化的胆囊结石。很快，我就清楚地认识到，乐观主义不能代替实际能力，继续前进的唯一途径是寻求专业超声医生的建议。许多当时的 EUS 检查者也采用了相似的方式。于是我请一位名叫 Craig George 的超声医生来帮忙。我们当时的想法是，Craig George 医生可以在我做 EUS 检查时一起看超声图像，并对图像做出解释。此时，我已经拥有了第二代 EUS 系统的原型机。与第一代相反，第二代系统使用特别庞大的图像处理器，但显示屏却很小，对角长度不超过 8 英寸（1 英寸=2.54cm）。而且图像质量很差，必须靠近显示屏才能看清。雪上加霜的是，显示屏放在一个离地只有 4 英尺（1 英尺=30.48cm）的盒子上，Craig 不得不坐在显示屏前面的低矮的小板凳上看。不过所有这些局限对我而言都不是问题，因为 Craig 是一个有着"大脑袋的大个子"，绝大多数情况下我都只能看到他的后背。于是我们设计了一套手势来克服这些问题。我们当时是这样工作的：如果 Craig（正低头对着显示屏）发现一些问题，他会用手做出某些动作，根据他想让我移动换能器的方向决定动左手或者右手，从而获得更好的图像（每当我看到喷气式飞机被人用长长的、橙色的灯光束指引到停机坪时，常常想到 Craig）。当得到想要的图像时，

Craig 会敲击"冻结"按钮，并很快挪开脑袋让我看一下，然后用照相机在显示屏前面拍摄以获得永久图像。

尽管这种安排很烦琐，但我学到的大部分有关胰腺图像和超声成像原理的知识都是源于 Craig George 医生。大约 6 个月后，我们的这种合作关系逐渐终止了，部分原因是我们的时间很难凑到一起，但最主要的原因是，我认为自己已经可以独立前行了。

直到 1982 年 6 月以前，发展 EUS 的奋斗之路都是孤独的；仅仅一小部分内镜医生有 EUS 的操作经验，而且他们彼此也是独自工作。这种状况在 1982 年 6 月得以改变，当时奥林巴斯公司在瑞典的斯德哥尔摩大酒店主办了第一届"超声内镜国际研讨会"，那次会议在时间和地点上都与世界胃肠病大会重合。我们当时聚在一个很小的房间里讨论。根据我的记录，只有大约 15 位积极参加者，其中包括两位受邀的消化道超声领域（而非 EUS）的专家，不包括大约 6 位来自奥林巴斯公司的代表。

Keichi Kawai（日本京都）组织了这次会议，他要求我做一个关于"超声内镜规划"的报告。我以前从来没有认识到这个议题的必要性。但是与我以后几年参加的 EUS 会议相比，这次会议的意义极其重大。因为在此前每个参会人员都已经发现了关于 EUS 的很多东西，但是没人能做到全面的理解，不管是 EUS 的局限性，还是真实的潜能。因此，会场上大家就相关的讯息和理念做了热烈而有成效的交流。我主导了一场关于胰腺 EUS 的长时间的讨论，强化了从十二指肠退镜的概念。我们大体上制订了一个清单，明确了在每一个观察位置必须显像的器官和结构。但我认为最重要的是，十余位参会人员离开时，每个人都重燃希望之火，对 EUS 的未来前景充满信心。

在 1982 年会议上阐明的 EUS 的另一个方面是合作对于 EUS 临床应用的巨大价值。在许多方面，那次会议揭示了更多我们未知的东西，同时也显示了 EUS 应用到临床之前还有许多必须完成的事情。之后不久，根据那次会议的成果，我应奥林巴斯公司的 Mark Donohue 先生之邀，帮助组织了一个研究小组，小组成员每年聚会 2~3 次。我们的目的是要合作解决与 EUS 相关的问题，并找到促进其发展的途径。除了我自己，最初的成员包括 Charlie Lightdale、H. Worth Boyce 博士及 Lok Tio。在 8 年左右的时间里，成员有所改变，但人数总是严格限制在 6 位以内（通常为 5 位），加上奥林巴斯公司的 2~3 位，每次参加会议的总人数从来没

有超过 8 或 9 位。自然而然地,当我们这个组织逐渐被大家所知,尽管不是特别广泛,奥林巴斯公司还是经常被一些自认为具备成员资格的人责难。但是出于对奥林巴斯公司信誉的考虑,Mark Donohue 先生拒绝了所有加入的请求,以保存这个小组的延续性。由于我们一直想不出更好的名字,因此自称为"EUS 用户群"。

我曾经根据成员和奥林巴斯公司的要求,为每一次"用户"会议制订议程。回想起来,这些讨论的主题反映了 EUS 1982—1989 年间大部分的发展史。主要分为两大领域:技术开发及其在临床实践和培训中的应用。在最初的几年里,我们没有意识到培训其他内镜医生学习 EUS 会有如此多的问题,也没有认识到在医学界更广泛地传播 EUS 的必要性。但随着对 EUS 的兴趣日益增加,EUS 的培训成了一个最棘手的问题,更是因为如果 EUS 技术仅由一小部分专家掌握,那么它的临床实际应用便很难实现。设备的高成本(相对于标准的内镜而言)和维修不足,进一步加剧了培训的相关问题。此外,在那个年代,内镜本身就很脆弱且昂贵,需要频繁维修,因此大大增加了操作成本。在一名缺乏经验的操作者手中,这种脆弱性经常使得维修成本远远超出管理者的心理预期。所有这些因素构成了使用 EUS 的显著的"成本屏障"。

关于什么是最好的 EUS 培训方式,在"用户群"内部是有一定分歧的。我们不约而同地考虑过"说教式"教学方式,为此我们组织了一些简短的座谈会。然而我们充分认识到,这是无法替代所谓的"手把手"式教学的。关于后者,有一种观点认为,这种短时间的培训,根据学员的操作经验丰富与否,从几天到 6 个月不等,均足以让他们"入门"。我和其他一些人认为这种"短平快"的模式注定要失败,我们提倡更正式和更长时间的培训。不过这种模式的不足在于,EUS 可能永远也无法普及。截至 1988 年年底,能提供这种 EUS 培训的单位只有 5 家,也就是我们 5 位小组成员所在的单位。即使我们每年训练 10 名 EUS 检查者,也需要许多年才能实现 EUS 的普及。回想起来,我仍然认为我是对的,好的培训项目的确比预期需要更好的培训

和更多的时间。

幸运的是,EUS 是在 20 世纪 80 年代的 10 年间引入的技术,在那个时期,内镜医生面对的超高效和高利润的压力还不大。例如,结肠镜筛查,即使只作为一个概念,都还没有出现。假如在 10 年后才引入这项技术,那么它成功普及的可能性就大大减小了。毕竟在那些年里,胃肠镜还不像胸片仪、血常规计数仪那样能够大量生产。我们是真的痴迷于这项技术,但这始终是为了更快地改善对患者的医治水平。

EUS 作为一项临床技术,其建立应归功于一小部分人的毅力以及奥林巴斯公司的决心。虽然不为人所知,但 EUS 的确成为公司巨大的成本障碍。我不知道实际的财务数据,但 Donohue 先生曾经告诉我,有十余年时间,EUS 都是公司的亏损项目。任何公司,愿意无视不明朗的经济收益前景,投入这么多时间和人力,都是了不起的。有一个故事(虽然是虚构的),Ichizo Kawahara 先生,当时的奥林巴斯医疗器械部主任,曾经被问到为什么公司会不顾诸多障碍和不确定性,坚持开发 EUS。他回答说:"因为医生想要它。"我相信,他的话也揭示了那些年代的不同性质。

我坚信,随着 1986 年奥林巴斯 / 阿洛卡 UM2 系统的问世,EUS 技术已稳步立足于世。GF-UM2 超声内镜还只是一个光纤设备,但 EU-M2 显像系统已有了明显改善,特别是它提供了 360°视角展示,这是胰腺成像方面的一个巨大进步;之后,又有渐进而稳定的技术改进流程。这些连同不断涌现的更多更好的研究数据使 EUS 在临床实践中占有了一席之地。达到这一点花费的时间比我想象的更长,但令人欣慰的是,我也在其中发挥了重要作用。

(张斌 译　邹晓平 校)

参考文献

1 DiMagno EP, Buxton JL, Regan PT, et al. Ultrasonic endoscope. Lancet 1980;I:629–631.

第 **2** 章

超声内镜成像的基本原理

Joo Ha Hwang，Michael B. Kimmey

理解超声成像的基本原理，不管是对超声内镜（EUS）新手，还是对经验丰富的 EUS 医生而言，都是很有用的。当然，要掌握超声成像和多普勒超声的基本原理，并非一定要成为物理学家或工程师。理解这些原理，可以指导 EUS 医生用超声内镜完美地展示组织的结构，并对生成的图像做出正确的解释。了解这些基本概念也有助于正确识别病变和避免误判。

本章将对超声成像的原理进行综述，重点将放在实际临床应用上，而不是那些容易遗忘的公式和方程式的推导上。

超声影像是如何形成的

声音是以波的形式在液体或固体介质传播的机械能[1,2]。与电磁波（如无线电、光和 X 线）不同，声波不能通过真空传输，必须通过传输介质分子才能传递能量。

每单位时间内声波的周期（即频率）变化很大。通过测量 1 秒内形成的声波周期数，即赫兹（Hz），可以了解声波的频率。每个波周期既有正压部分又有负压部分。超声波的频率高于人耳可以听到的声波频率（图 2.1）。医疗成像中常用的超声波频在 350 万 ~2000 万 Hz 之间，通常缩写为 3.5~20MHz。更高频率的声波甚至可用于显微镜分辨组织超微结构。

成像中使用的高频声波有一些有趣的特性，影响着它们的应用。与在空气中顺利传播的低频声波不同，高频声波更容易被空气吸收和衰减，并且在组织和空气之间的界面发生强烈反射。这就是为什么充满气体的肺和肠道，限制了体表超声在纵隔及腹膜后结构成像中的应用。

超声波是如何形成的

声波是通过向介质施加振荡压力而产生的。无线广播以不同速度或频率的振动在空气中产生声波，然后我们听到声音。更高频率的超声波是由晶体振动后产生的，可在体液或组织内传输的超声脉冲。这些晶体由一种特殊的陶瓷材料制成，当高频交流电施加到这种材料上时，能使之产生高频振动。此属性被称为压电效应，这种材料还能检测到从组织返回的声波，并把它们还原成电信号。

超声换能器通常是由一个大的晶体或多个规律排列的晶体组成，后者更常见。这些换能器将一个电信号转换成声波，并且接收从组织反射回来的声波。超声换能器通常发射一系列波或脉冲，然后停止发射，并等待检测回波。

超声波遇到组织时会发生什么

超声波通过组织传播的速度是由组织的物理性质决定的[3,4]。传输速度很大程度上取决于组织硬度，硬度越高传输越快。对于软组织，速度的变异大约仅为 10%，范围从脂肪中的 1460m/s 到肌肉中的 1630m/s[5-7]。

当超声波遇到一个很难穿透的组织时，会被反射回换能器。例如，超声波在水中很容易传输，但在空气和骨骼中却很困难。当声波穿过像胆囊这样充满水的结构时，很容易到达对侧胆囊壁，如果遇到胆结石，结石可将声波反射回换能器。其他固体组织也能不同程度地反射声波，这取决于组织特性。脂肪和胶原蛋白比肌肉和低脂实体器官更容易反射超声波。声波在遇到不同声学特性的组织界面时也容易发生反射（见下节）。

5

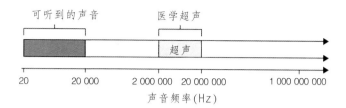

图 2.1 可听到的声音和超声的频率分布。

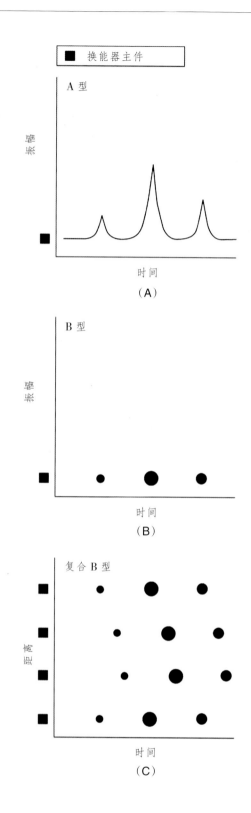

反射超声波如何形成图像

从组织反射回的声波被之前发射声波的压电晶体检测到,这些晶体将声波转换成用于图像处理的电信号。

以发射声脉冲的时间为起点,换能器以时间函数的方式检测回波。声波返回所需的时间是组织中声波的传输速度、换能器与反射声波组织之间的距离的应变量。因为低脂组织中声波的传播速度变化只有约10%,所以从发射开始到检测到回波的时间就能很好地反映声波传输的距离。因此,对于医学成像,超声脉冲返回的时滞可以近似地反映出传输距离或组织中反射物的位置。

回波或回声可以以多种方式或模式显示。最简单的方式是根据它们检测的时间来绘制回声强度或振幅,这种被称为 A 型超声,很少用于医学成像。如果返回信号的幅度显示为图像上的某个点的亮度,则被称为 B 型超声。如果换能器可以穿过组织移动,或换能器内包含许多晶体,就能获得一个 2D 图像来反映回波振幅,其中一个维度是导致反射的组织位置或深度,另一个维度是成像组织的跨度(图 2.2)。

检测回波的精确时间也能定位目标组织和换能器。当超声波在垂直于目标的方向传播时能更准确地显示组织结构。这个反射波也垂直于换能器。如果超声波从一个角度或切线位探测目标,那么回波会被更晚地检测到,获得的图像显示会导致对距离判断偏远,从而高估了目标的实际位置(详见"成像伪影")。

换能器特性如何影响图像

超声频率和轴向分辨率

当使用高频超声时,单位时间可以发射更多的波,超声能量的脉冲持续时间可相应减少。这使得超声换能器能更频繁地接收回波。其结果是更好地辨识

图 2.2 超声图像的基本类型。(A)A 型超声影像图,根据换能器检测的不同时间点反映回波的振幅。因为声波通过软组织的速度是相对恒定的,因此探测到回波所需的时间可反映反射物的距离或深度。(B)B 型超声影像图,通过一个点的亮度反映回波的振幅。(C)当使用多行换能器或当换能器在某一区域移动时,多行 B 型超声图像可以转换成直线或复合扫描。

超声束方向上同一靶组织的两个点。这种超声束方向能分辨的两点之间的最短距离称为"轴向"或"距离"分辨率(图 2.3)。一般情况下,超声频率越高,轴向分辨率越好。大多数内镜超声系统的轴向分辨率约为 0.2mm。不过,更高的超声频率也意味着超声波的组织穿透力更弱(表 2.1)。

换能器尺寸和横向分辨率

横向分辨率使我们能够区分在横向上的两个点(图 2.3)。此分辨率的精度取决于换能器的直径。一般情况下,较大的换能器具有较差的横向分辨率。横向分辨率不是固定不变的,而是根据目标反射面到换能器的距离发生变化。最好的横向分辨率的位置通常被

称为换能器的聚焦区域,超声束聚焦于该处并使得横向分辨率得以优化。对于大多数超声内镜,这个距离是 2~3cm。

超声换能器的频率也影响横向分辨率,导管式探头上使用的小直径换能器尤其容易受到这种影响。在其他变量相当的情况下,更高频率的小直径换能器与同直径低频换能器相比,在距离换能器更宽的范围内焦点区更窄(图 2.4)。这就是导管式探头使用更高频率(12~20MHz)换能器的主要原因。

衰减和组织穿透力

"衰减"是指随着时间或距离的推移,超声波的强度损失。衰减程度取决于超声换能器和组织的特性,但最重要的因素是超声频率。超声频率越高,衰减越快,越不易穿透组织。对特定的组织成分,如脂肪,超声频率越高衰减程度越减弱。例如,一个位于胃肠壁的脂肪瘤可以有效地减弱 12MHz 或 20MHz 的超声束,使超声无法到达脂肪瘤病变的深部(图 2.5)。此时超声就无法显示整个病变。在这种情况下,低频超声换能器可能更好。

由于所有组织都会不同程度地衰减超声波,因此从较深的组织结构检测到的回波,会比从较浅的结构检测到的回波振幅更低。这是由于发射波和回波均被

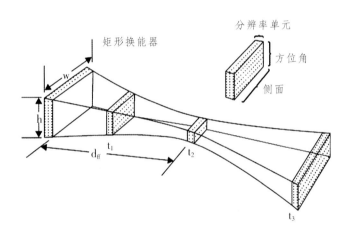

图 2.3　超声脉冲从固定宽度(w)和高度(h)的矩形换能器传播的 3D 分辨率(分辨率单元)。这个脉冲的持续时间反映轴向或距离分辨率,在波传播的过程中分 3 个时间点记录(t_1、t_2 和 t_3),结果始终保持相同。光束模式的变化导致在 3 个时间点的横向和轴向分辨率的变化。近远场转换点(d_{ff})是记录最小分辨率单元的时间点(此处指 t_2),并提供最佳的整体分辨率。(Source: Kimmey MB, Martin RW 1992[4]. Fundamentals of endosonography. Gastrointest Endosc Clin North Am 2:560, WB Saunders. Reproduced with permission of Elsevier.)

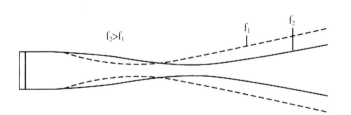

图 2.4　超声频率(f)对换能器波束模式的影响。对于相同尺寸的换能器,高频超声(f_2)的波束(实线)在距离换能器更远的地方产生近远场交换点,并导致在远场形成更窄的波束。低频超声(f_1)的波束(虚线)作为比较。(Source: Kimmey MB, Martin RW 1992[4]. Fundamentals of endosonography. Gastrointest Endosc Clin North Am 2:561, WB Saunders. Reproduced with permission of Elsevier.)

表 2.1　超声频率对轴向分辨率和组织穿透力的影响

超声频率(MHz)	轴向分辨率(mm)	组织穿透力(cm)
5	0.8	8
10	0.4	4
20	0.2	2

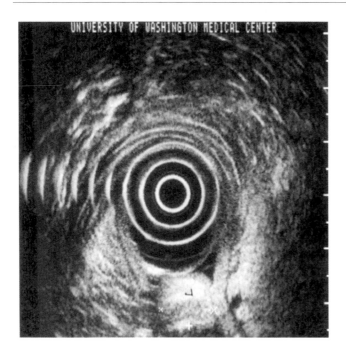

图 2.5 被十二指肠脂肪瘤(L)强烈衰减的 12.5MHz 超声束,在脂肪瘤深部的位置产生一个声影。

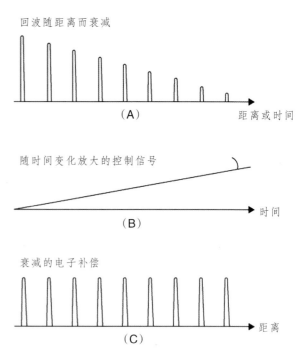

图 2.6 时变增益(TVG)补偿。纵轴代表接收到的回波振幅(A,C)和控制信号(B)。(A)根据反射点与换能器的距离,超声回波被换能器接收到的振幅较反射点位置的振幅减低,这是由于透射和反射波均在不断地衰减。(B)所接收的回波可根据接收的时间进行电子放大。如图所示的线性增加,来自相似反射点的回波均具有相同的振幅,无论其与换能器的距离远近。(Source:Kimmey MB, Martin RW 1992[4]. Fundamentals of endosonography. Gastrointest Endosc Clin North Am 2:563, WB Saunders. Reproduced with permission of Elsevier.)

衰减的缘故。医学超声成像系统通过放大返回到换能器的回波来弥补这一缺陷(图 2.6)。将来自深层组织结构的回波放大的技术称为时间增益补偿(TGC)。TGC 可以由医生通过改变超声处理器的设置进行控制,目的是使类似的组织有相同的超声表现,而不论其在组织内的位置。

理解衰减的知识也有助于解读超声图像。大多数体液(血液、尿和胆汁)几乎不导致超声衰减。因此,当观察一个充满液体的结构时,更多的能量被传递到液性结构深处的组织,而不是邻近固体组织的深部。因此会有更多的回波从液性结构组织深部发出,使该组织在图像上变亮。这种穿透增强的效应有助于区分液性结构和实性结构。例如,扫查一个囊肿的图像时,囊肿后方的回波会增强(图 2.7)。

组织属性如何影响图像:胃肠壁

组织的复合图像取决于组织属性和所使用的超声换能器和系统。胃肠壁的超声成像是阐释这些不同因素相互作用的最佳范例。

频率依赖性

早期的经皮超声换能器对胃肠壁的成像描述了 3 层结构,分别是管腔内容物(高回声)、管壁本身(低回声)和周围的组织(高回声)。这些低频超声系统(3~5MHz)的轴向分辨率太差,以致无法检测胃肠壁本身的不同组成部分。随着高频内镜超声系统(7.5~12MHz)和更高分辨率的换能器的研发,根据黏膜、黏膜下层和固有肌层的超声特性不同,胃肠壁图像通常显示为 5 层结构[8]。最近出现的 20MHz 的超声探头具有更高的分辨率,能常规显示胃肠壁 7 层甚至 9 层的结构,能区分黏膜肌层和固有肌层的肌间结缔组织[9,10]。超声频率越高,单向反射的超声越强(见下节),这也使得高频超声的分辨率更好。

镜面和非镜面反射

超声图像回波的来源可分为两种类型的组织反射物,称为"非镜面"和"镜面"反射物。非镜面反射物的回波是由能散射超声波的组织成分产生的。镜面反射物的回波是当超声波遇到两个相邻的但具有不

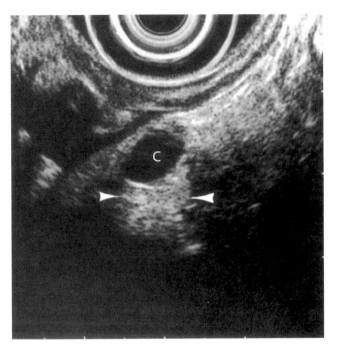

图 2.7 这个胰腺小囊肿(C)内的液体不反射超声束,导致更多的回波出现在组织深处的囊肿后方(箭头之间)。这是穿透增强导致的伪影。

同声学特性的组织时产生的。超声图像是来自两种反射途径的回波的复合物。例如,油水混合物的超声图像是均一的高回声,这种回声是由混合在水中的小油滴非镜面反射形成的。然而,当把油和水分离后,就只能看到一个从油–水界面处镜面反射所产生的细的回声线。

非镜面反射(散射)

　　脂肪和胶原是胃肠壁最具反射性的组织成分。这些组织成分经由胃肠道腔内的超声内镜观察成像,显示为较亮的条带。黏膜下层富含致密的胶原纤维,为上层黏膜提供结构支持,并有助于后者在肠道蠕动时的滑动;有时还有脂肪存在于黏膜下层。肠壁超声内镜图像的另一层亮带为固有肌层下方的结构。在消化道的大部分区域,这层亮带来自浆膜下层的脂肪;食管没有浆膜层结构,这层亮带来自纵隔脂肪;在直肠中,则由骨盆中的脂肪和胶原蛋白形成亮带。

镜面反射(界面回波)

　　早期将胃肠壁超声图像中回声较低的第 2 层解读为黏膜肌层。然而,进一步的测量表明,这一回声层

太厚,不可能是黏膜下层[8]。同时发现,更深层的低回声层(或第 4 层)太薄,不可能是固有肌层。这些发现与肠壁组织层界面上产生的镜面反射的图像是一致的[8]。

　　界面回波的厚度由超声换能器的脉冲长度或轴向分辨率决定。界面回波的起始与界面的定位一致,所以界面回波本身的厚度可以定位最深层组织的浅层。因此,界面回波将使浅表的高回声层如黏膜下层的厚度增加,而更深的低回声层如固有肌层的厚度减低。只有考虑到界面回波的存在,从而对每层测量进行校正后,方能准确地解读图像(图 2.8)。

　　这些原则也可以用来解读高频超声获得的胃肠壁 7 或 9 层的图像结构。更好的轴向分辨率和更薄的界面回波使黏膜肌层能够被显示为位于黏膜下层表面的一条低回声带。固有肌层和黏膜肌层之间的界面回波把黏膜分为 4 层:黏膜表面的界面回波、固有肌层、固有肌层和黏膜肌层之间的界面回波、黏膜肌层的不被界面回波遮蔽的其余部分[9,10]。9 层胃肠壁结构中,额外的 3 层是由发自薄层结缔组织的非镜面反射波把固有肌层分为内环、外纵肌成分(图 2.9)。

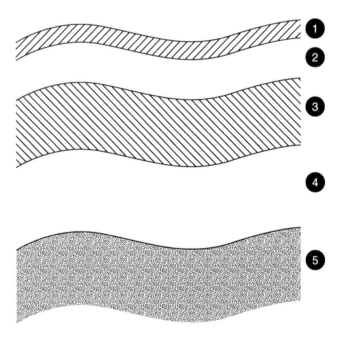

图 2.8 大多数内镜超声成像设备显示的正常胃肠壁的 5 层结构。从顶部黏膜表面开始,第 1 层由腔内液体和黏膜表面之间的界面产生。第 2 层是黏膜的其余部分。第 3 层是黏膜下层和固有肌层间的界面。第 4 层是其余的肌层。第 5 层是浆膜下脂肪和结缔组织。

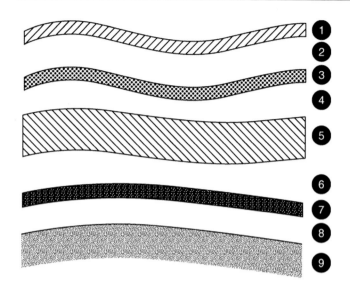

图 2.9 高频超声换能器可将胃肠壁显示为 9 层结构。从顶部黏膜表面开始,第 1 层由腔内容物与黏膜表面的界面产生。第 2 层来自黏膜固有肌层的其余部分。第 3 层来自固有肌层和黏膜肌层间的界面,其余的黏膜肌层只有在黏膜肌层厚度大于超声换能器使用的脉冲长度或轴向分辨率时方可显示为低回声的第 4 层。第 5 层来自黏膜下层和固有肌层的界面。第 6 层是固有肌层的内环肌成分。肌间结缔组织产生了一个薄的回声层,即第 7 层。第 8 层是固有肌层的外纵肌成分。第 9 层是浆膜下脂肪和结缔组织。

组织运动检测:多普勒成像

当超声波遇到移动物体时,它的超声频率会发生改变。这个频率的变化称为多普勒频移,将其用于检测组织运动,则被称为多普勒成像。检测红细胞在血管内的运动是多普勒成像最常见的应用。也可以使用频移的方向确定运动方向(即接近或远离换能器)。

在此需要复习一下多普勒物理的一些特殊原则,从而更好地使用这一技术。首先,当超声波遇到以切线而不是垂直的角度移动的物体时,多普勒频移最大。这与超声波垂直于组织才能最准确地再现组织结构的超声成像原理是相反的。因此,经常需要将换能器实时移动,以便同时获得最佳的成像和多普勒信息。

多普勒测量一般用脉冲多普勒和连续波多普勒两种基本方法进行。连续波多普勒需要用发射和接收两个换能器。发射换能器发出连续的固定频率超声波进入组织,接收换能器接收信号。如果组织处于运动状态,发送和接收的信号会有不同,而当二者信号耦合在一起时,会产生一个包含相当于多普勒频移

频率的所谓节拍频率的波形。连续波多普勒无法探知多普勒频移检测到的位置信息,因此又开发了脉冲多普勒,以通过运动造成的多普勒频移获得深度信息。脉冲多普勒使用单一的换能器间歇发送超声脉冲,因此后续的发射波不会影响对返回多普勒波的检测,这样对移动物体的深度检测就会更可靠。例如,现已证明,脉冲波多普勒探头能可靠地检测胃肠壁内血管的位置[11]。

多普勒信息可以以多种方式显示。血流的多普勒频移约为 15 000Hz,这在人类听觉的范围内就可以被放大成一个可闻及的声音信号。多普勒信号也可以与 B 型超声扫描叠加,通过观察 B 型超声能判断移动物体的位置。这就是所谓的双面扫描,在 EUS 经常会用到。B 型超声中的囊性无回声结构内如果存在多普勒信号,则是血管的最好证据。多普勒频移的方向也可以通过不同的颜色显示,这种技术即彩色多普勒。红色通常表示血液流向换能器,而蓝色则表示血液远离换能器。功率多普勒是多普勒超声成像方面的最新进展,是检测血流最敏感的方法。使用功率多普勒成像时,脉冲多普勒被用来获得多普勒信号。然而,功率多普勒只测定多普勒信号的强度,而忽略其运动的速度或方向等信息。

超声内镜成像的新技术

对比增强超声内镜成像

如果使用适当的成像和处理技术,经静脉注射超声造影剂（一种直径为 2~5μm 的充满气体的微泡）,能在超声图像上强化血管的结构。这种增强超声成像技术在心脏成像和经腹探查方面已经很成熟;然而,在超声内镜成像方面的应用仍在研发之中[12]。超声造影剂的使用提高了超声成像的诊断能力,可以改善小口径血管成像的能力,提高肿瘤的识别能力,并更好地显示心脏壁[13-15]。超声内镜成像技术的潜在应用还包括评估血管侵犯以判断肿瘤分期、区分良恶性淋巴结[16]、鉴别局灶性胰腺炎和胰腺癌[17,18]以及定位富血管肿瘤如胰岛素瘤[19]。

弹性成像

弹性成像是一种通过比较组织在压缩和非压缩状态时的背向散射信号,评估该组织对压缩反应的坚硬度的方法[20]。正在评估这种方法是否可用于诊断导致组织硬度变化的疾病,如肝硬化、炎症和恶性肿瘤。

它类似于体格检查中的触诊，恶性肿瘤在触诊时往往是坚硬的。弹性成像利用超声触诊，检测与周围组织有不同硬度的区域。通过对观察组织施加一定的压力，再利用图像处理算法，比较组织受压前后超声信号的变化，从而生成一个弹性图像。体表超声检查时，可以将超声换能器采用典型的重复运动（压缩－松弛）方式，压缩感兴趣区。对于超声内镜而言，很难直接用换能器挤压目的区域，因此可通过血管搏动或呼吸运动来实现。EUS 弹性成像应该能提高 EUS 诊断能力，有助于改善对病变的定位和活检诊断率[21]。

成像伪影

我们必须认识到，进行 EUS 成像时会产生很多伪影。伪影是指超声图像上那些不能准确反映实际组织结构的回波。无法识别伪影可导致对图像的曲解和病患的错误处理。本节将重点介绍一些常见的伪影，并讨论如何识别，或者如果可能的话，避免它们。

多重反射伪影

当超声波遇到固态非组织结构时会产生强回声。最常见的例子是从换能器的外壳产生的超声束的多重反射。这会产生一系列特征性的等间歇回声，自换能器向外辐射即环状伪影（图 2.10）。它更多见于扇形扫描超声内镜，而非线阵扫描超声内镜，并且在某些情况下，可以干扰近场图像。减少整体和近场增益有助于减少伪影。通过向球囊或肠道内注水，使换能器远离目的区域，可能有助于减少该区域的伪影。

混响产生的另一个问题是镜像伪影[22]。在这种情况下，超声波从水和空气间的界面反弹（图 2.11）。常见于在对部分含水的器官如胃或直肠成像时。超声波在换能器和空气－水界面之间来回反弹，在空气－水界面的对面形成换能器的镜像（图 2.12）。这种效果类似于观察一座山及其在湖中的倒影。这种伪影很容易识别，也可以通过吸出肠腔的空气和注入更多的水来避免伪影形成。

切线扫描伪影

如前所述，超声波垂直于目标区域时方能最准确地判断距离以及组织厚度。当超声波位于切线位时，组织层会出现人为增厚（图 2.13）。这种伪影会导致肿瘤的过度分期，特别是在食管和胃食管（GE）的交界处，使用扇形扫描内镜时特别明显（图 2.14）。为了避

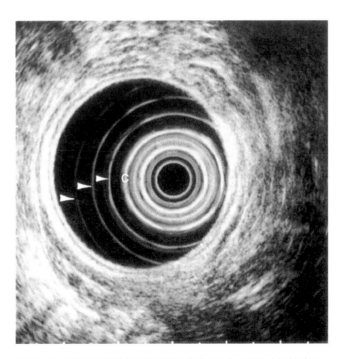

图 2.10 超声换能器外周的塑料外壳（C）使换能器与外壳之间的超声束产生强烈的混响。这将产生一系列等间距和幅度递减的环状波（箭头）。

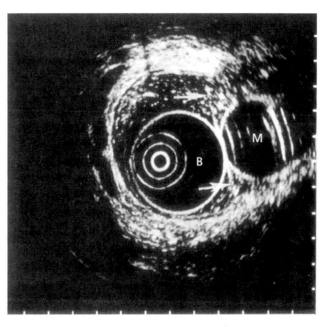

图 2.11 由换能器与空气－水界面（箭头）在胃内的混响产生的超声换能器镜像（M）和充水球囊的镜像（B）。

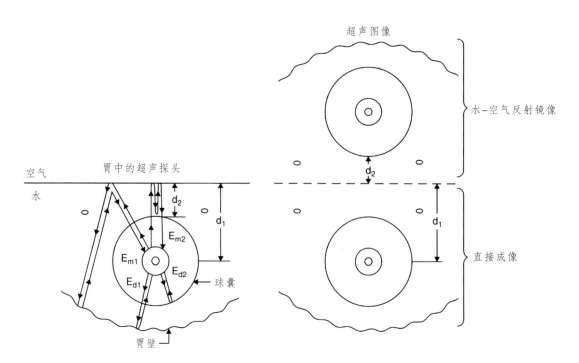

图 2.12   从空气－水界面的超声混响产生镜像伪影。空气－水界面反射非常强烈,超声波能量被直接反射回换能器,就像光被镜子反射一样。左图中,超声 E_{m1} 和 E_{m2} 分别来自空气－水界面和胃壁或球囊(或换能器外壳)的双重反射。超声处理器根据接收信号的时间记录回波的位置;双重反射需要更长的时间,因此使回波看起来来自离换能器更远的区域,就像镜子中的反射(左图)。由换能器直接接收的回波(如 E_{d1} 和 E_{d2})则在图像上显示为预期的位置。图中还介绍从换能器到空气－水界面的距离(d_1)和从球囊或换能器外壳到空气－水界面的距离 (d_2)。(Reproduced from Kimmey MB, Martin RW 1992. Fundamentals of endosonography. Gastrointest Endosc Clin North Am 1992;2:570, with permission from WB Saunders.)

免这种问题,应谨慎控制内镜,以使超声波垂直于组织。正常胃肠壁应是对称的且厚度均匀。如果成像显示组织异常,必须注意观察结果的可重复性,不会因内镜头端的小范围移位而改变。

衰减伪影

其他伪影是由超声波衰减所致,但衰减伪影反而能够在某些情况下有助于图像识别。例如,胆囊结石或胰管结石透声较差,这是胆囊结石、胆总管结石和胰腺结石的一个主要特点。软组织也能衰减超声波,使其深部组织难以成像,特别是在使用导管式探头等高频换能器时最明显,这限制了超声探查组织深部结构的能力。

另一种常见的伪影是由气泡衰减引起的。泡沫常出现在几个令人头疼的部位,包括换能器外壳内的油、换能器外球囊内的水以及胃肠腔内的水和空气。每次操作之前都应仔细检查探头套管内有无气泡,去除这些气泡需要制造商进行一次小修理。使用脱气水与预先反复填充和抽吸球囊可避免产生气泡。通过使用脱气水和让患者在检查前服用西甲硅油"鸡尾酒"可避免胃肠腔内的水产生气泡[23]。

旁瓣效应伪影

这些伪影的特点是在无回波或液性结构区域内出现的非渐变性回波[24]。这些伪影常和胆囊内淤积的胆泥或胰腺囊肿内的肿块相混淆(图 2.15)。旁瓣效应伪影是由与被检组织非垂直的超声束中的低振幅波所致。如果这些回波由包绕液性结构的实性组织反射,它们在超声处理器上就显示为来自那些液性结构。当检查实性组织时,低振幅旁瓣回波被实性组织的回波所掩盖,不会影响图像解读。然而,当观察无回声结构时,这些低振幅旁瓣回波会变得清晰可见,让人误以为存在实性成分。不过这种伪影很容易识别,因为它们会随着换能器的移动而消失,从其他角度扫描也可消除这些回波。

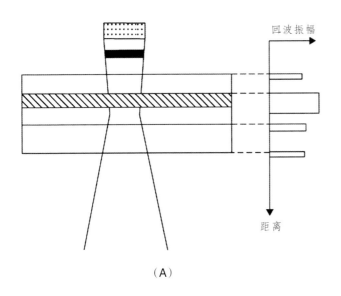

（A）

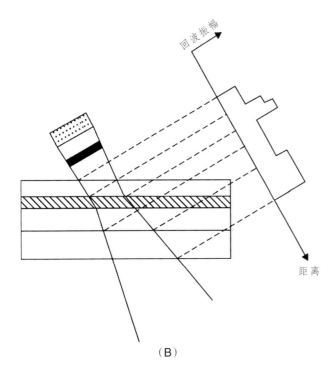

（B）

图 2.13 切线位扫描时层厚会增加的原因。（A）当超声束与胃肠壁成直角时，来自胃肠道内的界面和镜面反射回波的振幅和空间持续时间。斜线阴影区域表示一个产生非镜面回波的组织类型（如黏膜下层）；其余的回波由组织层之间的界面产生（镜面反射）。界面回波持续时间与超声脉冲时限或该系统的轴向分辨率（显示为光束中的一个黑色矩形）一致。回波（如右所示）在空间上彼此分离和区分。（B）当超声束不垂直于胃肠壁，横向和轴向分辨率会影响来自每层的回波持续时间。如图显示的极端情况下，来自每层的回波互相重叠，难以区分。（Reproduced from Kimmey MB，Martin RW 1992.Fundamentals of endosonography. Gastrointest Endosc Clin North Am 1992;2:572，with permission from WB Saunders.）

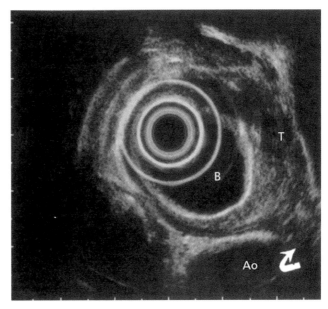

图 2.14 食管癌的超声内镜图像（T），箭头所示区域为降主动脉受侵犯。这是由非垂直或切线位扫描引起的伪影。通过注水球囊（B）的位置我们可以识别换能器与球囊应定位在食管中央，换能器应在球囊中央，从而避免伪影，并避免肿瘤的过度分期。

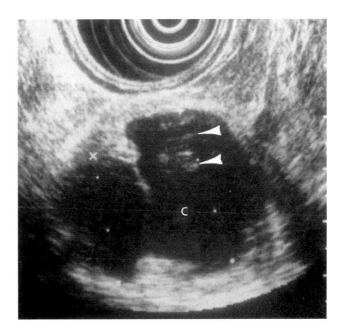

图 2.15 胰腺囊肿（C）具有明显的回波（箭头），提示存在实性成分。这些回波其实是由旁瓣效应引起的，因为当换能器从一个成像平面移到另一个成像平面后，这些影像就没有了。

多普勒伪影

与多普勒成像相关的伪影可导致无血流时却能检测到信号,相反有血流时却检测不到信号。当多普勒增益设置太高时可导致血流假性增强。在这些条件下,肠壁、移行性的心脏和呼吸运动可以被放大,产生假性血流。不过,这种伪信号通常很容易被识别,因为多普勒信号是散射的,而不是定位于一个特定的结构。

如果超声束垂直于目标,可能会出现假阴性多普勒信号。当超声束以小于60°角投射到目标时最易检测到多普勒偏移。如果超声处理器的壁过滤器设置不当,多普勒也可能漏掉某些细小的静脉血流。设计这个过滤器是为了减少血管壁运动产生的噪声,但有时也会漏掉一些临床上很重要的低频回波。

结论

本章所讨论的超声原理有助于提高超声内镜扫描技术,以获得更准确的再现组织结构的图像。无论如何强调标准化的操作前检查清单和操作技术同质化的重要性都不算过分。根据本章讨论的原理,实现最佳检查的基本步骤可参见表2.2。

表2.2   利用超声原理优化图像质量

原理	措施
超声频率影响透射深度	使用低频超声检测远场组织
超声频率影响轴向分辨率	在保证最适组织透射能力的前提下,使用最高超声频率
横向分辨率受目标组织与换能器距离的影响	调整换能器位置使组织位于合适的聚焦区域
超声频率越高,衰减越明显	使用低频超声扫查脂肪和纤维结构
同一类型组织的超声成像应一致	调节超声处理器上的时间增益补偿
高频超声在空气中传输较差	清除充水球囊和肠腔中的气泡
超声束垂直于组织时产生的图像最可靠	识别和避免切线位扫描导致的伪影
切线位超声束产生的多普勒频移最明显	调节换能器位置,以优化多普勒信号

(张斌 译 邹晓平 校)

参考文献

1 Curry TS, Dowdey JE, Murry RC Jr. Ultrasound. In: Christensen's Introduction to the Physics of Diagnostic Radiology, 4th edn. Philadelphia: Lea & Febiger, 1990.

2 Powis RL, Powis WJ. A thinker's guide to ultrasonic imaging. Baltimore: Urban & Schwarzenberg, 1984.

3 Kimmey NO, Silverstein FE, Martin RW. Ultrasound interaction with the intestinal wall: esophagus, stomach, and colon. In: Kawai K (ed.) Endoscopic Ultrasonography in Gastroenterology. Tokyo: Igaku-Shoin, 1988: 35–43.

4 Kimmey MB, Martin RW. Fundamentals of endosonography. Gastrointest Endosc Clin North Am 1992;2:557–573.

5 Fields S, Dunn F. Correlation of echographic visualizability of tissue with biological composition and physiological state. J Acoust Soc Am 1973;54:809–812.

6 Goss SA, Johnston RL, Dunn F. Comprehensive compilation of empirical ultrasonic properties of mammalian tissues. J Acoust Soc Am 1978;64:423–457.

7 Goss SA, Johnston RL, Dunn F. Compilation of empirical ultrasonic properties of mammalian tissues II. J Acoust Soc Am 1980;68:93–108.

8 Kimmey MB, Martin RW, Haggitt RC, et al. Histological correlates of gastrointestinal endoscopic ultrasound images. Gastroenterology 1989;96:433–441.

9 Wiersema MJ, Wiersema LM. High resolution 25 megahertz ultrasonography of the gastrointestinal wall: histologic correlates. Gastrointest Endosc 1993;39:499–504.

10 Odegaard S, Kimmey M. Localization of the muscularis mucosae in gastric tissue specimens using high frequency ultrasound. Eur J Ultrasound 1994;1:39–50.

11 Matre K, Odegaard S, Hausken T. Endoscopic ultrasound Doppler probes for velocity measurements in vessels in the upper gastrointestinal tract using a multifrequency pulsed Doppler meter. Endoscopy 1990;22:268–270.

12 Feinstein SB, Cheirif J, Ten Cate FJ, et al. Safety and efficacy of a new transpulmonary ultrasound contrast agent: initial multicenter clinical results. J Am Coll Cardiol 1990;16:316–324.

13 Keller MW, Feinstein SB, Watson DD. Successful left ventricular opacification following peripheral venous injection of sonicated contrast agent: an experimental evaluation. Am Heart J 1987;114: 570–575.

14 Kitzman DW, Goldman ME, Gillam LD, et al. Efficacy and safety of the novel ultrasound contrast agent perflutren (definity) in patients with suboptimal baseline left ventricular echocardiographic images. Am J Cardiol 2000;86:669–674.

15 Dietrich CF, Ignee A, Frey H. Contrast-enhanced endoscopic

ultrasound with low mechanical index: a new technique. Z Gastroenterol 2005;43:1219–1223.

16 Hocke M,Menges M,Topalidis T,et al. Contrast-enhanced endoscopic ultrasound in discrimination between benign and malignant mediastinal and abdominal lymph nodes. J Cancer Res Clin Oncol 2008;134:473–480.

17 Hocke M,Schulze E,Gottschalk P,et al. Contrast-enhanced endoscopic ultrasound in discrimination between focal pancreatitis and pancreatic cancer. World J Gastroenterol 2006;12:246–250.

18 Becker D,Strobel D,Bernatik T,Hahn EG. Echo-enhanced color-and power-Doppler EUS for the discrimination between focal pancreatitis and pancreatic carcinoma. Gastrointest Endosc 2001;53:784–789.

19 Kasono K,Hyodo T,Suminaga Y,et al. Contrast-enhanced endoscopic ultrasonography improves the preoperative localization of insulinomas. Endocr J 2002;49:517–522.

20 Gao L, Parker KJ, Lerner RM, Levinson SF. Imaging of the elastic properties of tissue—a review. Ultrasound Med Biol 1996;22: 959–977.

21 Giovannini M,Hookey LC,Bories E,et al. Endoscopic ultrasound elastography: the first step towards virtual biopsy? Preliminary results in 49 patients. Endoscopy 2006;38:344–348.

22 Grech P. Mirror-image artifact with endoscopic ultrasonography and reappraisal of the fluid-air interface. Gastrointest Endosc 1993;39:700–703.

23 Yiengpruksawan A,Lightdale CJ,Gerdes H,Botet JF. Mucolytic-antifoam solution for reduction of artifacts during endoscopic ultrasonography: a randomized controlled trial.Gastrointest Endosc 1991;37:543–546.

24 Laing FC,Kurtz AB. The importance of ultrasonic side-lobe artifacts. Radiology 1982;145:763–776.

第 3 章

学习超声内镜解剖

John C. Deutsch

超声内镜(EUS)检查和常规内镜不同,它是以 2D 解剖为基础的操作, 这增加了超声内镜的学习难度,因为在传统的解剖教材中较少涉及平面解剖。除此之外,还有一些其他影响因素增加了熟练掌握超声内镜解剖知识的难度。首先,图像经过超声成像,所以要先学会解读超声图像;其次,常常有一些特殊患者(肥胖、食管裂孔疝、存在解剖变异)使得我们很难将超声内镜置于合适的位置以获得理想的图像。

超声内镜总则

如能掌握以下基本概念,超声内镜相关解剖将更加容易理解。

首先,需要理解超声检查的原理。超声内镜头端的探头主要用来产生和接收声波信号,探头内含石英(压电)晶片,这些晶片通电后发生振动并产生声波传输出去,根据在传出路径上遇到的不同介质,反射回来的声波将会有不同的强度,在接触到晶片后转换成电流。探头内含声透镜来聚集发出的声波。声波在脂肪和气体中反射性强,从而显示出明亮的(高回声)图像。而液体可以传导声波,因此显示出深色的(低回声)图像。超声可清楚地显示内含液体的结构(动脉、静脉、管道),并且借助这些结构引导来寻找其他相关的器官和病变。

由于血管及管道等内含液体的结构可成为局部解剖的"路标",因此如能熟悉这些管道解剖将有助于掌握超声内镜检查。图 3.1 显示的是在超声内镜检查中主要涉及的血管和管道结构,熟悉这些结构将更易于学习超声内镜检查。

还有一个需要重视的概念,即超声内镜的走行方向,并不一定完全按照内镜操作医生预想的进行。当向前推进镜身时,一般认为镜子应向肛侧走行,但实际上可能走向口侧、前壁或侧向。因此,与其猜想镜子所在位置,不如沿着已知结构(尤其是某个已知的血管或管道)来追踪目标的方向。

最后,在开始超声内镜检查前,应亲自对 CT 和腹部超声图像进行阅片,这会有助于内镜医生更好地了解 EUS 解剖。对 CT 和腹部超声的读片能力越高,EUS 能力也会越好。

超声内镜

超声内镜探头内的压电晶片有两种基本的阵列形式:环绕内镜头端的环扫式以及平行于内镜的线阵式。在使用环扫超声内镜或线阵超声内镜时所产生的解剖平面是不同的。尽管早期的超声内镜主要是环扫式的,但目前大多数超声内镜的应用(例如细针抽吸术)都采用了线阵式技术。

局部解剖

食管及食管周围组织结构

超声内镜下的食管解剖类似于传统的横断面 CT 解剖[环扫超声类似于横断面视图(图 3.2),而线阵超声图像类似于冠状面或矢状面图像(图 3.3)]。食管周围组织结构的超声内镜解剖最易掌握。

由于食管是一条相对直的管道,且部分与血管结构相邻,在其内可获得清晰的超声内镜图像。如果熟悉主动脉的解剖,那么主动脉弓上的分支、奇静脉、心脏以及其他局部结构都能依次被探查到。

食管的环扫超声内镜解剖类似于从甲状腺平面到膈肌平面的横断面 CT 解剖。在进行环扫超声内镜检查时,将主动脉放置于 5 点到 6 点位会获得类似于

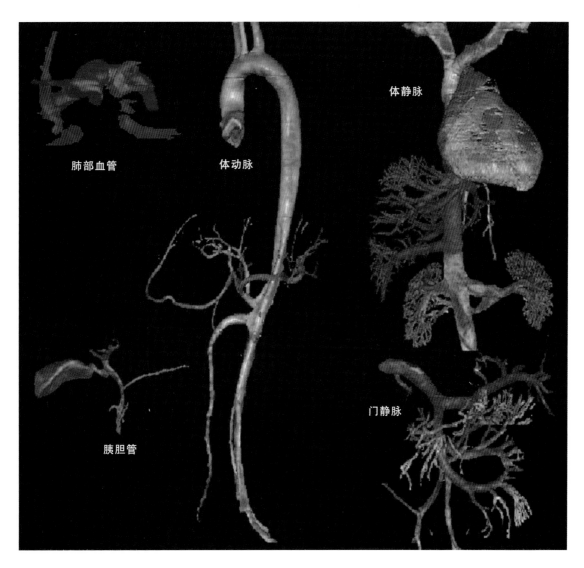

图 3.1　超声内镜检查涉及的主要血管和管道结构。本图源自科罗拉多大学可视化人体数据库的 TolTech 解剖程序。

横断面 CT 的图像(图 3.2)。甲状腺、纵隔淋巴结、脊柱及心脏的结构通常都能清楚地显示。

　　在找到主动脉后,线阵超声内镜检查就变得十分容易。旋转镜身可对纵隔淋巴结做出全面的评估;在主动脉弓平面可看到左锁骨下动脉和左颈总动脉。朝着胃腔方向进镜可看到主肺动脉窗、隆嵴下间隙、奇静脉弓以及心脏相关的结构,如肺的大血管、左心房、二尖瓣和左心室(图 3.3)。沿着主动脉向下还可到达腹腔,扫查到腹腔干。

　　知晓血管解剖,就可沿着血管到达病变部位。图 3.4 显示的是胸腔内的大血管以及它们与食管的位置关系。

胃及胃周围组织结构

　　想要详细地对胃周围组织结构进行扫查是一个挑战,因为很多因素会使图像发生变化,包括食管裂孔疝、腹腔内不同的脂肪含量以及腹腔内胃的不同位置等。有关超声内镜解剖的参考资料上所展示的图像通常是选自理想患者的理想图像,但在实际操作中大多数患者并非处于理想状态。此外,超声内镜在胃内所经过的路径也并非完全一致,重要的是能够找到胃内的解剖标志并由此向外追踪到目标结构。

　　胃的超声内镜扫查能看到的结构数量有限。在胃壁外,首先要找到的结构通常是胰体部和尾部。我们也会常规扫查肝脏、左(有时为右)肾上腺、主动脉周围淋巴结、脾脏以及相邻的动静脉。胆囊在胃内及十

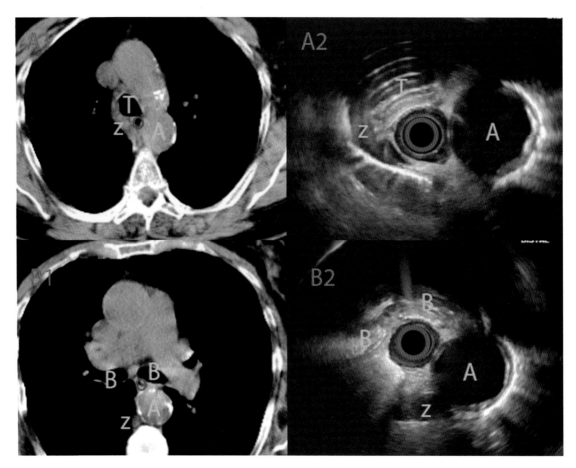

图 3.2　(A1,B1)胸腔横断面 CT 图像,(A2,B2)相对应的环扫超声内镜图像。(A1,A2)奇静脉弓水平,(B1,B2)气管隆嵴水平。红色圆圈显示的是食管及超声探头位置。A,主动脉;T,气管;Z,奇静脉;B,支气管。

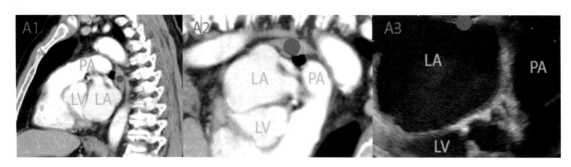

图 3.3　(A1)胸腔内矢状面 CT 图像。(A2)同一幅 CT 图像经旋转、翻转后调整为线阵超声内镜检查时的方向。(A3)对应的超声内镜图像。LA,左心房;LV,左心室;PA,肺动脉。超声内镜探头位置以红点表示。

二指肠都能扫查到,但在十二指肠观察更好。沿着脾动静脉向左,然后沿着肝动脉及门静脉向右可以完成大部分胃周围组织结构的扫查。

图 3.5 显示的是胃及其与胰腺、周围大动静脉关系的 3D 重建解剖图。

超声内镜进入胃腔时,最好在胃食管连接处附近找到腹主动脉并且向远端追踪。腹主动脉在腹腔的第一个分支是腹腔干,第二个分支是肠系膜上动脉(图

3.6)。腹腔干/肠系膜上动脉在腹主动脉的起始处,也是超声内镜扫查胃周围组织器官的起始点。无论是环扫还是线阵超声内镜,都可以从这里开始寻找胰腺、胰管和脾静脉。向左寻找脾静脉相对于脾动脉要容易,因为它走行较直且在胰腺下缘;胰管贯穿胰腺内部;这个区域可清楚地观察到淋巴结;肾上腺在腹腔干水平偏左的位置;脾动脉最后汇入脾脏,且脾脏也是脾静脉起源的地方。

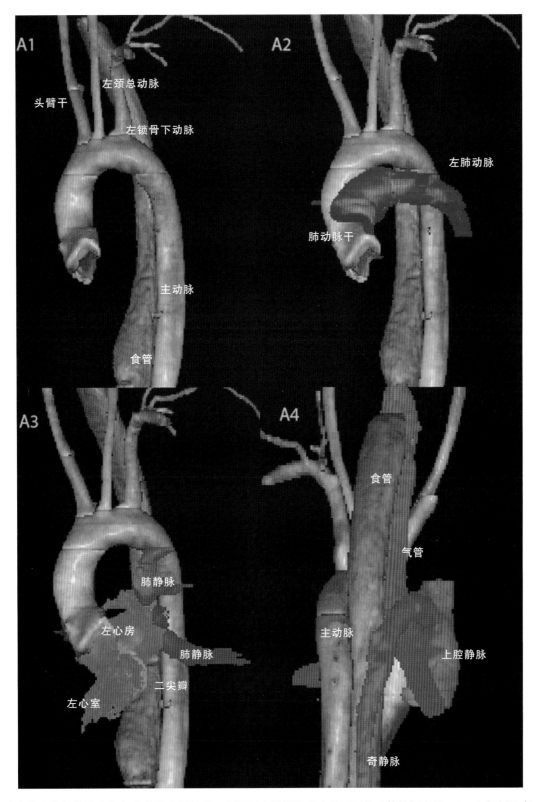

图 3.4　胸腔内的血管结构及它们与食管的位置关系。本图源自科罗拉多大学可视化人体数据库的 TolTech 解剖程序。(A1)从左侧观察,主动脉弓及其邻近的分支。(A2)从左侧观察,在 A1 基础上叠加了肺动脉干和肺动脉。(A3)从左侧观察,可见左心室、二尖瓣、左心房以及肺静脉。(A4)从右后方观察,可见奇静脉、上腔静脉、气管及主支气管。

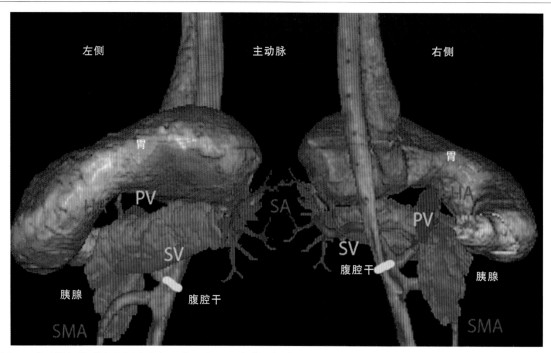

图 3.5 胃部 3D 解剖图,分别自左侧和右侧观察。本图源自科罗拉多大学可视化人体数据库的 TolTech 解剖程序。HA,肝总动脉;SA,脾动脉;SMA,肠系膜上动脉;PV,门静脉;SV,脾静脉。

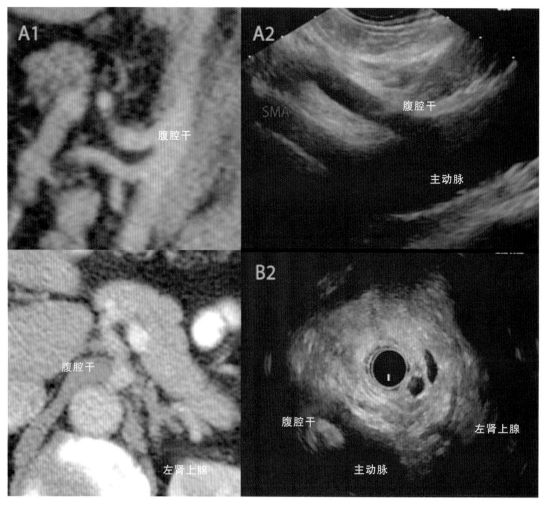

图 3.6 CT 图像和相应的超声内镜图像对比。腹主动脉发出腹腔干平面的矢状面 CT 图像(A1)和线阵超声内镜图像(A2)。腹主动脉发出腹腔干平面的横断面 CT 图像(B1)和环扫超声内镜图像(B2)。SMA,肠系膜上动脉。

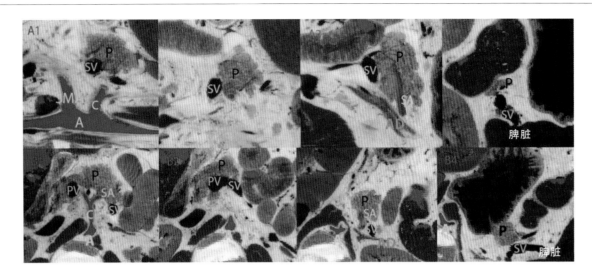

图 3.7 科罗拉多大学可视化人体数据库的横断面图,近似于超声内镜从主动脉向左侧扫查得到的图像。(A1~A4)矢状面,类似于线阵超声内镜图像。(B1~B4)横断面,类似于环扫超声内镜图像。(A1)腹腔干及肠系膜上动脉起源处的腹主动脉。(A2)轻度左旋。(A3)再向左旋到达左肾上腺平面。(A4)进一步左旋到达脾门。(B1)腹动脉水平位的主动脉。(B2)门静脉合流处。(B3)轻度左旋,到达左肾上腺平面。(B4)再次轻度左旋到达脾门水平。A,主动脉;AD,左肾上腺;C,腹腔干;P,胰腺;PV,门静脉;SA,脾动脉;SMA,肠系膜上动脉;SV,脾静脉。

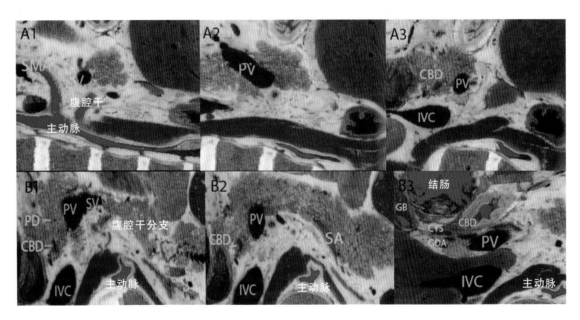

图 3.8 科罗拉多大学可视化人体数据库的横断面图,近似于超声内镜从主动脉向右侧扫查得到的图像。(A1~A3)矢状面,类似于线阵超声内镜图像。(B1~B3)横断面,类似于环扫超声内镜图像。CBD,胆总管;CYS,胆囊管;GB,胆囊;GDA,胃十二指肠动脉;HA,肝总动脉;IVC,下腔静脉;PD,胰管;PV,门静脉;SMA,肠系膜上动脉;SV,脾静脉。

　　图 3.7 显示的是来源于科罗拉多大学可视化人体数据库的横断面,类似于超声内镜(环扫 / 线阵)从腹主动脉向左侧扫查得到的图像。

　　回到中线位置,沿着胰腺和脾静脉向右侧追踪,可越过胰腺颈部到达门静脉合流处。门静脉流入肝脏,在入肝处常常能看到胆总管(图 3.8)。进一步向右首先看到的是肝脏和胆囊的图像。

十二指肠及其周围组织结构

　　十二指肠虽然是一个有限的空间,但其在腹腔内的位置变化很大。尽管如此,它总是包绕着胰头部。在十二指肠周围区域主要有 5 大血管,它们走行方向一致(从头侧至肛侧,包括主动脉、下腔静脉、门静脉/肠系膜上静脉、肠系膜上动脉以及胃十二指肠/胰十二指肠上动脉)。肠系膜上静脉有很多分支,因此有时使得图像较为复杂。胆总管近乎与这些血管平行,且常常与胃十二指肠动脉在大小和方向上类似。肝总动脉和胰管的走行基本垂直。图 3.9 显示的是这些结构与

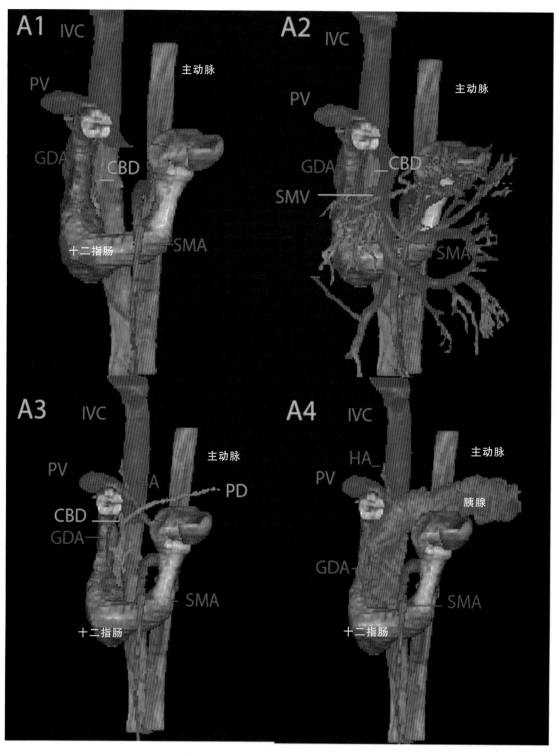

图 3.9　十二指肠 3D 解剖图,显示主要的血管和导管结构。本图源自科罗拉多大学可视化人体数据库的 TolTech 解剖程序。CBD,胆总管;GDA,胃十二指肠动脉;HA,肝总动脉;IVC,下腔静脉;PD,胰管;PV,门静脉;SMA,肠系膜上动脉;SMV,肠系膜上静脉。

十二指肠的关系。

　　十二指肠的超声内镜扫查可以自球部开始,逐渐进镜观察,或者自十二指肠第3段起,逐步退镜观察,再或者可以先找到壶腹部并从该水平开始扫查。从壶腹部开始扫查是最简单的选择。

　　线阵超声内镜检查的图像可以是冠状面或矢状面的,而环扫超声内镜扫查主要是冠状面,但是环扫的图像是自后向前扫查,因此所有的解剖都与我们平常所见的冠状位图像左右相反。图3.10显示的是观察壶腹部区域时各自的解剖平面及相应的超声内镜方向。

　　图3.11显示的是壶腹部可视化人体横断面解剖和对应的超声内镜图像。识别胆总管和胰管有助于确定解剖方向,之后可在此基础上寻找主要的血

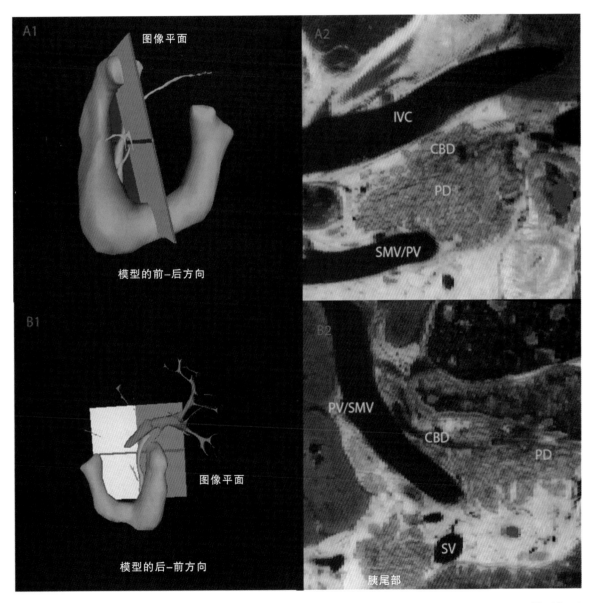

图 3.10　科罗拉多大学可视化人体数据库 Oblique Maker 程序产生的图像。(A1,B1)显示的是将切面放置于 3D 模型中。(A2,B2)显示的是切面对应的横断面解剖图像。CBD,胆总管;IVC,下腔静脉;PD,胰管;PV,门静脉;SV,脾静脉;SMV,肠系膜上静脉。A 图类似于线阵超声内镜在十二指肠近端扫查壶腹部形成的图像。B 图类似于环扫超声内镜在十二指肠球部近端扫查壶腹部形成的图像。

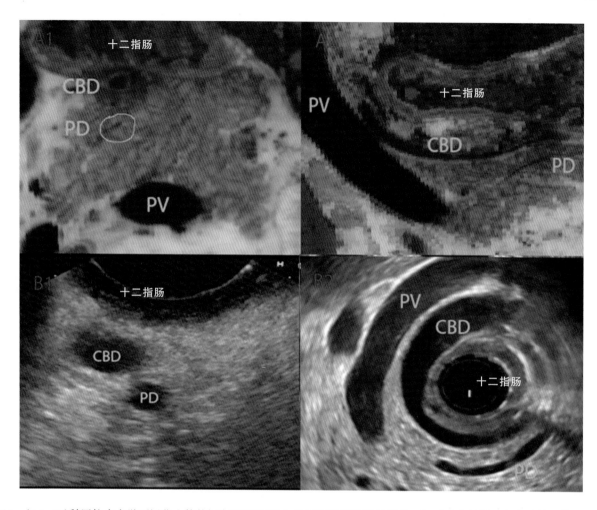

图 3.11 （A1,A2）科罗拉多大学可视化人体数据库的横断面图,显示壶腹部周围的图像。（B1）对应的线阵超声内镜图像。（B2）对应的环扫超声内镜图像。CBD,胆总管;PD,胰管;PV,门静脉。

管结构。

　　十二指肠近端的腔外解剖结构可能是最复杂的。这可能是因为内镜经过的是一个弯曲的区域,所以会在不同的方向成像。当在壶腹部附近找到胆总管之后,这个区域的大多数结构都可以被观察到。门静脉和胆总管在近端是并行的。胆总管近端与肝总动脉相邻,但在远端则与胃十二指肠动脉更接近(图 3.12)。

　　超声内镜扫查所能达到的最远端通常在十二指肠第 3 段或第 4 段周围。腹主动脉和肠系膜上动脉是十二指肠周围良好的解剖标志,它们包绕胰腺钩突部,使其能够被扫查到。超声内镜在经过十二指肠的 C 形襻时,扫查出的图像的解剖平面将会发生变化。线阵超声内镜扫查的图像会由冠状面变为横断面,而环扫超声内镜扫查的图像会由横断面变为矢状面(图 3.13)。尽管如此,通过旋转镜身,无论是线阵还是环扫超声内镜,都可以显示其他方向的解剖平面。

直肠和直肠乙状结肠周围组织结构

　　直肠相对较直,学习其解剖相对简单。对于男性来说,直肠前方有膀胱、前列腺及精囊。对于女性来说,直肠前方有膀胱、阴道及子宫。骶骨和尾椎在直肠后方(图 3.14)。在直肠近端,乙状结肠移动度相对较大。髂血管及其分支为寻找盆腔结构提供了标志。一般情况下,右髂内动静脉在远端乙状结肠处交叉,但在此处也经常可以看到左右髂内动静脉和髂外动静脉的分叉。对于某些患者来说,可以通过追踪这些血管到达主动脉发出髂血管的分叉点(图 3.15)。

理解超声内镜解剖的方法

　　要知晓所扫查区域内重要结构的名称,尤其是动静脉。

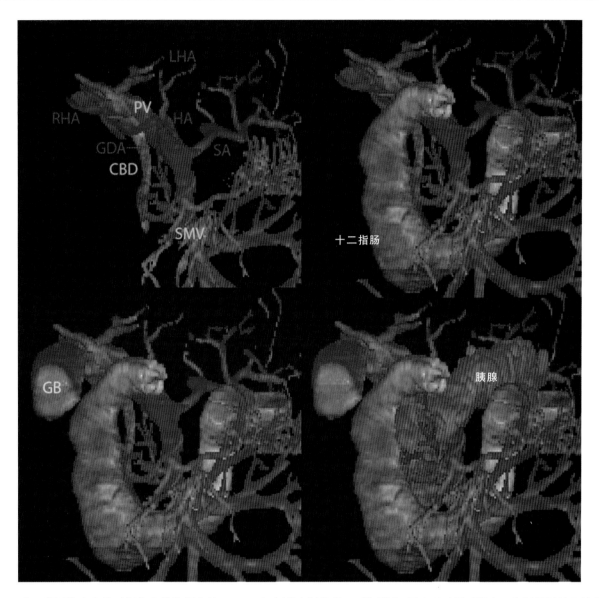

图 3.12　基于科罗拉多大学可视化人体数据库的 TolTech 解剖程序制作的 3D 模型图。图中显示了近端十二指肠周围的血管和管道结构。CBD，胆总管；GB，胆囊；GDA，胃十二指肠动脉和胰十二指肠上动脉；HA，肝总动脉；LHA，左肝动脉；RHA，右肝动脉；SA，脾动脉；SMV，肠系膜上静脉。

如有可能，回顾 CT 或超声图像。

在超声内镜扫查过程中，最好能到达特定的位置（"站点"法；该法多年来一直应用于超声内镜的教学，并且总结写入不同的教科书和专著中[11]），或者找到一个容易辨认的解剖结构，并由此继续寻找其他结构。

例如：

1. 从食管内扫查，在找到主动脉弓后，可以由此寻找左锁骨下动脉、左颈总动脉和左肺动脉，然后继续进镜寻找左心房；

2. 从胃内扫查，在找到腹腔干及肠系膜上动脉后，可沿着脾血管向左看到胰腺尾部、左肾上腺和脾脏，然后向右找到肝动脉、门静脉合流处、胰腺颈部和肝脏；

3. 从十二指肠内扫查，在找到壶腹部后，可沿着胆总管追踪，找到胰管、胰头、胆囊管、胆囊和门静脉，然后至远端扫查腹主动脉、下腔静脉、肠系膜上动静脉。

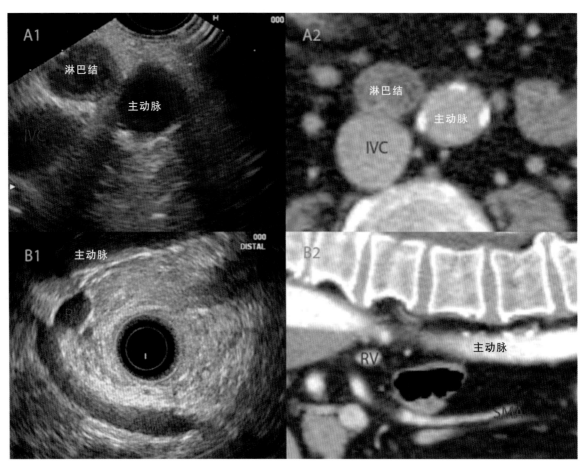

图 3.13 十二指肠与脊柱相邻时的超声内镜图像及 CT 图像,这通常是超声内镜扫查的最远端。(A1)线阵超声内镜扫查的横断面图像,与(A2)标准 CT 横断面图像类似。图上可以看到在腹主动脉和下腔静脉之间有一个增大的淋巴结。(B1)环扫超声内镜扫查的图像,与(B2)矢状面 CT 图像逆时针旋转 90°相似。IVC,下腔静脉;RV,左肾静脉;SMA,肠系膜上动脉。

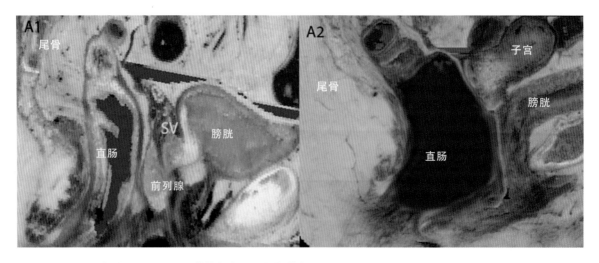

图 3.14 科罗拉多大学可视化人体数据库的矢状位横断面图,显示(A1)男性盆腔和(A2)女性盆腔。SV,精囊。

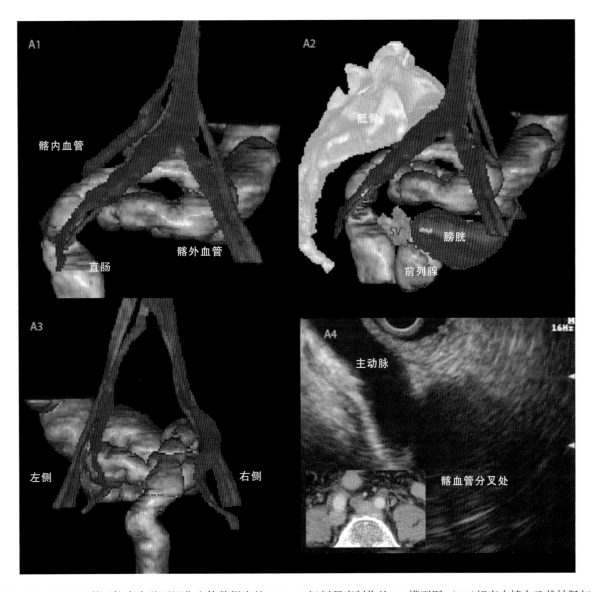

图 3.15 （A1~A3）基于科罗拉多大学可视化人体数据库的 TolTech 解剖程序制作的 3D 模型图。（A4）超声内镜在乙状结肠扫查位于腹主动脉发出髂血管分叉处的肿物的矢状面图像。髂内血管遮住了直肠和乙状结肠交界处（A1），从后前位的图像上来看，位于右侧的血管较位于左侧的血管更易于观察（A3）。（A4）在对一处肿物进行超声内镜引导下穿刺活检时拍摄的线阵超声内镜图像，病变在 CT（插图）上位于髂血管分叉处。RI，右髂动脉；LI，左髂动脉；M，肿物。

结论

　　学习超声内镜解剖具有一定难度，学习上述方法可以帮助大家掌握常规的解剖学知识，并在进行超声内镜扫查时追踪到目标结构，从而进行阅片。

　　　　　　　　（张玮 译　邹晓平 校）

参考文献

1 Topazian M, Deutsch J. Station approach to endoscopic ultrasound anatomy of the abdomen. In: MS Bhutani, JC Deutsch (eds.) Digital Human Anatomy and Endoscopic Ultrasonography. London: Decker Hamilton, 2005: 170–198.

第 4 章

超声内镜仪器、诊室布局和助手

Pushpak Taunk，Brian C. Jacobson

　　超声内镜(EUS)检查类似于内镜逆行胰胆管造影术(ERCP)，需要使用特殊的仪器和附件。此外，正如超声内镜医生需接受额外的专业内镜操作培训，方可确保胜任 EUS 操作，相关的护士和助手也需要接受专业的技术培训。这些是进行 EUS 操作时须注意的重要事项。本章将介绍进行 EUS 检查必备的设备、EUS 诊室布局的要点，同时介绍 EUS 操作助手的相关问题。多花时间思考如何配置设备、如何建立 EUS 操作团队，可以使超声内镜操作更高效，也才有可能为患者提供最好的医疗服务。

超声内镜仪器和相关设备

　　目前主要有两种形式的超声内镜，根据产生超声内镜图像的压电晶体安装方式的不同，分为"环扫"和"线阵"两种超声内镜。对于线阵超声内镜，其晶体安装在镜身前端的一侧，产生的超声图像平行于镜身长轴(图 4.1)。对于电子环扫超声内镜(有时也指横断面超声内镜)，其晶体安装在垂直于镜身长轴的环形带上，从而产生横断面图像(图 4.1)。机械环扫超声内镜则通过一个小的传感器，以垂直于镜身长轴的方向逐层旋转，从而产生横断面图像。只有线阵超声内镜可用于进行细针抽吸术(FNA)。细针在环扫超声内镜图像上仅显示为横断面图像上的一个点，因此不能安全地引导 FNA。

　　电子环扫超声内镜已大部分取代了之前的机械环扫超声内镜。由于无须通过机械旋转进行扫描，电子环扫超声内镜不容易发生机械故障。另一个重要的特征是，电子环扫超声内镜拥有多普勒成像功能，这一点与线阵超声内镜类似。此外，有些电子环扫和线阵超声内镜可以使用同一台主机，从而进一步降低成本。尽管奥林巴斯公司之前生产过机械环扫超声内

镜，但现在只生产电子式超声内镜。宾得和富士能只生产电子式的。

　　决定 EUS 操作所需设备时，需要考虑几个因素。在培训时你对哪种类型的超声内镜较为熟悉？如果你只接受过环扫超声内镜培训，对 FNA 一点都不熟悉，这种情况下无须一开始就购买线阵超声内镜。如果你接受的主要是线阵超声内镜的培训，那可能就不需要环扫超声内镜了。既往研究证实，对于技术娴熟的超声内镜专家，用环扫或线阵超声内镜评估上消化道恶性肿瘤分期的结果是相似的，尽管环扫超声内镜可检测到更多的淋巴结[1,2]。因此，是选择环扫还是线阵超声内镜，不是取决于循证依据，而是取决于操作医生更熟悉哪种类型的仪器。对于大多数在培训时两种仪器都使用过的人来说，会更清楚每种仪器的优点和缺点。

　　表 4.1 列出了目前可以购买到的仪器目录和每种仪器的技术参数。目前，宾得、奥林巴斯和富士能公司都同时生产环扫和线阵两种超声内镜。不同厂家生产的产品差别很小。例如，奥林巴斯的环扫超声内镜是前斜视镜，摄像机镜头安装在超声换能器的后方；而宾得和富士能的环扫仪器的摄像头安装在镜身的顶端，是标准的前视镜。此外，根据选择的超声内镜不同，需要的主机也不同，详见表 4.1。

　　决定环扫和线阵超声内镜的购买比例时（例如，是各一根，还是 2 根环扫和一根线阵），最明智的做法是首先评估 EUS 实际使用情况。例如，是不是很多操作是为了诊断肿瘤并分期？如果是这种情况，哪种形式的肿瘤更多见？食管癌和直肠癌经常伴有恶性淋巴结肿大，已有充分的依据证实，单纯依靠超声内镜图像诊断并不可靠，需要使用 FNA 进行更准确的评估[3,4]。在使用 EUS 进行胰腺癌分期时常需进行 FNA 以明确诊断。如果预期有相当数量的胰腺囊性肿瘤活检和

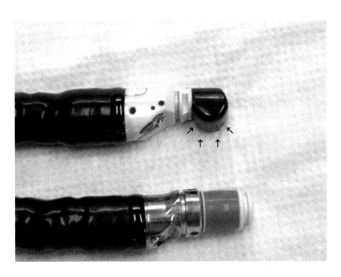

图 4.1　线阵超声内镜（上图）和电子环扫超声内镜（下图）。压电晶体沿着线阵超声内镜的曲线表面安装（箭头）。在电子环扫超声内镜，晶体安装在镜身前端侧面的环形带上。

（或）大量伴纵隔淋巴结转移的肺癌病例，就可能需要同时购买一根线阵超声内镜、一根环扫超声内镜。事实上，对于有些病例，如胰腺囊性病变或纵隔肿块，可能只需要线阵超声内镜就可以达到目的了。

下一步需要确定的是购买数量。这时有几个因素需要考虑。首先在一年中预计进行多少例操作？这一数字在开展 EUS 后是不是会快速增长？每次操作结束后，内镜的消毒和处理能有多快？有多少医生会进行 EUS 操作？

如果计划每天零散地在结肠镜和常规消化道内镜检查之间穿插进行 EUS 操作，只需要购买一根环扫和一根线阵超声内镜。如果希望将所有超声内镜操作集中在某个半天或某一整天进行，则至少需要两套设备、4 根超声内镜才比较理想（2 根环扫和 2 根线阵超声内镜）。一个每年进行 800 例 EUS 操作的大型附属医院内镜中心，可能需要 2 根环扫和 2 根线阵超声内

表 4.1　目前应用的超声内镜

制造商	型号	超声波形式和方向	超声频率（MHz）	超声视野（°）	插入部长度(mm)/直径(mm)/附件孔道直径(mm)	角度上/下，右/左	视频图像观看方向(°)和角度(°)	兼容的处理器
宾得	EG-3670URK	电子环扫	5/6.5/7.5/9/10	360	1250/12.1/2.4	130/60 60/60	向前看 140	Hitachi EUB 5500/8500
	EG-3630UR	电子环扫	5/7.5/10	270	1250/12.1/2.4	130/60 60/61	向前看 120	Hitachi EUB 6000/525
	EG-3870UTK	电子线阵	5/6.5/7.5/9/10	120	1250/12.8/3.8	130/130 120/120	斜看(50)/120	Hitachi EUB5500/Hi Vision 900/Preirus
	EG-3830UT	电子线阵	5/7.5/10	120	1250/12.8/3.8	130/130 120/120	斜看(50)/120	Hitachi EUB 6500/6000/525
	EG-3270UK	电子线阵	5/6.5/7.5/9/10	120	1250/10.8/2.8	130/130 120/120	斜看(50)/120	Hitachi EUB 5500/Hi Vision 900/Preirus
奥林巴斯	GF-UE160-AL5	电子环扫	5/6/7.5/10	360	1250/11.8/2.2	130/90 90/90	斜看(55)/100	Aloka SSD-α5 和 SSD-α10
	GF-UC140-AL5	电子曲线	5/6/7.5/10	180	1250/11.8/2.8	130/90 90/90	斜看(55)/100	Aloka SSD-α5 和 SSD-α10
	GF-UCT140P-AL5	电子曲线	5/6/7.5/10	180	1250/12.6/3.7	130/90 90/90	斜看(55)/100	Aloka SSD-α5 和 SSD-α10
	GF-UCT180	电子曲线	5/6/7.5/10	180	1250/12.6/3.7	130/90 90/90	斜看(55)/100	Aloka SSD-α10
富士能	EG-530UR2	电子环扫	5/7.5/10/12	360	1250/11.5/2.2	180/90 100/100	向前看 140	SU-8000
	EG-530UT2	电子凸面	5/7.5/10/12	124	1250/13.9/3.8	160/160 120/120	斜看(40)/140	SU-8000

镜。而另一个每年进行 1700 例超声内镜操作中心,可能使用 2 根环扫和 3 根线阵超声内镜就可以完成任务。

是否需要购买高分辨率的超声小探头? 这些易损的小探头有助于评估食管、胃和直肠的黏膜下小病灶,并对早期癌症进行分期,比如 T1 期的食管癌[5]。然而,随着新一代超声内镜拥有了更高的分辨率,以及内镜下黏膜切除术治疗小病变的广泛应用,小探头将可能逐渐被淘汰。唯一的例外可能是用于检查胆管和胰管狭窄的超声小探头,其可在 ERCP 中作为导线进行操作[6]。如果确实需要购买小探头,一定要注意其与驱动程序和处理器是否兼容。表 4.2 介绍了奥林巴斯公司的导管式探头系统的信息。富士能和宾得目前未提供相关信息。

超声内镜的消毒和处理设备类似于其他内镜,但是在购买时需要慎重考虑。例如,如果内镜中心原来已在使用富士能的内镜系统,但计划从奥林巴斯公司购买超声内镜设备,则必须确保消毒处理器能兼容奥林巴斯超声内镜。此外,一些超声内镜不能用美国思泰瑞的装置进行处理。在制订采购计划时,一定要和销售代表充分讨论。

最后,需要考虑的是 EUS 操作时使用的其他附件和设备。例如,目前有 3 种穿刺针可用于 EUS。一种是中空的穿刺针,用于获取细胞学分析标本;第二种是带有切割边缘的空心穿刺针,用于获取组织学分析所需要的标本;第 3 种穿刺针可将锋利的托盘样装置刺入靶组织核心,再释放切割外鞘以获取标本,进行组织学分析。所有的穿刺针类型都可有效获取标本,并可提供互补的信息[7,8]。粗的活检穿刺针在超声内镜镜身扭曲的情况下很难释放,所以最好用于镜身可直接到达肿块的活检。相对于常规的穿刺针,需要用到粗活检穿刺针的情况肯定相对较少。此外,还要考虑需要备用的穿刺针的型号。大多数 FNA 都是用 22G 或 25G 穿刺针,但偶尔可能也会需要使用 19G 穿刺针,以便从间质瘤瘤体中获得大量的穿刺液或细胞学标本。销售代表通常很乐意帮助了解设备和附件的最新进展,所以无论是在本地或在全国会议上,都可以定期与供应商进行联系确认。

其他需要的附件,包括打印纸、细胞学耗材、送检胰腺囊液进行化学分析的试管和食管扩张设备,后者在进行食管癌分期时特别重要,因为将近 30% 的食管恶性狭窄病例中,超声内镜的镜身无法通过狭窄段[5]。在这种情况下,Savary 扩张探条和经内镜(TTS)扩张球囊都是安全有效的[5,9]。最后,需要注意安装于超声内镜前端、实现声振耦合的球囊,一般球囊是由乳胶制成的,在乳胶过敏的患者中不能使用,所以需要准

表 4.2　目前应用的超声导管式探头

制造商	型号	频率（MHz）	工作长度（mm）	直径（mm）	探头驱动程序/处理器	备注
奥林巴斯	UM-2R-3	12	2050	2.5	MH-240/MAJ-682 或 MAJ-935	
	UM-3R-3	20	2050	2.5	同上	
	UM-S20-20R	20	2050	2.0	同上	
	UM-S20-17S	20	2150	1.7	同上	
	UM-S30-25R	30	2050	2.5	同上	
	UM-S30-20R	30	2050	2.0	同上	
	UM-BS20-26R-3	20	2050	2.5	同上	
	UM-G20-29R-3	20	2050	2.9	同上	导丝引导,用于管道结构
	RU-75M-R1	7.5	150	12	同上	硬性直肠探头
	RU-12M-R1	12	150	12	同上	硬性直肠探头
	UM-DP12-25R	12	2050	2.5	仅 MAJ-935	双平面重建（线阵和环扫平面图像）
	UM-DP20-25R	20	2050	2.5	仅 MAJ-935	双平面重建（线阵和环扫平面图像
	UM-DG20-31R	20	2050	2.2	仅 MAJ-935	

备一些无乳胶的球囊。

如果有细胞病理医生在检查现场进行病理评估，则需要考虑购买一台显微镜放在 EUS 诊室内；否则细胞病理医生每次协助做现场诊断时都要自带显微镜，肯定会影响其参与的积极性。而用于现场评估的显微镜，最好可以外接视频。这样显微图像可以显示在超声内镜室的视频监视器上，供其他人员一同观看。此视频输出也可被记录设备保存，静态的图像可用于报告，简短的视频还可用于教学。

诊室布局

建立 EUS 诊室需要考虑以下几点。首先，不同于常规内镜检查只需单一内镜系统就可以进行，超声内镜至少还需要一个额外的超声主机，而且这个主机最好不要在诊室间来回移动。因此，如果内镜中心有多个诊室，必须首先确定哪个诊室用于做超声内镜。这并不意味着其他的内镜操作不能在这个诊室进行，只是需要在这个诊室设置一个地方，用于集中放置 EUS 操作所需的各种设备和附件。

理想的 EUS 诊室需要有足够的空间，可以同时放置标准内镜设备和 EUS 主机；还需要额外的空间放置一张工作台和显微镜，以便在进行细胞学诊断时方便处理标本。除了存放常规内镜操作所需物品（例如手套、氧气管）的柜子外，可能还需要其他地方用于存放 FNA 穿刺针、EUS 球囊、EUS 专用打印纸，甚至镜子本身的存放。如果有 EUS 小探头和探头驱动器，还需要考虑这些物品在超声内镜诊室的存放。鉴于超声小探头的易损性，需要将它们存放在一个安全的地方，以防止重物挤压和好奇者的触摸。最后，超声内镜的送气和吸引按钮不同于常规的内镜，将它们存放在超声内镜诊室更方便，而且不会在消毒间与普通内镜的按钮混淆，这样在安装内镜时能够快速地找到合适的按钮，也可以很方便地查看库存（图 4.2）。

如果内镜中心拥有专门的透视室，如 ERCP 诊室，有人建议将 EUS 和 ERCP 安置在同一个诊室，当然也有反对的观点。支持的理由认为，将超声内镜探头插入胆管或胰管，一般需要在透视引导下进行[6]。此外，EUS 常用来协助或作为主要方法进行内镜下胰腺假性囊肿引流，这需要在透视下进行[10]。超声内镜医生在对梗阻性食管癌的患者进行扩张治疗时，需要利用引导钢丝放置扩张器，这也需要在透视下进行。最后，对于阻塞性黄疸患者往往需要 ERCP 放置胆道支

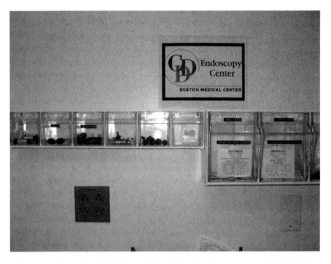

图 4.2　壁挂式存储系统，用于存放体积小的 EUS 相关用品，如注气和吸引按钮、球囊和球囊安装器。

架，同时需要 EUS 进行 FNA，并判断分期，如果能在同一个内镜操作间进行这些手术，对患者来说将非常方便。

不过，将 EUS 安置于透视室的这些好处用其他方式也能完成。例如，如果预期要频繁地进行导管内插管，可考虑购买单独的导管式探头，专门用于透视室的操作。对于狭窄的食管癌患者，扩张也可利用 TTS 扩张球囊来完成，这样就不需要透视了[9]。最后，如有患者需要同时进行 EUS 和 ERCP 或假性囊肿引流的话，EUS 处理器是可移动的，可在需要时推到透视室，虽然这不是很完美的做法。

之所以不推荐把所有的 EUS 操作都放在透视室完成，这是有原因的。首先，透视设备一般都要占用大量的空间，使得同一诊室没有足够的空间同时安装 EUS 所需的设备。如果将 EUS 诊室与透视室分开，在人员充足的情况下就可以同时进行 EUS 和 ERCP 操作，这样手术安排更加灵活。此外，虽然大多数 ERCP 操作可以在合理的时间内完成，偶尔因为技术原因可能需要很长的时间（例如困难的胆管插管、大量体积大的结石）。同样，可能突然会有一个意想不到的急诊 ERCP 需要使用透视室。这些情况下，必须等待 ERCP 操作结束，这就会极大地妨碍预定的 EUS 病例的及时处理。另一个需要考虑的因素是工作人员在房间内的可移动性。在进行 EUS-FNA 时，助手可能需要执行多种操作，包括抽出穿刺针的针芯，将穿刺出来的细胞放到固定液中等。这些操作需要助手分布在患者四

周,而透视台将严重限制助手完成这些操作。

　　在诊室安装 EUS 主机时还需要考虑一些其他因素。与常规内镜不同,在进行 EUS 操作时,主机键盘和仪表板最好能很容易够到。常规的内镜,主机通常位于内镜医生的后方。而在进行 EUS 操作时,将主机安置于内镜医生的右手边是很重要的,这样可以方便医生在操作时右手很容易够到主机键盘,而惯用左手的内镜医生可能需要调整这样的设定。

　　EUS 图像监视器可以整合到主机上, 如 Aloka SSD 或 Hitachi 5500 系统。在这种情况下,可能还需要将主机的视频输出装置连接到常规的内镜显示屏上,显示屏一般是放在操作医生和患者的对面。这样做有两个原因:①当操作者的身体挡住 EUS 主机的显示屏时,房间内其他人员(如护士、专科培训医生、住院医生)也可以看到 EUS 图像;②为达到理想的 FNA 穿刺位置,操作医生可能需要做一些转体动作,这时 EUS 主机显示屏会不在视野范围内,在这种情况下,常规内镜显示屏可能更容易看到。大多数显示屏都支持 S 端、RGB 格式或 RCA 等多种格式的辅助输入插孔,这些都可以兼容 EUS 主机输出。然后,通过辅助输入模式,EUS 图像就可以显示在常规显示屏上(图 4.3)。

　　在我们的超声内镜室, 设置了细胞病理工作站,包含一个视频显微镜和专用的顶灯(图 4.4)。显微镜的视频还通过一个开关盒连接到诊室的内镜显示屏上,以方便超声内镜医生在 EUS 图像和显微镜图像之间进行切换选择(图 4.5)。这样的开关盒在大多数电

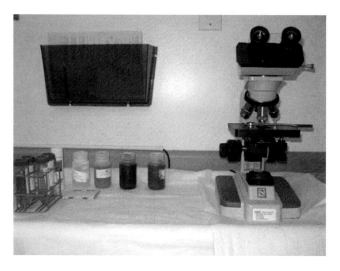

图 4.4　EUS 诊室专用于细胞学标本处理的小工作台。在 EUS 诊室准备一台显微镜和一些细胞学试剂, 可以让细胞病理医生更方便地参与病例的诊断。

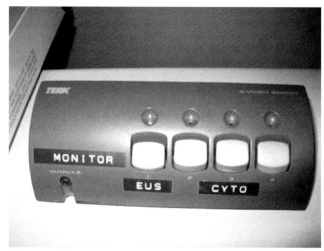

图 4.5　超声内镜医生通过一个开关盒可控制诊室内镜显示屏的图像放映。在这种情况下,盒子可以从 EUS 主机和视频显微镜二者接收输入信号。

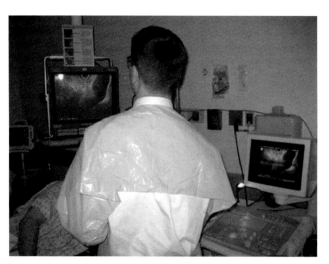

图 4.3　EUS 图像从主机上转接到房间的主要显示屏上, 以方便观察。注意 EUS 主机位于超声内镜医生的右手边,以方便操作仪表板和键盘。

子商店都能买到。超声内镜医生和细胞病理医生可同时查看显微镜图片,这样可进行充分的讨论,并给出一个可能的诊断。随着时间的推移,超声内镜医生可了解恶性肿瘤细胞的显微镜下表现,并对穿刺活检的标本是否合适做病理检查逐渐找到感觉。这样,超声内镜医生会变得更有效率,因为他们甚至可以在细胞病理医生还没开口之前,即快速地决定是否还需要再进行一次穿刺。

　　像家庭立体声系统一样,设备齐全的超声内镜室

可能包含一个复杂的电路布局。如前所述，EUS 主机和显微镜都需要连接到房间的主显示屏上。可能只有一台打印机连接到 2 台不同的 EUS 主机。如果有录像设备，如数字视频录像机（DVR），则需要更多的电线。需要注意的是，这些电线都是易损品，很容易被沉重的内镜车轮压坏。所以最好沿着墙壁布线，并用 Cord-Mate 这样的管套保护起来。此外，内镜室需要定期打扫，搬动设备时电线会脱落。因此，将每一根电线和连接设备都做好标记是个特别好的方法，这样即使有脱落，内镜室的工作人员也可以快速、准确地重新连接所有的设备（图 4.6）。

超声内镜助手

像任何复杂的内镜操作一样，EUS 的完成更需要一个团队的共同努力，超声内镜医生需要给助手提供简洁、准确的指示，确保其安全、有效地辅助完成操作。例如，在 FNA 操作期间，超声内镜医生需要固定镜身，期间需要助手准备穿刺针，并在 FNA 结束后将细胞液从穿刺针中取出，甚至需要他们辅助细胞病理医生准备初步检查的涂片。这就意味着需要专门培训EUS 操作相关的助手。一些单位的经验表明，更高效的培训方法可能是只培训少数几名护士来协助 EUS 操作，并保证其经常参与操作。尤其是在 EUS 例数比较少的单位，这种培训方式特别有用，否则很难保证每个护士或助手有足够的实践操作机会。每年都会举

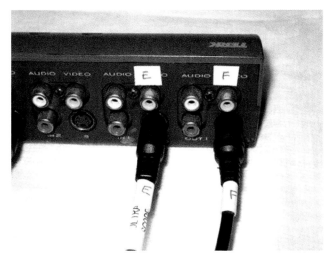

图 4.6 保持电线和连接设备标签清晰，有助于确保在诊室打扫后快速、准确地连接设备。

办的全国和国际 EUS 课程中，有一部分是专门针对护理的。这些课程往往有"手把手"的环节，教护士或其他 EUS 助手练习使用某种类型的穿刺针，并练习妥善处理超声内镜。记住，除非超声内镜医生打算自己准备内镜，否则就需要其他人知道如何在检查前将球囊安装到镜身的前端，并知道如何将气泡从球囊中清除。

除了专业技术操作需要 EUS 护士的协助，患者的护理也同样需要护士的帮助。EUS 护士应该意识到，接受 EUS 检查的患者往往比进行常规内镜检查的患者更容易焦虑。因为许多患者已经意识到，自己被新诊断了一种癌症或疑似癌症，希望通过 EUS 进一步确诊或明确分期。很多患者在此之前已经做过胃镜或者肠镜，需要 EUS 进一步明确诊断，因此可能较少关注他们即将接受的检查技术方面的问题。相反，他们可能希望从护士那里获知对癌症的治疗和预后的信息，或只是希望有人帮助他们在检查过程中不那么害怕。同样，经常会有焦虑的患者家属陪同，他们也想获知一些癌症的相关问题，所以护士经常需要解答这样的疑问。护士需要为这些可能遇到的问题做好准备，并对提出的问题做出恰当的回应。护士还应该注意核实患者有无乳胶过敏，因为超声内镜检查所用的球囊是用天然乳胶做的，疑似有乳胶过敏的患者可能会发生严重的过敏反应。

EUS 团队的其他重要成员还包括清洁和维护设备的助手。因为超声内镜仪器的易损性，尤其是导管式探头，必须强调确保仪器的安全操作和最大的使用寿命。这些助手也必须知道，如何从超声内镜上小心地拆下球囊，必须清楚知道清洗这些特殊仪器的步骤。同时，在工作量较大的内镜中心，超声内镜医生在进行连续的 EUS 检查时，还需要留意其他做常规内镜操作的医生对助手周转患者的要求。当短时间内需要使用某个特定的仪器时，与内镜准备人员进行沟通是很有用的。例如，如果知道下一位患者需要使用同一个刚刚用过的仪器，就应该有相应对策，以便该仪器可以优先清洗。

预约人员也应该被看成是 EUS 团队的一部分。超声内镜，特别是用于肿瘤的诊断和分期时，应该及时安排，预约时间不应超过数周。因此，预约人员需要知道合理安排的重要性。然而，如果患者需要行 FNA 或扩张治疗时，预约人员还需要关注抗凝药的使用问题，尤其是预约在几天内就行检查的患者。例如，如有必要，患者应该有足够的时间停用华法林。因为许多需要 EUS 检查的患者可能来自其他医院，这时 EUS

预约人员应该要求患者准备相关的检查资料,包括既往的就诊病历和影像学报告。在这种情况下,预约人员可能需要事先培训,知道哪些信息是在安排患者检查前医生需要知道的,包括计算机断层扫描(CT)图像或磁共振成像(MRI)图像。超声内镜医生也可以制订一些规则,规定谁可以直接预约 EUS,或什么类型的 EUS 预约不需要经过医生的同意。例如,对于大小便失禁需要行 EUS 评估肛门括约肌情况的患者可直接预约,但对转诊来的 CT 提示胰头"饱满"的患者,医生可能需要自己阅片后再决定。

谈到 EUS 助手的问题,如果不提细胞病理医生肯定是不完整的。首先,如果要购买显微镜,肯定需要事先咨询病理科同事的意见。此外,如果希望有人帮助进行 FNA 标本现场诊断,也需要与病理科同事进行讨论,并说明希望病理科提供什么样的帮助[11]。例如,病理科可能会安排进行细胞病理学专科培训的住院医生帮助制备涂片并对标本进行评估,但可能不会安排一位主治级别的细胞病理医生在检查过程中对结果进行初步诊断。同样,也必须建立一种机制,以便需要病理科同事帮助时能及时通知到他们。有些细胞病理医生希望可以提前几天通知,而有些医生或许可以随叫随到。这无疑取决于所在机构的具体情况,可能需要彼此之间的协商。

有些细胞病理医生可能还不适应诊断 EUS-FNA 标本。如果刚开始进行 EUS,很有必要向病理科同事正式地介绍这项检查技术。没有恰当的介绍,他们可能不会理解为什么柱状黏膜会出现在胰腺穿刺物中,或者鳞状细胞为什么会出现在纵隔淋巴结穿刺物中。病理医生能帮忙了解可用的特殊染色方法,比如在胰腺囊肿穿刺液中寻找富含糖原的细胞和黏蛋白时所需要的特殊染色方法。当患者疑诊为非霍奇金淋巴瘤时,细胞病理医生还可以帮助安排对淋巴结穿刺物进行流式细胞学检查。

结论

超声内镜是消化内镜迄今最重要的进展之一,并常常有惊人的发现。但是实施 EUS 操作前需要慎重考虑,比如购买何种设备,如何布置诊室以进行高效的超声内镜操作,甚至如何成立一个专业的团队以确保安全和准确地进行检查。希望本章能为 EUS 团队成立提供一些帮助。EUS 相关的仪器和附件日益更新,所以本章应该作为一个起点,但未必全面。还可以通过其他的渠道获知更新的 EUS 设备、技术和知识,包括内镜方面的期刊、当地的内镜设备供应商以及国内和国际内镜协会。例如,美国胃肠内镜学会(ASGE)有一个专门的团队致力于 EUS 的研发。此外,不要羞于向该领域的同事征询意见。当准备建立或扩大 EUS 团队时,专注于这些基础建设,会为你的投入带来最大回报。

(郭慧敏 译 张晓琦 校)

参考文献

1 Siemsen M, Svendsen LB, Kingge U, et al. A prospective randomized comparison of curved array and radial echoendoscopy in patients with esophageal cancer. Gastrointest Endosc 2003; 58:671–676.

2 Mattes K, Bounds BC, Collier K, et al. EUS staging of upper GI malignancies: results of a prospective randomized trial. Gastroin-test Endosc 2006;64:496–502.

3 Vazquez-Sequeiros E, Norton ID, Clain JE, et al. Impact of EUS-guided fine-needle aspiration on lymph node stating in patients with esophageal carcinoma. Gastrointest Endosc 2001; 53:751–757.

4 Chen VK, Eloubeidi MA. Endoscopic ultrasound-guided fine needle-aspiration is superior to lymph node echofeatures: a prospective evaluation of mediastinal and peri-intestinal lymphadenopathy. Am J Gastroenterol 2004;99:628–633.

5 Jacobson BC, Hirota W, Baron TH, et al. The role of endoscopy in the assessment and treatment of esophageal cancer. Gastrointest Endosc 2003;57:817–822.

6 Levy MJ, Vazquez-Sequeiros E, Wiersema MJ. Evaluation of the pancreaticobiliary ductal systems by intraductal US. Gastrointest Endosc 2002;55:397–408.

7 Storch I, Jorda M, Thurer R, et al. Advantage of EUS Trucut biopsy combined with fineneedle aspiration without immediate on-site cytopathologic examination. Gastrointest Endosc 2006; 64:505–511.

8 Varadarajulu S, Faig M, Schmulewitz N, et al. Comparison of EUS-guided 19-gauage Trucut needle biopsy with EUS-guided fine-needle aspiration. Endoscopy 2004;36:397–401.

9 Jacobson BC, Shami VA, Faigel DO, et al. Through-the-scope balloon dilation of EUS staging of stenosing esophageal cancer. Dig Dis Sc 2007;52(3):817–822.

10 Jacobson BC, Baron TH, Adler DG, et al. ASGE guideline: the role of endoscopy in the diagnosis and the management of cystic lesions and inflammatory fluid collections of the pancreas. Gastrointest Endosc 2005;61:363–370.

11 Logrono R, Waxman I. Interactive role of the cytopathologist in EUS guided fine needle aspiration: an efficient approach. Gastrointest Endosc 2001;54:485–490.

第 5 章

超声内镜流程：知情同意和镇静

Pavlos Kaimakliotis, Michael Kochman

相较于常规的上消化道内镜操作，超声内镜（EUS）、EUS 引导下细针抽吸术（EUS-FNA）和 EUS 引导下引流术多了些潜在的并发症和有关镇静的问题。本章将回顾在开展 EUS 相关操作中涉及的知情同意过程和镇静方面的问题。

知情同意

知情同意过程是患者对其已经确诊或怀疑具有的疾病和病理过程的一种连续性的理解。重要的是，计划进行 EUS 检查的患者能理解为什么要做这个检查，并且知道还有其他替代选择（如果存在）。在知情同意时需要讨论并发症和潜在不良结果的可能性。本节将讨论 EUS 特有的或较普通内镜操作更容易出现的并发症。

感染

与常规诊断性上消化道内镜检查相比，上消化道（GI）实质性病变在 EUS 或 EUS-FNA 后的感染风险没有增加。迄今为止针对这一问题的三项前瞻性研究报道指出，EUS-FNA 后菌血症发生率为 0~5.8%，并且这些菌血症患者没有临床症状[1-3]。相比之下，食管扩张和食管静脉曲张硬化剂治疗后，菌血症发生率为 12%~22%，最高达到 31%。因此，在没有其他危险因素的情况下，EUS-FNA 与临床感染风险增加无关[4-7]。

有关纵隔和胰腺囊性病变 EUS-FNA 后并发感染、菌血症和败血症已有文献报道[3,8-12]。其中有 1 例胰腺囊腺瘤的个案报道，尽管术前给予了预防性抗生素，在 EUS-FNA 后仍出现了链球菌败血症，通过追加抗生素后治愈[11]。Wildi 等报道了在未预防性使用抗生素的情况下，1 例纵隔囊肿病例在 EUS-FNA 术后发生了 β-溶血性链球菌 C 感染；相反，在同一报道中的其他 3 例纵隔囊肿患者，在 EUS-FNA 术前、术后均接受抗生素治疗，没有出现感染[8]。也有报道在纵隔前肠囊肿的 EUS-FNA 术后出现过念珠菌感染[9]。来自作者中心的一项大规模回顾性分析显示，266 例胰腺囊性病变行 EUS-FNA 术后（178 例未使用抗生素），感染性并发症的发生率非常低，并且围术期的预防性使用抗生素并没有保护作用[13]。

一项关于 EUS-FNA 不良事件的荟萃分析，报道了 193 例直肠周围病变的患者接受 EUS-FNA 后，1 例出现直肠周围脓肿，用抗生素后治愈[14]。我们也遇到过 1 例直肠周围囊肿 FNA 术后发热，口服 7 天抗生素后治愈。一项针对 100 例下消化道实质性病变 EUS-FNA 后的患者进行的前瞻性研究显示，菌血症的发生率低，且并未在任何患者中发现感染性并发症的临床证据[15]。

虽然没有随机对照试验的支持，美国胃肠内镜学会（ASGE）仍建议在胰腺囊性病变行 EUS-FNA 前预防性使用抗生素[16]。ASGE 指南还推荐纵隔囊肿患者在 EUS-FNA 之前预防性使用抗生素[16]。合理的方法是在术前给予氟喹诺酮，并在术后继续应用 3 天。美国心脏协会（AHA）不建议进行胃肠道手术的患者仅为预防感染性心内膜炎而预防性使用抗生素[17]。也不推荐进行消化道内镜手术的患者为预防脓毒性关节炎而提前使用抗生素，因为感染的风险极低，也完全缺乏证据支持使用抗生素[16]。

出血

关于 EUS-FNA 后出血的报道很少。一项研究报道的少量消化道出血发生率为 4%，而另一项研究报道各种不同病变在 EUS-FNA 后，总的消化道外出血发生率为 1.3%[18,19]。在这两项研究中，当出血发生时，并没有记录到临床上显著的症状。然而，严重的消化道内和消化道外出血亦有报道，其中 1 例死亡[20]。我们一般不在急性胰腺炎（AP）患者中进行 EUS-FNA，因为在这种情况下出血风险增加，并且胰腺的内镜下形态可能会对肿瘤病变的大小和位置造成干扰。AS-GE 指南推荐，在进行 EUS-FNA 前可维持噻吩吡啶类抗血小板治疗和抗凝治疗，而诊断性 EUS 前无须停止抗血栓治疗[21]。

穿孔

有关 EUS 穿孔的数据有限。一项已发表的调查报道显示，在 43 852 例上消化道 EUS 检查中，穿孔率为 0.03%，其中 1 例死亡[22]。有趣的是，穿孔似乎发生在超声内镜插入食管之前，并且很少在胃肠腔内发生。一项对 4894 例接受 EUS 的患者的前瞻性研究报道，食管颈部穿孔率为 0.06%[23]。穿孔发生时使用的是线阵超声内镜，穿孔患者的年龄均在 80 ～ 89 岁。穿孔都是在插管过程中发现，并均接受了手术治疗。十二指肠穿孔在文献中已有报道，并且在其他情况下也有报道[24]。胰胆管恶性肿瘤或既往手术史而导致的解剖结构紊乱，是穿孔发生的危险因素。有推荐在进镜时充盈球囊，有利于超声内镜的通过并且减少穿孔的发生[25]。一项针对 10 941 例患者的荟萃分析报道总穿孔率为 0.02%[14]。基于这些数据，穿孔的发生率似乎与上消化道内镜检查的 0.03% 的穿孔率相近[26]。重要的是需要牢记，当进行针刺活检时，空气可以沿着针道扩散，因此腹膜内气体可能并不代表真的有穿孔。

FNA 的针道种植

已有 3 例 EUS-FNA 后恶性细胞循针道种植的病例报道：2 例经胃 EUS-FNA 后胃壁种植，1 例纵隔病变 EUS-FNA 后食管壁种植[27-29]。在 1 例转移性黑色素瘤患者的恶性胃周淋巴结 EUS-FNA 后，发生了经胃针道的肿瘤种植[27]。这是在 EUS-FNA 后 6 个月时，行腹腔镜切除恶性淋巴结时发现的。也有胰尾腺癌行 EUS-FNA 后，在手术切除后 16 个月时发现胃壁肿瘤播散[28]。还有 1 例胃癌患者的恶性纵隔淋巴结 EUS-FNA 后发生了食管壁的针道种植[29]。尽管有这些报道，但针道种植恶性细胞导致有临床意义的肿瘤转移还是极其罕见的。

食管扩张以利 EUS 操作

食管腔内的肿瘤占位会妨碍超声内镜越过病变进入胃腔，这也会进一步妨碍对腹腔干周围和远处淋巴结的观察。早期研究报道，为使超声内镜通过严重的食管恶性狭窄而过于积极地进行扩张治疗时，食管穿孔率高达 24%[30,31]。不过，最近的研究表明，小幅度的扩张是安全有效的[32,33]。Pfau 等报道，在食管恶性狭窄处，使用 3 个直径连续扩大 1mm 的球囊，或在内镜通过有阻力的位置使用 Savary 扩张探条，扩张后没有发生穿孔；使用这一技术，超声内镜能够越过 85% 的患者的食管狭窄段[32]。在新辅助放化疗和正电子发射断层扫描 – 计算机断层扫描（PET-CT）的时代，仅为食管肿瘤分期而进行的食管扩张术已越来越少。

胰腺炎

如果进行胰腺 EUS-FNA，则存在并发胰腺炎的风险。目前的研究数据很少，而且几乎都是回顾性的，很可能低估了整体风险。据报道，胰腺 EUS-FNA 后胰腺炎的发生率为 0 ～ 2%[11,20,34-36]。在对提供 EUS 培训的医疗中心的调查中，胰腺实质性病灶进行 EUS-FNA 后，0.29% 的病例（范围 0 ～ 2.35%）出现胰腺炎[37]。一项包含 8246 例患者的荟萃分析发现，胰腺炎发生率为 0.44%，其中大多数为轻症（75%），但有 1 例重症胰腺炎导致死亡[14]。奇怪的是，似乎在对良性病变或神经内分泌肿瘤做穿刺时，需要穿过正常胰腺组织获取标本的患者，并发胰腺炎的风险增加。

胆汁性腹膜炎

胆汁性腹膜炎是 EUS-FNA 的罕见并发症，尽管其真实发病率很难准确估计。据个案报道，在胰头部肿瘤行 EUS-FNA 时，无意中穿刺进胆总管，或为明确有微小结石的患者行胆囊穿刺后，易出现胆汁性腹膜炎[38,39]。然而一项小型研究报道，对胆囊肿块行 EUS-FNA 后未见并发症的发生[40]。

腹腔神经丛松解术的相关问题

可以通过 EUS 引导下细针抽吸活检注射无水乙醇和局部麻醉药来进行腹腔神经丛松解术（CPN），以减轻胰腺癌患者的疼痛。腹腔神经丛阻滞（CPB）用于治疗良性胰腺疾病的疼痛,方法是在 EUS 引导下注射激素与局部麻醉药的混合物。经皮 CPN 或外科手术下行 CPN 来控制疼痛的操作,可导致严重的并发症,例如下肢无力、感觉异常和截瘫等[41,42]。

与 EUS 引导下 CPN 和 CPB 相关的不良事件包括一过性腹泻、一过性体位性低血压、疼痛短暂加剧和脓肿形成[43,44]。一项对 189 例 CPB 和 31 例 CPN 的回顾性分析,报道了 1 例 CPN 后无症状性低血压,1 例 CPB 后腹膜后脓肿和 2 例 CPB 后严重的自限性术后疼痛[45]。一项对不能手术的胰腺癌患者接受经胃 EUS 引导下 CPN 的前瞻性研究,报道的并发症都较轻微,如体位性低血压(20%)、腹泻(17%)和疼痛加重(9%)[46]。静脉输液和药物治疗似乎可以降低并发症的发生率。也有个案报道严重的缺血相关的并发症,伴有胃壁损伤和穿孔,甚至腹腔干的完全血栓形成,导致广泛的内脏梗死[47,48]。

EUS 引导下的胆道和胰腺穿刺的相关问题

EUS 引导下的胆管和胰腺穿刺最近已成为一种挽救性技术,可在常规方法失败时到达胆管或胰管以进行各种治疗干预,包括经胃或十二指肠的胆管引流,以及利用交换会合技术辅助经乳头进入胆管或胰管。与 EUS 引导下的介入手术相关的并发症发生率,在最大宗的病例报道中为 3.4% ~ 21%,包括胆汁渗漏、腹膜炎、胆管炎、气腹、出血和支架移位等[49-52]。

镇静

与常规内镜操作过程一样,镇静在 EUS 操作中也很重要。镇静可能引起的不良反应占所有内镜并发症总量的近一半,需要在知情同意时与患者讨论[53]。

最常用于 EUS 的镇静剂是含或不含有阿片类药物的苯二氮䓬类药物,它可以产生中等程度的镇静。也可使用一些辅助药物,例如苯海拉明、氟哌利多、氯胺酮和异丙嗪等。最近,异丙酚已被用于 EUS 时的深度镇静。不管使用什么类型的镇静药物,由于 EUS 的操作时间较长,可能需要更大剂量的药物。

术前评估

术前评估的目的是识别患者的病史和体格检查中可能对使用镇静有不良影响的因素。存在某些疾病如神经系统疾病和心肺疾病,包括睡眠呼吸暂停、慢性阻塞性肺疾病(COPD)和冠状动脉疾病(CAD),也应作为评估的一部分加以注意。既往对麻醉的不良反应、药物过敏以及药物或乙醇滥用的病史也应该明确。此外,这应该根据美国麻醉学协会(ASA)的身体状况分类系统,对每位患者进行风险分级。在对 ASA Ⅳ级或 Ⅴ级患者、既往清醒镇静失败以及既往对镇静有不良反应的患者进行镇静时,应谨慎使用麻醉辅助。

苯二氮䓬类药物

苯二氮䓬类药物与大脑皮质内的 γ-氨基丁酸(GABAₐ)受体结合。它们具有几种药理作用,包括镇静、遗忘和抗焦虑。其副作用通常是剂量依赖性的,包括呼吸抑制、通气不足,可能导致呼吸暂停、缺氧、低血压和反常反应,如躁动。

由于咪达唑仑的起效时间短、作用时间长,因此是目前内镜手术中首选的苯二氮䓬类药物。它通过肝脏和肾脏代谢。一般起始剂量是在 1~2 分钟内静脉内给药 1mg,然后可以每 2 分钟追加 1~2mg,直到实现充分的镇静。由于二者之间的协同相互作用,咪达唑仑与阿片类药物联用时要降低剂量。

地西泮有静脉和口服剂型,经肝脏代谢为清除缓慢的代谢产物。与咪达唑仑相比,其药效持续时间更长。初始剂量为 1 分钟内给药 5~10mg,然后每 5 分钟追加剂量。静脉注射地西泮后常有注射部位的不适,并且其起效较慢、作用持续时间较长,使其使用率不如咪达唑仑。

氟马西尼是一种 GABAₐ 受体阻滞剂,可逆转苯二氮䓬类药物的中枢作用,应用于镇静过深的情况。它在逆转苯二氮䓬类药物诱发的呼吸抑制方面效果较差。通常以 0.1~0.3mg 剂量快速静脉推注,但如果预期长时间使用,也可以按每小时 0.3~0.5mg 持续输注给药。由于其作用持续时间比咪达唑仑短,且半衰期仅为 1 小时左右,因此需仔细留意二次镇静的发生。

阿片类药物

哌替啶和芬太尼是最常用于内镜操作中的阿片类药物。二者都结合中枢神经系统(CNS)中的阿片受体,从而改变疼痛感觉。二者在较大剂量时都可引起镇静和呼吸抑制。

哌替啶是一种阿片类药物,通过肝脏转化成去甲哌替啶,其效力是哌替啶的十几倍。哌替啶起效时间为 3~6 分钟,应以每 1~2 分钟 25~50mg 的剂量缓慢使用。哌替啶应避免与单胺氧化酶抑制剂联合应用,因其可能增加 5-羟色胺综合征的风险,主要表现为精神状态变化、自主神经不稳定和神经肌肉多动。由于代谢物蓄积可引起癫痫发作，哌替啶在肾功能不全的患者中也应谨慎使用。

芬太尼是在结构上类似于哌替啶的人工合成的阿片类药物，一般不会引起过敏反应或与其他阿片类药物的交叉反应。内镜操作时的初始剂量为50~100mg；可以每2~5分钟追加25mg，直到达到所需的效果。据报道，大剂量的芬太尼可引起骨骼肌张力增高，导致胸壁僵硬。由于其起效快速，有毒代谢物少，芬太尼被认为是用于清醒镇静的首选阿片类药物。

纳洛酮是一种阿片类药物拮抗剂，可用于逆转阿片类药物过量的中枢神经抑制作用，包括呼吸抑制和镇痛，其起效时间为1~2分钟，半衰期为30~45分钟。根据需要，推荐剂量为每2~3分钟静脉注射0.2~0.4mg。由于哌替啶和芬太尼的半衰期都比纳洛酮长，故可能需要追加剂量。

苯二氮䓬类和阿片类药物的辅助用药

研究表明，以下几种药物可增强苯二氮䓬类和阿片类药物的作用。苯海拉明是组胺-1拮抗剂，在较高剂量下具有CNS抑制作用，理论上使其成为苯二氮䓬类和阿片类药物的有效辅助用药。虽然在EUS的用药配置中没有进行过正式的研究，但是一项静脉内使用50mg苯海拉明或安慰剂联合咪达唑仑和哌替啶辅助结肠镜检查的试验显示，苯海拉明组的患者出现了更强的镇静效果和健忘副作用[54]。

氟哌利多是具有止吐和抗焦虑作用的丁酰苯类抗精神病药物，可联合苯二氮䓬类和阿片类药物用于清醒镇静。该药已被证明可有效辅助难以镇静的患者[55]。然而，因为该药有造成心脏事件的报道，特别是造成QT间期延长和尖端扭转型室性心动过速，FDA给予了黑框警告（black box warning），使其临床使用日趋降温[56]。

氯胺酮是抑制N-甲基D-天冬氨酸（NMDA）受体的苯环己哌啶衍生物，具有止痛和镇静作用，通常不会导致心血管或呼吸抑制。氯胺酮的起效时间非常短，不到1分钟，且作用持续时间短，为15~30分钟[57]。在应用中可观察到交感神经系统的剂量依赖性刺激，表现为心率和血压升高。成人可出现一系列突发反应：做梦、幻觉和谵妄。氯胺酮在成人中的使用经验有限，大多数在内镜镇静中使用该药的研究是在儿科人群中进行的。

异丙嗪是一种吩噻嗪类药物，常用于止吐，具有α1-肾上腺素能抑制作用，并竞争性抑制组胺-1受体。异丙嗪作为内镜操作中镇静剂的有效辅助剂已经进行了很多研究[58]。其起效时间通常约为5分钟，半衰期为9~16小时。常用剂量为静脉内给药12.5~25mg。副作用包括低血压、呼吸抑制、抗精神病药物恶性症候群和锥体外效应。

丙泊酚

丙泊酚的使用近年来已逐渐普及，它是具有最小镇痛性质的超短效催眠和遗忘药物。丙泊酚是亲脂性的，可迅速穿过血－脑屏障（BBB），可能通过大脑中的$GABA_A$受体强化，而导致意识抑制[59]。尽管已发表的研究并没有一致证明，在普通胃肠镜检查中使用丙泊酚有临床获益，但其已被证明在长时间的操作如内镜逆行胰胆管造影术（ERCP）和EUS中有益。对接受ERCP或EUS的患者的研究发现，与咪达唑仑和哌替啶相比，丙泊酚明显有着更短的恢复时间和良好的镇静质量[60]。一项前瞻性随机研究比较了丙泊酚和哌替啶/咪达唑仑在ERCP或EUS中的镇静作用，表明其诱导、恢复更快，术后满意度更高[61]。EUS中应用丙泊酚或联合应用哌替啶/咪达唑仑，并发症率没有显著差异[62]。丙泊酚没有拮抗剂。

术中监测

所有在EUS中接受镇静的患者，必须在整个手术过程中监测生命体征。在手术和恢复期应密切关注血压、氧饱和度、脉搏和呼吸频率。监测呼气末二氧化碳的二氧化碳监测仪是可以用作评估呼吸和提高患者安全的更好方式。使用二氧化碳监测仪可降低EUS患者发生严重低氧血症和呼吸暂停的频率[63]。双频指数监测通过测量脑电图（EEG）波形来量化镇静的深度已经在一些中心使用，但似乎与混合了镇痛和镇静作用的方案无明确关系。

术后监测

镇静患者需要在EUS术后观察镇静或操作本身的副作用。在恢复期间，需要定期评估血压、氧合、疼痛和意识水平。接受纳洛酮或氟马西尼的患者如发生二次镇静，应进行长时间的监测，因为这些拮抗剂的半衰期比阿片类药物和苯二氮䓬类药物的半衰期短。若干种用于评估患者是否可以离开手术室的体系前文已述。一个是Aldrete评分系统，可用于评估患者的活动、呼吸、氧饱和度、血压和意识水平[64]。应告知患者在术后不要驾驶、操作重型机械或签署重要文件。

结论

FNA 和注射技术的应用扩展了 EUS 的诊疗范围。目前，EUS 在消化道与非消化道疾病的诊疗过程中均有涉及。EUS 的知情同意是一个多步骤过程，在本质上类似于其他内镜操作，而 FNA 和 EUS 引导下的治疗则可能对患者带来额外的风险。FNA 可能增加出血、感染和胰腺炎的风险，若预期开展注射治疗或引流操作时，在手术之前需要与患者专门讨论其相关风险。

（陈宇轩 译 张晓琦 校）

参考文献

1 Levy MJ, Norton ID, Wiersema MJ, et al. Prospective risk assessment of bacteremia and other infectious complications in patients undergoing EUS-guided FNA. Gastrointest Endosc 2003;57(6):672-678.

2 Barawi M, Gottlieb K, Cunha B, et al. A prospective evaluation of the incidence of bacteremia associated with EUS-guided fine-needle aspiration. Gastrointest Endosc 2001;53(2):189-192.

3 Janssen J, Konig K, Knop-Hammad V, et al. Frequency of bacteremia after linear EUS of the upper GI tract with and without FNA. Gastrointest Endosc 2004;59(3):339-344.

4 Zuccaro G Jr. Richter JE, Rice TW, et al. Viridans streptococcal bacteremia after esophageal stricture dilation. Gastrointest Endosc 1998;48(6):568-573.

5 Nelson DB, Sanderson SJ, Azar MM. Bacteremia with esophageal dilation. Gastrointest Endosc 1998;48(6):563-567.

6 Hirota WK, Wortmann GW, Maydonovitch CL, et al. The effect of oral decontamination with clindamycin palmitate on the incidence of bacteremia after esophageal dilation: a prospective trial. Gastrointest Endosc 1999;50(4):475-479.

7 Botoman VA, Surawicz CM. Bacteremia with gastrointestinal endoscopic procedures. Gastrointest Endosc 1986;32 (5):342-346.

8 Wildi SM, Hoda RS, Fickling W, et al. Diagnosis of benign cysts of the mediastinum: the role and risks of EUS and FNA. Gastrointest Endosc 2003;58(3):362-368.

9 Ryan AG, Zamvar V, Roberts SA. Iatrogenic candidal infection of a mediastinal foregut cyst following endoscopic ultrasound-guided fine-needle aspiration. Endoscopy 2002;34 (10):838-839.

10 Wiersema MJ, Vilmann P, Giovannini M, et al. Endosonography-guided fine-needle aspiration biopsy: diagnostic accuracy and complication assessment. Gastroenterology 1997;112(4):1087-1095.

11 Williams DB, Sahai AV, Aabakken L, et al. Endoscopic ultrasound guided fine needle aspiration biopsy: a large single centre experience. Gut 1999;44(5):720-726.

12 Diehl DL, Cheruvattath R, Facktor MA, Go BD. Infection after endoscopic ultrasoundguided aspiration of mediastinal cysts. Interact Cardiovasc Thorac Surg 2010;10(2):338-340.

13 Guarner-Argente C, Shah P, Buchner A, et al. Use of antimicrobials for EUS-guided FNA of pancreatic cysts: a retrospective, comparative analysis. Gastrointest Endosc 2011;74(1):81-86.

14 Wang KX, Ben QW, Jin ZD, et al. Assessment of morbidity and mortality associated with EUS-guided FNA: a systematic review. Gastrointest Endosc 2011;73(2):283-290.

15 Levy MJ, Norton ID, Clain JE, et al. Prospective study of bacteremia and complications With EUS FNA of rectal and perirectal lesions. Clin Gastroenterol Hepatol 2007;5 (6):684-689.

16 ASGE Standards of Practice Committee, Banerjee S, Shen B, et al. Antibiotic prophylaxis for GI endoscopy. Gastrointest Endosc 2008;67(6):791-798.

17 Wilson W, Taubert KA, Gewitz M, et al. Prevention of infective endocarditis: guidelines from the American Heart Association: a guideline from the American Heart Association Rheumatic Fever, Endocarditis, and Kawasaki Disease Committee, Council on Cardiovascular Disease in the Young, and the Council on Clinical Cardiology, Council on Cardiovascular Surgery and Anesthesia, and the Quality of Care and Outcomes Research Interdisciplinary Working Group. Circulation 2007;116(15):1736-1754.

18 Voss M, Hammel P, Molas G, et al. Value of endoscopic ultrasound guided fine needle aspiration biopsy in the diagnosis of solid pancreatic masses. Gut 2000;46(2):244-249.

19 Affi A, Vazquez-Sequeiros E, Norton ID, et al. Acute extraluminal hemorrhage associated with EUS-guided fine needle aspiration: frequency and clinical significance. Gastrointest Endosc 2001;53(2):221-225.

20 Gress FG, Hawes RH, Savides TJ, et al. Endoscopic ultrasound-guided fine-needle aspiration biopsy using linear array and radial scanning endosonography. Gastrointest Endosc 1997;45(3):243-250.

21 ASGE Standards of Practice Committee, Anderson MA, Ben-Menachem T, et al. Management of antithrombotic agents for endoscopic procedures. Gastrointest Endosc 2009;70(6):1060-1070.

22 Das A, Sivak MV Jr. Chak A. Cervical esophageal perforation

during EUS: a national survey. Gastrointest Endosc 2001;53 (6):599–602.

23 Eloubeidi MA, Tamhane A, Lopes TL, et al. Cervical esophageal perforations at the time of endoscopic ultrasound: a prospective evaluation of frequency, outcomes, and patient management. Am J Gastroenterol 2009;104(1):53–56.

24 Raut CP, Grau AM, Staerkel GA, et al. Diagnostic accuracy of endoscopic ultrasoundguided fine-needle aspiration in patients with presumed pancreatic cancer. J Gastrointest Surg 2003;7 (1):118–126; disc. 127–128.

25 Kadish SL, Ginsberg GG, Kochman ML. Safe maneuvering of echoendoscopes in patients with distorted duodenal anatomy. Gastrointest Endosc 1995;42(3):278.

26 Silvis SE, Nebel O, Rogers G, et al. Endoscopic complications: results of the 1974 American Society for astrointestinal Endoscopy Survey. JAMA 1976;235(9):928–930.

27 Shah JN, Fraker D, Guerry D, et al. Melanoma seeding of an EUS-guided fine needle track.Gastrointest Endosc 2004;59(7): 923–924.

28 Paquin SC, Gariepy G, Lepanto L, et al. A first report of tumor seeding because of EUS guided FNA of a pancreatic adenocarcinoma. Gastrointest Endosc 2005;61(4):610–611.

29 Doi S, Yasuda I, Iwashita T, et al. Needle tract implantation on the esophageal wall after EUS-guided FNA of metastatic mediastinal lymphadenopathy. Gastrointest Endosc 2008;67 (6): 988–990.

30 Catalano MF, Van Dam J, Sivak MV Jr. Malignant esophageal strictures: staging accuracy of endoscopic ultrasonography. Gastrointest Endosc 1995;41(6):535–539.

31 Van Dam J, Rice TW, Catalano MF, et al. High-grade malignant stricture is predictive of esophageal tumor stage: risks of endosonographic evaluation. Cancer 1993;71(10):2910–2917.

32 Pfau PR, Ginsberg GG, Lew RJ, et al. Esophageal dilation for endosonographic evaluation of malignant esophageal strictures is safe and effective. Am J Gastroenterol 2000;95 (10):2813–2815.

33 Wallace MB, Hawes RH, Sahai AV, et al. Dilation of malignant esophageal stenosis to allow EUS guided fine-needle aspiration: safety and effect on patient management.Gastrointest Endosc 2000;51(3):309–313.

34 O'Toole D, Palazzo L, Arotçarena R, et al. Assessment of complications of EUS-guided fine-needle aspiration. Gastrointest Endosc 2001;53(4):470–474.

35 Gress F, Michael H, Gelrud D, et al. EUS-guided fine-needle aspiration of the pancreas: evaluation of pancreatitis as a complication. Gastrointest Endosc 2002;56(6):864–867.

36 Eloubeidi MA, Chen VK, Eltoum IA, et al. Endoscopic ultrasound-guided fine needle aspiration biopsy of patients with suspected pancreatic cancer: diagnostic accuracy and acute and 30-day complications. Am J Gastroenterol 2003;98(12): 2663–2668.

37 Eloubeidi MA, Gress FG, Savides TJ, et al. Acute pancreatitis after EUS-guided FNA of solid pancreatic masses: a pooled analysis from EUS centers in the United States. Gastrointest Endosc 2004;60(3):385–389.

38 Chen HY, Lee CH, Hsieh CH. Bile peritonitis after EUS-guided fine-needle aspiration.Gastrointest Endosc 2002;56(4):594–596.

39 Jacobson BC, Waxman I, Parmar K, et al. Endoscopic ultrasound-guided gallbladder bile aspiration in idiopathic pancreatitis carries a significant risk of bile peritonitis. Pancreatology 2002;2(1):26–29.

40 Jacobson BC, Pitman MB, Brugge WR. EUS-guided FNA for the diagnosis of gallbladder masses. Gastrointest Endosc 2003; 57(2):251–254.

41 Eisenberg E, Carr DB, Chalmers TC. Neurolytic celiac plexus block for treatment of cancer pain: a meta-analysis. Anesth Analg 1995;80(2):290–295.

42 Hayakawa J, Kobayashi O, Murayama H. Paraplegia after intraoperative celiac plexus block. Anesth Analg 1997;84 (2): 447–448.

43 Gress F, Schmitt C, Sherman S, et al. Endoscopic ultrasound-guided celiac plexus block for managing abdominal pain associated with chronic pancreatitis: a prospective single center experience. Am J Gastroenterol 2001;96(2):409–416.

44 Hoffman BJ. EUS-guided celiac plexus block/neurolysis. Gastrointest Endosc 2002;56(4Suppl.):S26–S28.

45 O'Toole TM, Schmulewitz N. Complication rates of EUS-guided celiac plexus blockade and neurolysis: results of a large case series. Endoscopy 2009;41(7):593–597.

46 Gunaratnam NT, Sarma AV, Norton ID, Wiersema MJ. A prospective study of EUS-guided celiac plexus neurolysis for pancreatic cancer pain. Gastrointest Endosc 2001;54 (3):316–324.

47 Loeve US, Mortensen MB. Lethal necrosis and perforation of the stomach and the aorta after multiple EUS-guided celiac plexus neurolysis procedures in a patient with chronic pancreatitis. Gastrointest Endosc 2013;77(1):151–152.

48 Gimeno-Garcia AZ, Elwassief A, Paquin SC, Sahai AV. Fatal complication after endoscopic ultrasound-guided celiac plexus neurolysis. Endoscopy 2012;44 (Suppl. 2).UCTN:E267–0032–1309709.

49 Park do H, Jang JW, Lee SS, et al. EUS-guided biliary drainage with transluminal stenting after failed ERCP: predictors of adverse events and long-term results. Gastrointest Endosc 2011;74(6):1276–1284.

50 Maranki J, Hernandez AJ, Arslan B, et al. Interventional endo-
scopic ultrasound-guided cholangiography: long-term experi-
ence of an emerging alternative to percutaneous transhepatic
cholangiography. Endoscopy 2009;41(6):532–538.

51 Khashab MA, Valeshabad AK, Modayil R, et al. EUS-guided
biliary drainage by using a standardized approach for malignant
biliary obstruction: rendezvous versus direct transluminal tech-
niques（with videos）. Gastrointest Endosc 2013;78（5）:734–
741.

52 Dhir V, Bhandari S, Bapat M, Maydeo A. Comparison of EUS-
guided rendezvous and precut papillotomy techniques for bil-
iary access（with videos）. Gastrointest Endosc 2012;75（2）:
354–359.

53 Waring JP, Baron TH, Hirota WK, et al. Guidelines for con-
scious sedation and monitoring during gastrointestinal en-
doscopy. Gastrointest Endosc 2003;58(3):317–322.

54 Tu RH, Grewall P, Leung JW, et al. Diphenhydramine as an
adjunct to sedation for colonoscopy: a double-blind randomized,
placebo-controlled study. Gastrointest Endosc 2006; 63（1）:
87–94.

55 Cohen J, Haber GB, Dorais JA, et al. A randomized, double-
blind study of the use of droperidol for conscious sedation dur-
ing therapeutic endoscopy in difficult to sedate patients.Gas-
trointest Endosc 2000;51(5):546–551.

56 Faigel DO, Metz DC, Kochman ML. Torsade de pointes compli-
cating the treatment of bleeding esophageal varices: association
with neuroleptics, vasopressin, and electrolyte imbalance. Am J
Gastroenterol 1995;90(5):822–824.

57 Green SM, Li J. Ketamine in adults: what emergency physi-
cians need to know about patient selection and emergence re-
actions. Acad Emerg Med 2000;7(3):278–281.

58 Findlay CW Jr. The value of promethazine hydrochloride in
preparing patients for peroral endoscopy. Am Rev Respir Dis
1962;86:272–274.

59 Trapani G, Altomare C, Liso G, et al. Propofol in anesthesia:
mechanism of action, structure-activity relationships, and drug
delivery. Curr Med Chem 2000;7(2):249–271.

60 Vargo JJ, Zuccaro G Jr. Dumot JA, et al. Gastroenterologist-
administered propofol versus meperidine and midazolam for
advanced upper endoscopy: a prospective, randomized trial.
Gastroenterology 2002;123(1):8–16.

61 Dewitt J, McGreevy K, Sherman S, Imperiale TF. Nurse-ad-
ministered propofol sedation compared with midazolam and
meperidine for EUS: a prospective, randomized trial. Gastroin-
test Endosc 2008;68(3):499–509.

62 Nayar DS, Guthrie WG, Goodman A, et al. Comparison of
propofol deep sedation versus moderate sedation during en-
dosonography. Dig Dis Sci 2010;55(9):2537–2544.

63 Qadeer MA, Vargo JJ, Dumot JA, et al. Capnographic monitor-
ing of respiratory activity improves safety of sedation for endo-
scopic cholangiopancreatography and ultrasonography. Gas-
troenterology 2009;136(5):1568–1576; quiz 1819–1820.

64 Chung F, Chan VW, Ong D. A post-anesthetic discharge scor-
ing system for home readiness after ambulatory surgery. J Clin
Anesth 1995;7(6):500–506.

第 6 章

超声内镜报告

Jose G. de la Mora-Levy, Michael J. Levy

医学检查报告是医疗实践中联系医患双方的必要纽带，医生们通过报告向患者传递很重要的信息。清晰及准确的报告有助于医生为患者提供合适的治疗方案，并且最大程度减少医疗法律相关的风险。根据 Merriam-Webster 字典上的解释，一份报告就是一份文件，是"根据某件事物的基础、证据及支撑点建立的原始或官方文件"（www.merriam-webster.com）。给出报告就是"给出正式的或官方的陈述；提供或者提出与某种结论或建议有关的事项"（www.merriam-webster.com）。尽管报告的目的及相关术语比较明确，但是人们常常对它不够重视，导致报告不够清楚、细节不够准确或者内容不够完善。很多专业学会，包括美国胃肠内镜学会（ASGE），已经越来越清楚地意识到规范报告标准的重要性。ASGE 已经发表了相关建议，指出一份内镜报告应该包含哪些基本元素（表 6.1）。尽管有不同观点的存在，但大多数类型的报告都遵循这样相似的结构，传递同样的基本信息。

内镜报告的作用

尽管医学报告的主要功能是为临床决策提供依据，但它在医疗中还扮演着许多其他的角色。报告通常被用来评估质量控制效果，推动临床研究以及用作行政或法律相关文件。因此，根据不同读者的视角，报告便会产生很多不同的意义。

临床治疗

当内镜操作者斟酌超声内镜（EUS）报告的细节内容时，必须同时考虑接下来都会有哪些科室的医生参与到这名患者的治疗中来。尽管有些信息与所有的医生都密切相关，但是部分特定的细节对不同专业领域

表 6.1　ASGE 指南：一份超声内镜报告的基本组成部分

1. 操作日期
2. 患者信息
3. 超声内镜医生信息
4. 助手信息
5. 患者病史及体格检查相关文件
6. 知情同意书
7. 超声内镜操作过程
8. 操作适应证
9. 超声内镜器材的型号
10. 使用药物（麻醉、镇痛及镇静相关药物）
11. 超声内镜检查所至的解剖范围
12. 超声内镜检查的局限
13. 获取的组织或体液标本
14. 镜下发现
15. 初步诊断
16. 干预治疗的结果（如果发生）
17. 并发症（如果发生）
18. 处置
19. 后续治疗的建议

Source：Jacobson BC,Chak A, Hoffman B, et al. 2006 [2]. Quality indicators for endoscopic ultrasonography.101: 808－901. Reproduced with permission of Am J Gastroenterol.

的医生有着不同的意义，包括初诊内科医生、消化科医生、呼吸科医生、放疗师、外科医生、放射科医生以及肿瘤科医生。

质量控制

内镜报告的质量评判标准有很多种。患者相关的评判标准包括生活质量、成本效益、患者满意度、发病

率及死亡率。这些标准中有一部分可以直接从报告本身或者相关数据库包含的信息中获取。在这种情况下,与结局相关的细节,例如操作相关的死亡率,也许比发现患者病灶更为重要。我们早已建立了 EUS 的特定质量控制指标,而这些指标应用的前提是一份合适的报告。操作过程中发现的病变是重要的质量控制指标之一,而这跟检查的特定目的和内容息息相关(例如关键结构的发现,比如食管癌分期过程中腹腔淋巴结转移的发现[11])。随着 EUS 的应用日趋广泛,其他的质量控制指标也被纳入进来,包括 EUS 引导下细针抽吸术(FNA)的诊断准确性[2],或者特定标准下的辅助手段,如细胞学诊断技术的应用[3]。

临床研究

医疗报告中包含的信息对临床研究的开展至关重要。准确细致的报告非常必要,但这需要花费大量的时间和精力。前瞻性研究可以促成完整而准确的报告,避免对病变的主观判断。例如我们描述食管癌的 T 分期时, 可能会对肿瘤是 T2 期还是 T3 期不太确定,这时就不会给出一个确切的分期。因此,从数据库中回顾性收集的数据可能会失去准确性或完整性。而前瞻性的研究报告通常需要对 T 分期进行准确定义,从而有助于数据的运用。本质上来说,数据库中获取的信息不会比其来源的数据更全面。由于 EUS 的飞速发展,伴随着新技术如弹性成像的出现以及新设备的开发[4,5],人们对能够促进临床研究的高质量报告的需求越来越迫切。

管理及法律相关事务

报告中的数据通常被用来指导管理相关的决策。其他事务包括患者、职员及操作的安排、设备购买和仪器维修等,都受报告中的关键因素影响。许多新型的仪器则需要安装能够记录这些信息的软件,包括患者信息、设备使用记录、操作类型及时间等。

如果站在法律的层面考虑,一份细致而完善的报告在辩护或者起诉不当医疗行为的时候可以起到很重要的作用。法律规定:"如果没有文件记录,那么这件事情就没有发生。""如果有文件记录,那么这件事情一定发生了。"细致准确的报告可以有效防止医患之间的误会。这样看来,不准确或不完善的报告将会对面临诉讼的医院及医生极为不利。医生千万不能随意涂改报告,除非将书写错误标记出来。生成报告的软件应该将报告最初生成、后期修改及签字的日期时间都标注清楚。

医学报告的发展

医学报告,包括内镜报告,已经从最初的叙事性描述逐渐发展为现在的客观数据汇总。早期的内镜报告都是内镜医生口授的手写报告,而近来电脑打印的电子报告已经被广泛应用。1999 年一项调查显示,在美国 80% 的消化内镜医生仍然亲自手写报告或者口授由他人代写[5]。2001 年一项调查显示,来自拉丁美洲、中东地区、亚洲、非洲及欧洲的消化内镜医生仍然手写报告,或者使用商业化数据库中的软件来生成报告并保存在自己中心的数据库中[6]。尽管没有存档,目前美国大多数的医院和急诊中心都开始使用某种形式的电子报告。

标准化术语及结构化报告

放射科医生和病理科医生最先开始使用标准化术语和结构化报告。系统医学词汇命名法(Systematized Nomenelature of Medicine,SNOMED)已在全球范围内广泛使用,囊括了与 HL7(Health Level 7)及医学数字成像和通信(DICOM)标准相关的消化病学相关词汇。目前来说,该系统提供的细节还不足以满足 EUS 报告的需求。

为使消化内镜医生广泛接受而设计的第一份术语表于 1989 年在欧洲发表, 也就是 OMED(Organization Mundial D'Endoscopie Digestif)术语表[7]。这份术语表包含一系列应用广泛并能在超过 1% 的内镜检查中出现的病变的术语。术语根据等级顺序来排序:首字母、词汇、特征、字符数及部位。OMED 表的初步应用显示,该表可应用于 95% 以上的上消化道内镜、结肠镜及胰胆管内镜[8]。在一项纳入 6 个欧洲内镜中心的超过 10 000 例患者的回顾性研究中,该表准确描述了 87% 的镜下征象、94% 的病变及 91% 的诊断[9]。而其他大约 5% 的病变则需要用自由文本来描述。进一步研究发现,MST(Minimal Standard Terminology)系统也可用于报告的标准化描述[10],但是该系统只在欧洲有部分应用, 在美国并没有得到广泛使用,不过有部分新型软件正在使用 MST 的改进版生成报告。

标准化术语

EUS 相关的病变及描述性术语跟其他内镜操作有很大不同。因此,来自欧洲、日本及美国的许多超声内镜成像专家自 1997 年开始，着手将 MST 系统引入到 EUS 报告中（MST EUS 1.0 版）[11]。第一步是确定能够准确描述大多数 EUS 检查结果并且能被广泛接受的术语，实现方式是阅读分析来自南卡罗来纳医科大学的 350 份 EUS 报告，去除过多及极少使用的术语。专家根据进行 EUS 操作的原因、设备类型、EUS 解剖学词汇、病变类型、干预措施及诊断对 EUS MST 进行分类。几轮更新之后，EUS MST 作为 OMED 系统的一部分正式发表。目前最新的版本是 2009 年 1 月发表的 MST 3.0 版[12]，可在 OMED 官网（www.omed.org）上查到。在官网上同时也可下载包含所有信息的相关 xls 表格。最新版的 MST 有以下变化：纳入 EUS 及肠镜（包括胶囊内镜）重新组织病变性质（每个大类，比如内腔脏器、ERCP、EUS，有一个普通分类，同时配有一个表格列出跟每个器官相关的病变类型）、镜下征象和诊断、治疗及并发症相关的新进展（包括 FNA、腹腔神经丛松解术、假性囊肿及胆管引流），以及与附表中列出的分类系统相关的更新。

结构化报告

尽管结构化报告的使用限制了自由表述，但相对于自由文本而言，结构化报告可最大限度地减少错误的发生。另外，MST 的使用及结构化报告构成了电子报告自动化的基础。其他的优势还包括快捷性和完整性。

快捷性

结构化报告的生成比口授报告或抄录报告更为快捷。一项研究显示，大约 30% 的常规上消化道内镜检查结果都是正常的，可以用"镜下所见正常"这样的语句来描述，只有大约 10% 的报告需要细节化的描述[13]，其余 60% 的报告都可以用结构化的语句来进行描述。而正常或者阴性的 EUS 检查结果的比例可能要更低一些，这是因为大多数 EUS 检查都是为了评估已知的病变特征。

不过，当选择和变量过多的时候，生成报告就不会那么快捷，反而会让操作者混淆和糊涂。同样，由于描述的病变缺乏相似性和准确性，操作者在 MST 系统中寻找具体词汇时也会花费更多时间。另外，由于获取和录入数据的描述性语句缺乏相似性，生成报告的速度和准确性都会明显降低。

完整性

研究显示电子报告软件可以生成更为完整和准确的报告。相反，自由撰写的报告则会缺失很多相关信息。在溃疡性结肠炎患者的结肠镜报告中，大多数细节都没有描述，而只有 27%~77% 的患者报告中描述了具体的镜下炎症征象[14]。

采取 MST 系统需要谨慎地进行平衡，以确保报告的结构和功能完善，但同时又不会使操作复杂化和限制操作者对病变的个性化描述。而允许自由文本的录入也许可克服报告格式过于死板的缺点。

自由文本及传统的报告

自由文本的录入可用于解释过于模糊或宽泛的术语，从而最大限度地优化生成的报告。然而在临床治疗中，这一举措可能并不恰当。"可能""也许"等词汇意义并不相同，而且在医生和患者心中代表着不同的含义[15,16]。其他的缺点包括重要信息的遗漏、行文冗长及描述同一种病变时却使用不同风格的语句。例如，对 8426 例有心脏疾病患者的胸片报告检查发现，某一种病变最多用了 23 种不同的词汇去进行描述[17]。另外，自由文本的运用给电脑搜索带来困难，限制了临床研究的进行。最后，传统报告的自由录入方式需要花费更多的费用来重新录入，延缓了时效性，并且由于沟通和录入的错误会导致不准确性。一项在布列根妇女儿童医院进行的研究发现，4871 份影像学报告中大约 33.8% 需要放射科医生重新编辑，其中 6% 是本质上的改动，导致了很多不必要的治疗和检查[18]。优化的自由文本录入功能需要有足够的空间、拷贝粘贴功能以及改动文本格式的功能，包括字体大小、格式和颜色。

数据库

与手写及口授报告相比，电子化报告最大的优势在于可以用来建立数据库。Merriam-Webster 字典中对数据库的定义是："大数据的集合，用于快速搜索和获取数据（www.merriam-webster.com）。"数据库的建立需要使用常见的术语及结构化的报告，并且用标准化的术语来设计标题明确的下拉菜单。数据的安排有很多方式，包括等级结构、网状结构及相关结构。最合适的

结构取决于每种模型的应用性、处理效率、处理信号
数量及自身优缺点。

等级模型

在该模型中，数据被录入网状或树状结构，包含
有很多更小的分支。数据录入必须遵循严格的顺序，
一个分支中的所有数据录完之前，不能在平行的分支
中录入其他数据。由于新增项目以及搜索远端分支中
的信息比较困难，该模型使用极为有限，只在一些
老数据库中使用。

网状模型

等级模型的结构是一个主分支拥有很多小分支，
而网状模型则是很多主分支共享很多小分支，构成一
种点状结构。这种结构允许同时对很多数据进行快速
获取，尤其是不同来源的终端报告汇集到一起时该模
型就极为有用。但其缺点是不够灵活，已经不再在医
学数据库的录入中使用。

相关模型

在这个模型中，每个项目都是从与前后都不相
关的列表中选出的。其优点在于可以很方便地添加
新项目及在各级数据层面进行搜索。这也是目前绝
大多数商业化数据库使用的模型。胃肠内镜领域的
临床预后研究项目（CORI）是很好的例子（www.cori.
org）。由 ASGE 发起建立的 CORI 项目于 1995 年开
始作为国立内镜数据库使用，现在已经是第 4 版。
2005 年，该数据库每个月能收到来自美国 107 个内
镜中心及超过 750 位医生的 21 000 份报告。目前这
个数据库中有超过 270 万份报告，包括很多 EUS 报
告。通过 CORI 内镜报告软件 v4.2.2.0 可以很方便地
上传包括图片和病理结果在内的数据，这一系统同
时也和卫生信息技术认证委员会（CCHIT）兼容。
CCHIT 由美国卫生和福利部（HHS）的国家卫生信息
技术协调办公室（ONC）批准建立，作为官方准入部
门（ONC-ACB），自 2006 年开始批准了电子医疗记录
（EHR）技术的开展。美国国家标准协会（ANSI）已授
权 CCHIT 作为 ONC HIT 项目的准入部门批准了
EHR 技术的开展，同时美国国家标准与技术研究院
（NIST）下属的国家实验室自愿认可程序（NVLAP）也
授权 CCHIT 作为授权检测实验室（ATL）来检测 EHR
技术的应用。胃肠质量改进协会（GIQuIC）登记系统
也纳入了该项目。

EUS 报告的商业软件

购买商业化内镜报告软件时有一些需要考虑的
因素。表 6.2 列出了可以提供 EUS 报告系统的公司官
方网站。选择软件时需要明确部门的具体要求，包括
管理、研究和临床工作方面的需求以及合理的预算。
大多数医院内的信息管理系统与 HL7 标准是兼容的。
自动标签的 CPT 编码及 ICD-9、ICD-10 编码都能被搜
索到。其他部分软件也提供了 SNOMED 编码的方式。
尽管大多数商业化软件能够在普通的个人电脑上使
用，并且能够跟 Window XP 及更高版本的操作系统兼
容，但购买之前仍然需要明确最低的硬件要求。

了解报告格式能否个性化定制及能够个性化到
何种程度是非常重要的。例如，系统能否允许在某个
特定范围内修改、添加或删除一些条目。能够插入自
由文本则会显著提高用户体验。可使用任何领域任何
词汇进行搜索的功能，对以研究为目的的数据库来说
更为必要。安全登录的功能也是有必要的，并且软件
需要跟 HIPAA 兼容。

根据操作者的喜好或中心的需求，报告中应当能
包含图像。能够添加的图片数量及兼容的图像格式事
先都需要确认好。最简单最好的方式当然是剪切—粘
贴的方法，但是很多软件中常常不能这么做。使用的
图片格式一般包括.jpg 及.tif。尽管有些功能支持添加
视频片段，不过这不是必要的。在有些国家，整个内镜
操作过程会被录制下来，相应的 CD 会交给患者本人。
其他非必要的功能包括扫码功能和语音识别功能。很
多软件还带有仪器维护、自动编码及结账功能。最后，
这些软件应该能够自动更新，以满足不断增加的 EUS
检查需求。

表 6.2　提供内镜报告软件的公司网站列表

www.endosoft.com

www.pentaxmedical.com（endoPRO IQ）

www.gmed.com

www.novosolutions.com（MediTrac）

www.endoworks.com（Olympus, version 7）

www.provationmedical.com

www.md-reports.com

www.cori.org

随着近年来信息技术、软件(应用程序 APP)及电子设备的爆炸式发展，人们已经能够使用平板电板甚至手机来管理完整的医疗记录，包括图像、编码及账单(至少在一些小的诊所和急诊中心)。能够实现这一功能的其中一款软件叫 drchrono，可以在苹果及安卓系统中使用(www.drchrono.com)。其记录的信息可以很方便地传输、打印及储存在云端或相似的系统中，不过这些软件并不能与 HIPPA 兼容。其他更多的具有相似功能的 EHR 已经在医院里使用，比如微软公司的 Windows Embedded Health Care 方案。

EUS 报告

目前仍然没有公开发表的标准来规定一份 EUS 报告中应该包含哪些数据和内镜所见内容（除外 MST3.0)。既然没有共识，我们决定提出我们自己的意见，建议一份 EUS 报告中应当包含的内容。我们的建议不是为了提供一份正式的指南，而是为了给广大消化内镜医生提供一份可用的模板。每个操作者可根据自己的需求和目的来修改模板。而 EUS 报告的篇幅、细节、间距也应该根据具体情况具体设置。尽管所有情况下某些特定信息必须符合标准，但是对于具体某个中心的临床及科研来说，某些特定细节的权重可以有或多或少的变化。

另外，我们的建议并不包括 EUS 操作时应该采用何种方式或器械，而是对操作时不同的发现、操作方式及所用器械是否必须记录提供了相应的建议，并且该建议同样适用于没有发现病变的情况，因为如果不这样记录，读者会认为该病变不存在或者操作者没有试图去寻找病变。

非 EUS 相关的基本信息

对大多数接受 EUS 的患者，需要记录主要的非 EUS 信息，包括个人史、体格检查结果、参与操作的相关医护人员姓名及患者的知情同意书，而患者的主诊医生、护士、细胞病理医生都可以看到这些信息，并体现在 ESU 报告中。越来越多的中心会在患者接受 EUS 前，进行所谓的"术前暂停"，以确保患者信息、手术部位、手术内容和目的都是准确无误的。而这一过程也需要记录下来。

手术的具体日期、时间、部位，以及患者的身份信息比如姓名和住院号都要确保准确。根据 HIPAA 的规定，将患者的姓名替换成条码也是必要的。报告中还应该包含有患者参与的 EUS 研究的标题及 IRB 号。同时准确清晰地列出 EUS 操作的首要和次要目的也是非常重要的，这样可以为检查提供一个可以遵循的框架，预设好报告中的关键内容，同时也为后期研究相关的数据提取提供了诸多便利。

术中使用的药物名称和剂量都需要记录下来，包括诱导和逆转镇静的药物、抑制胃肠动力的药物及通过 EUS 注射的治疗药物。记录患者的耐受情况，并且给出后续检查中如何进行麻醉支持的建议也是很有帮助的。报告中还应该包含预防性给氧及流量的信息，以及氧饱和度不足时的流量信息，并记录患者术中及术后的生命体征。必要时，操作医生应该向管床医生及护理人员交代并记录以下情况：术后是否需要延长观察时间（例如 CPN 后）；患者情况如果和标准预案不同，出院时间如何安排、如何限制饮食；对患者进行宣教，告知哪些情况属于报警症状及应该采取的措施。

EUS 相关的基本信息

记录使用的 EUS 设备类型(线阵、环扫或小探头)及相应的序列号非常重要。考虑到不同器械的优缺点，我们建议用不同器械发现的病变要分别记录。这为患者病变和并发症的发现与处理以及为将来检查时设备的选择提供了很好的依据。

尽管 EUS 操作的技术各有不同，大多数专家还是建议操作时遵循特定的标准，以确保检查完整进行。而记录 EUS 操作时发现的病变也是这样。我们建议对直接相关的阳性和阴性表现，以及次要的表现都进行描述。报告中包含的关键元素随着时间的推移会发生变化（比如对 T3 期食管癌，是应该仅仅报告 T3 期，还是应该具体区分表浅 T3 期还是深在 T3 期，因为越来越多的数据显示，不同类型的 T3 期预后不同)[19]。

记录病变的准确位置和相应的解剖结构也很重要。我们可以在记录病变时描述相应的标志性解剖结构（比如描述 1 例 6mm×5mm 的胰岛细胞瘤位于距门静脉汇流 1cm 处的胰颈偏尾侧）。这个层次的解剖细节描述，有助于指导后续的检查和治疗干预。任何导致检查没能完成的因素也应该记录下来，包括胃潴留物、阻塞性肿瘤、支架遗留、胆管及胆囊中的隐形结石、过度镇静及肠道准备不充分等。不完整的检查会导致无法诊断病理、病变分期的准确性降低，并影响到后续的结账和报销流程。

介入性 EUS(诊断及治疗)

无论是通过 FNA 还是 Trucut 针(TCB)获取标本,病变标本的部位、数量及穿刺针的直径都需要记录。尽管我们不建议穿过腔道,对原发的腔道内肿瘤穿刺活检,但如果我们已经获取了这样的标本,需要准确记录下来。介入性治疗时,我们应当准确记录所用的仪器和附件以及操作中的关键技术细节。其他的相关信息随着特定操作的不同而有所不同,但无论哪种操作,我们都应该记录 EUS 治疗时使用的具体药物,以及药物剂量和注射方式。注射的具体位置和短期效果也要记录。随着治疗范围的扩展,比如基准定位装置的放置及管道引流[20],我们需要运用很多新的术语和更准确的描述方式,包括手术原因、手术路径、使用的附件、短期效果及术后并发症。同样,随着其他 EUS 相关技术,如共聚焦内镜的应用[21],将来的报告也许会包含很多其他项目内容。

并发症

仔细记录患者的所有并发症相当重要,并且要指明这些并发症是镇静的副作用、常规检查过程中的不良反应还是介入性治疗的结果。报告中还应当包含术中如何处理这些并发症的细节。尽管医生之间会及时沟通患者并发症的处理方案,报告中还是应该列出操作者对于并发症如何处理的初步建议。

手术小结

对术中发现进行总结、对病变意义进行判断以及进行鉴别诊断都很重要。操作者对自己发现的病变的确信程度常常对诊断也有帮助。基于 EUS 过程中的发现而对患者后续评估、观察及治疗提出的建议,也会给其他参与治疗的医生带来很多帮助。操作者应当常规进行术后小结,以避免潜在的法律相关风险。小结中还应该列出术后要使用何种药物(比如囊液抽吸术后抗生素的使用),以及具体抗生素的种类、剂量和使用时间。长期使用药物的必要性及频率也需要在小结中强调,比如抗凝药物。如果以上这些问题都能在一个内镜医生的报告中体现出来,那么这份报告就是反映内镜医生对患者治疗方案的很好记录,而不再只是充当对其他相关治疗措施的建议。

EUS 报告的质量

与 EUS 报告质量相关的信息并不多。有一项研究分析了 100 份来自以色列 6 家医院和美国一家医院的不同 EUS 报告。报告内容涉及最多的领域包括手术指征(97%)、麻醉管理(94%)、围术期评估(87%)以及 EUS 过程的小结(82%);相对较少的报告领域包括相关的既往史(71.7%)、胆管结构的评估(63%)以及知情同意(52%)。非常重要的是,大约 50% 的报告没有全面评估应该检查的器官。其他方面,如被排查的器官(36%)、FNA 操作的细节(15%)、TNM 分期系统在病变分期中的应用(5%)及不良事件(0)都极少在报告中提到[22]。

疾病相关信息

腔道内肿瘤(食管、胃、直肠)

上消化道内镜及乙状结肠镜通常用来评估肿瘤位置、管腔是否有梗阻及是否需要扩张,并用来获取黏膜活检标本。对于食管癌和胃癌来说,评估肿瘤近端及远端的距离需要使用门齿及食管胃连接处等解剖标志,对于直肠癌来说,则需要使用肛外缘作为标志。如果做了扩张治疗,报告中应该包含扩张治疗、黏膜活检标本位置及数量的细节。肿瘤的形态(隆起型、溃疡型、表浅型)及占据管腔的范围也应该准确报告。食管癌或胃癌患者还应该报告是否存在食管裂孔疝、Barrett 食管及食管炎。直肠癌患者还应该描述肿瘤的活动度(固定还是有蒂)。

目前肿瘤治疗的临床指南都是基于美国癌症联合委员会(AJCC)分期标准中的 TNM 分期来制定的。EUS 的最主要目的其实就是对肿瘤进行 T 分期和 N 分期,如果有可能的话,检查是否存在远处转移(M 分期)。报告中需要准确记录肿瘤的 T 分期,对于一个 T4 期肿瘤患者,报告中应该明确肿瘤已经侵犯到了何种组织。尤其需要记录原发肿瘤的最大深度,因为这和肿瘤的 T 分期直接相关。内镜医生还需要记录 N 分期仅仅是基于图像特征做出的结论,还是通过图像特征合并 FNA 穿刺结果做出的结论。记录淋巴结转移的准确部位很有必要,因为这对患者的预后和后续的治疗措施影响巨大。例如,内镜医生应该分别记录 1 例食管癌患者的腹腔、胃周及纵隔淋巴结转移情况[23]。类似的,在直肠癌患者中,区分髂丛淋巴结(M1)和直肠淋巴结(N1)也很重要[24]。同时要记录每个转移淋巴结的特征(包括大小、回声强度、形状、边界以及定性和定量的弹性成像特征)。如果存在远处转移(M 期),其部位也要报告,包括在哪个位置检查发现的转移。腹水、网膜增厚、胸腔积液等征象也需要在报告中有所显示。另外,报告中还应该明确本次 EUS 操作是在初步诊断之后还是在放化疗之后,或者是为了评估复发病灶的情况。

黏膜下病变

首次 EUS 的报告中应该包括病变位置、大小、颜色、是否有"枕垫征(pillow sign)",以及病变是固定的还是可移动的。EUS 的目的通常是观察病变特征以获得初步诊断。由于诊断需要根据病变累及的层次,报告中也应当包含这样的信息。其他重要的特征包括病变大小、回声反射性、回声均一性、是否有钙化、囊内空间、是否有坏死及边界是否清晰,其中某些特征已成为判断某些黏膜下病变良恶性的重要指标[25]。同样,是否存在周围组织的直接侵犯及恶性淋巴结转移也应该报告。另外,报告中还应该提及内部的血管结构、与十二指肠乳头的距离和其他关键的结构,因为这些特征会影响到后续的外科手术方式。

实性胰腺肿瘤

镜下如果发现肿瘤侵犯到十二指肠、十二指肠乳头或者胃,应该在报告中体现。同样如果有阻塞性肿块也应该报告出来。EUS 的目的就是确认或排除是否存在不能确定的可疑肿块、判断是否可切除以及在通常情况下获得组织学诊断。报告中需要描述原发病变的回声强度、回声均一性、边界特征、囊腔大小及病变数目,因为这些特征和最终的病理学诊断息息相关。

与腔道内肿瘤一样,胰腺癌患者的治疗指南也是基于其 TNM 分期来制定的。T4 期肿瘤由于侵犯到很多大血管,如腹腔干、肝动脉或肠系膜上动脉,因此通常被认为不可切除,因此 EUS 报告中需要体现这些大动脉的侵犯情况。另外,尽管通常认为 T1 到 T3 期的肿瘤是可以切除的,但是一旦侵犯到门静脉或肠系膜上静脉,则丧失了手术机会。因此,报告中一定要提及观察到的肿瘤侵犯范围。不同的中心对侵犯、连接、侵袭、包绕的比例,病变长度,瘤栓以及并行血管的评判标准各有不同。但是我们仍然建议充分评估这些指标,尽管这些指标的诊断敏感性、特异性及操作者间差异都不是很理想[26,27]。

尽管肿瘤大小会影响 T 分期(T1<2cm vs. T2>2cm),区分 T1 及 T2 并不会影响后续的治疗方案。而网膜增厚和腹水一定要报告,因为这些征象提示可能有腹膜转移。局部的淋巴结转移也许不会影响治疗方案,但是否存在远处淋巴结及器官转移(M1),

包括转移的具体部位应该在报告中体现。如果有提示急性或慢性胰腺炎的表现也要报告,因为这些表现可能解释了无法发现潜在恶性病变的原因,并影响下一次检查的时间。其他信息包括胆管直径、是否存在胆泥或结石以及阻塞后胰腺征象也需要报告。如果使用了弹性成像,报告中还需要提及弹性应变率比值[4]。

胰腺囊性病变

这部分 EUS 的目的其实是为了进一步评估囊性病变的特征,缩小鉴别诊断范围,并且判断是否有恶性转归的可能。EUS 报告中应该描述是否存在乳头样结构,明确囊性病变的部位、数目和大小。报告中还应描述内部是否存在其他回声、囊壁(是否存在、厚度、规整性)、分隔(是否存在、厚度、规整性)、实性成分以及是否存在局部侵犯。报告中应该显示囊性病变是否和主胰管相通,胰管是否扭曲变形,并且需要描述主胰管的特征。如果存在相关的胰腺实性肿块或者慢性胰腺炎,也需要准确报告。如果患者的囊性病变大而复杂,将囊肿和小的囊内容物作为一个整体来描述则显得尤为重要。囊性病变的 Koito 形态学分类标准也许有一定作用,但是应用不是特别广泛[28]。

如果行囊液抽吸术,报告中应该提及使用的细针类型,囊液的外观、黏稠度、体积,囊液是否全部抽出以及线样征(string sign)。内镜医生还应该列出对囊液做了哪些检查(比如癌胚抗原、淀粉酶及细胞学检查)。报告应该根据优先权重及抽取囊液的体积,指出囊液分析的顺序。术后使用抗生素的类型、剂量和用药方式以及后续治疗方案也需要明确指出。

胰腺炎

虽然胰腺炎通常分为急性(AP)、急性复发性(ARP)、慢性(CP)或自身免疫性(AIP),但是临床和影像学表现常常重叠。在 EUS 报告中它们常常会被一起考虑,因此我们主张描述各种内镜下特征,而不管是哪类胰腺炎。每一个用来诊断慢性胰腺炎的导管及胰腺实质特征,包括它们的表现及具体部位,都应该分别陈述。此外,为了让读者,特别是非消化科医生便于理解,我们建议对每个征象进行解释,因为有些人可能会错误地认为报告中的任何特征都可以作为 CP 的诊断依据。在这种情况下,由于 Rosemont 标准具有良好的可重复性,我们非常支持用它来指导不熟悉诊断报告的临床医生,并将其作为质量评估的工具[29,30]。此外,提示胰腺或胰周急性炎症的表现也应该报告出来。最后，可以提示病理学特征或不同诊断的 EUS 镜下表现也应该记录下来，包括微小结石、胆管结石、胰腺分裂、异常胰胆管汇合或良恶性肿瘤的证据。

结论

EUS 报告中需要包含的关键内容可以多种多样，相关的影响因素也有很多，包括操作的原因和目的以及具体的操作条件。然而，越来越多的人已开始认识到提供清晰、详细和完整的报告的重要性。虽然我们建议的最低标准可能不适用于所有环境，但它们可以作为特定操作的模板，必要时允许修改。

（张舒 译 邹晓平 校）

参考文献

1 Jacobson BC, Chak A, Hoffman B, et al. Quality indicators for endoscopic ultrasonography. Am J Gastroenterol 2006;101:808–901.

2 Bluen BE, Lachter J, Khamaysi I, Kamal Y, et al. Accuracy and quality assessment of EUSFNA:a single-center large cohort of biopsies. Diagn Ther Endosc 2012:139563.

3 Layfield LJ, Dodd L, Factor R, Schmidt RL. Malignancy risk associated with diagnostic categories defined by the Papanicolaou Society of Cytopathology pancreaticobiliary guidelines. Cancer Cytopathol 2014;122:420–427.

4 Dietrich CF, Săftoiu A, Jenssen C. Real time elastography endoscopic ultrasound （RTEEUS）, a comprehensive review. Eur J Radiol 2014;83:405–414.

5 ASGE Technology Committee. Computerized endoscopic medical record systems. Gastrointest Endosc 1999;51:793–796.

6 Waye J, Aabakken L, Alvarez S, et al. Endoscopy reports, databases, and computers in 2001.Gastrointest Endosc 2001;53:838–839.

7 Maratka Z. Terminology, Definition and Diagnostic Criteria in Digestive Endoscopy. Bad-Homburg: Normed Verlag, 1989.

8 Delvaux M, Korman LY, Armengol-Miro JR, et al. The minimal standard terminology for digestive endoscopy: introduction to structured reporting. Int J Med Inform 1998;48:217–225.

9 Crespi M, Delvaux M, Shapiro M, et al. Working party report by the Committee for Minimal Standards of Terminology and Documentation in Digestive Endoscopy of the European Society of Gastrointestinal Endoscopy. Minimal standard terminology for a computerized endoscopic database. Am J Gastroenterol 1996;91:191–216.

10 Delvaux M, Crespi M, Armengol-Miro JR, et al. Minimal standard terminology for digestive endoscopy: results of prospective testing and validation in the GASTER project.Endoscopy 2000;232:345–55.

11 Aabakken L. Standardized terminology in endoscopic ultrasound. Eur J Ultrasound 1999;10:179–183.

12 Aabaken L, Rembacken B, LeMoine O, et al. Minimal standard terminology for gastrointestinal endoscopy—MST 3.0. Endoscopy 2009;41:727–728.

13 Groenen MJ, Kuipers EJ, van Berge Henegouwen GP, et al. Computerisation of endoscopy reports using standard reports and text blocks. Neth J Med 2006;64:78–83.

14 de Lange T, Moum BA, Tholfsen JK, et al. Standardization and quality of endoscopy text reports in ulcerative colitis. Endoscopy 2003;35:835–840.

15 Kong A, Barnett Go, Mosteller F, Youtz C. How medical professionals evaluate expressions of probability. N Engl J Med 1986;315:740–744.

16 Ohnishi M, Fukui T, Matsui K, et al. Interpretation of and preference for probability expressions among Japanese patients and physicians. Family Practice 2002;19:7–11.

17 Sobel JL, Pearson ML, Gross K, et al. Information content and clarity of radiologists' report of chest radiography. Acad Radiol 1996;3:709–717.

18 Holman BL, Aliabadi P, Silverman SG, et al. Medical impact of unedited preliminary radiology reports. Radiology 1994;191:519–521.

19 Yusuf TF, Harewood GC, Clain JC, et al. Clinical implications of the extent of invasion of T3 esophageal cancer by endoscopic ultrasound. J Gastroenterol Hepatol 2005;20:1880–1885.

20 Alvarez-Sánchez MV, Jenssen C, Faiss S, Napoléon B. Interventional endoscopic ultrasonography: an overview of safety and complications. Surg Endosc 2014;28:712–734.

21 Konda VJ, Meining A, Jamil LH, et al. A pilot study of in vivo identification of pancreatic cystic neoplasms with needle-based confocal laser endomicroscopy under endosonographic guidance. Endoscopy 2013;45:1006–1013.

22 Jesse Lachter J, Bluen B, Waxman I, Bellan W. Establishing a quality indicator format for endoscopic ultrasound. World J Gastrointest Endosc 2013;5:574–580.

23 Vazquez-Sequeiros E. Nodal staging: number or site of nodes? How to improve accuracy? Is FNA always necessary? Junctional tumors—what's N and what's M? Endoscopy 2006;38:S4–S8.

24 Gleeson FC, Clain JE, Rajan E, et al. EUS-FNA assessment of extramesenteric lymph node status in primary rectal cancer. Gastrointest Endosc 2011;74:897–905.

25 Nickl NJ. Gastrointestinal stromal tumors: new progress, new questions. Curr Opin Gastroenterol 2004;20:482–487.

26 Rosch T, Dittler HJ, Strobel K, et al. Endoscopic ultrasound criteria for vascular invasion in the staging of cancer of the head of the pancreas: a blind reevaluation of videotapes.Gastrointest Endosc 2000;52:469–477.

27 Aslanian H, Salem R, Lee J, et al. EUS diagnosis of vascular invasion in pancreatic cancer : surgical and histologic correlates. Am J Gastroenterol 2005;100:1381–1385.

28 Koito K, Namieno T, Nagakawa T, et al. Solitary cystic tumor of the pancreas: EUS-pathologic correlation. Gastrointest Endosc 1997;45:268–276.

29 Catalano MF, Sahai A, Levy M, et al. EUS-based criteria for the diagnosis of chronic pancreatitis: the Rosemont classification. Gastrointest Endosc 2009;69:1251–1261

30 Gardner TB, Taylor DJ, Gordon SR. Reported findings on endoscopic ultrasound examinations for chronic pancreatitis: toward establishing an endoscopic ultrasound quality benchmark. Pancreas 2014;43:37–40.

第 7 章

环扫超声内镜：正常解剖

Manuel Berzosa, Michael B. Wallace

环扫超声内镜(EUS)是超声内镜检查消化道的两种基本方法之一，它可以进行消化道癌分期。环扫 EUS 在内镜头端设置一个 270°~360° 的超声探头，以便观察消化道管壁或邻近器官病变。图像为一环形断面图，垂直于探头的轴线方向。这与 CT 扫描成像的方向类似。近年来随着处理器尤其是电子固态换能器的升级，环扫超声内镜的图像质量得到了提升。环扫 EUS 在对消化道癌进行分期方面仍起重要作用。它的唯一缺点就是不能进行细针抽吸术(FNA)和其他一些治疗性操作。

从技术层面上讲，环扫 EUS 为斜视镜，操作方法类似于侧视镜的十二指肠镜，送镜时需要小心进镜。通常情况下，在进行 EUS 检查前会对患者进行一次标准的前视镜检查。因此，有些厂家生产了具有前视镜系统(包括镜片和超声)的超声内镜，以避免为患者进行二次检查[1]。

与经腹超声不同，由于呼吸或者消化道蠕动的影响，消化道管壁处于持续运动中，因此超声内镜探头的准确位置相对未知。所以对于 EUS 学员来说，最重要的就是熟悉不同器官在不同"窗口"观察到的正常超声内镜图像。根据探头、镜身的位置及其与消化道管壁的角度/距离不同，可能存在无数个潜在的观察窗口。为了方便学习，在每次 EUS 检查时都应按照一个标准流程进行，从而对每个器官都能完整且可靠地扫查。本章将会介绍"站点"法，每一个站点都有一个标准的起点和一系列常规解剖标志，用来定位及解释病理发现，并最大限度地降低因操作者而产生的错误。同样的方法可以应用于环扫超声内镜或线阵超声内镜中，唯一的不同点在于成像的方向。

在本章中，我们将详细介绍 EUS 的站点法。所涉及的区域包括如下几处。

1. 正常胃壁和食管壁层次。
2. 纵隔。
3. 胰胆管检查站点。
（1）第 1 站：胃内扫查。
（2）第 2 站：十二指肠上角扫查。
（3）第 3 站：十二指肠弯曲部扫查(C-环)。
4. 直肠(男性/女性)、胃和食管壁。

正常消化道管壁解剖

从 EUS 的视角来看，胃和食管壁以及其余的消化道管壁具有典型的 5 层高低回声交替的结构(高频探头可以看到 7~9 层)。内层(第 1 层)高回声结构相当于水与黏膜的交界面，内层(第 2 层)低回声结构相当于黏膜层。黏膜下层相当于向外的一层(第 3 层)高回声结构。第 4 层低回声结构相当于固有肌层，最外层高回声结构相当于胃、小肠、大肠的浆膜/浆膜下层，在食管相当于外膜(图 7.1)。正常胃壁厚度为 4~6mm，食管壁为 2~3mm。各层结构一般清晰可见，尤其是使用高频探头(12MHz)，较低频探头层次显示得更加清晰[2]。

扫查方法

尽管在这里提到的扫查原则适用于所有 EUS，但有一些要点是特别针对消化道管壁扫查的。患者通常取左侧卧位。在内镜插入食管后，环扫 EUS 在普通白光内镜视野引导下直接插入胃窦远端。为获取最佳视野，需排空胃内液体和胃液，并填充无气泡水(蒸馏水)以获得最佳透声界面。在往胃内注水时，需采取防止误吸的措施，例如抬高床头。胃内需充盈到能分开

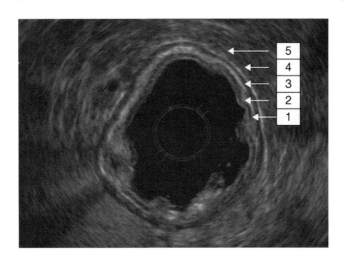

图 7.1 正常胃壁的环扫 EUS 检查。5 层回声不同的结构清晰可见,并且用标签 1~5 标注。

两个相邻的皱襞。通常,小气泡、厚黏液和碎屑需要尽量吸引干净。我们尽量避免使用二甲硅油,因为溶液内存在的不溶性颗粒会产生一些人为的高回声图像。在胃窦使用球囊很有帮助,因为左侧卧位时很难在腔内注水。

一般在缓慢退镜时进行 EUS。在胃内成像最重要的原则就是使超声内镜探头与胃壁垂直,且胃壁位于探头焦点上。如果成像选用 7.5MHz 探头,探头与消化道管壁的距离应该为 1.5~2.5cm;如果选用 12MHz 的微型探头,探头需位于距消化道管壁 1.0~1.5cm 处。这在胃体中较易实现,但在胃窦中较难,因为镜身是压在大弯侧的。这时,将水囊过度充盈,使得探头离开胃壁将会有所帮助。即使是按照这些建议去做,胃内仍然有一些区域难以清楚显示(例如胃窦,因其内不能充分注水)。此时让患者变换体位可能有所帮助。对于一些位于胃窦部的黏膜或黏膜下肿瘤来说,使用配置有微型超声探头的双钳道内镜可能有所帮助(其中一个钳道注水及吸气)。在病变浸入水中之后,微型探头可在白光直视下置于肿瘤之上(不直接接触)[3]。

同样的注水原则适用于观察十二指肠和直肠管壁,充盈的球囊与黏膜间形成透声界面。食管壁层次与胃壁类似,但更难显示清楚,因为食管是一狭窄的管状结构。在食管内扫查需小心注水之后的误吸。解决这个问题有很多方法。对于大的肿瘤(例如食管癌),标准 EUS 是最好的选择。在管腔充分扩张后镜身可越过肿瘤。球囊轻度充盈,使其可以接触食管黏膜但不会压迫黏膜。应使用最高频率来进行管壁成像。使用 12MHz 时,管壁及纵隔均能显示得非常清楚。

EUS 应由远端拉(勿推进)至近端,因为此时内镜下视野并不清晰。

对于小的食管肿瘤及黏膜下肿瘤,微型探头即可进行最好的检查。我们发现,注入少量水(使用注射器注入或者自内镜的注水瓶注入)并且将管腔内气体吸尽,会有最好的效果。其他技术包括使用充满水的安全透明套或者微型探头球囊。

纵隔

环扫 EUS(有时与支气管超声内镜联用)可以完整"监视"纵隔[4]。这部分扫查起点为胃食管连接处(在肺癌患者中还需要扫查左肾上腺及肝脏)。在球囊适当注水后,使用电子旋转功能,将主动脉置于 5 点钟方向。使用变焦功能将焦距调为至少 6cm;在这个方向上,屏幕上方是前,下方是后,右侧为患者的左侧,而左侧为患者的右侧(与胸腔 CT 图像方向一致)。之后缓缓地退出 EUS。可以看到的第一个解剖标志是左心房,通常位于距门齿 30~33cm 处。当主动脉位于 5 点钟方向时,左心房会出现在 12 点钟方向。可以在左心房的前部看到二尖瓣。在 7 点钟方向可以很容易地看到一个明亮的弓形结构,后方有阴影,即脊柱。在这一水平即脊柱左侧(屏幕左侧)也可见奇静脉。从这个位置可以看到少量心包积液,而且经常可以看到在食管壁和左心房之间有一些小的心脏后淋巴结。距门齿 32cm 左右,在主动脉和脊柱(分别在 5 点钟和 7 点钟位置)附近可以看到两个结构:大者为奇静脉,小者为胸导管(图 7.2)。继续退镜,当左心房

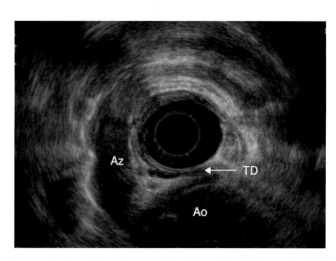

图 7.2 从下段食管的纵隔窗可见主动脉(Ao)、奇静脉(Az)及胸导管(TD)。

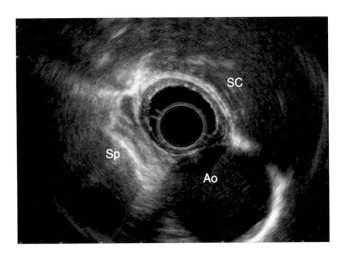

图 7.3 中纵隔图像,图片下半部分显示了主动脉(Ao)和脊柱(Sp),以及隆嵴下间隙(SC)的一个良性淋巴结。

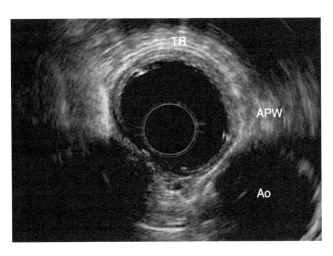

图 7.4 主动脉弓远端可见主肺动脉窗(APW)的横断面图像。气管在图像前方,显示为交替出现的强回声环。

消失时,就到达了隆嵴下间隙的位置,位于 12 点钟方向(图 7.3)。几乎每个人都可以看见隆嵴下淋巴结群,它们的形态类似于一个"披盖",就好像是位于食管这个"嘴唇"上方的小胡子一样,中央经常会有脂肪形成的高回声区域。继续退镜可见左右主支气管分别在 2 点钟和 10 点钟的方向,通常显示为强混合回声,因为含气体的管腔会形成超声伪影。该位置通常位于距门齿 27~29cm 处[5]。再向外退镜,可以看见三处解剖"事件":

1. 奇静脉向前方汇入上腔静脉;
2. 左右主支气管汇合为气管;
3. 主动脉延伸形成主动脉弓。

当看到主动脉弓后,向前推镜 2~3cm,在横断面方向会显示主肺动脉窗平面(图 7.4)。典型图像出现在 3 点钟方位,该处也是出现病理性淋巴结的重要区域。这个间隙位于主动脉弓正下方。肺动脉偶尔可在 2~3 点钟方向,但并不如主动脉清楚。在这个水平,有时可能看到头臂干动脉的起点及其发出的右颈动脉分支。左颈动脉会在上方几厘米处的 9 点钟方向出现,在右颈动脉对侧。偶尔可见一种正常的解剖变异,即右锁骨下动脉直接起源于主动脉弓而非头臂干动脉,并且在食管后方走行,这也被定义为畸形动脉。距门齿 20~22cm 可见甲状腺,出现在 2 点钟和 11 点钟方向,通常显示为两个高回声的三角形结构,甲状腺两叶由弱回声的环状软骨隔开(图 7.5)。有时在甲状腺叶内或者附近可以看见甲状旁腺,其表现为小圆形边界清晰的低回声结构。不应与淋巴结混淆。

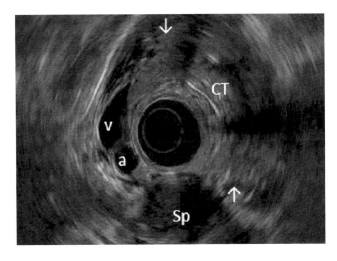

图 7.5 甲状腺叶(箭头)显示为被弱回声的环状软骨(CT)分隔的三角形结构。Sp,脊柱;a,左颈动脉;v,颈静脉。

胰胆管检查站点

第 1 站:胃内扫查

本站的内镜下解剖标志是胃食管连接处。需要注意内镜下位置和距门齿距离,还应注意食管裂孔疝,因其可使观察变得困难。在寻找超声下的常规标志时,需要吸气使管腔塌陷,将球囊注水,向前送镜。在本站点,以下结构通常较容易显示[6]。

肝脏和胆囊

通常在胃食管连接处可以看见肝左叶,并且可以通过电子旋转将其置于屏幕左上方。在前方还可以看到胆囊体部和胃小弯。低频(5MHz)扫查对肝脏有更深的穿透性。由于7.5~12MHz穿透力差,很难对肝脏进行完整扫查,尤其是对于上段和两侧的肝段(第6、7、8肝段)。向内进镜可在屏幕左上方看到中叶和左叶(第2、3、4肝段)。在十二指肠C-环观察肝右叶(第5肝段)最好。观察胆囊最好的位置为胃窦或者近端十二指肠球部。

胰体部和胰尾部

该部分扫查从探头位于胃食管连接处开始。球囊内少量注水并使用电子旋转功能,将主动脉置于5~6点钟方向,然后缓慢进镜,同时保持主动脉以横断面方向显示。随着镜身的插入,最终可以看到腹腔干动

脉从腹主动脉分出,通常在10点钟方向。腹腔干发出的第一个分支是胃左动脉,位于1点钟方向,但并不总能看见(图7.6)。主动脉通常在发出腹腔干动脉之后从屏幕后方"消失",这点在肥胖患者特别明显。在这个水平,有时能看到位于腹腔动脉侧方的腹腔神经节(图7.7)。腹腔干还分出了肝总动脉(该分支向屏幕左上方延伸,到达肝脏)和脾动脉,脾动脉通常形成一个迂回的路线,先向前延伸到达屏幕顶端,然后突然转向屏幕右侧到达脾脏。之后再插镜1~2cm,可以看到肠系膜上静脉和脾静脉合流形成门静脉,并可以看到肠系膜上动脉;胰腺位于这些结构上方。在长轴方向可以看到脾静脉和门静脉合流处形成了一个类似高尔夫球杆头的图像(门静脉代表球杆头,脾静脉代表球杆),称之为"高尔夫球杆头征"(图7.8)。脾动脉通常离探头更近,并且存在较厚的高回声管壁。在长轴方向需要缓慢来回移动探头,直至在胰腺实质中央可以看见小的胰管(图7.9)。在这个位置,右旋退镜可看到胰腺尾部和左肾,而左旋进镜可看到胰腺颈部。为了循胰管走行,需要根据不同个体的解剖差异调整镜身的运动。可以沿着脾静脉直接到达脾门。确定能完整观察胰尾的最好方式是沿着它找到脾门。在这个位置还可以找到副脾,副脾经常被误认为是淋巴结或者是胰周肿块。识别的方法是它们位于胰尾和脾门之间,且回声与脾脏一致;通常为圆形,边界清晰(图7.10)。

如果存在食管裂孔疝,在扫查胰腺的时候需倒镜进行(回拉镜身),且应在白光直视下进镜(至胃体中

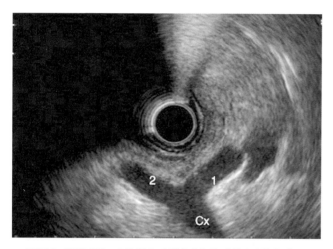

图7.6 腹腔干(Cx)是胃左动脉(1)和脾动脉(2)的起点。

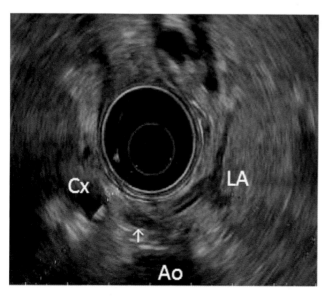

图7.7 腹腔神经节(箭头),在腹腔干(Cx)、左肾上腺(LA)以及腹主动脉(Ao)之间。

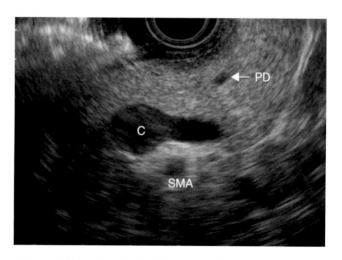

图7.8 胰体、尾部及胰管的环扫EUS图像。黑色的脾静脉及门静脉合流处构成了"高尔夫球杆头征"(C)。在球杆头下方可见肠系膜上动脉(SMA)的横断面图。

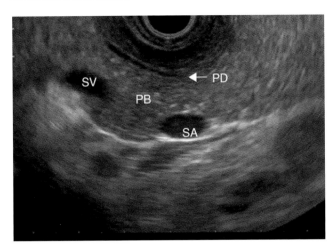

图 7.9　第 1 站图像。胰管(PD)在胰体部(PB)穿行。脾动脉(SA)和脾静脉(SV)为横断面图，均靠近胰腺实质。

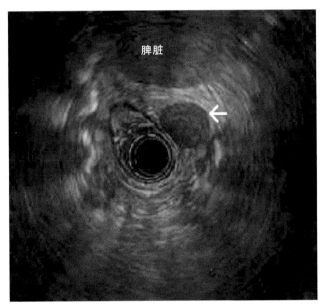

图 7.10　副脾(箭头)是圆形、边界清晰、与脾脏有类似回声的结构。

部，约距门齿 50cm)。这时肝脏出现在屏幕上方。缓慢回拉镜身，在 6 点钟方向寻找胰腺及"球杆头"征。继续回拉镜身，可以在胃食管连接处附近看见腹腔干。

肾上腺

　　超声内镜下常规可以找到左肾上腺，但右肾上腺较难寻找，不是每次都能显示，原因是它的位置距消化道管腔较远。为了找到左肾上腺，可以和扫查胰腺体尾部一样，从胃食管连接处开始，先找到主动脉，循其找到腹腔干。肾上腺的典型位置在屏幕右侧距腹腔干 1~2cm 处，为低回声结构，形态类似"海鸥"或"长的

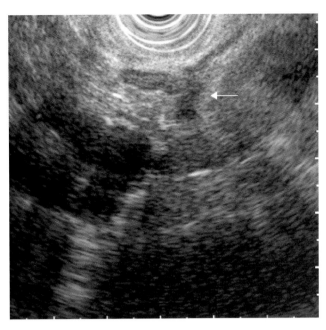

图 7.11　左肾上腺的环扫 EUS 图像，显示为典型的"海鸥形"。

号角"(图 7.11)。此时向前进镜可以很容易看见左肾。在一些具有挑战性的病例中，可能更易先找到左肾(在胰体部)，然后向上拉镜至左肾上极上方，可以看到肾上腺。如果能看到右肾上腺，最好的观察位置是在十二指肠第 3 段，其位于右肾上极和肝脏之间。

第 2 站：十二指肠上角扫查

　　这部分检查自胃内开始。超声内镜沿胃体大弯侧进镜至看见幽门。然后越过幽门到达球部，充气后将镜身头端轻度下偏，以便看见远端狭长的十二指肠球部上角。将球囊注水卡在上角，大约是在能看见的十二指肠第一个环形皱襞位置。这个动作有助于观察肝脏；确认肝脏后，利用电子旋转功能将肝脏置于屏幕的左上角。在这个位置想要获得最佳图像，可以采取以下几种方法之一，包括向右 / 向左、向上 / 向下、前进 / 后退镜身。通常，可通过右旋镜身加拨动方向钮，使镜身前进到达一个"长"位置(模拟标准内镜到达十二指肠 C-环的方法)。之后扫查胆管，它是个有三层结构的无回声管型结构，从肝脏发出，向 6 点钟方向走行。如果看到的是胆管的横断面图，可以操控内镜使其从 10 点钟方向转为 6 点钟方向，从而产生一幅长轴图像。沿着胆管向远端扫查，通常可见胰管。在屏幕的左下方可以看见门静脉。确认这些结构后，通过镜头的方向调节，可以对其进行仔细地观察。超声内镜下的"堆叠征"(图 7.12)是一个标志性的图像，指的是胆总管、胰管和门静脉在胰头部平行排列。在体形偏

瘦的人当中,经常可以从胃内看到这三个结构以反向的顺序形成"反堆叠征"。通过向十二指肠腔内注水,可以看到胰胆管最远端与十二指肠管腔的交界面(在壶腹部)。在大约6点钟方向,可以看到探头旁弯曲的十二指肠管腔。

第2站是发现胰腺分裂的最好位置[7]。如果不能在此看到"堆叠征",则要怀疑胰腺分裂的可能。但这并不是特殊病征,因为胰腺分裂患者中有1/3仍可以看到"堆叠征"。胰腺分裂另一个更具特异性的征象是"双管交叉征"。胆总管位于其常见位置,与门静脉平行(从10点钟转到6点钟方向)。当胆总管到达壶腹部并右旋时,可以看到胰管与胆总管垂直交叉,且走向副乳头。

第3站:十二指肠 C-环扫查

在完成了胃内的扫查后,环扫超声内镜进入十二指肠第3段,插镜方式参考内镜逆行胰胆管造影术(ERCP)的拉直镜身技术。当镜头前端越过乳头后,将球囊充盈;小旋钮轻度右旋或于中立位锁死,大旋钮up打到底(勿锁死),然后缓缓退镜。通过旋转进一步操控镜头,应找到腹主动脉和下腔静脉,腹主动脉多显示于屏幕左侧,表现为低回声管腔以及明亮的厚壁(图7.13);此后将镜身逆时针旋转约30°可找到下腔静脉。

找到腹主动脉后,通过电子旋转将其置于探头左侧,在屏幕7~11点钟方向走行,然后缓缓退镜。当内镜在C-环中扫查时,应保持腹主动脉全程都在屏幕中,胰腺钩突和头部会在腹主动脉右侧,位于屏幕6

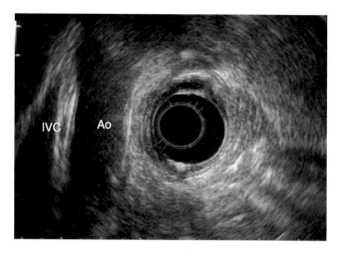

图7.13 从十二指肠第二段观察看到的腹主动脉(Ao)和下腔静脉(IVC)。

点钟方向。与此同时,腹主动脉的显示也将由长轴切面变为横断面。继续退镜,可以在胰头深部发现肠系膜上动、静脉,通常显示为从2点钟至6点钟走行的长轴切面。肠系膜上静脉离胰腺较近,而肠系膜上动脉较远。胰头通常显示为一个新月形的结构。当探头退至乳头水平时,常常可以看到胰胆管表现为两个无回声的圆形结构,通常称之为"蛇眼"。在这个位置,由于胰腺实质内成分不同,显示出不同回声。腹侧胰腺脂肪含量少,因此回声偏暗,而背侧胰腺回声偏亮(图7.14)。继续扫查直至探头的球囊抵达幽门。当镜身回拉至幽门时,由于内镜和充盈球囊使幽门翻至胃内,通常可以看到胰体部显示为典型的"高尔夫球杆头

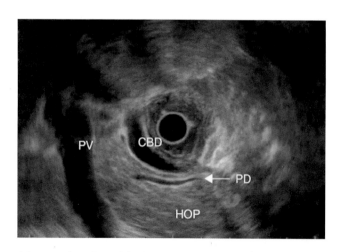

图7.12 十二指肠球部胰头的顶部观:胰管(PD)、胆总管(CBD)、门静脉(PV)均与胰总管、胰管("堆叠征")吻合。

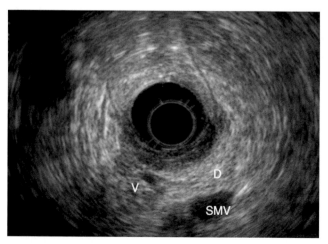

图7.14 胰腺钩突的环扫图像。胰腺的腹侧(V)和背侧(D)表现为不同的回声,同时可看到肠系膜上静脉(SMV)。

征"。如果看到的图像不满意,可以重复该扫查过程。

在本站,右肾上腺偶尔可以从十二指肠第 3 段看到。右肾邻近腹主动脉和下腔静脉。向左侧旋转 30°～60°有助于找到右肾,而不是向右旋转到达胰腺。向上拉镜至右肾上极可以看到"海鸥形"的肾上腺。

直肠

环扫 EUS 经常用于评估直肠癌的分期和再分期。本章中提到的 5 层高低回声交替的结构同样适用于直肠。当用来评估癌症分期时,检查左侧髂血管周围淋巴结非常重要(通常很难通过超声内镜看到右侧髂血管)。为了做到这点,通常插镜至距肛缘大约 25cm 处(乙状结肠中段),将腔内气体吸尽,并为球囊注水充盈乙状结肠肠腔。髂血管通常为两条大管径(8~10mm)平行走行的血管。有时可以沿着髂血管到达腹主动脉和下腔静脉,但是这和乙状结肠的不同位置有关。将超声内镜退镜至看到膀胱,其为圆形的无回声结构,根据充盈情况显示稍有不同(充盈的膀胱显示更佳),应将其置于 12 点钟方向。在缓慢退镜过程中,可以观察到盆腔器官的解剖结构[8]。

在男性,首先看到的是分布于 10 点钟到 2 点钟的低回声、含小叶的精囊(图 7.15)。需小心鉴别其与直肠周围淋巴结病。继续退镜,通常可看到中央有低回声尿道的前列腺,之后是单纯的尿道(图 7.16)。

在女性,子宫(如果有)出现在膀胱正下方,之后是更加扁平的阴道,中央经常会由于存在气体而看到

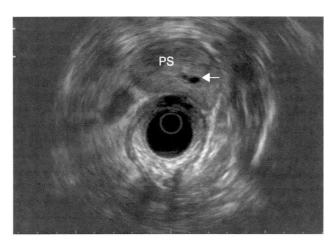

图 7.16 男性正常前列腺(PS)的环扫图像。其距肛缘约 5cm,在超声探头上方。尿道为在腺体中央的无回声管腔结构(箭头)。

一条高回声线(图 7.17)。最后,尿道是一个中空的无回声结构。

无论男女,在盆腔器官的下方可以看到控制排便的肌群。在盆腔器官下方可以看到肛提肌形成一个低回声的"V"形结构。当镜身退至肛管时,可以看到离探头最近的一个清晰的低回声环形结构,即肛门内括约肌。其外有一个高回声环形结构,较肛门内括约肌模糊,为肛门外括约肌(图 7.18)。通过硬式直肠超声探头或者可弯曲的超声内镜都可以很好地观察肛门括约肌。

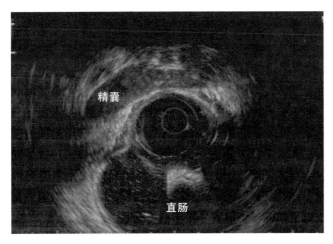

图 7.15 精囊出现在超声探头前方。注意屏幕的下半部分显示了正常的直肠管壁的结构。

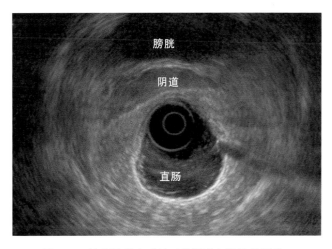

图 7.17 从直肠观察到的正常阴道和膀胱的图像。

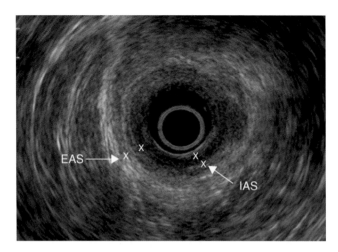

图 7.18 一名正常女性的高回声的肛门外括约肌（EAS）和低回声的肛门内括约肌（IAS），分别见于两个 X 标志内。

结论

有扎实的正常超声内镜解剖知识基础是识别各种病变的前提。这对于初学者来说意义重大。本章中提到的系统的上消化道 EUS 及站点法十分重要，对于各种病例均适用。

（张玮 译 邹晓平 校）

参考文献

1 Meenan J, Anderson S, Tsang S, et al. Training in radial EUS: what is the best approach and is there a role for the nurse endoscopist? Endoscopy 2003;35(12):1020–1023.

2 Aibe T, Fuji T, Okita K, Takemoto T. A fundamental study of normal layer structure of the gastrointestinal wall visualized by endoscopic ultrasonography. Scand J Gastroenterol Suppl 1986; 123:6–15.

3 Bolondi L, Caletti G, Casanova P, et al. Problems and variations in the interpretation of the ultrasound feature of the normal upper and lower GI tract wall. Scand J Gastroenterol Suppl 1986;123:16–26.

4 Wallace MB, Pascual JM, Raimondo M, et al. Minimally invasive endoscopic staging of suspected lung cancer. JAMA 2008; 299(5):540–546

5 Savoy AD, Ravenel JG, Hoffman BJ, Wallace MB. Endoscopic ultrasound for thoracic malignancy: a review. Curr Probl Diagn Radiol 2005;34(3):106–115.

6 Buscail L. Endoscopic ultrasonography in pancreatobiliary disease using radial instruments. Gastrointest Endosc Clin N Am 1995;5(4):781–787

7 Rana SS, Gonen C, Vilmann P. Endoscopic ultrasound and pancreas divisum. JOP 2012;13(3):252–257.

8 Caletti G, Bolondi L, Labo G. Ultrasonic endoscopy: the gastrointestinal wall. Scand J Gastroenterol Suppl 1984;102:5–8.

第 8 章

线阵超声内镜：正常解剖

James T. Sing, Jr.

随着介入治疗性超声内镜技术，如超声内镜（EUS）引导下细针抽吸术（FNA）的发明，线阵EUS获得了越来越多的关注。这项技术可以有效获取原发于消化道内或附近的恶性病变的组织学诊断依据，可以获取淋巴结转移灶或肝脏转移灶的病理，以及评估穿刺液的性质。环扫EUS和线阵EUS的学习概要之前已有文献报道[1,2]。熟悉纵隔、上腹部以及盆腔器官的解剖，对于成功进行EUS有重要的指导意义。了解主要的正常解剖变异也很重要，这些知识可以帮助内镜医生识别异常的结构及病变。因此，一本好的解剖图谱在超声内镜资料库中是必备的基础。影像学资料，如CT或MRI对于理解纵隔、腹腔以及盆腔的横断面、矢状面和冠状面的正常、变异或者病理性表现具有很大帮助。一些基本的超声原理也需要掌握，包括产生超声的物理原理、仪器及伪影等（见第2章和第4章）。幸运的是，现有学习EUS的途径非常广泛，包括大量的医学文献、专著以及教科书，还有各种组织如美国胃肠内镜学会（www.asge.org）提供的各类在线视频和DVD。内镜培训机构也会提供各种专著、图谱以及基于CD或DVD的学习工具。

进行检查

EUS的培训内容曾经主要集中在环扫EUS的使用。然而，在线阵EUS出现后不久，人们证实它也可以像环扫EUS一样，轻易实现对上下整个消化道的扫查[3]。大多数掌握了两种EUS技术的医生认为，对于大多数环形管腔的消化道的快速扫查，线阵EUS比环扫EUS更加困难。尽管如此，很多研究已证实，对于一名有经验的EUS医生来说，使用环扫或线阵EUS进行诊断差别不大，这几乎适用于各种适应证。

进行上消化道线阵EUS有4种基本方式。第一种，也是最常见的一种，即首先使用环扫EUS进行初步诊断，接下来如果病变需要使用EUS来介入操作（如对一个肿块进行FNA），则直接更换线阵EUS进行检查。使用这种方式对于内镜医生的唯一挑战就是在线阵EUS中迅速找到环扫EUS发现的病变部位。这要求医生有全面的线阵EUS正常解剖的基础，特别是具有识别病变与周围血管结构和器官的相对位置的能力，以便于在行线阵EUS时能找到同一个解剖结构。

其他3种检查方式均全程使用线阵EUS来进行检查。第2种检查方式是将内镜置入远端十二指肠，在退镜时系统观察十二指肠、胃、食管周围器官。这种方式尤其适用于需要先用白光内镜检查，然后再用EUS扫查的患者。当白光内镜检查完毕到达十二指肠后，切换超声模式在退镜时继续扫查。

随着线阵EUS从食管进入胃随后进入十二指肠的过程，第3种方式也需要进行一个系统的完整扫查。

第4种方式是首先使用超声内镜对临床感兴趣的区域进行扫查，当发现原发病变后再对其他结构进行扫查。这种方式最节省时间，但它增加了病变意外漏诊的风险；当在一个部位发现了明显病变后，很容易因为激动而忘记检查所有解剖区域。

第1、3、4种方式检查前可以选择做或者不做一次标准内镜检查，或带有环扫探头的前视EUS检查。我个人经常使用第4种方式，因为它可以让我更有效率地安排剩余检查的内容。例如，如果我检查的是1例可能存在肿块需要进行FNA的患者，我会直接到达感兴趣的解剖区域，迅速决定是否要进行FNA操作，然后再完成剩余需要进行的检查，同时可以准备操作需要的设备以及让细胞病理人员到位。或者如果我需要取胆总管结石，并且已找到了一个结石，那么在我进行剩余部位检查的同时可以安排内镜逆行胰胆管造影术（ERCP）需要的设备，检查完成后在同一次镇静条件下即可开始操作。选择 4 种方式中的任何一种都可以，但一定要无遗漏地检查所有在常规超声检查中所包含的结构，这样才能避免漏诊病变。

避免漏诊的重要方法就是检查所有的解剖站点，以确保扫查到所有的解剖区域。线阵 EUS 检查并没有规定标准解剖站点及数目，不同作者、不同学院对此看法也并不一致。尽管检查的数量和顺序不同，通常需要统一扫查的区域包括十二指肠远端、十二指肠中段、十二指肠球部、胃体中部、贲门、食管中段和远端。

另一种与寻找解剖站点类似的方法称为"基地法"，它对检查也有所帮助。该法中的基地是指那些在主要的解剖区域（食管、胃、十二指肠和直肠）容易找到并且在不同患者中解剖变异小、在 EUS 下结构明显的位置。当迷路时（即使最有经验的 EUS 医生都可能遇到），可以操控内镜快速回到所在区域容易找到且唯一的基地结构中。从基地出发，可以系统地定位或找到可疑的结构并明确它们的性质。线阵 EUS 的食管、胃、十二指肠和直肠的基地位置和结构详见表8.1。

在全世界范围内，对于线阵 EUS 图像的常规显示方法并不相同。放射学领域内的共识是，图像统一显示为长轴图像，头侧在左，尾侧在右。然而，在美国、英国和法国，大多数上消化道超声内镜图像中，内镜先端部即尾侧在画面左侧。而德国、日本的图像中，内镜先端部即尾侧通常在画面右侧。在本章中，我将会采用前一种也就是内镜先端部在画面左侧的显示方式。镜身头端的朝向比内镜本身是朝向头侧还是尾侧意义更大，因为内镜在穿过近端胃时其朝向将迅速发生改变。

与很多有经验的 EUS 医生一样，我通常不会在线阵 EUS 头端使用球囊，因为这无益于最佳成像。偶尔

的情况下，使用球囊有助于将内镜"锁在"十二指肠第 2 段的某个位置。

线阵 EUS：食管

首先插入食管深部（距门齿 30~35cm，图 8.1A），线阵 EUS 前端最可能指向患者的左前方区域。在食管的基地结构为降主动脉，将镜身稍向右（顺时针）或向左旋转（逆时针）即可找到。旋转镜身可以通过手上的旋转或身体的旋转实现，向右即为顺时针旋转，向左即为逆时针旋转。降主动脉紧邻左肺的气体界面，是一个很容易辨认的直径较大、无回声的纵行结构，周围有较厚的高回声管壁。看到降主动脉后，将镜身顺时针旋转约 90°，可以很容易就找到左心房（图 8.1B）。左心房是一个可收缩的无回声薄壁空间，其中的二尖瓣打开则可以进入深部的左心室。再轻轻顺时针旋转镜身及退镜，可以透过左心房看到主动脉流出道、主动脉瓣和升主动脉，继续沿着升主动脉退镜至近端可以看到右肺动脉（图 8.1C）。这里是进行隆崎下淋巴结（胸腔淋巴结第 7 站，图 8.2）FNA 穿刺定位的重要位置。在该水平右旋镜身（顺时针）可以看到上腔静脉，沿其追踪至远端可看到它汇入右心房（图 8.1D）。下腔静脉也汇入右心房。从隆崎下水平继续退镜，会到达

表 8.1　线阵 EUS的基地解剖结构

食管	距门齿 30~35cm 降主动脉（图 8.1A）
胃	胃食管连接处正下方腹主动脉（图 8.5A）
十二指肠	内镜和超声内镜壶腹部（图 8.8A）
直肠	男性：距肛缘 7~9cm 前列腺（图 8.10B）
	女性：距肛缘6~9cm 阴道（图 8.10D）

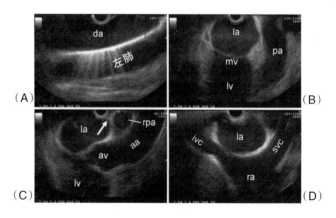

图 8.1 （A）中段食管基地结构降主动脉（da）的图像。（B）左心房（la）及深部的二尖瓣（mv）、左心室（lv）和左肺动脉（pa）图像。（C）隆崎下区域（箭头）及深部的右肺动脉（rpa）、升主动脉（aa）和主动脉瓣（av）图像。（D）右心房（ra）图像，下腔静脉（ivc）和上腔静脉（svc）均汇入其中。除非是特别声明，所有超声内镜图像均使用 Olympus GF-UC240P-AL5 超声内镜系统联合 Aloka ProSound Alpha 5 7.5MHz 超声处理器采集。

一个盲区,这是由于左主支气管内的气体干扰所致。在盲区近端,轻轻向左右旋转镜身,可以看到主动脉弓,这是一个位于食管旁的直径较大的圆形结构(图8.3A)。在主动脉弓远端可以看到右肺动脉的横断面图像。在两者之间是主肺动脉窗,其为胸腔淋巴结第5站中央部分(图8.2),也是纵隔病理性淋巴结另一处重要的 FNA 穿刺部位。轻微地左右旋转镜身及退镜,可以看到左颈总动脉的起点,但罕见锁骨下动脉的起点(图8.3C)。主动脉弓深部偶尔可见左侧无名(头臂)静脉。沿着左侧颈总动脉走行分布的是胸腔 2L 站淋巴结(图8.2)。当退镜至颈部时,食管位于前方充满气体、不透声的气管和后方的脊柱之间。在食管近端从左侧颈总动脉顺时针旋转,可以看到右侧颈总动脉和深部的颈内静脉,胸腔 2R 站淋巴结沿其走行分布(图8.2)。

回到线阵 EUS 位于食管远端的降主动脉基地结构(图8.1A),从降主动脉向左旋转(逆时针),可以看到靠近食管壁有一条管径较细的纵行无回声结构,即奇静脉(图8.3B)。沿着奇静脉退镜可看到奇静脉弓,然后汇入深部的上腔静脉。在胃食管连接处水平从主动脉向左旋转超声内镜,可以看到肝脏以及肝静脉汇入下腔静脉,后者汇入右心房(图8.3D)。

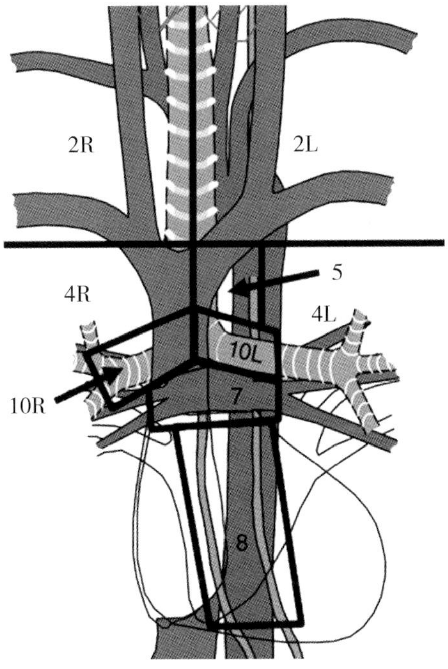

线阵 EUS:胃

和环扫 EUS 类似,线阵 EUS 在胃部的基地结构是位于胃食管连接处的腹主动脉(图8.4 中第 1 站)。在胃食管连接处左右旋转 EUS,可以很容易地找到位于后方的腹主动脉。必要时,该处也是抽吸腹腔积液的理想窗口。由于后腹膜结构都在胃壁后方,顺时针(向右)旋转 EUS 指向的是患者左侧,而逆时针(向左)旋转指向的是患者右侧(图8.4)。与位于纵隔的降主动脉不同,膈肌脚将位于胃食管连接处的腹主动脉与

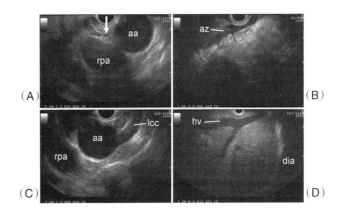

图8.3 (A)主肺动脉窗图像,可见 5A 站胸腔淋巴结位于主动脉弓(aa)和右肺动脉(rpa)横断面图像之间。(B)食管中段水平奇静脉(az)图像。(C)左侧颈总动脉(lcc)从主动脉弓(aa)发出的图像。(D)在膈(dia)顶部可见肝静脉(hv)汇入下腔静脉。

图8.2 肺癌分期中胸腔淋巴结群位置。

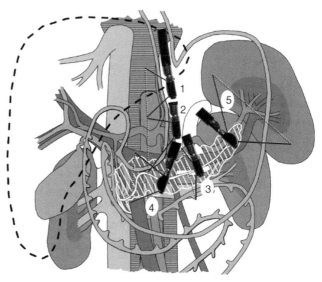

图8.4 胃内 EUS 检查站点。

胃壁隔开。膈肌脚有时候看起来像肿块，尤其是在肌肉发达的患者和在环扫图像中。初学者可能会将其误认为是腹腔淋巴结或者左肾上腺。在胃食管连接处，轻轻右旋（顺时针）镜身并将其插入几厘米，可以看到左肾上腺（图8.5B），其皮质为低回声，髓质回声稍高。不过，在线阵EUS检查中，左肾上腺更像是一个纵行扁平器官，相较于环扫EUS，其更难被发现。从胃食管连接处的腹主动脉左旋（逆时针）镜身将会看见肝脏、膈顶以及肝静脉汇入下腔静脉（图8.3D）。继续旋转使超声图像指向前方，便可以系统地扫查肝左叶。患者左侧卧位时，在该区域较易发现微量腹水并行EUS-FNA。EUS可沿着靠近胃食管连接处的胃部基地结构腹主动脉路径继续向胃内插镜（图8.4中第2站），不久即可看到腹腔动脉的起点（图8.5C），以及远端倾斜角度更大的肠系膜上动脉起点。腹腔干所在的区域非常重要，因为这里是腹腔淋巴结EUS-FNA及腹腔神经丛阻滞的地方。为了观察腹腔干，需通过控制旋钮将镜头向下弯曲，因为当内镜插入时，腹主动脉似乎离胃后壁越来越远。这其实是由于胃本身向前走行才导致的现象。从腹腔动脉开始，内镜再向内插入（图8.4中第3站），可看到胰颈或体部出现在由腹腔干、肠系膜上动脉和胃壁构成的三角结构中（图8.5D）。我们会发现脾动脉沿胰腺弯曲走行，而脾静脉走行较直，与动脉相比较位置深在且直径较大。两根血管都出现在胰颈、体、尾部靠近尾侧的边缘上。在该水平向右（顺时针）旋转镜身，即可以经胃壁扫查胰颈、体、尾部。轻轻退镜（图8.4中第5站）可沿脾动静脉到达脾门（图8.6D）。在脾静脉和胃后壁之间可见胰颈、体、尾部。在线阵EUS下可经胃壁看到胰管的横断面图像；通常显示为在胰腺实质中央的无回声小圆点，有时难以看见。向左旋转镜身至腹腔干和胰体部平面（图8.4中第4站）可见胰颈部，深部是门静脉合流处（图8.6B）。脾静脉从患者左侧汇入合流处，肠系膜上静脉从尾侧汇入门静脉合流处。通过调整镜头方向，通常在门静脉合流处深部可见部分肠系膜上动脉。再向左旋转EUS可见胰颈部的右侧边界，图像下方朝向的是胰头部（图8.6C）。有时在这里可看到胰管的长轴图像，再向左旋镜可再次看见肝左叶。在该水平和胃食管连接处之间最易对肝脏转移灶进行穿刺。进镜至胃窦，通常仅可见周围的肠管、肝脏及网膜；尽管如此，仍可在幽门窦前区看见一些肝门部结构如胆囊。

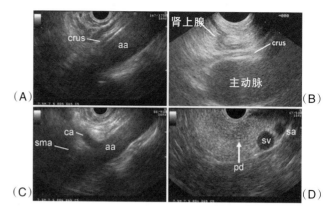

图8.5 （A）胃部基地图像（图8.4中第1站），可见腹主动脉（aa）长轴切面，左膈脚（crus）覆于其上。（B）左肾上腺图像。使用Pentax FG36-UX超声内镜以及Hitachi EUB-525 7.5MHz处理器。（C）腹腔干（ca）从腹主动脉（aa）发出，可见肠系膜上动脉（sma）以更大的角度从腹主动脉发出（图8.4中第2站）。（D）胰体部横断面图像，脾动脉（sa）、脾静脉（sv）在其尾侧（图8.4中第3站）。注意观察可见的很小的正常胰管（pd）横断面图像。

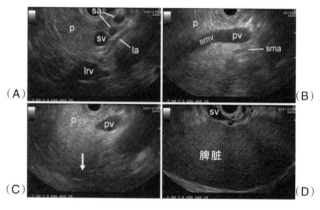

图8.6 （A）胰（p）体中部的线阵EUS图像（图8.4中第3站），可见脾动脉（sa）包绕及深部的大而直的脾静脉（sv）。图像上还可看见左肾上腺（la）以及左肾静脉（lrv）。（B）门静脉（pv）合流处的胰颈部图像（图8.4中第4站）。肠系膜上静脉（smv）汇入门静脉（pv），可瞥见深部的肠系膜上动脉（sma）。（C）胰（p）颈部右侧边界，图像下方朝向胰头部（箭头）。（D）脾脏及脾门处血管图像（图8.4中第5站）。

线阵EUS：十二指肠

与环扫EUS类似，在十二指肠处对血管、导管以及十二指肠周围器官的观察，对于EUS医生来说变异性大,有时甚至令人沮丧。另外,在此部位线阵 EUS 的可见结构排列紧密,镜头轻微转向则可导致看见的图像发生彻底改变(图 8.7)。最后,在该区域镜头方向会有明显改变,进入球部时镜头方向指向头侧和后方,这称为"长位置"(图 8.7A,B),从十二指肠第 2 段退出时镜头方向指向尾侧,称为"短位置"(图 8.7C,D)。由于这种复杂性的存在,很难像在食管或胃内检查一样在该部位定义一个基地结构。同样由于这个因素的存在,线阵检查与环扫检查也不太一样。我发现将 EUS 置于十二指肠第 2 段的短位置是检查最可靠的起始点, 然后可以通过线阵 EUS 自带的白光侧视镜观察壶腹部。接着可以将十二指肠内气体吸引 / 肠腔内注水(或者如果使用球囊,则在球囊内注水),通过镜头的调整可直接对壶腹周围区域进行超声扫查 (图 8.8A)。轻微地向左或右旋转镜身且轻轻退镜,通常首先看到胰管,其与探头相垂直(图 8.8B)。胆总管起源于壶腹部, 在十二指肠肠腔和胰管之间。使用线阵 EUS 扫查时,类似于在胃内扫查胰管,在十二指肠内扫查胆总管也多显示为横断面图像。尽管明显扩张的

胆总管很容易辨认,但这种横断面图像使正常的直径 2～3mm 的胆总管仅显示为胰腺实质内的一个黑点(图 8.8B)。在该区域使用彩色血流多普勒来鉴别血管和胆胰管非常有用。在壶腹水平看到的胰腺实质通常是腹侧胰腺。环扫 EUS 扫查时所见腹侧胰腺回声偏低的现象[1],在线阵 EUS 扫查时并不明显(图 8.8B)。在该水平,如果发现胰头深部的血管,通常是肠系膜上动脉和静脉。如果向十二指肠深部插镜,所见的腹主动脉或下腔静脉的线阵图像可能是横断面 (图 8.8C)或者长轴纵切面。如果插镜至十二指肠第 3 段,可以看见胰腺钩突部位于肠系膜根部的血管中(图 8.8D)。由于环扫 EUS 很难获得该部位图像,因此钩突深部的肿瘤有时仅能通过线阵 EUS 扫查到。在十二指肠第 2 段的某部位可见右肾。通常根据肾脏的特征很容易就能辨认(图 8.9C),但有时右肾静脉、动脉可能会与肠系膜血管或导管相混淆。如果辨认困难,可以沿着血管到达其位于肾门的起源部位,或者使用脉冲多普勒来分辨该结构是动脉还是静脉。

从壶腹部区域的基地结构逐渐退镜并向左旋转(逆时针),可以沿着管状结构到达肝门(图 8.9B)。最大的横断面结构通常是门静脉,其由肠系膜上静脉汇流而成。有时,脾静脉可能从这些血管深部汇入门

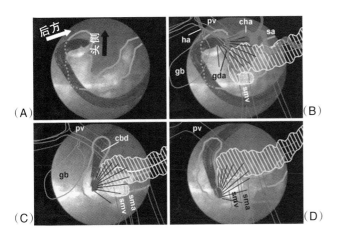

(A) (B)
(C) (D)

图 8.7 线阵 EUS 在十二指肠周围扫查时的 X 线图像。(A)刚进入十二指肠球部时,镜头指向头侧和后方,称为"长位置"。(B)在十二指肠第 1 站可以看到的图像,向下可以看见胃十二指肠动脉(gda)、胆管、肝动脉(ha)、门静脉(pv)以及肠系膜上静脉(smv)穿过胰头部。图上还显示了胆囊(gb)、肝总动脉(cha)以及脾动脉(sa)。(C)在十二指肠第 2 站,超声内镜位于壶腹部的短位置,可视为基地处。在这里可见胰头内有胆总管(cbd)和胰管,深部是肠系膜上静脉和肠系膜上动脉(sma)。(D)在十二指肠第 3 站,超声内镜位于十二指肠第 2 站和第 3 站连接处,向上可见腹侧胰腺和肠系膜根部血管。

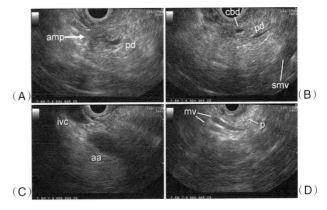

(A) (B)
(C) (D)

图 8.8 (A)十二指肠第 2 站线阵 EUS 图像(图 8.7C),超声内镜位于壶腹部(amp)。通常,胰管(pd)在该平面开始出现。(B)向尾侧轻移,可见胆总管(cbd)位于十二指肠管壁和胰管之间。(C)在十二指肠第 3 站(图 8.7D),可见横断面或是长轴切面的腹主动脉(aa)和下腔静脉(ivc)。(D)十二指肠第 3 段近端(十二指肠第 3 站)可见肠系膜根部血管(mv)以及胰腺钩突部组织(p)。

静脉或肠系膜上静脉(图 8.9A)。通常当内镜首次插入十二指肠球部且镜头指向头侧时，更容易看到这样的图像(图 8.7B)。此外，彩色血流多普勒或者脉搏波分析，可以帮助我们明确这些结构的性质。在该水平还可以在肠系膜上静脉或门静脉与十二指肠壁之间看到胰头。

继续左旋镜身并退镜至球部(图 8.9B)，可沿胆总管上行至肝总管水平。胆总管位于十二指肠壁和门静脉之间，但有时很难将其与血管性结构如胃十二指肠动脉区分。在肝门部上下旋镜，通常可见肝总动脉位于门静脉上方或深部。胃十二指肠动脉由肝总动脉分出，在胆总管附近沿十二指肠壁走行。在十二指肠或十二指肠球部，从胰腺将线阵 EUS 镜身逆时针旋转几乎 180° 可观察胆囊(图 8.9D)。在球部还可以在下腔静脉深部或右肾上极附近看见右肾上腺。

线阵 EUS：直肠

男性

直肠的线阵 EUS 评估主要用于治疗目的，例如行

EUS-FNA。我发现使用环扫 EUS 对弯曲的直肠乙状结肠进行扫查，要比线阵 EUS 容易得多。同环扫 EUS 检查直肠类似，我们通常将线阵 EUS 插入乙状结肠中段，然后退镜。无论男女，我们首先看到的是髂血管横断面图像。根据乙状结肠方向的不同，可在距肛缘 15~25cm 处看见该图像。将超声内镜退至直肠内距肛缘 7~11cm 位置，左右旋转镜身，可比较容易地看到男性直肠的基地结构——前列腺(图 8.10A)。精囊位于前列腺近端，左右各一。膀胱位于精囊近端深部。在老年男性中，前列腺往往含有高回声的小钙化灶。退镜至前列腺远端，可见一小部分膜部尿道远离肠腔到达阴茎根部(图 8.10B)。在膜部尿道远端也可见会阴膜。

女性

在女性中，从乙状结肠退镜可见子宫及其深部的膀胱(图 8.10C)。有时插镜至深部可在盆腔边缘血管附近看见左侧附件结构。从子宫水平退镜可达基地结构，前方是内含空气条带的阴道，深部是部分尿道(图 8.10D)。肛门括约肌在环扫时显示较线阵 EUS 更佳，而且大多数有关肛门括约肌的研究都使用环扫 EUS 完成。如果使用线阵 EUS 观察，可见在高回声的肛门肌肉层深部有无回声的肛门内括约肌。在肛门内括约肌深部，肛门外括约肌与肛提肌相融合。

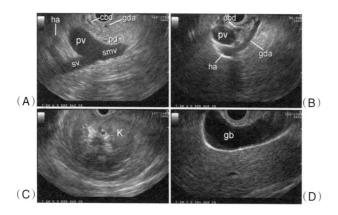

图 8.9 （A)十二指肠第 1 站的线阵 EUS 图像(图 8.7A，B)，超声内镜位于十二指肠球部深部的长位置。在这里可看到大部分胰头以及向深部的胰颈走行的胰管(pd)。胆总管(cbd)为横断面图像，需与附近的胃十二指肠动脉(gda)鉴别。门静脉(pv)、肠系膜上静脉(smv)、脾静脉(sv)合流处是深部显眼的结构。门静脉深处是肝动脉(ha)。(B)继续逆时针旋转镜身可及肝门部，可见门静脉、胆总管和肝动脉三组结构的横断面图像。要注意胃十二指肠动脉自肝总动脉分出，前者可能被误认为是胆总管。(C)在十二指肠第 2 站的任意部位可见右肾(K)。(D)在十二指肠球部或胃窦，旋镜 180°通常可见胆囊(gb)。

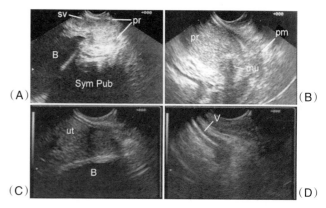

图 8.10 （A)男性距肛缘约 9cm 直肠的线阵 EUS 图像。精囊(sv)尾侧是前列腺(pr)，深部是膀胱(B)。(B)在前列腺远端，膜部尿道(mu)和会阴膜(pm)是男性盆腔结束的标志。(C)女性距肛缘约 9cm 直肠的线阵 EUS 图像，可见子宫(ut)和深部的膀胱(B)。(D)距肛缘 5~9cm，可轻易分辨阴道(V)，因其内含少量气体形成一高回声条带。

结论

　　尽管大多数超声内镜医生认为线阵 EUS 解剖较环扫更难，但多花精力学习消化道周围器官和血管的解剖关系，将有助于掌握这项技术。一旦这些解剖关系烂熟于胸，并且牢记 EUS 在不同位置时其先端部方向是时刻变换的，EUS 医生即可将这些知识用于临床实践中。

（张玮 译　邹晓平 校）

参考文献

1 Boyce HW. Training in endoscopic ultrasonography. Gastrointest Endosc 1996;43:S12–S15.

2 Eisen GM, Dominitz JA, Faigel DO, et al. American Society for Gastrointestinal Endoscopy.Guidelines for credentialing and granting privileges for endoscopic ultrasound. Gastrointest Endosc 2001;54:811–814.

3 Villman P, Hancke S. Endoscopic ultrasound scanning of the upper gastrointestinal tract using a curved linear array transducer: the linear anatomy. Gastrointest Endosc Clinics North Amer 1995;5:507–521.

4 Savides TJ, Gress FG, Zaidi SA, et al. Detection of embryologic ventral pancreatic parenchyma with endoscopic ultrasound. Gastrointest Endosc 1996;43:14–19.

第 9 章

超声内镜弹性成像

Julio Iglesias Garcia, Jose Lariño-Noia, J. Enrique Dominguez Muñoz

　　超声内镜(EUS)的临床应用极大提高了许多疾病的诊治水平。据报道,EUS 显著影响了多达 50%病例的诊断和(或)治疗[1-7]。然而,仅凭常规 B 型 EUS 检查通常很难对疾病做出准确诊断。在许多情况下,超声内镜引导下细针抽吸术(EUS-FNA)和(或)活检是必要的。据报道,EUS-FNA 的诊断准确性较高,诊断敏感性为 80%~85%,特异性接近 100%[8-12]。EUS 引导下获得组织的技术要求较高,且需要多次穿刺来获取足量组织[13,14]。尽管多次取样,细胞病理学检查也会产生假阴性结果,特别是进展期慢性胰腺炎基础上发生的胰腺实性包块[15]。此外,虽然 EUS 能够提供清晰的淋巴结扫查图像,但是区分肿大淋巴结良恶性仍存在一定困难。恶性淋巴结公认的特征包括:圆形,内部低回声,直径 >1cm 及边界清晰;但使用这些标准的诊断特异性仍较低[16]。EUS-FNA 能解决上述问题,但患者通常有多个肿大淋巴结,常规 EUS 难以确定最适合活检的淋巴结。此外,EUS-FNA 可带来一定的轻微并发症[17,18]。因此,临床上出现了一些新技术,如造影增强 EUS 及 EUS 弹性成像技术,这些均为无创检查,能提供更高的准确性,可减少一些不必要的 EUS 引导下穿刺活检,并有助于指导高度怀疑恶变区域的靶向活检。

　　弹性成像是实时评估组织硬度的一项技术。不同的病理改变(如肿瘤)会导致组织硬度的变化。弹性成像技术起初是为评估靠近体表病变的软硬度而研发的[19,20]。现今,弹性成像技术可与传统的 EUS 结合,从消化道内部评估病变。若干研究已经报道了 EUS 弹性成像技术带来的可喜结果,即其对区分良恶性胰腺和淋巴结病变具有较高的准确性。我们将对 EUS 弹性成像的技术要点及临床应用进行总结。

弹性成像的技术要点及方法学

　　弹性成像的原理是:某些病变(如肿瘤)会导致组织硬度(弹性系数)的改变。弹性成像可看作从乳腺超声中的公认的震颤技术发展而来,虽然在 B 型超声下恶变组织为等回声表现,但正常乳腺组织较实性恶变组织震颤更明显[21-26]。该项技术基于对 B 型图像压缩后导致的微小结构变形检测,坚硬组织的拉伸度较柔软组织小[19]。变形的程度通常被用来反映组织硬度[27]。弹性成像基于许多不同的病理生理基础,例如,炎症、纤维化及肿瘤会导致组织硬度的改变,利用超声换能器放置在目标组织后进行轻微压缩,同时记录检测区域的组织移位来评估组织硬度[28]。弹性成像可进行实时操作与评估,使用传统 EUS 探头,连接至安装有分析软件的计算机。一个弹性成像模块可进行实时弹性评估及录像。一代 EUS 弹性成像仅能提供定性评估。目前,二代 EUS 弹性成像可进行组织硬度的定量评估[29]。

定性 EUS 弹性成像

　　定性弹性成像依赖于对 B 型图像因压缩引起的结构变形的量化,使用变形程度作为组织硬度的指标[19,27]。评估时,需将探头置于壁上,施加足够的压力来获得最佳和最稳定的 B 型图像。感兴趣区(ROI)通常由人工选择,应包括全部目标病变区域,可能的情况下还应包括周围邻近组织。弹性图像配准推荐调至最高,采用色彩图(红–绿–蓝)描绘弹性度(1~255),其中坚硬组织显示为深蓝色,中等坚硬组织为蓝绿色,中间硬度组织为绿色,中等柔软组织为黄色,柔软组织为红色。弹性图则是将上述色彩图与传统 B 型灰阶图像叠加而成。显示器上同时显示常规灰阶超声影像(右侧)和超声弹性成像图像(左侧)(图 9.1)。EUS弹性成像软件常规设置如下(1/–/–/2/3/4 T-Elasto-H):抑制功能 1,电子平顺 2,余晖 3,电子动态范围 4,由于色彩波动,一张至少稳定在 5 秒的图用于最终色彩评估[30]。目前,新型的弹性成像软件能够针对每一帧图像进行评估取平均,该系统也能选出最佳图像进行分析。

定量 EUS 弹性成像

定量 EUS 弹性成像有两种选择:颜色直方图及应变率测定。如前所述,这两种测定方法的首要条件都是获取稳定清晰的弹性成像图。

颜色直方图

颜色直方图可以展示选定图片区域的颜色分布情况。它是根据标准的弹性成像图像中感兴趣区域的定性弹性成像数据来计算的。X 轴表示组织弹力,自 0(最软)至 255(最硬)。Y 轴表示感兴趣区每个弹性水平的像素数量。直方图的平均值代表病变总体硬度或弹力[31]。重建和分析 EUS 弹性成像颜色直方图的软件目前已经问世(Image J,NIH,贝塞斯达,马里兰州,美国)。最近日立公司整合了分析颜色直方图的软件,该软件定义弹性评分自 255(最软)至 0(最硬)(图 9.2)。

应变率

定性弹性成像在一定程度上是相对而言的。应变率的测定试图解决这一问题,它是一种分析目标区域与周围组织弹性图的方法[32]。应变率测定同样基于标准的定性 EUS 弹性成像数据。定量应变率分析需选取两个不同区域(A 和 B)。A 区域应尽可能包含较多的病变区域,不包含周围组织。B 区域则选择目标区域外较软的组织(弹性成像下显示为红色的区域),肠壁为佳。应变率比值即 B/A 的比值(图 9.3)[33]。该方法假设了研究的疾病不会显著影响周围参考组织(纤维结缔组织或脂肪组织)的软硬度。

EUS 弹性成像的临床应用

胰腺实性肿块和肿大淋巴结是 EUS 弹性成像检查的两个主要适应证,在不远的将来,EUS 弹性成像应用指征将不断增加。

胰腺疾病

目前,EUS 已成为胰腺炎性、囊性及肿瘤性病变诊断和分期的参考方法[34-36]。然而,使用传统 B 型 EUS区分胰腺良恶性病变,还远不能满足某些特定的临床情况。例如,其在鉴别胰腺癌与进展期慢性胰腺炎中的局灶性胰腺炎的准确性不超过 75%[34]。EUS 弹性成像或许在这些情况下发挥一定作用。

胰腺实性病变的鉴别诊断

Giovannini 等[37]首次报道 EUS 弹性成像在胰腺实性病变中的应用。该研究根据图像的不同色彩制订了主观评分系统,利用这一系统对 24 例胰腺肿块进行分析。大部分呈蓝色(较硬)的病变界定为恶性。基于这一分型,诊断恶性病变的敏感性与特异性分别为100% 和 67%。在此基础上,作者还制订了改良的分型系统。均质的柔软组织(绿色)计为 1 分,为正常组织;异质性的柔软组织(绿色、黄色与红色夹杂)计 2 分,为纤维化和炎性组织;软硬夹杂的组织(混杂色彩)或弹性成像图上呈蜂窝状表现计 3 分,考虑为恶性待排;4 分是指周围硬(蓝色)中间软(绿色)的组织,定义为恶性、高血流灌注病变;5 分主要为坚硬成分(蓝色),散在分布的异质性柔软(绿色、红色),定义为进展期肿瘤伴坏死[37]。在后续的多中心研究中,Giovannini等[38]报道了 121 例胰腺肿块的 EUS 弹性成像结果。他们采用此前描述的分型方法,将 1 分和 2 分定为良性病变,3~5 分定为恶性病变。结果显示该方法诊断胰腺良恶性肿块的敏感性为 92.3%,特异性为 80.0%,阳性预测值为 93.3%,阴性预测值为 77.4%,总体诊断准确性为 89.2%。对 30 例患者进行评估,恶性病变的诊断一致性 Kappa 值为 0.785。近期 Itokawa 等[39]也评估了这一弹性成像分型方法,共纳入 109 例胰腺实性肿块患者,包括 20 例慢性胰腺炎(6 例无局灶性炎性包块,7 例有局灶性炎性包块,7 例自身免疫性胰腺炎)、72例胰腺癌、9 例胰腺神经内分泌肿瘤及 8 例正常胰腺。所有胰腺癌呈深蓝色表现,而炎性包块呈混合着色(绿、黄、浅蓝)。结果显示此分型方法诊断敏感性为98.6%,特异性为 64.3%。我们也报道了 EUS 弹性成像的经验,研究共纳入 130 例胰腺实性包块患者及 20例正常对照者[30]。我们采用的四分法与 Giovannini 等的描述相似,具体如下:均质性绿色,仅在正常胰腺中出现;异质性,以绿色为主伴浅黄色和红色线样,仅在

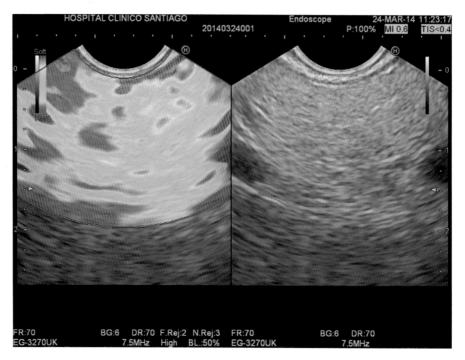

图 9.1 正常胰腺组织定性 EUS 弹性成像图，其特异的色彩分布见左图。

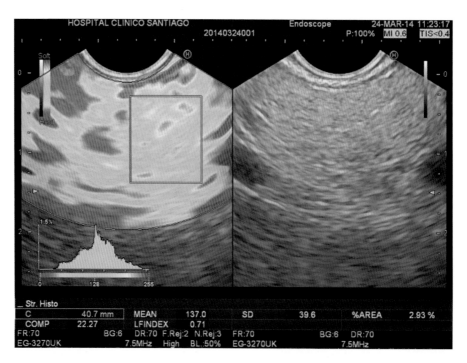

图 9.2 基于颜色直方图采用定量 EUS 弹性成像方法分析正常胰腺组织。上图对感兴趣区内的选定区域进行分析。平均值显示于图片下方(137.0)。

胰腺炎性包块中出现；异质性，以蓝色为主伴少量绿色和红色线样及地图样改变，主要在胰腺恶性肿瘤中出现(包括胰腺腺癌)；均质性蓝色，仅在胰腺神经内分泌肿瘤中出现。基于这一分型，EUS 弹性成像诊断胰腺恶性病变的敏感性、特异性、阳性预测值、阴性预测值及总体诊断准确性分别为 100%、85.5%、90.7%、100% 及 94.0%。所有评估由两位超声内镜阅片者独立完成，两人在 121/130 实验组及 20/20 对照组中得出

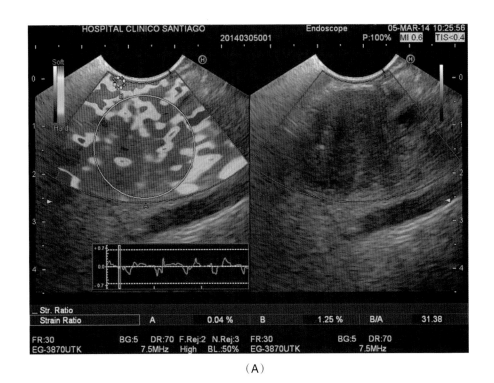

（A）

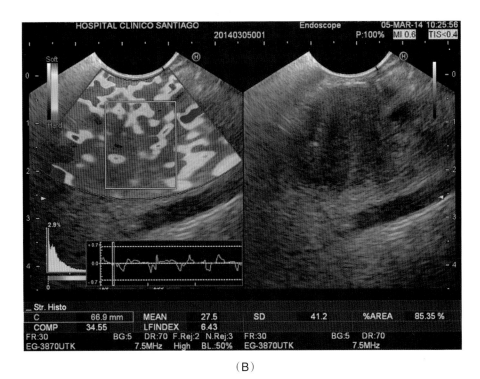

（B）

图 9.3　胰腺实性肿块（胰腺癌）的定量 EUS 弹性成像。（A）应变率[A 区域代表胰腺病变，B 区域代表肠壁的柔软区域；B/A 的比值显示于图片下方（31.38）]；（B）颜色直方图[分析包含了几乎整个病变，平均值在图片下方（27.5）]。在定性评估中，肿块表现为清晰的、以蓝色为主的混杂信号病变。

一致的结论,观察者间一致性 Kappa 值为 0.772[30]。然而,并不是所有关于 EUS 弹性成像的研究在区分良恶性病变时都能得出同样的准确性。Jansen 等[40]采用定性 EUS 弹性成像方法评估了 20 例胰腺正常患者、20 例慢性胰腺炎及 33 例局灶性胰腺病变患者,和既往研究结果相比,其敏感性相似(93.8%),但是特异性明显下降(65.4%),诊断恶性病变的总体准确性为 73.5%。Hirche 等[41]也报道了 70 例未定性胰腺实性病变及 10 例对照者的定性 EUS 弹性成像结果,其中仅 56% 的患者获取满意的图像。该研究指出,在某些临床情况下进行 EUS 弹性成像存在一定难度,如病变较大(>35mm)(将完整的病变和周围组织全部包含在要分析的感兴趣区中较为困难)、远离换能器以及包含液性暗区(如血管、囊肿等)的病变。总体而言,EUS 弹性成像预测胰腺病变性质的敏感性(41%)、特异性(53%)及准确性(45%)均较低。定性 EUS 弹性成像评估胰腺实性肿块的研究总结见表 9.1。

近期较多研究评估了定量 EUS 弹性成像的应用价值。我们已经报道了 86 例胰腺实性病变(49 例腺癌、27 例炎性肿块、6 例恶性神经内分泌肿瘤、2 例转移性肺燕麦细胞癌、1 例胰腺淋巴瘤、1 例胰腺实性假乳头状瘤)和 20 例对照者的应变率研究结果[33]。恶性肿瘤的应变率显著高于炎性肿块。正常胰腺组织的平均应变率为 1.68(95%CI 1.59~1.78)。炎性肿块的应变率(均值 3.28,95%CI 2.61~3.96)显著高于正常胰腺组织(P <0.001),但低于胰腺腺癌(均值 18.12,95%CI 16.03~20.21)(P <0.001)。内分泌肿瘤的应变率最高(均值 52.34,95%CI 33.96~70.71)。若应变率临界值定为 6.04,其诊断胰腺恶性病变的敏感性和特异性分别为 100% 和 92.9%,超过定性弹性成像的准确性[33]。Itokawa 等[39]也开展了定量研究,结果显示平均应变率在炎性肿块中为 23.66 ± 12.65,而在胰腺癌为 39.08 ± 20.54(P <0.05)[39]。某韩国研究团队近期发表了其研究成果[42],该研究在一家三级医院开展,共纳入 35 例研究对象,其中 20 例为正常胰腺(对照组),15 例为胰腺癌(实验组)。对照组胰腺的平均弹性值为 0.53(95%CI 0.45 ~ 0.61),显著高于实性肿块的平均弹性值(0.02,95% CI 0.01~0.02)(P <0.0001)。Dawwas 等[43]开展了一项前瞻性、单中心研究,旨在客观验证 EUS 弹性成像在鉴别胰腺实性肿块中的应用价值。该研究中 104 例患者共进行了 111 次定量 EUS 弹性成像。最终的诊断包括:胰腺癌(71.2%)、神经内分泌肿瘤(10.6%)、转移癌(1.9%)及慢性胰腺炎(16.3%)。恶性肿块较炎性肿块的应变率高(P = 0.01),而肿块的弹性值更低(P=0.003)。选择研究中准确性最高时的临界值(应变率 4.65,肿块弹性 0.27%),定量 EUS 弹性成像诊断的敏感性分别为 100%、95.7%,特异性分别为 16.7%、22.2%,阳性预测值分别为 86.1%、86.4%,阴性预测值分别为 100%、50%,总体准确性分别为 86.5%、83.8%[43]。一项研究专门报道了肿块型自身免疫性胰腺炎和胰腺癌的鉴别诊断,共纳入 5 例肿块型自身免疫性胰腺炎、17 例胰腺导管腺癌及 10 例正常受试者[44]。肿块的坚硬外观及周围胰腺间质的表现,能将自身免疫性胰腺炎与胰腺导管腺癌和正常胰腺进行区分。Saftoiu 等[31]采用颜色直方图进行定量 EUS 弹性成像研究,共纳入 22 例对照者及 11 例慢性胰腺炎、32 例胰腺腺癌及 3 例胰腺神经内分泌肿瘤患者。当选取颜色直方图均值 175 作为临界值时,其区分良恶性病变的敏感性、特异性、阳性预测值、阴性预测值和准确性分别为 91.4%、87.9%、88.9%、90.6% 和 89.7%。最近一项多中心研究采用相同的研究方法,评估了 258 例患者(211 例胰腺腺癌和 47 例慢性胰腺炎)[45]。当选取颜色直方图的均值 175 作为临界值时,其诊断的敏感性、特异性、阳性预测值、阴性预测值和准确性分别为 93.4%、66.0%、92.5%、68.9% 和 85.4%[45]。Schrader 等[46]采用颜色直方图的平均值进行定量弹性成像,评估 86 例恶性胰腺肿块和 28 例正常无胰腺疾病的患者,通过对蓝色的定量评估来鉴别恶性病变,其诊断的敏感性和特异性均为 100%。然而,该研究并未纳入良性胰腺肿块或慢性胰腺炎组织。近期我们的一项研究比较了两种定量 EUS 弹性成像方式,即应变率和颜色直方图,结果显示这两种方式在鉴别胰腺良恶性肿块准确性方面并无显著差别(数据未发表)。图 9.3 显示胰腺实性肿块的弹性成像结果。定量 EUS 弹性成像的研究结果总结见表 9.2。

表 9.1　定性 EUS 弹性成像鉴别诊断胰腺实性肿块准确性的研究

参考文献	例数	敏感性（%）	特异性（%）
Giovannini 等[37]	24	100	67
Giovannini 等[38]	121	92.3	80
Iglesias-Garcia 等[30]	150	100	85.5
Jansen 等[40]	73	93.8	65.4
Hirche[41]	80	41	53
Itokawa 等[39]	109	98.6	64.3

表 9.2 定量 EUS 弹性成像鉴别诊断胰腺实性肿块准确性的研究

参考文献	例数	敏感性（%）	特异性（%）
Iglesias-Garcia 等[33]	86	100	92.9
Dawwas 等[43]	104	100	16.7
Saftoiu 等[31]	68	91.4	87.9
Saftoiu 等[45]	258	93.4	66
Schrader 等[46]	114	100	100

近期发表的 4 项荟萃分析评估了 EUS 弹性成像的应用价值,结果非常相似[47-50]。例如,Mei 等[50]研究表明,EUS 弹性成像鉴别诊断胰腺实性肿块良恶性时合并的敏感性、特异性和比值比分别为 0.95（95%CI 0.94~0.97）、0.67（95%CI 0.61~0.73）和 42.28（95%CI 26.90~66.46）。接受者操作特征（ROC）曲线下面积为 0.9046。排除极端值后的亚组分析显示,研究间无明显异质性,合并的敏感性和特异性分别为 0.95（95%CI 0.93~0.97）和 0.7（95%CI 0.63~0.76）,ROC 曲线下面积为 0.8872[50]。在这 4 项荟萃分析中,所有作者均认为 EUS 弹性成像是一项可靠、有用的技术,在鉴别胰腺实性肿块良恶性时,可作为 EUS-FNA 的补充诊断方式。

慢性胰腺炎

有关 EUS 弹性成像在慢性胰腺炎中应用的数据较少。有报道指出,慢性胰腺炎的定性弹性成像可表现为不规则色彩、绿色区域内见异质性的以蓝色为主的条带;而对照组（无胰腺病变的患者）中则截然不同,其表现为以绿色和黄色为主的均一分布[40]。我们也发现正常胰腺组织呈均一的、绿色为主的表现,而慢性胰腺炎患者则表现为不规则、异质性明显且以绿色为主,夹杂有孤立的混合区域（黄色和蓝色）。近期我们报道了一项使用定量 EUS 弹性成像（基于应变率比值的计算）来诊断慢性胰腺炎的研究,共纳入 191 例患者[51]。记录慢性胰腺炎的 EUS 特征,并根据 Rosemont 标准分类。不同 Rosemont 分组间的应变率差异较大（$P<0.001$）。我们还发现,符合慢性胰腺炎 EUS 诊断标准的数量与应变率呈高度相关性（r=0.813,$P<0.0001$）。EUS 诊断不确定的患者（符合 3 或 4 条慢性胰腺炎 EUS 诊断标准）,应变率显著高于符合 2 条以下标准的患者[2.41（95%CI 2.23~2.60）vs. 1.81（95%CI 1.73~1.87）],同时应变率又显著低于符合 5 条及以上标准的患者[3.23（95%CI 3.05~3.41）]（$P<0.0001$）。ROC 曲线下面积为 0.949（95%CI 0.906~0.982）,EUS 弹性成像诊断慢性胰腺炎的准确性为 91.1%（应变率的临界值为 2.25）（图 9.4）[51]。Itoh 等[52]开展了一项研究,旨在使用 EUS 弹性成像对胰腺纤维化进行分级,共纳入 58 例患者,每例均在胰腺切除术前对胰腺肿瘤及其上游胰腺组织分别行 EUS 弹性成像。将上游胰腺组织的图像进行定量,与术后相同部位的组织学纤维化进行比较,并使用软件对弹性图像进行定量,图像计算参数包括平均值、标准差、偏度和峰度。组织学纤维化分为 4 级,即正常、轻度、显著及重度纤维化。其中 24 例患者无纤维化,19 例为轻度纤维化,6 例为显著纤维化,9 例为重度纤维化。纤维化分级与 4 项定量参数呈显著相关（均值 r= -0.75,标准差 r=-0.54,偏度 r= 0.69,峰度 r=0.67）。根据 ROC 曲线分析,平均值是诊断胰腺纤维化时价值最大的参数。采用均值时,诊断轻度或更高级别纤维化、显著或更高级别纤维化、重度纤维化的 ROC 曲线下面积分别为 0.90、0.90、0.90。综合以上结果并结合之前的研究发现,EUS 弹性成像图分析可用于诊断胰腺纤维化。

这一方法还可用于鉴别真正的慢性胰腺炎以及与年龄相关的胰腺改变（B 型下与慢性胰腺炎类似）。Janssen 等[53]最近发表了他们的结果,研究纳入 46 名健康人作为对照组[分为 60 岁及以下年龄组（组 1）和 60 岁以上年龄组（组 2）]及 26 例弥漫性慢性胰腺炎患者（组 3）。每例患者在胰体选定部位共获取 3 张弹性图,并采用直方图进行分析,获取平均弹性值[0（最硬）~255（最软）]和标准差。组 1~组 3 胰体部的平均弹性值分别为 110.2、80.0 和 32.4。两两比较后差异有统计学意义（$P<0.001$）。选取 50 作为临界值时,鉴别慢性胰腺炎与 60 岁以上正常胰腺的曲线下面积为 0.993。基于以上数据,定量 EUS 弹性成像提示胰腺实质会随着年龄增加而变硬,但仍较慢性胰腺炎的质地柔软。

淋巴结

Giovannini 等[37]分析了 25 例患者的 31 枚淋巴结:3 枚来自宫颈区域,17 枚来自纵隔,5 枚来自腹腔干区域,6 枚来自主动脉腔静脉区域。定性 EUS 弹性成像显示恶性 22 枚,良性 7 枚,不确定性质 2 枚。不确定的病变呈现异质性,最终被判定为良性。研究并未发现假阴性结果,但假阳性者有 5 例。诊断恶性淋巴结的敏感性和特异性分别为 100% 和 50%。Giovannini

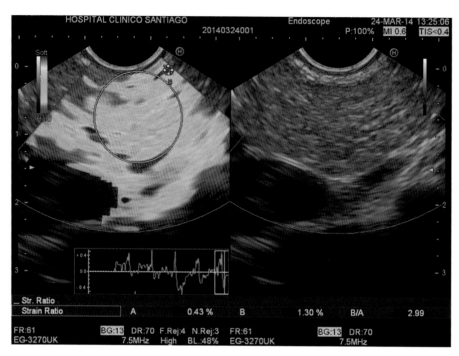

图 9.4   1 例慢性胰腺炎患者的定量 EUS 弹性成像图。应变率显示于图片下方(2.99)。

等[38]随后开展了一项多中心研究,共研究了 101 枚淋巴结（57 枚恶性,44 枚良性）。弹性成像图显示良性 38 例(弹性成像 1 或 2 分),性质不确定 10 例(弹性成像 3 分),恶性 53 例(弹性成像 4 或 5 分)。将良性病变看作阴性诊断,而不确定或恶性病变看作阳性诊断时,EUS 弹性成像诊断恶性淋巴结的敏感性、特异性、阳性预测值和阴性预测值分别为 91.8%、82.5%、88.8% 和 86.8%,总体准确性为 88.1%。对 30 例患者进行评估,恶性淋巴结的诊断一致性 Kappa 值为 0.657。Jansen 等[54]评估了定性 EUS 弹性成像在后纵隔中的应用,并将淋巴结的弹性成像特点与 EUS-FNA 金标准进行比对。研究共分析了 66 枚淋巴结(37 例良性,29 例经组织学确定为恶性),结果显示 37 例良性淋巴结中有 31 例的弹性成像呈均一性表现（中等硬度）。29 例恶性淋巴结中有 23 例表现为坚硬组织（形态不一）。3 例检查者诊断良性淋巴结的准确性为 81.8%～87.9%,恶性淋巴结为 84.6%～86.4%。观察者间一致性高(κ =0.84)。我们中心也评估了定性 EUS 弹性成像在淋巴结诊断中的价值,纳入 57 例患者 63 枚淋巴结（54 枚纵隔,9 枚腹腔;最终诊断 31 枚恶性,32 枚良性）,并总结出 3 种不同的弹性成像表现:蓝色主导型、绿色主导型及混合型（蓝色和绿色均有）。31 例恶性淋巴结中 24 例为蓝色主导型,7 例为

混合型,无绿色主导型。32 例良性淋巴结中,23 例为绿色主导型,2 例为蓝色主导型,7 例为混合型。因此, 弹性成像上绿色主导型诊断良性病变准确性为 100%,蓝色主导型诊断恶性病变准确性为 92.3%,混合型诊断恶性病变的准确性仅为 50%。Satfoiu 等[55]在一项病例系列中报道 42 枚淋巴结的弹性成像结果,包含宫颈、纵隔和腹腔淋巴结结果显示区分良恶性淋巴结的敏感性、特异性和准确性分别为 91.7%、94.4% 和 92.86%。图 9.5 显示淋巴结的 EUS 弹性成像结果。

近年来发表了一些关于定量 EUS 弹性成像评估淋巴结的研究。上述 Saftoiu 等[55]的研究同时开展了基于 RGB 通道直方图的定量研究。当临界值为 0.84 时,诊断恶性病变的敏感性、特异性和准确性分别为 95.8%、94.4% 和 95.2%。Saftoiu 等[56]后续研究了 54 例患者 85 枚宫颈、纵隔和腹腔淋巴结,采用颜色直方图进行定量 EUS 弹性成像分析,其中 78 枚有明确诊断（37 枚良性,41 枚恶性）。选取 166(在彩虹表上介于蓝色与绿色之间)作为直方图均值的临界值时,诊断恶性病变的敏感性、特异性和准确性分别为 85.4%、91.9% 和 88.5%。相应的曲线下面积为 0.928。近期发表了一篇关于弹性成像作为食管癌淋巴结分期辅助诊断方法的研究[57],作者同时分析了超声内镜图以及

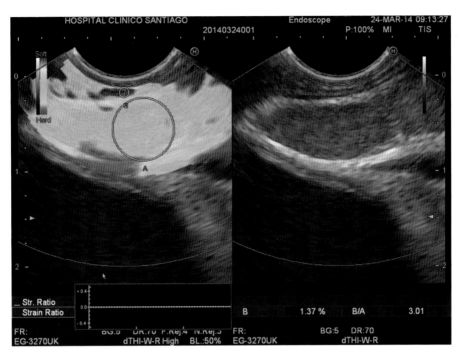

图 9.5 反应性淋巴结。定量 EUS 弹性成像显示图像以绿色为主。应变率为 3.01，显示于图片下方。定性 EUS 弹性成像显示边界清晰的、异质的及以绿色为主的淋巴结。

弹性成像图（弹性成像时，对选定患者的淋巴结进行彩色像素比例计算机分析）。此研究中，52.5% 的淋巴结为恶性。检查者首先根据超声内镜图像标准，结果显示其诊断恶性淋巴结的敏感性为 91.3%，特异性为 64.7%。而单独 EUS 弹性成像可显著提高诊断的敏感性（100%），特异性为 64.1%。当结合弹性成像的计算机分析数据时，特异性显著提高至 86.7%，而敏感性轻微降低至 88.9%。在这种情况下，EUS 弹性成像是有效的，主要提高了病变诊断特异性。Paterson 等[58]同样报道了该方法用于评估食管癌及胃癌患者淋巴结的有效性。他们采用定量 EUS 弹性成像及 EUS-FNA 对 53 枚淋巴结进行分析。弹性成像应变率的 ROC 曲线下面积为 0.87（P <0.0001）。利用弹性应变率鉴别良恶性淋巴结的敏感性、特异性、阳性预测值和阴性预测值分别为 83%、96%、95% 和 86%，诊断的总体准确性为 90%。弹性成像在诊断恶性淋巴结病变时，较传统 EUS 标准更灵敏、更特异。然而，并不是所有研究都令人期待。Larsen 等[59]报道了采用应变率评估上消化道肿瘤患者淋巴结的相关数据，研究共纳入 56 例患者，其中 22 例为恶性淋巴结，34 例为良性淋巴结。病例诊断均以手术切除标本病理切片结果作为金标准。EUS 鉴别良恶性淋巴结的敏感性为 86%，而不同弹性成像方法

的敏感性仅为 55%~59%。EUS 诊断特异性为 71%，远低于 EUS 弹性成像（82%~85%）。表 9.3 总结了 EUS 弹性成像诊断恶性淋巴结准确性的研究。

一项近期的荟萃分析总结了弹性成像鉴别良恶性淋巴结的价值，共纳入 7 项研究，总计 368 例患者以及 431 枚淋巴结。EUS 弹性成像鉴别良恶性淋巴结总的敏感性为 88%，特异性为 85%，曲线下面积为 0.9456。因此，作者认为 EUS 弹性成像是一项令人期待的、可用于鉴别诊断恶性淋巴结非侵入性的检查方法，为 EUS-FNA 提供补充信息[60]。

经直肠 EUS 弹性成像

经直肠 EUS 弹性成像在前列腺癌、直肠癌、炎症性肠病及大便失禁诊断中也有一定价值。在前列腺癌中，弹性成像的诊断价值优于单独经直肠 EUS[61]，并可通过标记高度可疑恶性区域以提高活检的特异性[62]。在临床疑似前列腺癌患者中，经直肠弹性成像诊断前列腺癌的敏感性为 68%~92%，特异性为 62%~87%[61-64]。

有研究评估经直肠弹性成像鉴别良恶性直肠癌的价值，该研究共纳入 69 例直肠癌患者，采用应变率定量弹性成像分析鉴别腺瘤和腺癌的敏感性为 93%，

表9.3　EUS弹性成像鉴别诊断淋巴结准确性的研究

参考文献	例数	敏感性 （%）	特异性 （%）
Giovannini 等[37]	31	100	50
Giovannini 等[38]	101	91.8	82.5
Jansen 等[54]	66	84	85
Saftoiu 等[55]	42	91.7	94.4
Saftoiu 等[55]	42	95.8	94.4
Saftoiu 等[56]	78	85.4	91.9
Knabe 等[57]	40	88.9	86.7
Paterson 等[58]	53	83	96
Larsen 等[59]	56	59	85

特异性为96%，准确性为94%[61, 65]。近期一项初步研究采用EUS应变率评估炎症性肠病患者的直肠壁厚度，用于鉴别克罗恩病与溃疡性结肠炎[62]。克罗恩病患者的应变率显著高于对照人群及溃疡性结肠炎患者[66]，但对照人群和溃疡性结肠炎患者之间的应变率无显著差异。Allgayer等[67]评估了50例大便失禁患者肛门括约肌的弹性成像图，结果显示括约肌的弹性成像表现与患者的功能及临床参数均无相关性。

其他适应证

鉴于传统EUS的适应证，EUS弹性成像可用于评估左肾上腺实性包块性质，例如鉴别腺瘤与转移性肿瘤。我们此前未发表的数据也支持这一假说。EUS弹性成像另一个可能的适应证即用于鉴别肝脏实性肿块良恶性[68,69]（图9.6）。此外，EUS弹性成像在胃癌和食管癌分期中对周围器官浸润方面的研究也正在开展。未来将有更多研究来评估EUS弹性成像在上述病变及其他适应证中的应用价值。我们相信，EUS弹性成像将会成为EUS评估炎症、纤维化和肿瘤等病理异常所致组织硬度发生改变的重要组成部分。

结论

作为一项新兴技术，定性和定量EUS弹性成像能够区分纤维化、炎性组织与恶性病变。对于胰腺实性病变和淋巴结良恶性的鉴别诊断具有较高的准确性，同时也可区分早期慢性胰腺炎与正常胰腺组织。EUS引导下组织学检查在许多情况下仍然不可取代。然而，EUS弹性成像在鉴别无须活检的病例中起到一定

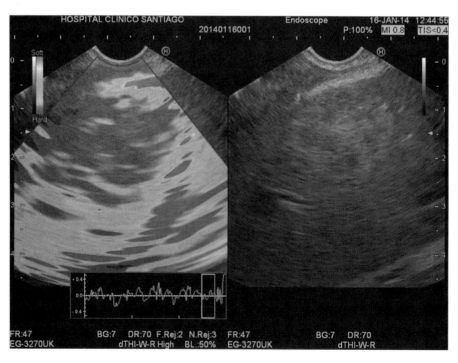

图9.6　肝脏实性病灶。定性EUS弹性成像与结肠癌转移一致。病变呈典型异质性、以蓝色为主的表现，与周围组织分界清晰。（见彩图）

作用,而在必须活检的病例中有助于指导选择合适的活检部位。总之,未来仍需大量研究来确定 EUS 弹性成像在临床实践中的作用。

（彭春艳 译 张晓琦 校）

参考文献

1 Dye CE, Waxman I. Endoscopic ultrasound. Gastroenterol Clin North Am 2002;31(3):863–879.

2 Tamerisa R, Irisawa A, Bhutani MS. Endoscopic ultrasound in the diagnosis, staging, and management of gastrointestinal and adjacent malignancies. Med Clin North Am 2005;89 (1):139–158,viii.

3 Byrne MF, Jowell PS. Gastrointestinal imaging: endoscopic ultrasound. Gastroenterology 2002;122(6):1631–1648.

4 Iglesias Garcia J, Larino Noia J, Dominguez Munoz JE. Endoscopic ultrasound in the diagnosis and staging of pancreatic cancer. Revista espanola de enfermedades digestivas : organo oficial de la Sociedad Espanola de Patologia Digestiva 2009; 101(9):631–638.

5 Giovannini M. The place of endoscopic ultrasound in biliopancreatic pathology. Gastroenterol Clin Biol 2010;34 (8–9): 436–445.

6 Gill KR, Wallace MB. Endoscopic ultrasound and staging of non-small cell lung cancer. Minerva Medica 2007;98 (4):323–330.

7 De Luca L, Di Bella S, D'Amore E. Mediastinal and gastric EUS: indications and technique of examination. Minerva Medica 2007;98(4):423–429.

8 Erickson RA. EUS-guided FNA. Gastrointest Endosc 2004;60 (2):267–279.

9 Dumonceau JM, Polkowski M, Larghi A, et al. Indications, results, and clinical impact of endoscopic ultrasound (EUS)-guided sampling in gastroenterology: European Society of Gastrointestinal Endoscopy (ESGE) clinical guideline. Endoscopy 2011;43(10):897–912.

10 Turner BG, Cizginer S, Agarwal D, et al. Diagnosis of pancreatic neoplasia with EUS and FNA: a report of accuracy. Gastrointest Endosc 2010;71(1):91–98.

11 Iglesias-Garcia J, Dominguez-Munoz E, Lozano-Leon A, et al. Impact of endoscopic ultrasound-guided fine needle biopsy for diagnosis of pancreatic masses. World J Gastroenterol 2007;13 (2):289–293.

12 Vilmann P, Annema J, Clementsen P. Endosonography in bronchopulmonary disease. Best Pract Res Clin Gastroenterol 2009;23(5):711–728.

13 Erickson RA, Sayage-Rabie L, Beissner RS. Factors predicting the number of EUS-guided fine-needle passes for diagnosis of pancreatic malignancies. Gastrointest Endosc 2000;51(2):184–190.

14 Binmoeller KF, Rathod VD. Difficult pancreatic mass FNA: tips for success. Gastrointest Endosc 2002;56 (4 Suppl.):S86–S91.

15 Varadarajulu S, Tamhane A, Eloubeidi MA. Yield of EUS-guided FNA of pancreatic masses in the presence or the absence of chronic pancreatitis. Gastrointest Endosc 2005;62(5): 728–736; quiz 51, 53.

16 Bhutani MS, Hawes RH, Hoffman BJ. A comparison of the accuracy of echo features during endoscopic ultrasound (EUS) and EUS-guided fine-needle aspiration for diagnosis of malignant lymph node invasion. Gastrointest Endosc 1997;45 (6): 474–479.

17 Micames C, Jowell PS, White R, et al. Lower frequency of peritoneal carcinomatosis in patients with pancreatic cancer diagnosed by EUS-guided FNA vs. percutaneous FNA. Gastrointest Endosc 2003;58(5):690–695.

18 Eloubeidi MA, Tamhane A, Varadarajulu S, Wilcox CM. Frequency of major complications after EUS-guided FNA of solid pancreatic masses: a prospective evaluation. Gastrointest Endosc 2006;63(4):622–629.

19 Itoh A, Ueno E, Tohno E, et al. Breast disease: clinical application of US elastography for diagnosis. Radiology 2006;239 (2):341–350.

20 Cochlin DL, Ganatra RH, Griffiths DF. Elastography in the detection of prostatic cancer.Clin Radiol 2002;57 (11):1014–1020.

21 Krouskop TA, Wheeler TM, Kallel F, et al. Elastic moduli of breast and prostate tissues under compression. Ultrason Imaging 1998;20(4):260–274.

22 Kallel F, Ophir J, Magee K, Krouskop T. Elastographic imaging of low-contrast elastic modulus distributions in tissue. Ultrasound Med Biol 1998;24(3):409–425.

23 Giovannini M. Contrast-enhanced endoscopic ultrasound and elastosonoendoscopy. Best Pract Res Clin Gastroenterol 2009; 23(5):767–779.

24 Chaudhari MH, Forsberg F, Voodarla A, et al. Breast tumor vascularity identified by contrast enhanced ultrasound and pathology: initial results. Ultrasonics 2000;38(1–8):105–109.

25 Fornage BD. Recent advances in breast sonography. JBR-BTR 2000;83(2):75–80.

26 Garra BS, Cespedes EI, Ophir J, et al. Elastography of breast lesions: initial clinical results. Radiology 1997;202(1):79–86.

27 Frey H. [Realtime elastography. A new ultrasound procedure

for the reconstruction of tissue elasticity.] Der Radiologe 2003; 43(10):850–855.

28 Gao L, Parker KJ, Lerner RM, Levinson SF. Imaging of the elastic properties of tissue—a review. Ultrasound Med Biol 1996;22(8):959–977.

29 Iglesias-Garcia J, Dominguez-Munoz JE. Endoscopic ultrasound image enhancement elastography. Gastrointest Endosc Clin N Am 2012;22(2):333–348, x–xi.

30 Iglesias-Garcia J, Larino-Noia J, Abdulkader I, et al. EUS elastography for the characterization of solid pancreatic masses. Gastrointest Endosc 2009;70(6):1101–1108.

31 Săftoiu A, Vilmann P, Gorunescu F, et al. Neural network analysis of dynamic sequences of EUS elastography used for the differential diagnosis of chronic pancreatitis and pancreatic cancer. Gastrointest Endosc 2008;68(6):1086–1094.

32 Hirooka Y, Itoh A, Kawashima H, et al. Diagnosis of pancreatic disorders using contrast-enhanced endoscopic ultrasonography and endoscopic elastography. Clin Gastroenterol Hepatol 2009;7(11 Suppl.):S63–S67.

33 Iglesias-Garcia J, Larino-Noia J, Abdulkader I, et al. Quantitative endoscopic ultrasound elastography: an accurate method for the differentiation of solid pancreatic masses. Gastroenterology 2010;139(4):1172–1180.

34 Iglesias-Garcia J, Lindkvist B, Larino-Noia J, Dominguez-Munoz JE. The role of EUS in relation to other imaging modalities in the differential diagnosis between mass forming chronic pancreatitis, autoimmune pancreatitis and ductal pancreatic adenocarcinoma. Rev Esp Enferm Dig 2012;104(6):315–321.

35 Seicean A. Endoscopic ultrasound in chronic pancreatitis: where are we now? World J Gastroenterol 2010;16 (34):4253–4263.

36 Tanaka M, Fernandez-del Castillo C, Adsay V, et al. International consensus guidelines 2012 for the management of IPMN and MCN of the pancreas. Pancreatology 2012;12(3):183–197.

37 Giovannini M, Hookey LC, Bories E, et al. Endoscopic ultrasound elastography: the first step towards virtual biopsy? Preliminary results in 49 patients. Endoscopy 2006;38 (4):344–348.

38 Giovannini M, Botelberge T, Bories E, et al. Endoscopic ultrasound elastography for evaluation of lymph nodes and pancreatic masses: a multicenter study. World J Gastroenterol 2009; 15(13):1587–1593.

39 Itokawa F, Itoi T, Sofuni A, et al. EUS elastography combined with the strain ratio of tissue elasticity for diagnosis of solid pancreatic masses. J Gastroenterol 2011;46(6):843–853.

40 Janssen J, Schlorer E, Greiner L. EUS elastography of the pancreas: feasibility and pattern description of the normal pancreas, chronic pancreatitis, and focal pancreatic lesions. Gastrointest Endosc 2007;65(7):971–978.

41 Hirche TO, Ignee A, Barreiros AP, et al. Indications and limitations of endoscopic ultrasound elastography for evaluation of focal pancreatic lesions. Endoscopy 2008;40(11):910–917.

42 Lee TH, Cho YD, Cha SW, et al. Endoscopic ultrasound elastography for the pancreas in Korea: a preliminary single center study. Clin Endosc 2013;46(2):172–177.

43 Dawwas MF, Taha H, Leeds JS, et al. Diagnostic accuracy of quantitative EUS elastography for discriminating malignant from benign solid pancreatic masses: a prospective, single-center study. Gastrointest Endosc 2012;76(5):953–961.

44 Dietrich CF, Hirche TO, Ott M, Ignee A. Real-time tissue elastography in the diagnosis of autoimmune pancreatitis. Endoscopy 2009;41(8):718–720.

45 Săftoiu A, Vilmann P, Gorunescu F, et al. Accuracy of endoscopic ultrasound elastography used for differential diagnosis of focal pancreatic masses: a multicenter study. Endoscopy 2011; 43(7):596–603.

46 Schrader H, Wiese M, Ellrichmann M, et al. Diagnostic value of quantitative EUS elastography for malignant pancreatic tumors: relationship with pancreatic fibrosis. Ultraschall Med 2012;33(7):E196–201.

47 Li X, Xu W, Shi J, et al. Endoscopic ultrasound elastography for differentiating between pancreatic adenocarcinoma and inflammatory masses: a meta-analysis. World J Gastroenterol 2013;19(37):6284–6291.

48 Hu DM, Gong TT, Zhu Q. Endoscopic ultrasound elastography for differential diagnosis of pancreatic masses: a meta-analysis. Dig Dis Sci 2013;58(4):1125–1131.

49 Ying L, Lin X, Xie ZL, et al. Clinical utility of endoscopic ultrasound elastography for identification of malignant pancreatic masses: a meta-analysis. J Gastroenterol Hepatol 2013;28(9): 1434–1443.

50 Mei M, Ni J, Liu D, et al. EUS elastography for diagnosis of solid pancreatic masses: a meta-analysis. Gastrointest Endosc 2013;77(4):578–589.

51 Iglesias-Garcia J, Dominguez-Munoz JE, Castineira-Alvarino M, et al. Quantitative elastography associated with endoscopic ultrasound for the diagnosis of chronic pancreatitis. Endoscopy 2013;45(10):781–788.

52 Itoh Y, Itoh A, Kawashima H, et al. Quantitative analysis of diagnosing pancreatic fibrosis using EUS-elastography (comparison with surgical specimens). J Gastroenterol 2014;49(7): 1183–1192.

53 Janssen J, Papavassiliou I. Effect of aging and diffuse chronic pancreatitis on pancreas elasticity evaluated using semiquantitative EUS elastography. Ultraschall Med 2014;35 (3):253–258.

54 Janssen J, Dietrich CF, Will U, Greiner L. Endosonographic elastography in the diagnosis of mediastinal lymph nodes. Endoscopy 2007;39(11):952–957.

55 Săftoiu A, Vilmann P, Hassan H, Gorunescu F. Analysis of endoscopic ultrasound elastography used for characterisation and differentiation of benign and malignant lymph nodes. Ultraschall Med 2006;27(6):535–542.

56 Săftoiu A, Vilmann P, Ciurea T, et al. Dynamic analysis of EUS used for the differentiation of benign and malignant lymph nodes. Gastrointest Endosc 2007;66(2):291–300.

57 Knabe M, Günter E, Ell C, Pech O. Can EUS elastography improve lymph node staging in esophageal cancer? Surg Endosc 2013;27(4):1196–1202.

58 Paterson S, Duthie F, Stanley AJ. Endoscopic ultrasound-guided elastography in the nodal staging of oesophageal cancer. World J Gastroenterol 2012;18(9):889–895.

59 Larsen MH, Fristrup C, Hansen TP, et al. Endoscopic ultrasound, endoscopic sonoelastography, and strain ratio evaluation of lymph nodes with histology as gold standard. Endoscopy 2012;44(8):759–766.

60 Xu W, Shi J, Li X, et al. Endoscopic ultrasound elastography for differentiation of benign and malignant pancreatic masses: a systemic review and meta-analysis. Eur J Gastroenterol Hepatol 2013;25(2):218–224.

61 Kamoi K, Okihara K, Ochiai A, et al. The utility of transrectal real-time elastography in the diagnosis of prostate cancer. Ultrasound Med Biol 2008;34(7):1025–1032.

62 Kapoor A, Kapoor A, Mahajan G, Sidhu BS. Real-time elastography in the detection of prostate cancer in patients with raised PSA level. Ultrasound Med Biol 2011;37(9):1374–1381.

63 Giurgiu CR, Manea C, Crisan N, et al. Real-time sonoelastography in the diagnosis of prostate cancer. Med Ultrason 2011;13(1):5–9.

64 Miyagawa T, Tsutsumi M, Matsumura T, et al. Real-time elastography for the diagnosis of prostate cancer: evaluation of elastographic moving images. Jpn J Clin Oncol 2009;39(6):394–398.

65 Waage JE, Havre RF, Odegaard S, et al. Endorectal elastography in the evaluation of rectal tumours. Colorectal Dis 2011;13(10):1130–1137.

66 Rustemovic N, Cukovic-Cavka S, Brinar M, et al. A pilot study of transrectal endoscopic ultrasound elastography in inflammatory bowel disease. BMC Gastroenterol 2011;11:113.

67 Allgayer H, Ignee A, Dietrich CF. Endosonographic elastography of the anal sphincter in patients with fecal incontinence. Scand J Gastroenterol 2010;45(1):30–38.

68 Iglesias Garcia J, Larino Noia J, Souto R, et al. Endoscopic ultrasound (EUS) elastography of the liver. Rev Esp Enferm Diq 2009;101(10):717–719.

69 Rustemovic N, Hrstic I, Opacic M, et al. EUS elastography in the diagnosis of focal liver lesions. Gastrointest Endosc 2007;66(4):823–824; disc. 824.

第 10 章

超声内镜引导下细针抽吸术的基础

Larissa L. Fujii, Michael J. Levy, Maurits J. Wiersema

超声内镜(EUS)引导下细针抽吸术(FNA)是 20 世纪 90 年代早期提出的, 此后便成为胃肠道恶性肿瘤分期获取组织时优先选择的方法[1,2]。实际上, 任何邻近胃肠道的器官或病变都可行 EUS-FNA。EUS-FNA 越来越多地运用于 EUS 能检测到的病变中, 因此, 掌握这项操作的基础知识尤为重要。本章将重点讲述 EUS-FNA 操作前、操作中及操作后的基础知识, 从而确保安全有效的病变评估。

术前操作基本原则

EUS-FNA 的适应证和禁忌证

任何操作前首先要了解其适应证和禁忌证。如果细胞学检查结果有助于指导患者治疗, 且实施该检查带来的益处远大于风险, EUS-FNA 才可施行。目前 EUS-FNA 最常见的适应证包括[3,4]:

1. 胃肠道肿瘤及胸腔内/纵隔肿瘤的分期 (图 10.1);

2. 上皮下肿瘤的初步诊断 (如胃肠道间质瘤、平滑肌瘤);

3. 不明来源的纵隔、后腹膜和(或)腹腔淋巴结肿大性质的评估(图 10.2 和图 10.3);

4. 胰腺积液的诊断性抽吸;

5. 腔内胃肠道肿瘤腔外复发的诊断;

6. 腹腔和胸腔积液的诊断性穿刺。

EUS-FNA 的绝对禁忌证包括难以纠正的凝血功能异常(INR>1.5)或血小板减少症(血小板 <50 000/μL), 抗凝或抗血小板药物(如氯吡格雷)治疗中无法停药。使用阿司匹林不是 FNA 的禁忌证, 在围操作期均可使用。相对禁忌证包括术前未行胆道减压的胆道梗阻、预测针道会通过重要组织结构(如血管或器官)、支气管重复囊肿、需扩张的管腔狭窄以及可能导致针道播散的可疑恶性组织活检。存在这些情况时, 是否要行 EUS-FNA 应权衡考虑操作适应证、患者总体状况、操作风险以及获取组织的迫切性。

确定操作目标

EUS 操作前必须明确目标。确定操作目标将有助于指导 FNA 靶向穿刺, 并能更准确、经济、安全地行 EUS-FNA。如果该检查结果可能会影响患者的最终治疗, 操作方可施行[5]。

实施 EUS-FNA 的临床和操作目的以及最终决策需经多学科讨论, 以解决 EUS-FNA 在诊断地位中可能存在的争议。例如, 对于胰腺癌合并梗阻性黄疸患者, CT 和 EUS 显示病灶可切除, 对术前是否需要组织学诊断仍存有争议。在这种情况下, 有必要综合外科、肿瘤科和消化科专家的意见以评估 FNA 的作用。反对实施 FNA 的主要原因, 包括改变诊断的可能性较低、具有假阴性的可能、存在诸如肿瘤播散或胰腺炎等不良反应的风险, 后者可能导致手术困难或延迟手术。支持实施 FNA 的潜在优势包括新辅助化疗前获取组织病理学诊断、用于检测少见类型的胰腺肿瘤(如神经内分泌肿瘤或淋巴瘤)或良性病变(如自身免疫性胰腺炎), 这可能导致患者治疗方案的改变, 并且对其会诊会有所帮助(图 10.4)。无论偏向哪种操作, 各医疗机构在确定操作目标时应综合患者及整个医疗团队的观点, 从而为患者选择个体化的治疗方案。

知情同意

术前需和患者详细沟通 EUS-FNA 的潜在益处、风险及备选方案, 确保患者理解整个操作。更多知情

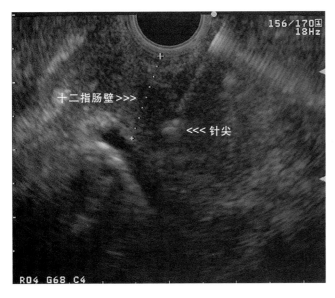

图 10.1　十二指肠壁 FNA。广泛淋巴结肿大的淋巴瘤患者,十二指肠壁受侵犯。

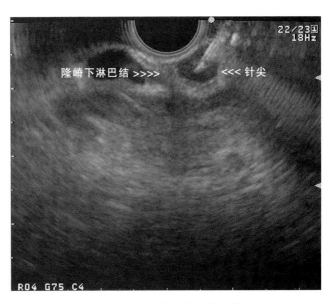

图 10.3　胰腺肿块患者隆嵴下淋巴结 FNA。

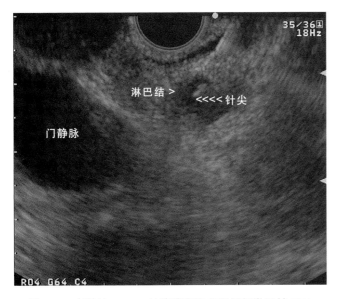

图 10.2　直径约 0.85cm 的胰腺癌患者肝门部淋巴结 FNA。

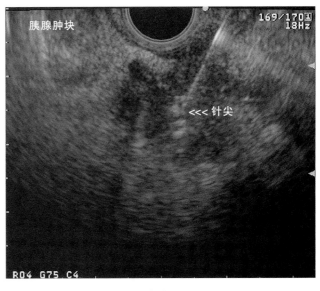

图 10.4　胰腺肿块的 FNA。

同意详细内容见第 5 章。

预防性使用抗生素

　　在胃肠道实性病变和淋巴结中实施 EUS-FNA 所致的菌血症风险较低,与诊断性内镜检查风险相当[6-8]。因此,这些病变进行 FNA 不需要预防性使用抗生素[9]。然而,囊性病变行 FNA 的不良事件发生率较高,特别是严重的感染并发症（如纵隔囊肿 EUS-FNA 后可导致纵隔炎）[10-13]。关于 EUS-FNA 不良反应的一项荟萃

分析提示,腹水穿刺的感染风险最高,为 3.53%,85 例患者中 2 例出现发热,1 例发生细菌性腹膜炎[14]。因此,目前常规推荐进行囊性病变穿刺或液性病灶内取样时,需预防性使用抗肠道微生物的抗生素,例如氟喹诺酮类或广谱青霉素类。抗生素使用应从术前一直持续至术后 48 小时。虽然胰腺囊性病变 EUS-FNA 的实际感染风险低于既往研究结果,目前仍推荐这一类患者术前应预防性使用抗生素,当然,若将来的研究提示抗生素使用弊大于利,则可重新修订此项

推荐意见[9]。

设备和人员配置

当穿刺针通过活检孔道并进入到目标组织时,线阵超声内镜可全程观察穿刺针位置。使用内镜的抬钳器有助于目标组织的靶向活检。不同厂家会提供不同型号的 EUS-FNA 穿刺针。由于超声内镜操作者通常会偏向使用特定型号的穿刺针,目前尚无足够数据证明哪种类型的穿刺针效果更好。

理想状况下,一般需要两名助手协助以提高 EUS 的效率。一名护士或注册麻醉护士(CRNA)监测患者对麻醉的反应,另一名技术员协助内镜医生操作仪器。如果要追加 FNA,则另需第 3 名助手,最好为细胞学技师,帮助操作者准备涂片。拟行 EUS-FNA 的患者通常需要比传统内镜操作麻醉更深,以预防潜在的不良事件发生。若有麻醉师监测和管理麻醉过程,可提高患者舒适度并降低不良事件的发生率。

培训

超声内镜医生的经验和操作技巧对 EUS 图像获取和 FNA 的成功起到关键作用。此外,实施 FNA 时同样要具备定位病变组织并将其与正常组织区分的能力。一项采用多因素分析的研究结果显示,超声内镜医生的经验是影响 EUS-FNA 诊断准确性的唯一因素,初学者诊断准确性仅为 33%,而资深医生[15]为 91%。近来美国胃肠内镜学会(ASGE)指南提出:操作医师需在上级医师指导下至少完成 150 例 EUS 及 50 例 EUS-FNA(25 例胰腺肿块及 25 例非胰腺肿块)方可独立操作[16]。一项研究同样证实,完成 30 例胰腺癌的 EUS-FNA 后诊断敏感性会显著提高,这与美国胃肠内镜学会推荐的阈值一致[17]。学员经培训后的学习曲线进展较快,准确性和效率稳步提高[18]。

术中操作基本原则

实施 EUS-FNA 的流程

实施 EUS-FNA 必须遵循基本流程,这对提高检查的准确性非常重要[19]。为了提高诊断和分期的准确性以及检查的效率,应对病变先行完整的 EUS 评估,从而明确 FNA 的步骤及每个病变安全理想的穿刺部位。FNA 的顺序需慎重决定,其原因在于首次穿刺的部位对肿瘤分期及患者治疗影响最大。仅在首次穿刺未得到明确诊断时,才会考虑对提供预后信息较少或

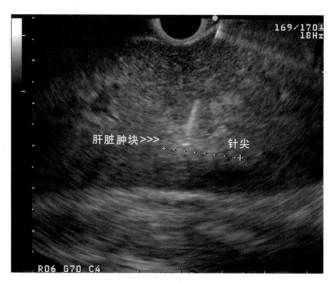

图 10.5　对胰腺癌患者的肝脏转移灶实施 FNA。

风险较大的部位进行穿刺。例如,当我们对可疑胰腺癌患者进行 EUS-FNA 时,若考虑患者预后及 FNA 安全性,首先对疑似转移的部位进行 FNA,处理顺序如下:①有恶性表现的远处淋巴结;②网膜赘生物或腹水;③有恶性表现的肝脏肿块(图 10.5);④有恶性表现的局部淋巴结。只有当这些部位看起来为良性而没有取样或取样后证实为良性病变时,我们才在结合多学科讨论的基础上对胰腺肿块进行穿刺。该方法可使 10%~20% 的患者在不行胰腺 FNA 的情况下确立诊断,同时也避免了胰腺穿刺活检的风险[10,20-24]。使用这种基础流程进行 EUS-FNA 会对疾病分期及患者护理产生重大影响。

如何到达目标病灶

当目标病变可触及时方可施行 EUS-FNA,这对于解剖结构改变的患者会有一定的难度。外科手术通常会改变正常解剖结构,导致胰胆疾病无法观察及穿刺,特别是 Roux-en-Y 术后[25]。一项研究纳入 13 例 Roux-en-Y 术后患者,超声内境均无法进入十二指肠近端,无法观察胰头及胆管图像。同样,胃旁路术后、Billroth II 或 Puestow 术后患者的胰胆显像成功率也较低,分别为 14%、48% 和 50%。主要困难在于插入输入袢或近端小肠难度大,且小肠气体也会干扰超声医生的视野。EUS 可在其他手术后改变正常解剖结构的患者中成功实施,例如 Billroth I、胰十二指肠切除术、Nissen 胃底折叠术以及食管切除术。根据我们的经验,解剖结构改变并不是 EUS 的禁忌证,原因在于我们可从肠道内不同部位观察目标病灶,而且可获取胰

胆区域外的其他部位病理组织。

其他一些情况会影响病变获取,例如管腔梗阻导致超声内镜无法通过、穿刺通道上存在重要结构(如胆管、胰管或血管)、管腔内物体残留(如食物)影响声耦合和(或)增加操作风险(如局部感染或误吸)、观察区域内气体过多(如肠道或气管)以及超越 EUS 观察范围或穿刺针无法穿刺的部位(如肝右叶)。此外,位于腔内原发肿瘤深部的病变(如淋巴结)也无法穿刺,因为穿刺针通过肿瘤时会带来假阳性的结果[26]。胃肠道腔内肿瘤患者行 EUS 前应先进行常规上消化道内镜检查以明确病灶特征,同时可进行狭窄腔道扩张以便于更大直径的超声内镜通过。

胃肠道内超声内镜的定位通常由病变部位决定。该定位也影响了 EUS-FNA 的技术成功性及取样充足性。例如,食管腔较直,使得超声内镜和穿刺针的角度偏斜较小,因此在穿刺获取食管病变时,进针阻力较小。此外,食管狭窄的管腔也限制了超声内镜移动,因此也减少进针过程中内镜回弹的可能性。另一方面,较大直径管腔或像胃与直肠扭曲的管腔通常会给 EUS-FNA 带来困难。从胃底或十二指肠降段获取组织时具有一定挑战性,严重的成角导致进针困难,同时也可能会损伤器械。特别是使用直径较大的穿刺针或 Trucut 活检针时,特殊部位穿刺难度更为显著。此外,胃壁中较厚的固有肌层也会增加穿刺难度。为解决这一问题,穿刺胃壁时通常需要使用抬钳器来使针垂直穿刺,穿刺时采用快速出针的方法。这种情况下就需要控制出针深度来减少出针过深带来的风险。

EUS-FNA 技术

在目标病变完成 EUS 全面评估后便可开始行 FNA,技术要点如下。

1. 目标病变应处于穿刺路径所在的平面。EUS 图像通常是定向的,因而穿刺针是从屏幕右侧进入视野,朝向图像的左下方前进。当使用 Olympus 超声内镜时,目标病变应放置在 6 点钟方向,也就是图像的中央。而使用 Pentax 超声内镜时,病变则最好放置在偏左一点的位置上。穿刺时应避免接触重要的干扰结构,特别是管腔样结构,例如血管、胆管或胰管。彩色多普勒可能有助于判断针道上是否存在血管。处理门静脉高压患者时,应特别注意压迫管腔时不能忽视曲张静脉。如果没有合适的穿刺窗口,必要时可借助抬钳器在血管间寻找穿刺部位。

2. 在插入穿刺针前,为避免损伤钳道,穿刺针应确保收入在外鞘中。去除活检孔道橡胶塞,插入整个穿刺针装置。抬钳器应向下或处于彻底放松位,以便器械顺利插入。穿刺装置通过 Luer 锁固定于活检孔道外口。

3. 超声内镜头端球囊扩张的最佳程度要根据操作者经验和个人喜好决定。在食管、十二指肠及结肠中,球囊扩张能帮助稳定超声内镜先端。球囊扩张后一般左偏,此时向下按住"上 / 下"旋钮,扩张的球囊将位于换能器后方,这样可确保出针时不刺破球囊。当穿刺针外鞘穿出活检孔道时,可能会带来少部分空气,这会影响声耦合,同时影响成像效果,这可通过间断或持续吸引来避免。

4. 随着操作经验的积累,可测量换能器距病变中心的距离,并根据这一距离来设置进针深度,从而避免进针过深带来的并发症。在实时成像下,穿刺针进入病变部位。如果使用针芯,通常需稍微退出针芯来确保穿刺针充分穿刺到肠壁或病变中。穿刺动作需快速利落。

5. 一旦进入病变,取出针芯(如果使用的话),接上带负压的 10mL 针筒。负压的压力也很关键。在血管性肿瘤或淋巴组织中,接上小的负压甚至无负压可减少血液的误吸,从而提高细胞学诊断效率。总体来说,初次活检效果不理想时可提高负压,而有血液误吸时则需减少负压。

6. 将接负压针管的穿刺针在靶组织中做 5~10 次反复提插动作。穿刺时穿刺针要保持在病变中,避免带负压的情况下退入腔道,否则将导致活检组织被腔道内容物或上皮污染。拔出穿刺针前,通过缓慢释放活塞来释放负压,勿将活塞推回中间位置。

7. 穿刺针退回到外鞘管中锁住后,旋开整个装置并从活检孔中拔出。

8. 每块玻片及收集组织的玻璃管都应标注患者编号和穿刺次数。使用充气的注射器对准玻片推出组织及组织液,并根据标本类型进行固定。用生理盐水冲洗穿刺针来收集细胞。每次穿刺获取的组织都应收集于不同的玻璃管。针芯需用纱布清洁,以去除残留血液。穿刺针内残留的生理盐水用空气排出后再插入针芯。如果针头堵塞,用针芯来清除内容物。需培养或有特殊用途的组织应根据病理医生建议保存在培养基中。对于囊性病变的抽吸,整个组织可留在针筒里。如需行生化检查,则不能稀释组织液。如果囊液量有限,不能完成所有需要的检查时,应当优先用于实验室检查。

9. 如果细胞学技师或细胞病理学医生在场,则需重复取样直至获取足够的组织。如果细胞学技师不在场,则推荐淋巴结病穿刺 3 次,胰腺病变穿刺 5~6 次,这样才能确保 90% 的病例获得足够的细胞量[27~29]。

病变特征

一般认为目标病变的大小可影响 FNA 的结果,但结论也不一致。一些学者认为,较小的病变较难直接穿刺,因此诊断率较低[30]。然而,部分研究并未证实病变的大小会影响 FNA 获取的组织量[31~35]。事实上,有学者提出,对于较大病灶,若中心含有坏死区域,其 FNA 诊断敏感性较低。因此,对于较大病变,穿刺其外周部位或采用扇面技术进行穿刺可提高 FNA 诊断率[19,36,37]。

病变的硬度也会影响 FNA 操作。例如,质地较硬的病变(如胰腺腺癌)含有结缔组织增生及纤维化,穿刺此类病灶具有一定难度。坚硬的病变可能会使穿刺针弯曲或变钝,这就要求每次穿刺时都要校直针体或更换穿刺针。穿刺坚硬组织时可通过稍微将内镜先端与腔壁成角,快速、有力地进行穿刺或使用小口径的穿刺针等方式提高穿刺效率[19,36]。

穿刺针型号

目前 EUS-FNA 的穿刺针有 19G、22G、25G 三种型号。尚无研究证实不同型号穿刺针对实性组织的穿刺效率及安全性方面存在显著差异[4]。一项荟萃分析总结了不同型号穿刺针穿刺胰腺或非胰腺实性肿块的效率,结果显示 25G 穿刺针较 22G 穿刺针能获得更多组织(风险比差异 0.12,95%CI 0.01~0.25)[38]。然而,在诊断准确性、穿刺次数及穿刺的可视性或安全性方面,两者并无差异。随后两项随机对照临床试验进一步评估了 22G 和 25G 穿刺针的穿刺效果[39,40]。第一项研究评估了所有上消化道实性病变 FNA,结果显示 25G 穿刺针在针头可视性及操作性方面较弱,但在诊断效率、准确性、安全性上不受影响[39]。而第二项研究仅评估了胰腺病变的 FNA,结果显示 25G 穿刺针更易操控,且不良事件较少,但两者诊断准确性相似[40]。这也强调了在十二指肠乳头病变行 FNA 时,较小直径的穿刺针在内镜先端扭转的情况下更易操控。但在其他胃肠道病变中,这种可变性作用不大。

19G 穿刺切割(TCB)系统同样能获取组织(Quick-Core,Wilson-Cook,温斯顿 – 塞勒姆,北卡罗来纳州,美国)[41]。硬度较大的 TCB 装置仅限于小角度弯曲部位的活检。鉴于 TCB 的成本、装置的硬度以及潜在的不良反应,目前仅限用于以下情况,例如 FNA 取样及细胞学检查无法明确诊断的病灶,或必须根据活检组织进行诊断的病灶(如自身免疫性胰腺炎)。

EUS-FNA 中负压吸引的使用

目前有两项随机对照研究评估负压吸引在淋巴结及实性肿块行 EUS-FNA 时的价值[28,42]。第一个研究指出,淋巴结行 FNA 时使用负压吸引会增加获取细胞的多样性(OR=2.86,95%CI 1.23~6.62)及组织的血液污染(OR=4.7,95%CI 1.99~11.24),但不提高诊断效率[28]。上消化道实性病变行 EUS-FNA 时,使用吸引可提高细胞涂片的充足性(17.8 vs.10.2,$P < 0.001$)、总的敏感性(85.7% vs. 66.7%,$P = 0.05$)和阴性预测值,但与无吸引时相比,并不影响组织的血液污染或准确性[42]。第 2 个近期研究比较了存在吸引与无吸引情况下,对胰腺实性病变 EUS-FNA 的影响,结果显示使用负压吸引组明显提高了诊断性标本的数量(72.8% vs. 58.6%,$P = 0.001$)、细胞多样性(OR=2.12,95% CI 1.37~3.30)、血液污染(OR=1.46,95% CI 1.28~1.68)、准确性(85.2% vs. 75.9%,$P = 0.004$)及敏感性(82.4% vs.72.1%,$P = 0.005$)[43]。我们推荐在 EUS-FNA 时进行负压吸引,并根据病变组织及标本血液含量情况实时改变负压。

EUS-FNA 针芯的使用

理论上,进行 EUS-FNA 时使用针芯可防止胃肠上皮细胞进入针鞘,因而减少胃肠道上皮的污染及提高标本的诊断效率。然而,三项研究的结果显示,使用针芯并不影响恶性肿瘤 FNA 的细胞多样性、组织量、污染及诊断效率[44~46]。其中一项研究指出,不使用针芯实际上可提高组织获取率[44]。所有研究均认为使用针芯会增加标本的血液污染。由于常规使用针芯较为耗时且不会提高诊断效率,因此我们不推荐 EUS-FNA 使用针芯。

获取足够组织标本的若干建议

一些特殊情况下,可能需要对本章介绍的操作方法进行改良。穿刺小病变(长轴 <5mm)时,可能需要放大图像来确定穿刺针是否进入病变。然而,当图像放大时,出针需特别小心,以免过度出针超出病变。小而硬的病变可能会使穿刺针弯曲或难以进入病灶。理想状况是穿刺路径与病变表面夹角接近垂直。对于固有肌层病变,快速刺入可能更利于穿刺。在某些情况下,一旦肠壁被刺通,需调整穿刺针方向。

数次穿刺后,穿刺针可能会弯曲,这将导致穿刺路径超出原先穿刺平面。一旦发生这种情况,操作者需将超声内镜沿着弯曲相反的方向旋转,以便观察针道。如果此方法无效,则需更换整个穿刺装置。

细胞含量少的标本通常提示靶向穿刺出现错误、负压不足和(或)结缔组织增生性病变。接下来行 FNA 时则需纠正这些错误,从而提高细胞量。

如果 EUS-FNA 过程中发现吸引针筒中存在血性液体,所有组织必须置于玻璃管中,原因在于穿刺针中残留的少许组织也属于目标病变。同时冲洗穿刺针和针筒以清除血液。

极少数情况下, 行 EUS-FNA 后在穿刺病灶或囊肿内可见增大的低回声区域(图 10.6),考虑出血[47,48]。如怀疑壁内出血,通常使用超声内镜探头在 FNA 穿刺位点压迫,观察 10~15 分钟以明确是否止血。大多数情况下出血是自限性的,除非患者正在进行抗凝或抗血小板药物治疗。凝血功能正常的患者出血多为自限性,通常无临床意义,此类患者术后处理中也无须特别调整。

EUS-FNA 可从几个技术方面进一步优化, 如缩短取直超声内镜、减少内镜成角及抬钳器的使用[49,50]。缩短镜身时镜身可能不经意间会从十二指肠滑出,一般可通过吸引腔内气体、调节上下大钮将探头固定于肠壁,或采取快速进针等手段避免[19,50]。当严重的成角阻碍穿刺针插入时,通常将穿刺针向成角相反方向弯曲顺利进入。如果弯曲后仍无法插入,则需在内镜进入胃部时将穿刺针插入,随后进入十二指肠。务必确保留有适当的穿刺针调节空间,以防过度进针,过度进针会在内镜调整位置时损伤肠壁。

适当旋转拉直镜身可更为有效地将该旋转力量传至内镜头端。这一操作很重要,因为在 FNA 操作过程中需要连续观察及监测穿刺针走行。同时增加穿刺力度也有助于一些坚硬组织的活检。FNA 是动态的过程,靶病变在穿刺抽吸过程中形态可能发生变化,因此需要及时调整镜身旋转程度和力度 (图 10.6 和图 10.7)。

FNA 操作中使用抬钳器既有优点也有缺点。过度按压抬钳器引起穿刺针弯曲,可能会导致其不能准确刺入病灶。相反,轻柔使用抬钳器有助于改变穿刺针路径,从而进入目标组织的不同区域进行取样。如图 10.7 所示,首先是对胰腺囊肿的囊液进行抽吸,其次改变穿刺针路径对囊内实性成分进行取样。

增加操作者与患者之间的距离以及使用身体或肢体稳定内镜位置均有助于实施 FNA。

理想状况下,操作间需配置多台显示器。一台显

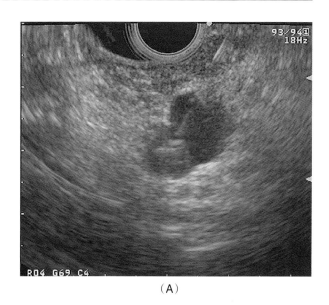

（A）

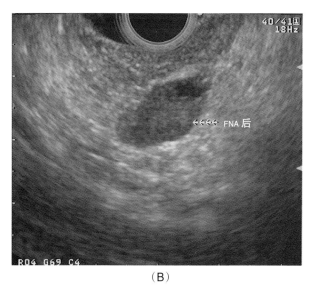

（B）

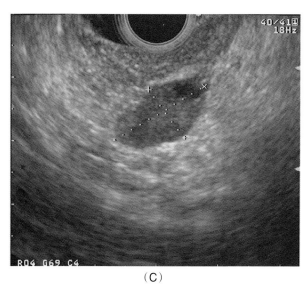

（C）

图 10.6 （A）含有实性成分的胰腺囊性病变的 FNA,穿刺针尖位于实性肿块内。（B）FNA 后可见囊内出血。（C）FNA 后可见囊内出血。

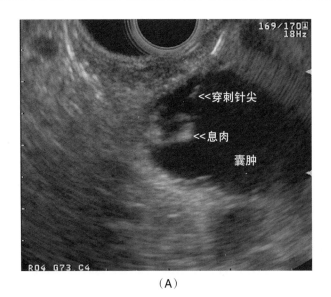

(A)

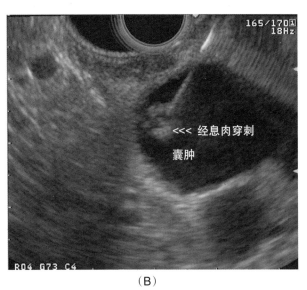

(B)

图 10.7 （A）胰腺囊性病变行 FNA。（B）同一病灶中，对囊内实性成分行 FNA。

示器位于患者和操作者同一侧。该显示器能够切换内镜和显微镜图像，有助于操作者观察实时超声图像和细胞学技师所制作的细胞学涂片。

现场病理学的作用

对细胞学标本的快速现场评估（ROSE）用于决定取材量的充足性，并确定是否需要进一步穿刺以明确诊断和采用其他辅助检查[3]。一项荟萃分析显示，在穿刺标本充足率低（<90%）的中心，ROSE 可提高取材量的充足性，但是并不能提高 FNA 的诊断价值[51]。部分研究则认为 ROSE 可减少总的穿刺标本量，同时促使诊断准确性增加 10%~15%[27,52]。现场病理医生的标本

充足率远高于细胞学技师或住院医生。然而，因疲于应对其他临床工作，且现场病理的劳动报酬较低，ROSE 细胞病理医生非常有限[53]。因此，绝大多数机构仍依赖细胞学技师和住院医生在 EUS 操作间评估穿刺标本情况，部分中心可提供实时远程病理学[54]。

术后注意事项

患者监测

患者术后在复苏区进行监测，其出院标准类似于其他内镜手术。我们建议行胰腺 EUS-FNA 的患者在手术当日可进食清淡流质食物，期间如出现任何不良事件的征象，应立即与术者联系。若操作时间较长或需要使用大剂量麻醉药物，可静脉注射 500 ~ 1000mL 生理盐水，并在复苏期间考虑使用单剂止吐药。若进行肝活检，患者需卧床观察 2 小时，且术后 24 小时内减少活动量。若对液体成分如囊肿进行穿刺吸取，患者术后需口服抗生素 48~72 小时。

EUS-FNA 术后何时开始使用抗凝或抗血小板药物治疗尚无共识指南。再次应用这些药物前必须进行风险获益评估，根据其抗凝治疗的指征和穿刺出血风险进行个体化分析。对于其他内镜手术，若患者属于血栓栓塞高风险人群，需在术后 2~6 小时使用低分子肝素（LMWH）作为桥接治疗，术后当晚服用华法林[55]。而在血栓栓塞低风险人群中，桥接抗凝并不是必需的。

EUS-FNA 的安全性

尽管 EUS-FNA 是一项安全的操作，但其不良事件发生率约 1%，操作相关的死亡发生率约 0.02%[14]。与实性病灶相比，囊性病灶行 FNA 的不良事件发生风险较高[10]。最常见不良事件包括感染、出血以及急性胰腺炎（AP）。

据文献报道，上消化道和下消化道行 EUS-FNA 后菌血症的发生率分别为 0~6% 和 2%[6-8,56]。尽管血培养阳性，无 1 例患者出现感染症状。菌血症发生率与行 EUS 检查而无 FNA 的患者类似[7,56]。在胰腺实性病变 EUS-FNA 过程中，真正感染的不良事件较罕见，发生率为 0.6%[10,57]。而对于胰腺纵隔囊性病变，行 EUS-FNA 后感染发生率较高。一项多中心研究显示，22 例胰腺囊性病变患者行 EUS-FNA 后，有 2 例患者发生感染，其中 1 例需行外科手术[10]。目前推荐胰腺囊性病

变 FNA 术前预防性使用抗生素，术后抗生素治疗。然而，一项评估常规使用抗生素在胰腺囊性病灶 EUS-FNA 术中价值的研究显示，感染发生率在抗生素使用组与未使用组间并无差异（1/88 vs. 1/178）[58]。在常规抗感染组，3 例患者发生其他不良事件（2 例局部过敏反应，1 例艰难梭菌感染）。纵隔囊性病变行 EUS-FNA 时存在感染风险，甚至可进展至纵隔炎和脓毒血症[13,59,60]。因此，纵隔囊性病变是 EUS-FNA 的相对禁忌证，若必须对复杂囊性病变行 EUS-FNA 以明确诊断，则术前须充分阐明感染风险[3]。

行 EUS-FNA 后穿刺部位发生腔外出血概率为 1.3%，表现为不断扩大的高回声区域[47]。胰腺囊性病变 EUS-FNA 后囊内出血发生率为 6%[48]。这些报道中 3 例患者出血为自限性，在门诊接受短期抗生素治疗。其他一些个案研究报道了 EUS-FNA 后出血的不良事件，例如肝门部胆管癌行 EUS-FNA 后发生胆道出血、胰腺囊性病变行 EUS-FNA 后出现胰腺出血、导管内乳头状腺瘤（IPMN）行 EUS-FNA 后发生后腹膜出血等[61-64]。虽然使用阿司匹林或非甾体抗炎药（NSAID）的患者行 EUS-FNA 后发生腔内或腔外出血的风险并未增加，但预防性使用低分子量肝素（LMWH）的患者行 EUS-FNA 后，出血发生率更高（LMWH 组为 33%，对照组为 3.7%）[65]。

一项系统性分析报道 EUS-FNA 后急性胰腺炎总体发生率为 0.44%[14]。尽管大部分患者为轻症胰腺炎，仍有部分患者发生胰腺坏死并需要坏死切除术[14,57]。EUS-FNA 后并发急性胰腺炎的可能危险因素包括近期急性胰腺炎病史、胰腺良性疾病行 FNA、穿刺针误入胰腺导管导致胰瘘等[66]。文献报道 1 例胰腺颈部病变患者行 EUS-FNA 后发生胰瘘，并反复出现腹水，后经胰管支架置入治疗得以缓解[67]。

有文献报道胰头和胆囊病变患者行 EUS-FNA 后发生胆汁性腹膜炎[68,69]。可能的危险因素包括穿刺针误入梗阻性胆道或胆囊[3]。

尽管 EUS-FNA 造成肿瘤针道种植的机会明显低于 CT 引导下穿刺，然而文献报道 EUS-FNA 所致肿瘤腹膜转移发生率达 2.2%[70]。此外，有研究显示，对胰体或胰尾病变穿刺可造成胃壁的种植转移[71-73]，纵隔恶性淋巴结穿刺可导致食管壁种植转移[74]。

结论

当病灶毗邻胃肠道时，EUS-FNA 是一项安全有效的获取组织的方法。充分的培训和丰富的经验是提高此项技术诊断准确性和安全性必不可少的手段。对 EUS-FNA 基本原则的充分理解还包括术前、术中及术后对患者的恰当管理。

（彭春艳 译　张晓琦 校）

参考文献

1 Vilmann P, Jacobsen GK, Henriksen FW, Hancke S. Endoscopic ultrasonography with guided fine needle aspiration biopsy in pancreatic disease. Gastrointest Endosc 1992;38(2):172-173.

2 Wiersema MJ, Hawes RH, Tao LC, et al. Endoscopic ultrasonography as an adjunct to fine needle aspiration cytology of the upper and lower gastrointestinal tract. Gastrointest Endosc 1992;38(1):35-39.

3 Jenssen C, Dietrich CF. Endoscopic ultrasound-guided fine-needle aspiration biopsy and trucut biopsy in gastroenterology—an overview. Best Pract Res Clin Gastroenterol 2009;23 (5):743-759.

4 Polkowski M, Larghi A, Weynand B, et al. Learning, techniques, and complications of endoscopic ultrasound (EUS)-guided sampling in gastroenterology: European Society of Gastrointestinal Endoscopy (ESGE) technical guideline. Endoscopy 2012;44 (2):190-206.

5 Lachter J, Rosenthal Y, Kluger Y. A multidisciplinary survey on controversies in the use of EUS-guided FNA: assessing perspectives of surgeons, oncologists and gastroenterologists. BMC Gastroenterol 2011;11:117.

6 Barawi M, Gottlieb K, Cunha B, et al. A prospective evaluation of the incidence of bacteremia associated with EUS-guided fine-needle aspiration. Gastrointest Endosc 2001;53(2):189-192.

7 Levy MJ, Norton ID, Wiersema MJ, et al. Prospective risk assessment of bacteremia and other infectious complications in patients undergoing EUS-guided FNA. Gastrointest Endosc 2003;57(6):672-678.

8 Levy MJ, Norton ID, Clain JE, et al. Prospective study of bacteremia and complications With EUS FNA of rectal and perirectal lesions. Clin Gastroenterol Hepatol 2007;5(6):684-689.

9 ASGE Standards of Practice Committee, Early DS, Acosta RD, et al. Adverse events associated with EUS and EUS with FNA. Gastrointest Endosc 2013;77(6):839-843.

10 Wiersema MJ, Vilmann P, Giovannini M, et al. Endosonography-guided fine-needle aspiration biopsy: diagnostic accuracy and complication assessment. Gastroenterology 1997;112(4):1087-1095.

11 Tarantino I, Fabbri C, Di Mitri R, et al. Complications of en-

doscopic ultrasound fine needle aspiration on pancreatic cystic lesions: final results from a large prospective multicenter study. Dig Liver Dis 2014;46(1):41–44.

12 Wildi SM, Hoda RS, Fickling W, et al. Diagnosis of benign cysts of the mediastinum: the role and risks of EUS and FNA. Gastrointest Endosc 2003;58(3):362–368.

13 Diehl DL, Cheruvattath R, Facktor MA, Go BD. Infection after endoscopic ultrasound-guided aspiration of mediastinal cysts. Interact Cardiovasc Thorac Surg 2010;10(2):338–340.

14 Wang KX, Ben QW, Jin ZD, et al. Assessment of morbidity and mortality associated with EUS-guided FNA: a systematic review. Gastrointest Endosc 2011;73(2):283–290.

15 Harewood GC, Wiersema LM, Halling AC, et al. Influence of EUS training and pathology interpretation on accuracy of EUS-guided fine needle aspiration of pancreatic masses. Gastrointest Endosc 2002;55(6):669–673.

16 Eisen GM, Dominitz JA, Faigel DO, et al. Guidelines for credentialing and granting privileges for endoscopic ultrasound. Gastrointest Endosc 2001;54(6):811–814.

17 Mertz H, Gautam S. The learning curve for EUS-guided FNA of pancreatic cancer. Gastrointest Endosc 2004;59(1):33–37.

18 Eloubeidi MA, Tamhane A. EUS-guided FNA of solid pancreatic masses: a learning curve with 300 consecutive procedures. Gastrointest Endosc 2005;61(6):700–708.

19 Gimeno-Garcia AZ, Elwassief A. How to improve the success of endoscopic ultrasound guided fine needle aspiration cytology in the diagnosis of pancreatic lesions. J Interv Gastroenterol 2012;2(1):31–36.

20 Agarwal B, Gogia S, Eloubeidi MA, et al. Malignant mediastinal lymphadenopathy detected by staging EUS in patients with pancreaticobiliary cancer. Gastrointest Endosc 2005;61(7):849–853.

21 Hahn M, Faigel DO. Frequency of mediastinal lymph node metastases in patients undergoing EUS evaluation of pancreaticobiliary masses. Gastrointest Endosc 2001;54(3):331–335.

22 Prasad P, Schmulewitz N, Patel A, et al. Detection of occult liver metastases during EUS for staging of malignancies. Gastrointest Endosc 2004;59(1):49–53.

23 Faigel DO, Ginsberg GG, Bentz JS, et al. Endoscopic ultrasound-guided real-time fine-needle aspiration biopsy of the pancreas in cancer patients with pancreatic lesions. J Clin Oncol 1997;15(4):1439–1443.

24 Afify AM, al-Khafaji BM, Kim B, Scheiman JM. Endoscopic ultrasound-guided fine needle aspiration of the pancreas. Diagnostic utility and accuracy. Acta Cytol 2003;47(3):341–348.

25 Wilson JA, Hoffman B, Hawes RH, Romagnuolo J. EUS in patients with surgically altered upper GI anatomy. Gastrointest Endosc 2010;72(5):947–953.

26 Gleeson FC, Kipp BR, Caudill JL, et al. False positive endoscopic ultrasound fine needle aspiration cytology: incidence and risk factors. Gut 2010;59(5):586–593.

27 Erickson RA, Sayage-Rabie L, Beissner RS. Factors predicting the number of EUS-guided fine-needle passes for diagnosis of pancreatic malignancies. Gastrointest Endosc 2000;51(2):184–190.

28 Wallace MB, Kennedy T, Durkalski V, et al. Randomized controlled trial of EUS-guided fine needle aspiration techniques for the detection of malignant lymphadenopathy. Gastrointest Endosc 2001;54(4):441–447.

29 LeBlanc JK, Ciaccia D, Al-Assi MT, et al. Optimal number of EUS-guided fine needle passes needed to obtain a correct diagnosis. Gastrointest Endosc 2004;59(4):475–481.

30 Siddiqui AA, Brown LJ, Hong SK, et al. Relationship of pancreatic mass size and diagnostic yield of endoscopic ultrasound-guided fine needle aspiration. Dig Dis Sci 2011;56(11):3370–3375.

31 Tournoy KG, Ryck FD, Vanwalleghem L, et al. The yield of endoscopic ultrasound in lung cancer staging: does lymph node size matter? J Thorac Oncol 2008;3(3):245–249.

32 Uehara H, Ikezawa K, Kawada N, et al. Diagnostic accuracy of endoscopic ultrasound-guided fine needle aspiration for suspected pancreatic malignancy in relation to the size of lesions. J Gastroenterol Hepatol 2011;26(8):1256–1261.

33 Haba S, Yamao K, Bhatia V, et al. Diagnostic ability and factors affecting accuracy of endoscopic ultrasound-guided fine needle aspiration for pancreatic solid lesions: Japanese large single center experience. J Gastroenterol 2013;48(8):973–981.

34 Rong L, Kida M, Yamauchi H, et al. Factors affecting the diagnostic accuracy of endoscopic ultrasonography-guided fine-needle aspiration (EUS-FNA) for upper gastrointestinal submucosal or extraluminal solid mass lesions. Dig Endosc 2012;24(5):358–363.

35 Wee E, Lakhtakia S, Gupta R, et al. Endoscopic ultrasound guided fine-needle aspiration of lymph nodes and solid masses: factors influencing the cellularity and adequacy of the aspirate. J Clin Gastroenterol 2012;46(6):487–493.

36 Weynand B, Deprez P. Endoscopic ultrasound guided fine needle aspiration in biliary and pancreatic diseases: pitfalls and performances. Acta Gastroenterol Belg 2004;67(3):294–300.

37 Binmoeller KF, Rathod VD. Difficult pancreatic mass FNA: tips for success. Gastrointest Endosc 2002;56(4 Suppl.):S86–S91.

38 Affolter KE, Schmidt RL, Matynia AP, et al. Needle size has only a limited effect on outcomes in EUS-guided fine needle aspiration: a systematic review and meta-analysis. Dig Dis Sci

2013;58(4):1026–1034.

39 Vilmann P, Saftoiu A, Hollerbach S, et al. Multicenter randomized controlled trial comparing the performance of 22 gauge versus 25 gauge EUS-FNA needles in solid masses. Scand J Gastroenterol 2013;48(7):877–883.

40 Lee JK, Lee KT, Choi ER, et al. A prospective, randomized trial comparing 25-gauge and 22-gauge needles for endoscopic ultrasound-guided fine needle aspiration of pancreatic masses. Scand J Gastroenterol 2013;48(6):752–757.

41 Wiersema MJ, Levy MJ, Harewood GC, et al. Initial experience with EUS-guided trucut needle biopsies of perigastric organs. Gastrointest Endosc 2002;56(2):275–278.

42 Puri R, Vilmann P, Saftoiu A, et al. Randomized controlled trial of endoscopic ultrasound-guided fine-needle sampling with or without suction for better cytological diagnosis. Scand J Gastroenterol 2009;44(4):499–504.

43 Lee JK, Choi JH, Lee KH, et al. A prospective, comparative trial to optimize sampling techniques in EUS-guided FNA of solid pancreatic masses. Gastrointest Endosc 2013;77(5):745–751.

44 Sahai AV, Paquin SC, Gariepy G. A prospective comparison of endoscopic ultrasound-guided fine needle aspiration results obtained in the same lesion, with and without the needle stylet. Endoscopy 2010;42(11):900–903.

45 Rastogi A, Wani S, Gupta N, et al. A prospective, single-blind, randomized, controlled trial of EUS-guided FNA with and without a stylet. Gastrointest Endosc 2011;74(1):58–64.

46 Wani S, Early D, Kunkel J, et al. Diagnostic yield of malignancy during EUS-guided FNA of solid lesions with and without a stylet: a prospective, single blind, randomized, controlled trial. Gastrointest Endosc 2012;76(2):328–335.

47 Affi A, Vazquez-Sequeiros E, Norton ID, et al. Acute extraluminal hemorrhage associated with EUS-guided fine needle aspiration: frequency and clinical significance. Gastrointest Endosc 2001;53(2):221–225.

48 Varadarajulu S, Eloubeidi MA. Frequency and significance of acute intracystic hemorrhage during EUS-FNA of cystic lesions of the pancreas. Gastrointest Endosc 2004;60(4):631–635.

49 Ramesh J, Varadarajulu S. How can we get the best results with endoscopic ultrasound-guided fine needle aspiration? Clin Endosc 2012;45(2):132–137.

50 Levy MJ, Wiersema MJ. EUS-guided Trucut biopsy. Gastrointest Endosc 2005;62(3):417–426.

51 Schmidt RL, Witt BL, Matynia AP, et al. Rapid on-site evaluation increases endoscopic ultrasound-guided fine-needle aspiration adequacy for pancreatic lesions. Dig Dis Sci 2013;58(3):872–882.

52 Klapman JB, Logrono R, Dye CE, Waxman I. Clinical impact of on-site cytopathology interpretation on endoscopic ultrasound-guided fine needle aspiration. Am J Gastroenterol 2003;98(6):1289–1294.

53 da Cunha Santos G, Ko HM, Saieg MA, Geddie WR. "The petals and thorns" of ROSE (rapid on-site evaluation). Cancer Cytopathol 2013;121(1):4–8.

54 Olson MT, Ali SZ. Cytotechnologist on-site evaluation of pancreas fine needle aspiration adequacy: comparison with cytopathologists and correlation with the final interpretation. Acta Cytol 2012;56(4):340–346.

55 ASGE Standards of Practice Committee, Anderson MA, Ben-Menachem T, et al. Management of antithrombotic agents for endoscopic procedures. Gastrointest Endosc2009;70(6):1060–1070.

56 Janssen J, Konig K, Knop-Hammad V, et al. Frequency of bacteremia after linear EUS of the upper GI tract with and without FNA. Gastrointest Endosc 2004;59(3):339–344.

57 Eloubeidi MA, Tamhane A, Varadarajulu S, Wilcox CM. Frequency of major complications after EUS-guided FNA of solid pancreatic masses: a prospective evaluation. Gastrointest Endosc 2006;63(4):622–629.

58 Guarner-Argente C, Shah P, Buchner A, et al. Use of antimicrobials for EUS-guided FNA of pancreatic cysts: a retrospective, comparative analysis. Gastrointest Endosc 2011;74(1):81–86.

59 Pai KR, Page RD. Mediastinitis after EUS-guided FNA biopsy of a posterior mediastinal metastatic teratoma. Gastrointest Endosc 2005;62(6):980–981.

60 Annema JT, Veselic M, Versteegh MI, Rabe KF. Mediastinitis caused by EUS-FNA of a bronchogenic cyst. Endoscopy 2003;35(9):791–793.

61 Cheruvattath R, Diehl DL. Hemosuccus pancreaticus after EUS-FNA of a pancreatic tail cyst. Gastrointest Endosc 2009;70(4):817.

62 Keswani RN. Hemosuccus pancreaticus after endoscopic ultrasound-guided fine needle aspiration of a pancreatic cyst. Endoscopy 2010;42(Suppl. 2):E79.

63 Kawakubo K, Isayama H, Takahara N, et al. Hemobilia as a rare complication after endoscopic ultrasound-guided fine-needle aspiration for hilar cholangiocarcinoma. Endoscopy 2011;43(Suppl. 2) UCTN:E334–5.

64 Carrara S, Arcidiacono PG, Giussani A, Testoni PA. Acute hemorrhage with retroperitoneal hematoma after endoscopic ultrasound-guided fine-needle aspiration of an intraductal papillary mucinous neoplasm of the pancreas. Am J Gastroenterol 2009;104(6):1610–1611.

65 Kien-Fong Vu C, Chang F, Doig L, Meenan J. A prospective control study of the safety and cellular yield of EUS-guided

FNA or Trucut biopsy in patients taking aspirin, nonsteroidal anti-inflammatory drugs, or prophylactic low molecular weight heparin. Gastrointest Endosc 2006;63(6):808–813.

66 Eloubeidi MA, Gress FG, Savides TJ, et al. Acute pancreatitis after EUS-guided FNA of solid pancreatic masses: a pooled analysis from EUS centers in the United States. Gastrointest Endosc 2004;60(3):385–389.

67 Reddymasu S, Oropeza-Vail MM, Williamson S, et al. Pancreatic leak after endoscopic ultrasound guided fine needle aspiration managed by transpapillary pancreatic duct stenting. Jop 2011;12(5):489–490.

68 Chen HY, Lee CH, Hsieh CH. Bile peritonitis after EUS-guided fine-needle aspiration. Gastrointest Endosc 2002;56(4):594–596.

69 Jacobson BC, Waxman I, Parmar K, et al. Endoscopic ultrasound-guided gallbladder bile aspiration in idiopathic pancreatitis carries a significant risk of bile peritonitis. Pancreatology 2002;2(1):26–29.

70 Micames C, Jowell PS, White R, et al. Lower frequency of peritoneal carcinomatosis in patients with pancreatic cancer diagnosed by EUS-guided FNA vs. percutaneous FNA. Gastrointest Endosc 2003;58(5):690–695.

71 Paquin SC, Gariepy G, Lepanto L, et al. A first report of tumor seeding because of EUS guided FNA of a pancreatic adenocarcinoma. Gastrointest Endosc 2005;61(4):610–611.

72 Chong A, Venugopal K, Segarajasingam D, Lisewski D. Tumor seeding after EUS-guided FNA of pancreatic tail neoplasia. Gastrointest Endosc 2011;74(4):933–935.

73 Katanuma A, Maguchi H, Hashigo S, et al. Tumor seeding after endoscopic ultrasound-guided fine-needle aspiration of cancer in the body of the pancreas. Endoscopy 2012;44 (Suppl. 2) UCTN:E160–1.

74 Doi S, Yasuda I, Iwashita T, et al. Needle tract implantation on the esophageal wall after EUS-guided FNA of metastatic mediastinal lymphadenopathy. Gastrointest En dosc 2008;67(6):988–990.

第 **11** 章

EUS-FNA 细胞学检查：
材料准备及结果分析

Cynthia Behling

通过 EUS 可以获取胃肠道黏膜下病变组织或者胃肠道附近器官的病变组织，比如胰腺、肺及淋巴结。显微镜下对活检组织的评估是确保操作成功的关键。本章的目的在于介绍通过 EUS 获取组织进行实验室检查的基础和最新的技术，并介绍最新的病理学诊断法。

本章包括三个部分，分别是 EUS 获取组织的技术装备、病变的解释、辅助方法及高级诊断方法的应用。病理医生的目标在于提供准确细致且能给临床干预提供帮助的有效诊断信息，确保 EUS 操作成功。

器械准备及 EUS 活检组织的质量

尽管如今我们可以在分子水平对病变进行诊断，但是传统的细胞及组织保存方式在大多数情况下仍然是有效且划算的。大多数解剖病理学实验室通常由包括美国病理学家协会（CAP）及临床实验室修正法案（CLIA）在内的一家或多家专业协会经过严格的质控程序授权建立，对相关的诊断手段非常精通。因此固定及处理 EUS 获取组织应采用常规手段，极少数例外和复杂情况我们将在本章的后面提到。

这里的"活检标本"指的是通过 EUS 引导下获取的任何组织标本。一个"活检标本"有可能是通过细针抽吸术（FNA）获得的标本，也就是通过小针尖获取并铺在切片上的少许细胞，也可能是指一个蜡块，包含整片组织。后面我们会详细讨论每种标本的优缺点。

EUS 活检组织的质量控制

尽管 EUS 操作已经普遍开展，对于 EUS 获取组

织的处理仍然有很多值得注意的地方。

团队及分工

一个完整的 EUS 团队包括一位优秀的消化科医生、一位临床助手、一位实验室技术人员和一位病理医生。获取的组织通常很小并且易碎。很多目标病变都需要特定的检查来诊断。因此，事先做好合适的计划非常重要。

选用抽吸活检还是组织块活检在某种程度上由病变的具体位置决定。有些病变的解剖学位置较为复杂，用细针很难获取。病理医生必须明确了解这两种活检方式的诸多不同之处。

组织蜡块可以完整地保留组织的原有结构，也就是病变的细胞及其周围间质组织的关系。在组织蜡块活检中血管和导管的结构通常是完整的。组织原有结构的完整对某些病变的诊断至关重要。在抽吸活检标本中，细胞被完全平铺展开，只有部分细微的结构仍然保留。例如，在腺癌的 FNA 活检标本中，部分腺体结构仍然存在。

组织块活检标本通常用甲醛固定、处理，然后包埋在石蜡中，检测时则从蜡块上切取 $3\sim5\,\mu m$ 厚的切片进行染色。处理方式同胃肠道黏膜活检标本。最终的结果是所有病理医生和消化科医生都熟悉的苏木精 – 伊红（HE）染色切片呈蓝色和粉色。

抽吸活检标本通常用 22G 或者更小的"细"针获取[1]。在这种活检方式下，操作者使用细针抽取液体并将其铺散在载玻片上，或者将标本置于保存液或固定液中以备后续处理。标本涂片的处理方式与血液涂片的处理方法类似。将一小滴抽吸液滴在玻片的一端，然后小心地将液滴平铺在玻片上形成单个细胞或者

小的细胞团。涂片处理后的细胞特征与组织块中的细胞特征有所不同，取决于涂片的处理方式和染色方式。在很多病理学实验室，抽吸液的涂片可以通过空气－干燥和乙醇－固定的方式进行处理。

喷雾式固定剂储存方便，避免蒸发且节省了固定药剂瓶的使用，因此这种方式极为流行，不过要确保均匀且准确地固定比较困难，需要长期的训练。这种固定方式的另一个优点是储存和运输相对容易。

判读组织块及细胞涂片的标准不尽相同。由于组织块中组织结构保存完好，因此可以通过观察腺体形态、周围间质组织及脉管的结构来进行诊断。而在细胞涂片中，可根据细胞核、细胞膜及细胞质内容物的具体细节特征对病变进行诊断，也就是说细胞学诊断更强调单个细胞的细节特征。

尽管对组织切片的判读是病理医生的日常核心工作，但不是所有的病理医生都会进行细胞病理学诊断。通常大多数病理医生对组织块的判读更加熟悉[2]。基于这点，有些人觉得组织块活检可能是更好的选择。细胞抽吸活检与组织块活检两种方式的优缺点值得商榷，但这两种诊断方式常常是相辅相成的。不少单位已经开始使用"并行"或先后活检的策略（例如，当大体组织块不能用于诊断时，考虑使用 FNA）[3]。某些特殊情况下，如自身免疫性胰腺炎，组织块活检可能更适合诊断[4]。同样，组织块活检的判读能辅助传统的淋巴瘤诊断，同时也有助于与一些侵袭性、原位囊性肿瘤或高分化恶性肿瘤如胰腺肿瘤相鉴别。另外，组织块活检也减少了细针活检物品的使用[5]。近来有人开发出 EUS 引导下的组织块活检技术，不过由于该项技术较新，研究不如 EUS-FNA 完善，因此其诊断准确性还有待探究[6-8]。组织块活检的应用还会受到器械限制。

组织块活检的一个潜在优势是，储存在蜡块中的组织能用于某些特殊染色和其他的研究需求。对于纵隔病变，组织块活检联合 FNA 检查对良性病变的诊断几乎是确定的[9]，但对胰腺病变诊断敏感性相对较低[10,11]。

组织块活检的一个潜在缺点是对组织原始结构的破坏[7,8,12,13]。应用 Trucut 还是其他类型的针头进行组织块活检，取决于病变的特征和部位以及临床和影像学的鉴别诊断[14]。

细胞块

和组织块活检相似，抽吸组织中的细胞标本也可以储存病变组织用于特定的研究。具体步骤如下：首

先将抽吸标本置于 RPMI 等培养基中，离心保留底部的细胞团块，接着用甲醛固定，后面的处理与组织块相同[13]。

细胞块和传统的组织块活检有相似之处，但不完全相同。尽管病理医生对切片的判读可能更为熟悉，但甲醛固定和石蜡块包埋并不是保存细胞细节的最佳方式[16]，而且细胞块的制备通常不是单独进行的。然而，细胞块可用于保存病变细胞组织，用于后续的特殊染色[17,18]。

在一些研究中心，细胞块是用活检针上洗下来的细胞制备的，因此可能并不含有病变组织[19]。确保细胞块中含有病变组织的一个方法是同时将抽吸液平分到每瓶培养基中用于制备切片。我们将在后面章节详细讨论该方法。

通过 FNA 可以进行细胞刷片检查。在一项有关胰腺囊性病变的研究中，研究者通过刷片检查制备了大量细胞标本[20,21]。

穿刺针大小

用于组织块活检的针头大小必须与所使用的内镜兼容。抽吸穿刺针的大小也因此受限，而穿刺针大小的选择会对细胞标本的制备有很大影响。25G 穿刺针可获取足够用于诊断的细胞数量。而且理论上细穿刺针可减少组织损伤和出血，降低用于诊断的细胞混杂血细胞的风险[22-24]。

对于有凝血障碍的患者，细穿刺针也更为安全，可以减少脏器内因空气栓塞或液体漏而导致的出血风险，或降低组织创伤导致并发症的概率。对于需要大量细胞进行诊断的患者如淋巴瘤患者，可使用更粗的穿刺针[22]。一项荟萃分析提示，使用 25G 穿刺针可提高获取细胞标本的数量，但并不会影响诊断准确性、进针次数或并发症的发生率[25]。其他研究指出，使用 25G 穿刺针可通过更少的进针次数获取足够的细胞标本[26]。

穿刺针准备

穿刺针腔内部应该涂抹肝素以减少凝块形成[27]。通常先从穿刺针上取下针芯，用肝素冲洗针腔，然后推入空气去除多余的肝素，最后将针芯装上，穿刺针就可以使用了。如果 EUS 操作时穿刺针过长，那么肝素的使用对 EUS 抽吸就尤为重要。血凝块可影响抽吸液涂片的制备，导致细胞团块的形成。肝素过多也会导致细胞变形，因此推注空气去除多余的肝素也很有必要。

如果血凝块已经形成,我们可以通过显微切割的方式用针尖将周围的凝块切除以保留中间的细胞标本,或者将凝块包裹的组织从玻片上切割出来并放入培养基中用于制备细胞块。一旦细胞被血凝块包绕,在细胞学制备过程中就很难被发现。

负压吸引

细针穿刺活检过程中使用负压吸引可有效地防止组织吸附到穿刺针切缘上[27]。这种方法可以提高用于诊断的细胞标本的数量。退针之前应关闭负压,防止针尖拔出后空气进入针腔引起细胞干燥,理论上也能同时避免针腔污染的发生[28,29]。不是所有的研究都提示负压吸引的使用可以提高病变的诊断率;对于血流丰富的器官来说,负压吸引的使用反而会增加血液污染的风险[30-33]。除了增加标本出血外,负压吸引也会诱发细胞学效应[34,35]。不过临床实际操作中这些问题相对少见,总的来说,负压吸引可保证获取足够的细胞标本[36-38]。

切片制备及染色

切片制备技术可直接影响切片的质量。细胞在切片上的呈现方式有助于我们选择最佳方式制备切片。有经验的助手(护士、实验室技术人员或其他人员)在标记过的玻片上方固定穿刺针尖,同时另一位助手(通常为内镜技术人员)将活检针往前推进大约 1cm。针芯被缓慢向针腔推进。这样我们就可以严格控制活检液通过针尖一滴一滴滴出来。液滴被交替置于切片及固定液上或 RPMI-1640 培养基中。这种“交替滴片”的方法保证细胞标本能均匀分配到细胞块及细胞涂片中,不过这需要严格控制液滴从活检针中推出,以避免玻片上形成大的细胞团。如果玻片上液体过多,用于诊断的细胞可能会变模糊,或者更坏的情况是所有的标本被全部滴完。切片制备完后,针腔内残留的液体用少许生理盐水冲洗,接着再注入空气将残留液体推入 RPMI-1640 培养基中(这种培养基用于保存细胞标本,直到标本用于制备细胞块或用于流式细胞学检查或其他特殊研究)。我们后面会讨论其他的收集液。

每次进针获取的细胞标本可以用于制备 2~6 张切片,当然这取决于具体的细胞数量。超过 6 张切片通常不会提高诊断效率,反而会让细胞技术员和病理医生反感,因为筛查并判读大量切片只为寻找一两个病变细胞费时费力,并且工作效率低。

将组织细胞滴到玻片上后,要用另一张干净的玻片将液滴迅速平铺开。方法同血液涂片的制备,需要反复练习:力量太大可能会破坏细胞,力量太小又会导致细胞成团成簇或者混杂有血液或黏液。最理想的是一半切片进行空气干燥,另一半切片用 95%乙醇浸泡用于巴氏染色。如果可能,干燥后的切片应进行 Diff-Quik 或其他快速染色,并由病理医生进行细胞学判读。我们后面会讨论快速细胞学评估方法。完成上述操作后,将乙醇固定的切片和 RPMI 培养基中的细胞悬液送至实验室,分别进行巴氏染色及细胞块制备。制备细胞块时需要在培养基中加入凝血酶,然后混合液离心,获取底部细胞团块。接着重悬细胞,移除血凝块,用镜头纸覆盖后置于组织盒中,用乙醇固定,经过处理后用石蜡包埋,最终用于 HE 染色或免疫组化染色。用于流式细胞免疫分型或者其他研究的细胞标本,则要在加入凝血酶之前从 RPMI 培养基中移出。

尽管空气干燥和乙醇固定切片两项工作都进行似乎是多余的,但这两种方法是相辅相成的,可以用来展示病变的不同细胞学特征。经空气干燥的涂片可以用改良 Romanowsky 染色方法进行染色,如 Diff-Quik染色法。随着细胞慢慢干燥,它们会在玻片上铺散开,形成大量晶体。经空气干燥后,涂片也会显示胞浆内及胞浆外结构,如黏蛋白。空气干燥处理后的 Diff-Quik染色涂片同样也适用于淋巴样病变的评估。

乙醇固定能保留细胞核特征,可以用 HE 或巴氏染色。巴氏染色法可突出细胞核内的细节、染色质的形态以及鳞状细胞的角化。

活检标本的液基制备

细胞标本的液基制备方式已经成为很多细胞标本的标准制备方法,在妇科临床操作中应用尤为广泛。这种方式在其他标本包括 EUS-FNA 活检标本中的应用正在逐渐增加。标本置于专门的固定液中,并通过自动化程序制备切片。自动化的标本和切片制备方式可以最大限度地减少与人工涂片制备相关的技术问题。美国食品与药物管理局(FDA)已经批准了两种方法:ThinPrep(Cytyc Co.,马尔伯勒,马萨诸塞州,美国)及 SurePath(TriPath Inc.,伯灵顿,北卡罗来纳州,美国)。液基制备方式的优点在于便捷高效的细胞保存方式、高效的筛查方式(细胞单层铺开并集中在一个很小的范围内)以及制片过程中技术难度大大降低。取样完成后不应立即进行涂片,而应将标本全部放入固定液中并运送到实验室。如果实验室或病理医生距离内镜中心较远，则更应采用这种方式[39]。一项研究显示，相比由内镜医生自行涂片而言，这种方法可提高诊断率，并且使得后期提取组织碎片进行组织学评估成为可能，而无须做快速判读[40]。

由于需要使用专利培养基进行固定，细胞标本的液基制备方式比较昂贵，而且会带来细胞细节特征上的变化，需要在判读时加以考虑，例如标本中黏液减少。不过对于某些标本来说这种黏液的效果是有益的，因为判读黏液性胰腺肿瘤切片时，黏液是一个有用的背景特征。用这种方法制备切片只需要使用少量抽吸的细胞，而剩余液体细胞数量我们则不得而知。这种技术还能使细胞解体，丧失某些细胞微结构。最后，由于固定液含有乙醇，会导致某些抗原蛋白降解，进而使后续的免疫组化结果丧失可信度。

如何应用这些方法取决于团队人员的配置和实验室可用的资源。在直接涂片、组织块活检、液基制备方式如 ThinPrep 或者 SurePath，或者联合使用以上方法中进行选择，主要依据病变性质、病理医生和内镜医生的喜好、人员配置、内镜中心和实验室之间的距离，以及不同方法的诊断敏感性、特异性及准确性。

EUS 团队的人员配置非常关键。例如，在某些医院，内镜中心和实验室距离很近，实验室技术员可以到内镜中心取材并现场进行涂片，而在其他一些医院，消化内镜中心常常训练自己的员工制备切片。如果需要实验室技术员帮助制备标本，内镜中心需要同时考虑实验室的日程安排，从而对标本制备进行合理的安排。同样，如果标本需要进行流式细胞仪检查，那么也需要事先考虑特殊的处理程序。

胰腺囊液分析的作用

此处需要专门讲述胰腺囊液的分析方法。囊液成分进行定量计算分析，对判断胰腺良恶性病变有极高的阳性或阴性预测价值，可用于指导患者的预后判断[41-43]。对囊液进行谨慎地分配和预先处理，可以提供最佳的检验结果，尤其当囊液比较少的时候，处置方式包括对囊液进行离心，用上清液进行 CEA 检测和（或）分子检测，用沉淀的细胞团块进行细胞学检测。

分子分析

理想的情况是通过对抽取的细胞标本或囊液进行分子分析以准确判断病变的本质。但是实际上分子分析只在某些情况下有用[44]，而昂贵的费用也限制了目前这项技术的常规使用。分子分析的其他潜在应用价值包括肿瘤细胞的异质性、抽样分析及部分分子标志物的分布情况。各种研究探讨了特定分子标志物的相对诊断敏感性和特异性[45]。临床上更为重要的问题是，对标本进行额外的分子分析，与只做传统的细胞学分析、囊液分析或其他病变的免疫组化检查相比，是否能改变诊断的敏感性。

判读结果的质量控制

病理医生对 EUS 引导下获取的组织已经越来越熟悉，但很多人仍然经验有限。幸运的是，有很多 EUS-FNA 相关课程可指导病理医生和内镜医生相关的病理知识[46]。

用于诊断的病理标准及临床相关的病变特征分层标准都已经进行了改良。例如，黏液分化的出现和"非典型上皮细胞"的出现，这两个组织学特征对评估胰腺囊液的临床意义具有重要作用。高级别非典型上皮细胞预示着病变为恶性的风险极高。描述清晰的细胞学诊断标准可以对诊断内容进行简化，有助于对囊性病变患者进行分型，进而评估是否需要手术治疗[47,48]。

就像内镜医生进行 EUS-FNA 操作的能力正在快速提高一样，病理医生对 EUS 活检标本进行判读的能力也在不断提高[49,50]。EUS 引导的活检技术可以在既往无法到达的组织器官上获取标本，因此，病理医生判读这些标本的经验可能略显不足。通过 EUS 获取的组织有其特性，包括"噪声"和混杂其他胃肠道正常细胞，而这些细胞需要与病变细胞相区分。

对通过 EUS-FNA 获取的纵隔淋巴结的病理学诊断进行回顾性分析，我们发现结果具有很好的可重复性[50]。经验丰富的病理医生诊断效率更高[51]。

在经验丰富的内镜中心，假阴性或假阳性的诊断都极为罕见[52]。总的来说，如果没有取样到病变组织，则可能出现假阴性结果；而假阳性结果则是由于病理医生的判读失误。纵隔病变假阴性诊断的概率与取样淋巴结的解剖位置相关，并且可能很高[53]。在一项纳入 367 例胰腺恶性肿瘤切除术后患者的回顾性研究中，研究者分析了细胞学诊断结果，发现只有 4 例（1.1%）是假阳性。如果将可疑病变一起分析，假阳性概率就为 3.8%。所有的误判病例最终都证实是慢性胰腺炎（CP）[54]。尽管假阳性诊断的概率很低，遵循恶性肿瘤诊断标准和基本的细胞学诊断原则能最大限度地降低假阳性诊断率[54]。

病理学和临床信息的整合

细胞学快速现场评估

操作中进行细胞学快速现场评估是为了评估穿刺是否获取到合适的标本，并决定是否需要其他检查。病理医生在显微镜下观察术中实时制备好的组织切片，对标本进行快速诊断。如果抽吸出的标本足够进行诊断，则可以停止操作。如果标本中有坏死或者没有抽吸出标本，内镜医生可重新调整进针方向到其他病变组织。快速诊断的目的是优化操作过程，减少误诊的数量和进针次数[55-58]。快速诊断还能提供初步诊断[57]，减少由于取样不合适导致的假阴性诊断，降低重复操作的概率[59]，并提高诊断准确性[60,61]。

大多数文献都支持快速诊断能够优化 EUS‑FNA 操作，但是不同中心的实际情况有所区别。尽管快速诊断能够提高诊断率，但是部分病理医生却不愿意提供快速诊断服务，因为工作时间增加却没有相应的薪酬补偿[63]。从医院角度考虑，不合理取样导致的重复操作可通过快速诊断而减少，从而节约一定的成本[55,64]。减少成本的措施包括以下几点：几次穿刺标本都准备好后再通知病理医生，而不是让病理医生在整个操作过程中在旁等待；将准备好的切片送至病理医生处，而不是让他们来内镜室；如有可能，由细胞技术员评估取样是否合适，而不是病理医生；以及不借助显微镜对切片进行大体宏观判读。后一种方法的缺点在于充足的标本并不意味着有充足的可用于诊断的细胞。

EUS‑FNA 操作的主要优势是可以通过快速评估调整进针方向。EUS‑FNA 操作过程中的实时影像可以让术者直接进针到目标组织[65]。对于有些肿瘤，穿刺病变的边缘可能更有效，可以避开坏死中心；而对于其他病变，中心的组织可能包含有更多的肿瘤细胞。例如，胰腺癌病灶边缘的抽吸标本也许只能诊断出慢性胰腺炎。尽管不是所有情况下都需要准确无误地进针，但是进针过程中反复思考和快速评估可提高复杂病变的诊断率。

实验室在 EUS 中的作用

病理医生有必要认识到，在绝大多数情况下，EUS 操作不是一个筛查性检查，而是一个诊断性检查。

让病理医生和实验室人员清楚认识到他们在 EUS 操作和患者管理的过程中扮演的直接角色，将有助于提高 EUS 活检术的成功率[66]。应该及时讨论手术指征及每例患者相关的临床和影像学信息。了解操作的目的很重要，是筛查、诊断、取样，还是为了通过流式细胞术进行基因检查。

对组织切片和病例报告进行建档管理，以及含有病理和 EUS 信息的数据库的建立，都应该作为质量确认和能力评估的重要组成部分。临床信息的记录、病变的 EUS 图像特征、诊断以及其他数据可以用来评估相关人员的能力（内镜医生和病理医生）、诊断准确性，以及不同技术的使用价值，如快速细胞学判读。

病理医生及其助手应该了解 EUS 活检术的局限性，知道操作过程中需要掌握的技术细节，并且进行培训。美国的实验室服务由国家和各个州共同管理，遵循 CLIA'88、CAP 实验室认证方案和其他很多操作指南。一个高水平的实验室能够为患者提供最佳的服务[67]。操作指南的具体细节和其他标准可以通过 CAP 和美国细胞病理学协会（ASC）查询到。

（张舒 译　邹晓平 校）

参考文献

1　Mac Demay R. The Art and Science of Cytopathology, 2nd edn. Alexandria: ASCP Press, 2012.

2　Stewart CJ, Coldewey J, Stewart IS. Comparison of fine needle aspiration cytology and needle core biopsy in the diagnosis of radiologically detected abdominal lesions. J Clin Pathol 2002; 55(2):93–97.

3　Aithal GP, Anagnostopoulos GK, Tam W, et al. EUS‑guided tissue sampling: comparison of "dual sampling" (Trucut biopsy plus FNA) with "sequential sampling" (Trucut biopsy and then FNA as required). Endoscopy 2007;39(8):725–730.

4　Levy MJ. Endoscopic ultrasound‑guided trucut biopsy of the pancreas: prospects and problems. Pancreatology 2007;7(2–3): 163–166.

5　Levy MJ, Jondal ML, Clain J, Wiersema MJ. Preliminary experience with an EUS‑guided trucut biopsy needle compared with EUS‑guided FNA. Gastrointest Endosc 2003;57(1):101–106.

6　Larghi A, Verna EC, Stavropoulos SN, et al. EUS‑guided trucut needle biopsies in patients with solid pancreatic masses: a prospective study. Gastrointest Endosc 2004;59(2):185–190.

7　Varadarajulu S, Fraig M, Schmulewitz N, et al. Comparison of EUS‑guided 19‑gauge Trucut needle biopsy with EUS‑guided fine‑needle aspiration. Endoscopy 2004;36(5):397–401.

8　Bang JY, Varadarajulu S. Procore and flexible 19 gauge needle can replace Trucut biopsy needle? Clin Endosc 2013;46(5): 503–505.

9 Storch I, Shah M, Thurer R, et al. Endoscopic ultrasound-guided fine-needle aspiration and Trucut biopsy in thoracic lesions: when tissue is the issue. Surg Endosc 2008;22(1):86–90.

10 Yun SS, Remotti H, Vazquez MF, et al. Endoscopic ultrasound-guided biopsies of pancreatic masses: comparison between fine needle aspirations and needle core biopsies. Diagn Cytopathol. 2007;35(5):276–282.

11 Strand DS, Jeffus SK, Sauer BG, et al. EUS-guided 22-gauge fine-needle aspiration versus core biopsy needle in the evaluation of solid pancreatic neoplasms. Diagn Cytopathol 2014;42(9):751–758.

12 Adler DG, Jacobson BC, Davila RE, et al. ASGE guideline: complications of EUS. Gastrointest Endosc 2005;61(1):8–12.

13 Zech CJ, Helmberger T, Wichmann MW, et al. Large core biopsy of the pancreas under CT fluoroscopy control: results and complications. J Comput Assist Tomogr 2002;26 (5):743–749.

14 Glenthøj A, Sehested M, Torp-Pederson S. Ultrasonically guided histological and cytological fine needle biopsies of the pancreas. Reliability and reproducibility of diagnosis. Gut 1990;31 (8):930–933.

15 Koss, LG. Diagnostic Cytopathology and its Histologic Basis, 3rd edn, Vol 2. Philadelphia: J.B. Lippencott, 1979.

16 Nathan NA, Narayan E, Smith MM, Horn MJ. Cell block cytology: improved preparation and its efficacy in diagnostic cytology. Am J Clin Pathol 2000;114(4):559–606.

17 Chhieng DC, Benson E, Eltoum I, et al. MUC1 and MUC2 expression in pancreatic ductal carcinoma obtained by fine-needle aspiration. Cancer 2003;99(6):365–371.

18 Kung IT, Chan SK, Lo ES. Application of the immunoperoxidase technique to cell block preparations from fine needle aspirates. Acta Cytol 1989;34(3):297–303.

19 Henry-Stanely MJ, Stanley MW. Processing of needle rinse material from fine needle aspirations rarely detects malignancy not identified in smears. Diag Cytopathol 1992;8(5):538–540.

20 Al-Haddad M, Raimondo M, Woodward T, et al. Safety and efficacy of cytology brushings versus standard FNA in evaluating cystic lesions of the pancreas: a pilot study. Gastrointest Endosc 2007;65(6):894–898.

21 Brugge W, DeWitt J, Klapman JB, et al. Techniques for cytologic sampling of pancreatic and bile duct lesions. Diagn Cytopathol 2014;42(4):333–337.

22 Adler D, Max Schmidt C, Al-Haddad M, et al. Clinical evaluation, imaging studies, indications for cytologic study, and pre-procedural requirements for duct brushing studies and pancreatic FNA: the papanicolaou society of cytopathology recommendations for pancreatic and biliary cytology. Diagn Cytopathol 2014;42(4):325–332.

23 vanSonnenberg E, Goodacre BW, Wittich GR, et al. Image-guided 25-gauge needle biopsy for thoracic lesions: diagnostic feasibility and safety. Radiology 2003;227(2):414–418.

24 Centeno BA, Enkemann SA, Coppola D, et al. Classification of human tumors using gene expression profiles obtained after microarray analysis of fine-needle aspiration biopsy samples. Cancer 2005;105(2):101–109.

25 Karadsheh Z, Al-Haddad M. Endoscopic ultrasound guided fine needle tissue acquisition: where we stand in 2013? World J Gastroenterol 2014;20(9):2176–2185.

26 Affolter KE, Schmidt RL, Matynia AP, et al. Needle size has only a limited effect on outcomes in EUS-guided fine needle aspiration: a systematic review and meta-analysis. Dig Dis Sci 2013;58(4):1026–1034.

27 Suzuki R, Irisawa A, Bhutani MS, et al. Prospective evaluation of the optimal number of 25-gauge needle passes for endoscopic ultrasound-guided fine-needle aspiration biopsy of solid pancreatic lesions in the absence of an onsite cytopathologist Dig Endosc 2012;24(6):452–456.

28 Kasugai H, Yamamoto R, Tatsuta M, et al. Value of heparinized fine needle aspiration biopsy in liver malignancy. Am J Roentgenol 1985;144(2):243–244.

29 Weynand B, Deprez P. Endoscopic ultrasound guided fine needle aspiration in biliary and pancreatic diseases: pitfalls and performances. Acta Gastroenterol Belg 2004;67(3):294–300.

30 Smith EH. Complications of percutaneous abdominal fine-needle biopsy. Rev Radiol 1991;178(1):253–258.

31 Zajdela A, Zillhardt P, Voillemot N. Cytological diagnosis by fine needle sampling without aspiration. Cancer 1987;59(6):1201–1205.

32 Kate MS, Kamal MM, Bobhate SK, Kher AV. Evaluation of fine needle capillary sampling in superficial and deep-seated lesions. An analysis of 670 cases. Acta Cytol 1998;42 (3):679–684.

33 Kinney TB, Lee MJ, Filomena CA, et al. Fine-needle biopsy: prospective comparison of aspiration versus nonaspiration techniques in the abdomen. Radiology 1993;186(2):549–552.

34 Hopper KD, Abendroth CS, Sturtz KW, et al. Fine needle aspiration biopsy for cytopathologic analysis: utility of syringe hand semiautomated guns and the nonsuction method. Radiology 1993;185(3):819–824.

35 Mair S, Dunbar F, Becker PJ, Du Plessis W. Fine needle cytology—is aspiration suction necessary? A study of 100 masses in various sites. Acta Cytol 1989;33(6):809–813.

36 Kamal MM, Arjune DG, Kulkarni HR. Comparative study of fine needle aspiration and fine needle capillary sampling of thyroid lesions. Acta Cytol 2002;46(1):30–34.

37 Hopper KD, Grenko RT, Fisher AI, TenHave TR. Capillary

versus aspiration biopsy: effect of needle size and length on the cytopathological specimen quality. Cardiovasc Intervent Radiol 1996;19(5):341–344.

38 Savage CA, Hopper KD, Abendroth CS, et al. Fine-needle aspiration biopsy versus fineneedle capillary (nonaspiration) biopsy: in vivo comparison. Radiology 1995;195(3):815–819.

39 Wallace MB, Kennedy T, Durkalski V, et al. Randomized controlled trial of EUS-guided fine needle aspiration techniques for the detection of malignant lymphadenopathy. Gastrointest Endosc 2001;54(4):441–447.

40 Lee KR, Papillo JL, St. John T, Eyerer GJ. Evaluation of the ThinPrep processor for fine needle aspiration specimens. Acta Cytol 1996;40(5):895–899.

41 Weynand B, Borbath I, Galant C, et al. Optimizing specimen collection and laboratory procedures reduces the non-diagnostic rate for endoscopic ultrasound-guided fine-needle aspiration of solid lesions of the pancreas. Cytopathology 2013;24 (3):177–184.

42 Wu HH, Jones KJ, Cramer HM. Immunocytochemistry performed on the cell-transferred direct smears of the fine-needle aspirates: a comparison study with the corresponding formalin-fixed paraffin-embedded tissue. Am J Clin Pathol 2013;139(6):754–758.

43 Chai SM, Herba K, Kumarasinghe MP, et al. Optimizing the multimodal approach to pancreatic cyst fluid diagnosis: developing a volume-based triage protocol. Cancer Cytopathol 2013;121(2):86–100.

44 Cizginer S, Turner BG, Bilge AR, et al. Cyst fluid carcinoembryonic antigen is an accurate diagnostic marker of pancreatic mucinous cysts. Pancreas 2011;40(7):1024–1028. Erratum in: Pancreas 2013;42(4):728.

45 Nikiforova MN, Khalid A, Fasanella KE, et al. Integration of KRAS testing in the diagnosis of pancreatic cystic lesions: a clinical experience of 618 pancreatic cysts. Mod Pathol 2013;26(11):1478–1487.

46 Al-Haddad M, Dewitt J, Sherman S, et al. Performance characteristics of molecular (DNA) analysis for the diagnosis of mucinous pancreatic cysts. Gastrointest Endosc 2014;79 (1):79–87.

47 Pitman MB, Yaeger KA, Brugge WR, Mino-Kenudson M. Prospective analysis of atypical epithelial cells as a high-risk cytologic feature for malignancy in pancreatic cysts. Cancer Cytopathol 2013;121(1):29–36.

48 Ono J, Yaeger KA, Genevay M, et al. Cytological analysis of small branch-duct intraductal papillary mucinous neoplasms provides a more accurate risk assessment of malignancy than symptoms. Cytojournal 2011;8:21.

49 Genevay M, Mino-Kenudson M, Yaeger K, et al. Cytology adds value to imaging studies for risk assessment of malignancy in pancreatic mucinous cysts. Ann Surg 2011;254(6):977–983.

50 Savides TJ, Donohue M, Hunt G, et al. EUS-guided FNA diagnostic yield of malignancy in solid pancreatic masses: a benchmark for quality performance measurement. Gastrointest Endosc 2007;66(2):277–282.

51 Skov BG, Baandrup U, Jakobsen GK, et al. Cytopathologic diagnoses of fine-needle aspirations from endoscopic ultrasound of the mediastinum: reproducibility of the diagnoses and representativeness of aspirates from lymph nodes. Cancer 2007;111(4):234–241.

52 Eltoum IA, Chhieng DC, Jhala D, et al. Cumulative sum procedure in evaluation of EUS-guided FNA cytology: the learning curve and diagnostic performance beyond sensitivity and specificity. Cytopathology 2007;18(3):143–150.

53 Woon C, Bardales RH, Stanley MW, Stelow EB. Rapid assessment of fine needle aspiration and the final diagnosis—how often and why the diagnoses are changed. Cytojournal 2006;6(3):25.

54 Cerfolio RJ, Bryant AS, Eloubeidi MA, et al. The true false negative rates of esophageal and endobronchial ultrasound in the staging of mediastinal lymph nodes in patients with nonsmall cell lung cancer. Ann Thorac Surg 2010;90(2):427–434.

55 Siddiqui AA, Kowalski TE, Shahid H, et al. False-positive EUS-guided FNA cytology for solid pancreatic lesions. Gastrointest Endosc 2011;74(3):535–540.

56 Nasuti JF, Gupta PK, Baloch ZW. Diagnostic value and cost effectiveness of on site evaluation of fine needle aspiration specimens: review of 5688 cases. Diagnostic Cytopathology 2002;27(1):1–4.

57 Klapman JB, Logrono R, Dye CE, Waxman I. Clinical Impact of on-site cytopathology interpretation of endoscopic ultrasound guided fine needle aspiration. Am J Gastroenterol 2003;98:1289–1294.

58 Logroño R, Waxman I. Interactive role of the cytopathologist in EUS guided fine needle aspiration: an efficient approach. Gastrointest Endosc 2001;54(4):485–490.

59 Schmidt RL, Walker BS, Howard K, et al. Rapid on-site evaluation reduces needle passes in endoscopic ultrasound-guided fine-needle aspiration for solid pancreatic lesions: a risk-benefit analysis. Dig Dis Sci 2013;58(11):3280–3286.

60 Collins BT, Murad FM, Wang JF, Bernadt CT. Rapid on-site evaluation for endoscopic ultrasound-guided fine-needle biopsy of the pancreas decreases the incidence of repeat biopsy procedures. Cancer Cytopathol 2013;121(9):518–524.

61 Hébert-Magee S, Bae S, Varadarajulu S, et al. The presence of a cytopathologist increases the diagnostic accuracy of endoscopic ultrasound-guided fine needle aspiration cytology for

pancreatic adenocarcinoma: a meta-analysis. Cytopathology 2013;24(3):159–171.

62 Turner BG, Cizginer S, Agarwal D, et al. Diagnosis of pancreatic neoplasia with EUS and FNA: a report of accuracy. Gastrointest Endosc. 2010;71(1):91–98.

63 Liu K, Dodge R, Glasgow BJ, Layfield LJ. Fine needle aspiration: comparison of smear, cytospin and cell block preparations in diagnostic and cost effectiveness. Diagn Cytopathol 1988;19 (1):70–74.

64 Dhillon I, Pitman MB, DeMay R, et al. Compensation crisis related to the onsite adequacy evaluation during FNA procedures —urgent proactive input from cytopathology community is critical to establish appropriate reimbursement for CPT code 88172 (or its new counterpart if introduced in the future). Cytojournal 2010;7:23.

65 Pellise Urquiza M, Fernandez-Esparrach G, Sole M, et al. Endoscopic ultrasound-guided fine needle aspiration: predictive factors of accurate diagnosis and cost-minimization analysis of on-site pathologist. Gastroenterol Hepatol 2007;30(6):319–324.

66 Jhala NC, Jhala D, Eltoum I, et al. Endoscopic ultrasound-guided fine-needle aspiration biopsy: a powerful tool to obtain samples from small lesions. Cancer 2004;102(4):239–246.

67 Jhala NC, Jhala DN, Chhieng DC, et al. Endoscopic ultrasound-guided fine-needle aspiration. A cytopathologist's perspective. Am J Clin Pathol 2003;120(3):351–367.

68 Guidelines of the Papanicolaou Society of Cytopathology for fine-needle aspiration procedure and reporting. The Papanicolaou Society of Cytopathology Task Force on Standards of Practice. Mod Pathol 1997;10(7):739–747.

第 12 章

高频超声探头

Nidhi Singh, Alberto Herreros-Tejada, Irving Waxman

超声内镜(EUS)已经能成熟地运用环扫和线阵方法评估胃肠壁及其周围组织病变,其最常用于胃肠道恶性肿瘤的评估和局部分期[1]。标准内镜探头的频率在 5~20MHz;探头频率越高,其图像质量越好,但超声波穿透率越低[2]。

高频超声检查

高频超声(HFUS)采用小口径超声探头(小于2.6mm),1989 年被首次介绍[3](图 12.1)。与传统 EUS相比,它具有更高的操作频率(图 12.1),可以获得更高的分辨率[4,5];与标准 EUS 相比,高频超声探头可以通过普通内镜的活检通道,使其运用于标准胃肠镜。高频超声探头分辨率越高,越能更好地定义胃肠壁层次,因此可以更准确地研究小的或者表浅的胃肠壁病变[4]。另一个潜在优点是该种超声探头可以通过狭窄部位。

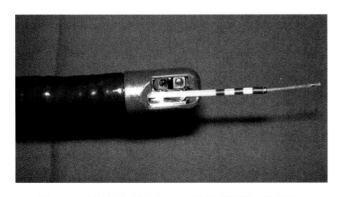

图 12.1 高频超声探头(HFUS)通过侧视镜工作通道。

产品技术特点

高频超声探头可分为机械型和电子型。机械型超声探头是通过线缆驱动旋转的单一超声换能器,因此可以产生垂直于探头的 360° 图像。换能器盖内充满润滑油,并可作为声学界面。电子型超声探头由固定传感器组成,主要用于心血管手术[6]。

标准高频机械型超声探头有不同直径(2.0~2.9mm)、不同频率(12~30MHz)和不同长度(1700~2200mm)[6,7](表 12.1)。据报道,12MHz、20MHz和 30MHz 探头平均成像深度分别为 29mm、18mm 和10mm[4,8]。目前高频超声探头可生成高分辨率图像,且能用于上消化道内镜、肠镜、乙状结肠镜、结肠镜和内镜逆行胰胆管造影(ERCP)检查。检查之前,高频超声探头使用的关键一步是在体外启动旋转,使探头周围的润滑油均匀分布,并评估成像质量。在术前准备期间,患者需静脉注射胰高血糖素或阿托品,以减少胃肠道蠕动,降低检查难度。有些内镜专家建议术前使用黏液溶解剂,从而减少表面黏液、提高图像质量。如果病变需要组织活检,建议在高频超声检查后进行,因为活检会影响图像质量。当内镜前端位于病灶附近时,探头先通过活检通道从内镜前端伸出约 1cm 并接近病变。充分吸引管腔内空气、管腔内注入水(注意减少误吸风险)和使用胶冻介质,可增加探头与组织间的耦合。有些文献提示,可将避孕套或球囊护套固定于内镜前端,以提高声耦合,特别适用于食管或直肠检查时[9,10]。有些超声内镜医生喜欢于病变下进行黏膜下注射,从而改善食管和结直肠病变图像质量,在肿瘤分期时提高判断的准确性。当高频超声探头用于胆道时,胆汁本身就是很好的耦合剂,能减少球囊辅助或水灌注。

表12.1   高频超声探头

生产者	型号	直径 (mm)	长度 (mm)	模式	频率 (MHz)
Fujinon	PL 2220	2.0	2200	环扫 / 线阵	12-15-20
	PL 1726-1926	2.6	1700~1900	环扫 / 线阵	12-15-20
	PL 2226	2.6	2200	环扫 / 线阵	7.5
Olympus	UM-S20-20R	2.0	2140	环扫	20
	UM-S30-20R	2.0	2140	环扫	30
	UM-2R	2.5	2140	环扫	12
	UM-3R	2.5	2140	环扫	20
	UM-S30-25R	2.5	2140	环扫	30
	UM-DP12-25R	2.5	2200	环扫 / 线阵	12
	UM-DP20-25R	2.5	2200	环扫 / 线阵	20
	UM-BS20-26R-3	2.6	2140	环扫	20
	UM-G20-29R	2.9	2140	环扫	20

解剖相关性

由于操作频率更高,高频超声探头获取的图像要比普通超声内镜更小。其穿透深度仅 2~3mm。另一方面,其优势的分辨率可以显示管壁结构,产生的超声图像类似组织学层次[12]。标准超声频率可识别管壁的 5 层结构,而高频超声探头(20~30MHz)可识别胃壁 9~11 层结构和肠壁 5 层结构[11,13]。

正常胃壁在高频超声探头下可观察到 9 层结构(图 12.2)。

- 第 1 层(高回声)和第 2 层(低回声)分别为探头表面和黏膜层。

- 第 3 层(高回声)为黏膜肌层。
- 第 4 层(低回声)为黏膜层与黏膜下层交界。
- 第 5 层(高回声)为黏膜下层。
- 第 6 层(低回声)为内环肌,第 7 层(高回声)为肌间结缔组织,第 8 层(低回声)为外纵肌。
- 第 9 层(高回声)为浆膜下和浆膜。

结肠中,固有肌层的 3 层结构也能清晰显示。

- 内部低回声为环肌。
- 中间高回声为中间连接层。
- 外部低回声为纵肌。

高频超声探头的优点在于可以详细评估胃肠壁黏膜肌层和固有肌层。这种功能可用于诊断动力障碍性疾病,以及在内镜下黏膜及黏膜下层切除术前进行早期癌症评估。

高频超声探头应用

在内镜治疗之前,可应用高频超声内镜对不隆起的肿瘤进行分期和早期癌症浸润深度评估[14]。对于食管、胃和结肠浅表肿瘤分级准确性高达 90%[8,15-20]。然而,由于超声图像无法正确辨别炎症和肿瘤,因此该方法存在一定限制[19]。此外,由于探头的高频率影响观察视野,不能识别深部淋巴结,因此阻碍了其对病变进行 TNM 分期。

食管

食管癌

高频超声内镜对于食管癌 T 分期的准确性优于

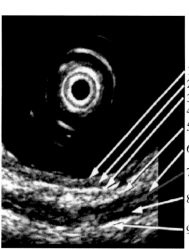

1. 表面黏膜层   高回声
2. 交界处   低回声
3. 黏膜肌层   高回声
4. 交界处   低回声
5. 黏膜下层   高回声
6. 内环肌   低回声
7. 交界处   高回声
8. 外纵肌   低回声
9. 浆膜下和浆膜   高回声

1,2,3 } 黏膜
4 黏膜肌层 / 黏膜下层交界面
5 黏膜下层
6 内环肌层
7 固有肌层
8 外纵肌层
9 浆膜下肌层和浆膜层

图 12.2   超声相关的胃壁结构。

标准超声,主要由于探头的高分辨率及越过狭窄部分的能力[8];其准确性可高达 85%[15,21-23](表 12.2)。此特征使其特别适用于浅表病变或早期癌症内镜治疗的评估[21]。高频超声内镜的主要局限性之一是对局部淋巴结分期的评估,因此可尝试标准超声内镜[15]。

Barrett 食管

即使在内镜下有可见病变,高频超声内镜对于 Barrett 食管伴有高级别上皮内瘤变或黏膜内癌患者的浸润程度评估准确性仍然有限[13]。

其他适应证

高频超声内镜还可用于评估食管静脉曲张、测量曲张静脉直径和血管壁厚度[28-30]。该探头优点即可以通过活检通道到达病变水平,而不会压迫曲张静脉。在贲门失弛缓患者中,高频超声探头可用于确认食管下括约肌,从而可以准确定位注射肉毒杆菌毒素[31],并可帮助评估食管运动和感觉功能。贲门失弛缓、弥漫性食管痉挛和胡桃夹食管均可出现环肌和纵肌的肥大及不协调[32,33]。通过识别食管壁和组织层(黏膜层、黏膜下层和固有肌层)的明显扩张,高频超声内镜还可早期发现和诊断嗜酸性食管炎[34]。

胃

早期胃癌

高频超声内镜进行胃癌 T 分期十分准确,尤其适用于隆起型病灶和分化程度较高的病灶[16,35,36];其准确性可高达 80%,而传统超声内镜仅为 63%[23,24,26,27,36]。由于病变局部的炎症、水肿或纤维化,高频超声探头可能会有病变程度高估的风险[36]。另一方面,当组织浸润深度超过 10mm 时,高频超声内镜对肿瘤 T 分期准确性会降低[25]。即使存在这些限制,高频超声内镜对早期胃癌 EMR 治疗选择仍起决定性作用[37,38]。

其他适应证

有文献报道,高频超声探头有助于胃淋巴瘤、皮革胃、Menetrier 病、胃静脉曲张的诊断[39]。淋巴瘤可表现为黏膜层和黏膜下层增厚,可伴有黏膜皱襞肥厚;皮革胃可出现黏膜层、黏膜下层和固有肌层明显增厚;Menetrier 病表现为黏膜层增厚及囊性变。

小肠和结肠

结直肠癌

高频超声探头可通过标准肠镜的工作通道,因此可到达回盲部。其对肠癌 T 分期的准确性与普通超声内镜相似[17,18]。高频超声探头更适用于平坦和表浅病变,对于小病灶其准确性高达 100%[7];对于肿瘤 T 分期,高频超声内镜优于放大肠镜[20,40]。

其他适应证

高频超声探头可用于某些肠道肿瘤的术前评估,包括平滑肌瘤、平滑肌肉瘤、脂肪瘤、淋巴瘤和神经内分泌肿瘤。研究显示,在炎性肠病急性活动时,高频超声探头可通过测量肠壁厚度、识别损伤层次以及确定炎性肠病的严重程度[41,42]。

腔内超声

基于特殊小探头的腔内超声(IDUS)有利于胰十二指肠树和十二指肠乳头的研究。这些可经导丝的小探头(直径 5~10F,频率 12.5~30MHz),可以经十二指肠壶腹部到达胆管和胰管。IDUS 产生腔内的环扫图像;胆胰管的管状结构及胆汁、胰液的存在有助于高分辨率图像的产生。这些腔内小探头可通过标准侧视镜或经皮穿刺时使用。

技术特征

腔内超声探头插入方法与球囊导管插入方法类似(图 12.3)。腔内超声探头在未行十二指肠乳头括约肌切开或导丝引导时插管较困难。虽然大多数探头是半柔性的,但探头插入时过度使用抬钳器可能会损伤超声换能器。一些小直径和较长的超声探头可以通过远端主要的肝管。当胰管不扩张或胰管解剖扭曲时,胰管内超声探查可能会特别困难。

表 12.2　高频超声探头对食管癌分期的作用

参考文献	例数	T 分期准确性	N 分期准确性
Yanai 等[24]	52	71%	–
Akahoshi 等[25]	78	67%	80%
Hunerbein 等[26]	30	82%	80%
Kida 等[27]	302	79%	–

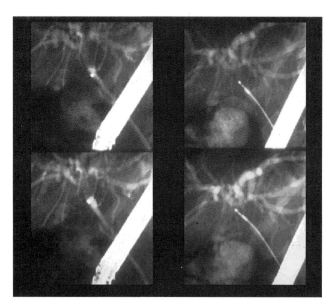

图 12.3 ERCP 时胆管内 IDUS 的放射图像。

解剖相关性

在 IDUS 时，Oddi 括约肌表现为十二指肠壁内的低回声环形增厚。胆管壁表现为 2~3 层结构：内层高回声层是胆管黏膜与胆汁之间的交界；中间不连续低回声层是纤维肌层；外层高回声层是浆膜下脂肪组织层（图 12.4）。当 IDUS 探头置于肝内胆管时，有些血管结构能够显示，如门静脉和右肝动脉，当然由于频率更高，因此会有一定限制。

胰腺通常为均匀回声，在胆总管胰段显示最清楚。主胰管通常与远端胆总管伴行。在胰腺后方可以观察到下腔静脉。

IDUS 应用

胆总管结石

有研究表明，IDUS 与 ERCP 及 EUS 相比能更清晰地显示结石[43,44]。Ohashi 等的一项研究表明，IDUS 可探查到 33% ERCP 未发现的小结石[45]。尽管有上述优势，但由于费用问题及缺乏数据，IDUS 的使用仍受到限制。

胆管狭窄

各种研究表明，当病变具有以下特征时需考虑恶性可能，如低回声包块、内部回声不均匀、表面不规则、管壁增厚或狭窄处胆管壁正常结构中断[46-48]。一项回顾性研究报道，IDUS 图像鉴别良恶性病变的准确性高达 90%[47]。类似的研究表明，与 ERCP 或 EUS 相比，IDUS 可更准确地评估胆管狭窄的性质及是否可切除[49,50]。此外尚有研究表明，ERCP 同时使用高频超声探头可准确显示胆管狭窄的特征，且准确性从 58% 提高到 90%[51]。

胆管癌

胆管癌的治疗主要依据病变的位置、TNM 分期及手术可切除性。早期研究表明，IDUS 有助于评估胆管癌累及门静脉和右肝动脉的程度；与传统 EUS 相比，IDUS 在肿瘤 T 分期方面更具优势（77% vs. 54%），且有更高的准确性和敏感性（分别为 89% vs. 76%，91%

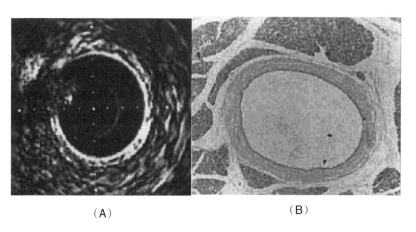

（A）　　　　　　　　　　　　　　（B）

图 12.4 正常胰腺的高频超声探头显像（A）和相应的组织学切片（B）。

vs. 76%）[52-54]。与传统 EUS 相比，IDUS 小探头可更进一步评估肝门部胆管癌的情况[52]。与胆管造影相比，IDUS 可更准确地评估病变胆管内浸润情况（86% vs. 43%）[52,55]。这是一种有用的鉴别诊断方法，特别是对于Ⅲ期（以上）和ⅣA 期（以下）病灶，并且该方法还有助于评估门静脉和右肝动脉受浸润情况[56]。

IDUS 也可以通过测量治疗前后胆管壁厚度来评估放射治疗效果[57]。有文献表明，IDUS 可用于预测胆管癌金属支架的置入效果。IDUS 的缺点包括不能有效评估周围淋巴结情况、远处转移情况或者肝十二指肠韧带附近血管受侵情况。

壶腹部肿瘤

有些研究表明，与传统 EUS 和 CT 检查相比，IDUS 探头对于壶腹部肿瘤的发现及诊断更具优势[50,58]。

胰腺癌和胰管狭窄

IDUS 可用于发现早期胰管癌[59,60]和评估胰管狭窄[46,47,61]。胰腺癌的特征为低回声区域外包绕着高回声边缘[59]。另一方面，慢性胰腺炎（CP）的特征是环状无回声带外包绕着细网状结构，异质程度与病变的纤维化程度成正比[46,47]。

产黏液肿瘤

IDUS 可帮助评估胰腺产黏液肿瘤，可以清晰地显示囊性病变及胰管表面改变。

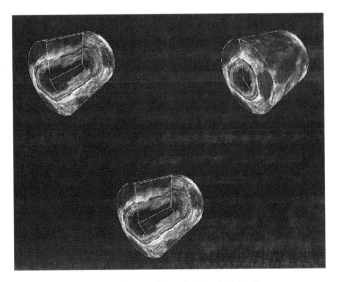

图 12.5　高频超声 3D 图像：重建图像。

并发症

迄今为止，尚无报道与超声探头使用相关的严重并发症；并且与传统超声相比，高频超声探头并未增加风险。但是操作时仍需注意注水过程的安全性，特别是食管内操作时误吸风险较高。当使用 IDUS 时，胆管及胰管腔内操作最主要的风险是胰腺炎，其发生率为 0.4%~1.5%[49,62,63]。

未来展望

一些内镜厂商已经开始研发 3D 扫描探头，每分钟可获取 120 帧图像，并通过计算机重组出 3D 图像（图 12.5）。有些相关研究显示，3D-EUS 可以更准确地评估肿瘤大小和局部浸润，其观察一致性更高、检查者主观性影响更小[64-67]。

近期的研究表明，3D-IDUS 可以更好地评估胆管癌壁内生长情况及其与周围组织的关系[68,69]。Tamada 等对比了胆管癌壁内生长患者的 3D-IDUS 和 2D-IDUS 图像；3D 图像可以对肿瘤原发灶及其周围结构的关系进行重建，从而更好地识别肿瘤是否侵犯胰腺和门静脉[68]。

结论

高频超声探头是一项新技术，其可以提供更为详细的胃肠壁图像，从而更好地评估和分级胃肠道黏膜与黏膜下肿瘤以及胆胰管树。与传统 EUS 相比，其有更高的频率，可以获得更高的图像分辨率，但穿透性受限。高频超声探头相对操作简单，可直接通过胃肠镜活检通道（IDUS 是通过侧视镜活检通道）。高频超声探头对于胃肠道表浅肿瘤（早期癌症局限于黏膜和黏膜下层时）T 分期准确性要优于传统 EUS，从而可以为该类患者治疗策略选择提供帮助。其最主要的不足是由于组织穿透性低，导致淋巴结分期评估较差。IDUS 主要用于胆胰管疾病，其可以在 ERCP 操作时安全使用，并可以准确评估胆胰管狭窄性质、肿瘤局部分期以及胆总管结石的诊断。持续发展将扩大探头超声技术应用范围和提高治疗能力。

（吴寒　译　邹晓平　校）

参考文献

1 Gan SI, Rajan E, Adler DG, et al. Role of EUS. Gastrointest Endosc 2007;66(3):425–434.

2 Bhutani MS. Interventional endoscopic ultrasonography: state of the art at the new millenium. Endoscopy 2000;32(1):62–71.

3 Silverstein FE, Martin RW, Kimmey MB, et al. Experimental evaluation of an endoscopic ultrasound probe: in vitro and in vivo canine studies. Gastroenterology 1989;96(4):1058–1062.

4 Kimmey MB, Martin RW, Silverstein FE. Endoscopic ultrasound probes. Gastrointest Endosc 1990;36 (2 Suppl.):S40–S46.

5 Schembre D, Ayub K, Jiranek G. High-frequency mini-probe ultrasound: the Rodney Dangerfield of endoscopy? J Clin Gastroenterol 2005;39(7):555–556.

6 Liu J, Carpenter S, Chuttani R, et al. Endoscopic ultrasound probes. Gastrointest Endosc 2006;63(6):751–754.

7 Hurlstone DP, Cross SS, Sanders DS. 20-MHz high-frequency endoscopic ultrasound-assisted endoscopic mucosal resection for colorectal submucosal lesions: a prospective analysis. J Clin Gastroenterol 2005;39(7):596–599.

8 Chak A, Canto M, Stevens PD, et al. Clinical applications of a new through-the-scope ultrasound probe: prospective comparison with an ultrasound endoscope. Gastrointest Endosc 1997;45(3):291–295.

9 Wallace MB, Hoffman BJ, Sahai AS, et al. maging of esophageal tumors with a water-filled condom and a catheter US probe. Gastrointest Endosc 2000;51(5):597–600.

10 Schembre D, Chak A, Stevens P, et al. Prospective evaluation of balloon-sheathed catheter US system. Gastrointest Endosc 2001;53(7):758–763.

11 Watanabe H, Miwa H, Terai T, et al. Endoscopic ultrasonography for colorectal cancer using submucosal saline solution injection. Gastrointest Endosc 1997;45(6):508–511.

12 Odegaard S, Nesje LB, Ohm IM, Kimmey MB. Endosonography in gastrointestinal diseases. Acta Radiol 1999;40(2):119–134.

13 Waxman I, Raju GS, Critchlow J, et al. High-frequency probe ultrasonography has limited accuracy for detecting invasive adenocarcinoma in patients with Barrett's esophagus and high-grade dysplasia or intramucosal carcinoma: a case series. Am J Gastroenterol 2006;101(8):1773–1779.

14 Waxman I, Saitoh Y, Raju GS, et al. High-frequency probe EUS-assisted endoscopic mucosal resection: a therapeutic strategy for submucosal tumors of the GI tract. Gastrointest Endosc 2002;55(1):44–49.

15 Hasegawa N, Niwa Y, Arisawa T, et al. Preoperative staging of superficial esophageal carcinoma: comparison of an ultrasound probe and standard endoscopic ultrasonography. Gastrointest Endosc 1996;44(4):388–393.

16 Takemoto T, Yanai H, Tada M, et al. Application of ultrasonic probes prior to endoscopic resection of early gastric cancer. Endoscopy 1992;24(Suppl. 1):329–333.

17 May A, Gunter E, Roth F, et al. Accuracy of staging in early oesophageal cancer using high resolution endoscopy and high resolution endosonography: a comparative, prospective, and blinded trial. Gut 2004;53(5):634–640.

18 Saitoh Y, Obara T, Einami K, et al. Efficacy of high-frequency ultrasound probes for the preoperative staging of invasion depth in flat and depressed colorectal tumors. Gastrointest Endosc 1996;44(1):34–39.

19 Yanai H, Yoshida T, Harada T, et al. Endoscopic ultrasonography of superficial esophageal cancers using a thin ultrasound probe system equipped with switchable radial and linear scanning modes. Gastrointest Endosc 1996;44(5):578–582.

20 Yoshida M, Tsukamoto Y, Niwa Y, et al. Endoscopic assessment of invasion of colorectal tumors with a new high-frequency ultrasound probe. Gastrointest Endosc 1995;41(6):587–592.

21 Murata Y, Suzuki S, Ohta M, et al. Small ultrasonic probes for determination of the depth of superficial esophageal cancer. Gastrointest Endosc 1996;44(1):23–28.

22 Murata Y, Suzuki S, Mitsunaga A, et al. Endoscopic ultrasonography in diagnosis and mucosal resection for early esophageal cancer. Endoscopy 1998;30 (Suppl 1):A44–A46.

23 Hunerbein M, Ulmer C, Handke T, Schlag PM. Endosonography of upper gastrointestinal tract cancer on demand using miniprobes or endoscopic ultrasound. Surg Endosc 2003;17(4):615–619.

24 Yanai H, Noguchi T, Mizumachi S, et al. A blind comparison of the effectiveness of endoscopic ultrasonography and endoscopy in staging early gastric cancer. Gut 1999;44(3):361–365.

25 Akahoshi K, Chijiiwa Y, Tanaka M, et al. Endosonography probe-guided endoscopic mucosal resection of gastric neoplasms. Gastrointest Endosc 1995;42(3):248–252.

26 Hunerbein M, Ghadimi BM, Haensch W, Schlag PM. Transendoscopic ultrasound of esophageal and gastric cancer using miniaturized ultrasound catheter probes. Gastrointest Endosc 1998;48(4):371–375.

27 Kida M, Tanabe S, Watanabe M, et al. Staging of gastric cancer with endoscopic ultrasonography and endoscopic mucosal resection. Endoscopy 1998;30 (Suppl 1):A64–A68.

28 Kane L, Kaleleh M, Shami VM, et al. Comparison of the grading of esophageal varices by transnasal endoluminal ultrasound and esophagogastroduodenoscopy. Clin Gastroenterol Hepatol 2005;3(8):806–812.

29 Schiano TD, Adrain AL, Cassidy MJ, et al. Use of high-resolu-

tion endoluminal sonography to measure the radius and wall thickness of esophageal varices. Gastrointest Endosc 1996;44 (4):425–428.

30 Kishimoto H, Sakai M, Kajiyama T, et al. Miniature ultrasonic probe evaluation of esophageal varices after endoscopic variceal ligation. Gastrointest Endosc 1995;42(3):256–260.

31 Hoffman BJ, Knapple WL, Bhutani MS, et al. Treatment of achalasia by injection of botulinum toxin under endoscopic ultrasound guidance. Gastrointest Endosc 1997;45(1):77–79.

32 Dogan I, Mittal RK. Esophageal motor disorders: recent advances. Curr Opin Gastroenterol 2006;22(4):417–422.

33 Mittal RK. Motor and sensory function of the esophagus: revelations through ultrasound imaging. J Clin Gastroenterol 2005; 39(4 Suppl. 2):S42–S48.

34 Fox VL, Nurko S, Teitelbaum JE, et al. High-resolution EUS in children with eosinophilic "allergic" esophagitis. Gastrointest Endosc 2003;57(1):30–36.

35 Yanai H, Fujimura H, Suzumi M, et al. Delineation of the gastric muscularis mucosae and assessment of depth of invasion of early gastric cancer using a 20-megahertz endoscopic ultrasound probe. Gastrointest Endosc 1993;39(4):505–512.

36 Akahoshi K, Chijiwa Y, Hamada S, et al. Pretreatment staging of endoscopically early gastric cancer with a 15 MHz ultrasound catheter probe. Gastrointest Endosc 1998;48 (5):470–476.

37 Waxman I, Saitoh Y. Clinical outcome of endoscopic mucosal resection for superficial GI lesions and the role of high-frequency US probe sonography in an American population. Gastrointest Endosc 2000;52(3):322–327.

38 Ohashi S, Segawa K, Okamura S, et al. The utility of endoscopic ultrasonography and endoscopy in the endoscopic mucosal resection of early gastric cancer. Gut 1999;45 (4):599–604.

39 Buscarini E, Stasi MD, Rossi S, et al. Endosonographic diagnosis of submucosal upper gastrointestinal tract lesions and large fold gastropathies by catheter ultrasound probe. Gastrointest Endosc 1999;49(2):184–191.

40 Matsumoto T, Hizawa K, Esaki M, et al. Comparison of EUS and magnifying colonoscopy for assessment of small colorectal cancers. Gastrointest Endosc 2002;56(3):354–360.

41 Soweid AM, Chak A, Katz JA, Sivak MV Jr. Catheter probe assisted endoluminal US in inflammatory bowel disease. Gastrointest Endosc 1999;50(1):41–46.

42 Watanabe F, Honda S, Kubota H, et al. Preoperative diagnosis of ileal lipoma by endoscopic ultrasonography probe. J Clin Gastroenterol 2000;31(3):245–247.

43 Catanzaro A, Pfau P, Isenberg GA, et al. Clinical utility of intraductal US for evaluation of choledocholithiasis. Gastrointest Endosc 2003;57(6):648–652.

44 Tseng LJ, Jao YT, Mo LR, Lin RC. Over-the-wire US catheter probe as an adjunct to ERCP in the detection of choledocholithiasis. Gastrointest Endosc 2001;54(6):720–723.

45 Ohashi A, Ueno N, Tamada K, et al. Assessment of residual bile duct stones with use of intraductal US during endoscopic balloon sphincteroplasty: comparison with balloon cholangiography. Gastrointest Endosc 1999;49(3 Pt. 1):328–333.

46 Furukawa T, Tsukamoto Y, Naitoh Y, et al. Differential diagnosis of pancreatic diseases with an intraductal ultrasound system. Gastrointest Endosc 1994;40(2 Pt. 1):213–219.

47 Furukawa T, Tsukamoto Y, Naitoh Y, et al. Differential diagnosis between benign and malignant localized stenosis of the main pancreatic duct by intraductal ultrasound of the pancreas. Am J Gastroenterol 1994;89(11):2038–2041.

48 Waxman I. Characterization of a malignant bile duct obstruction by intraductal ultrasonography. Am J Gastroenterol 1995; 90(7): 1073–1075.

49 Menzel J, Domschke W. Intraductal ultrasonography (IDUS) of the pancreato-biliary duct system. Personal experience and review of literature. Eur J Ultrasound 1999;10(2–3):105–115.

50 Vazquez-Sequeiros E, Baron TH, Clain JE, et al. Evaluation of indeterminate bile duct strictures by intraductal US. Gastrointest Endosc 2002;56(3):372–379.

51 Stavropoulos S, Larghi A, Verna E, et al. Intraductal ultrasound for the evaluation of patients with biliary strictures and no abdominal mass on computed tomography. Endoscopy 2005;37 (8):715–721.

52 Tamada K, Ido K, Ueno N, et al. Preoperative staging of extrahepatic bile duct cancer with intraductal ultrasonography. Am J Gastroenterol 1995;90(2):239–246.

53 Menzel J, Domschke W, Brambs HJ, et al. Miniprobe ultrasonography in the upper gastrointestinal tract: state of the art 1995, and prospects. Endoscopy 1996;28(6):508–513.

54 Kuroiwa M, Tsukamoto Y, Naitoh Y, et al. New technique using intraductal ultrasonography for the diagnosis of bile duct cancer. J Ultrasound Med 1994;13(3):189–195.

55 Tamada K, Ueno N, Ichiyama M, et al. Assessment of pancreatic parenchymal invasion by bile duct cancer using intraductal ultrasonography. Endoscopy 1996;28(6):492–496.

56 Tamada K, Ido K, Ueno N, et al. Assessment of portal vein invasion by bile duct cancer using intraductal ultrasonography. Endoscopy 1995;27(8):573–578.

57 Tamada K, Wada S, Ohashi A, et al. Intraductal US in assessing the effects of radiation therapy and prediction of patency of metallic stents in extrahepatic bile duct carcinoma. Gastrointest Endosc 2000;51(4 Pt 1):405–411.

58 Itoh A, Goto H, Naitoh Y, et al. Intraductal ultrasonography in

diagnosing tumor extension of cancer of the papilla of Vater. Gastrointest Endosc 1997;45(3):251–260.

59 Ariyama J, Suyama M, Satoh K, Wakabayashi K. Endoscopic ultrasound and intraductal ultrasound in the diagnosis of small pancreatic tumors. Abdom Imaging 1998;23(4):380–386.

60 Itoh A, Goto H, Hirooka Y, et al. Endoscopic diagnosis of pancreatic cancer using intraductal ultrasonography. Hepatogastroenterology 2001;48(40):928–932.

61 Inui K, Nakazawa S, Yoshino J, et al. Endoluminal ultrasonography for pancreatic diseases. Gastroenterol Clin North Am 1999;28(3):771–781.

62 Furukawa T, Oohashi K, Yamao K, et al. Intraductal ultrasonography of the pancreas: development and clinical potential. Endoscopy 1997;29(6):561–569.

63 Gress F, Chen YK, Sherman S, et al. Experience with a catheter-based ultrasound probe in the bile duct and pancreas. Endoscopy 1995;27(2):178–184.

64 Vegesna A, Raju R, Asfari W, et al. Three-dimensional US volume analysis of gastric pseudotumors in a porcine model. Gastrointest Endosc 2006;64(4):635–640.

65 Fritscher-Ravens A, Knoefel WT, Krause C, et al. Three-dimensional linear endoscopic ultrasound: feasibility of a novel technique applied for the detection of vessel involvement of pancreatic masses. Am J Gastroenterol 2005;100 (6):1296–1302.

66 Kikuchi S, Kida M, Kobayashi K, et al. New diagnostic imaging of gastrointestinal tumors: a preliminary study of three-dimensional tumor structure and volumetry.Anticancer Res 2005; 25(4):2935–2941.

67 Tsutsui A, Okamura S, Muguruma N, et al. Three-dimensional reconstruction of endosonographic images of gastric lesions: preliminary experience. J Clin Ultrasound 2005;33 (3):112–118.

68 Tamada K, Tomiyama T, Ohashi A, et al. Preoperative assessment of extrahepatic bile duct carcinoma using three-dimensional intraductal US. Gastrointest Endosc 1999;50 (4):548–554.

69 Kanemaki N, Nakazawa S, Inui K, et al. Three-dimensional intraductal ultrasonography: preliminary results of a new technique for the diagnosis of diseases of the pancreatobiliary system. Endoscopy 1997;29(8):726–731.

第 13 章

超声内镜在纵隔检查中的应用

David H. Robbins

经食管超声内镜（EUS）检查对纵隔进行评估是一种非侵入性的并且极具性价比的影像学检查手段之一。基于侵袭性非小细胞肺癌（NSCLC）分期精准评估的需要，激发了临床上对于纵隔 EUS 检查的兴趣。而对于后纵隔占位的评估，EUS 也是成熟的方法之一。由于肺门及纵隔疾病复杂多样，包括各种良恶性疾病，因此对于该类疾病的鉴别，细针抽吸活检（FNA）是必需的。

良性疾病包括结核、肉芽肿病、结节病和组织胞浆菌病[1]，而恶性转移性疾病包括原发于食管和肺的恶性肿瘤、胸外器官来源（如头颈部恶性肿瘤、乳腺癌、黑色素瘤等）以及膈下器官来源（如肾脏、胃、胰腺等）的肿瘤[2,3]。本章主要回顾超声内镜在纵隔疾病诊断中的应用，并重点阐述其在已确诊及疑似肺癌患者评估中的重要作用。

纵隔囊肿

EUS 在无须 FNA 的情况下可以精确地将囊肿（支气管囊肿或者重复囊肿）同纵隔的实性肿瘤相鉴别。然而，与传统的经皮活检及外科手术方法相比，FNA 在活检肺部占位时具有微创的特点，因此 EUS 与 FNA 具有同等重要性。

内胚层重复囊肿通常占原发性纵隔占位的 6%~15%。在超声内镜下支气管囊肿通常表现出两种回声模式：无回声和单一回声（占多数）或者混合回声伴固体碎片[4]。

纵隔囊肿：穿刺与否

由于纵隔囊肿在 EUS、CT 以及 MRI 检查下具有典型表现[4]，因此对于单纯的囊肿，我们不建议进行穿刺。对于一些高度异质性囊肿则不能一概而论。这些囊肿通常含有一些高回声的固体碎片，偶尔可以发现一些强回声团块。正确的穿刺技术通常可以获得一些棕色的泡沫状液体。由于这些液体的黏度很高，导致每次只能抽出很少的几滴，因此在断层影像（CT 或者 MRI）上这些囊肿通常被判读为实性肿瘤，而穿刺的目的则是为了排除囊性转移性肿瘤。穿刺前应预防性使用抗生素[5]，因为有个案报道在未给予抗生素预防的情况下导致了囊内感染[6,7]。与胰腺囊肿穿刺不同，由于食管内缺乏胃酸，因此从口腔吞咽的细菌大量繁殖有可能引起穿刺囊肿的严重感染。

靠近食管的原发性肺部占位则是纵隔 EUS 检查的第二个重要适应证。当其他方法无效或者新辅助治疗需要确定边界以及针对不可切除的肿瘤时，EUS-FNA 常常可以提供原发性肺部占位的组织学诊断依据。这有助于避免不必要的 NSCLC 手术（图 13.1 和图 13.2），并且我们尚未发现因穿刺肺部占位而导致气胸[8]。

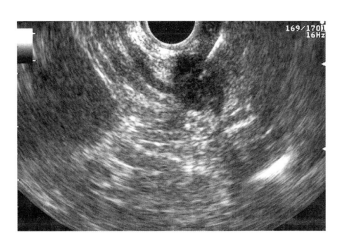

图 13.1 肾上腺转移癌。左肾上腺有一个 11mm 结节。PET 扫描提示代谢增高（SUV5），EUS-FNA 证实为恶性。

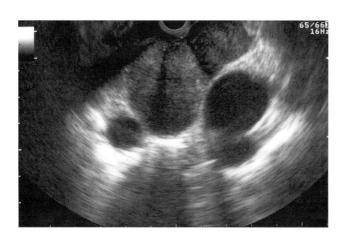

图 13.2　肿大的 N2 组淋巴结。EUS-FNA 确定了 NSCLC 患者的 N2 组淋巴结转移。因而避免了外科手术,并推荐了新辅助治疗。

肺癌

NSCLC 是全球范围内死亡率最高的肿瘤之一。尽管在阐明该病发生的分子机制、高分辨率解剖以及功能成像方面已经取得了长远的进步,但是肺癌的发病率和死亡率几乎相同。对于大多数患者来说,多模式治疗(包括外科及放化疗)是治愈疾病的唯一希望。但是对于那些晚期肿瘤患者来说,仅仅依靠外科手术治疗显然是不够的[9]。

无论术前或者术后分期(纵隔镜检查,MS)是否准确,疾病不可避免的进展多是由于一些尚未被认识的微小转移灶所致。正是由于对纵隔肿瘤精准分期的需要,才为腔内超声的发展提供了巨大的机遇。

选择 EUS 的理由

对 NSCLC 进行精准的纵隔分期是十分必要的,因为纵隔淋巴结转移十分常见(约 1/3 患者),并且往往意味着肿瘤无法切除。双侧支气管或隆嵴下纵隔淋巴结(N2)或者对侧纵隔淋巴结转移(N3,ⅢB 期)通常意味着无法手术治疗[10]。单纯手术治疗仅推荐用于无淋巴结和(或)远处转移的早期(Ⅰ~Ⅱ期)患者。目前的临床路径可以查询以下网址:http://www.nccn.org/professionals/physician_gls/pdf/nscl.pdf。

精准的临床分期可以最大限度地避免不必要的手术,提供诊断依据并确定患者是否符合临床试验的要求。近年来虽然有许多富有竞争力并且具有互补优势的新技术投入使用,但是对于如何精准评估纵隔肿瘤进而减少并发症发病率,目前仍然没有达成共识。由于单独依靠胸部 CT 或者 PET 扫描对患者进行临床分期并评估其是否具备手术条件的方法往往会被假阳性的结果所困扰,因此在手术切除之前对 PET 扫描发现的高代谢结节进行病理确认就显得十分必要。美国国立综合癌症网络(NCCN)的相关指南建议,首选侵袭性最小的活检方法作为确诊的依据。当患者有可疑淋巴结转移时,可以考虑支气管内超声(EBUS)、EUS、导航支气管镜或者纵隔镜检查。如果怀疑 2L、4L、5、7、8、9 淋巴结以及左肾上腺转移,则可以选择经食管超声引导下活检以明确诊断。

新诊断的 NSCLC 患者为了确定疾病分期,通常需要接受一系列具有侵袭性的操作,然而目前并没有哪一种方法是完美或者普遍适用的。MS 或者经支气管镜针吸活检术(TBNA)是目前临床普遍采用的方法,但由于其侵入性较大并且存在一定的阴性预测值(NPV),效果并不十分理想。EUS-FNA(经食管或者经支气管)由于其安全、精确以及方便的特点,目前已成为重要的诊断及分期工具。整合 EUS 的临床路径最好由包括胸部肿瘤科在内的多学科团队共同实施。

开始之前

在使用 EUS 对肺癌进行精准分期之前,需要对 TNM 分期及纵隔的淋巴结分组进行详细的了解(图 13.3)[11,12]。后下纵隔是 EUS 应用的最佳部位。通常 EUS 能够到达的部位包括支气管旁(L 站)、支气管隆嵴下(7 站)、远端食管旁淋巴结(8 站)、肺韧带(9 站)以及多变的 AP 窗(5 站)。除此之外,EUS 的精确性还体现在能够鉴别并获取来自腹腔、左肾上腺、肝脏转移灶以及其他一些容易被断层扫描及功能成像所忽略部位的组织标本[13]。

由于前纵隔和右纵隔的病灶受主支气管及近端支气管内空气的影响(第 2 和 4R 组淋巴结),因此该类病灶首选支气管镜活检,特别是当 EBUS 技术出现以后。无论何时,在行 EUS 检查之前都应该详细回顾影像学检查的结果。近来一项荟萃分析表明,复合超声检查具有较高的精确性[14],在诊断不明的情况下推荐联合使用 EUS 和 EBUS[15]。

断层扫描与功能成像:EUS 如何叠加

由于应用范围较广,CT 已经成为最普遍使用的初始评估方法。虽然对于远处转移灶的评估 CT 具有一定优势,但是对于纵隔的评估却不是最好的选择。

一项纳入 20 项研究、包含 3829 例患者的荟萃分析显示，CT 评估的阴性预测值为 82%（18% 的患者在手术时发现疾病进展已经超过了预期）[16]。CT 对于纵隔淋巴结分期的敏感性和特异性达到 57%~82%[17]。

CT 和 EUS 具有互补性，CT 常常用于评估肿瘤的原发灶，而 EUS 则主要用于发现纵隔可能存在的转移灶。有研究将 CT 和 EUS 对纵隔淋巴结肿大的检测进行了比较[18-20]，发现 EUS 对纵隔淋巴结检测的敏感性均在 90% 以上。对于那些胸部 CT 不是很典型的患者而言，EUS-FNA 可发现纵隔转移，因此避免了大量患者需要外科手术分期的尴尬[13,21]。在没有纵隔以外转移的情况下，无论 CT 有何发现，EUS-FNA 都是十分重要的。

FDG-PET-CT 已经成为非侵入性诊断的金标准。尽管在早期人们对于功能成像将取代组织活检抱有极大的兴趣，但是 PET-CT 对于 N2/N3 组淋巴结转移的评估却并不被人们所认可[22]。通常认为 PET-CT 比普通 CT 具有更高的精确性[23]，但是假阳性依然常见[24]。虽然单独依靠 PET-CT 无法可靠地区分左右肺门部的活性，但其仍然是一种评估转移的非常重要的方法。

EUS-FNA 常用于明确 PET-CT 发现的疑似病灶，并且具有较高的准确性（准确性为 97%[25]，敏感性为 39%，并且特异性较高）[12]。有研究表明，在 PET-CT 发现有纵隔浓聚的患者中，有 69% 的患者被 EUS 证实有 N2/N3 淋巴结转移[12]。更重要的是，有 1/3 的病灶位于 MS 难以到达的部位。超过 1/4 PET-CT 显示有浓聚灶的患者，经 EUS-FNA 证实无淋巴结转移；而 70% PET-CT 认为可疑的患者，经外科手术证实并无纵隔播散。这些结果表明功能成像无法完全取代组织学依据。

内科纵隔镜(MS)

由于纵隔 EUS 具有安全、高效及微创的优势，因此近年来发展迅猛。所谓"内科纵隔镜"是结合纵隔 EUS 与 EBUS 的检查，其对于前纵隔病变的诊断已经很大程度上取代了外科手术分期[26]。既往由于术前评估不到位，有高达 10% 的胸外科手术仅仅做了一次"开 – 关"而并未切除肿瘤，另有 25%~35% 的患者在术后复发。因此详细的术前评估至关重要。

超声支气管镜检查(EBUS)

作为一种新的纵隔分期诊断工具，EBUS 已经应用于大型前瞻性对照研究当中。两项联合了 EUS-FNA 和 EBUS-TBNA 的前瞻性研究[27,35]表明，单独使用上述方法时，其敏感性并无显著差异；但是联合使用两种方法时，其敏感性和特异性均显著提高。

需要额外的更大规模的临床研究来评估在特定人群当中联合应用 EUS-FNA 和 EBUS-TBNA 的效用。我们推测，联合 EUS-FNA 和 EBUS-TBNA 将取代 MS，

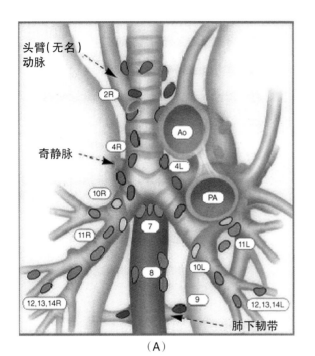

（A）

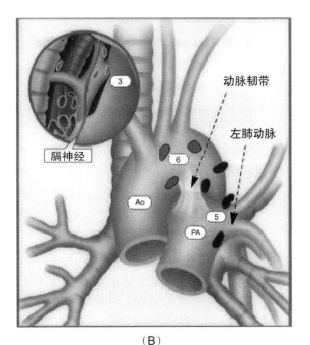

（B）

图 13.3 Mountain-Dresler 区域淋巴结分级[11]。

从而使得大部分患者避免了外科手术探查。

在一些包括胸部 CT、TBNA 及 PET 的小型研究中,当 EUS 被常规纳入后,使得后纵隔肿大结节的患者接受外科探查的概率降低了 78%[26]。

EUS 在早期 NSCLC 中的应用

小的外周型肺癌患者接受高质量的 PET-CT 检查之后,结果是阴性时是否需要行 EUS-FNA 仍然具有争议[24]。已有报道 EUS 用于手术可切除患者。在这些病例中,即使 PET 显示没有纵隔淋巴结转移,依然使用 EUS-FNA 进行诊断。由于 PET-CT 检查结果为阴性时,再次使用 EUS 或者 MS 的可能性较低[27]。考虑到 PET 检查较费用高 (2200 美元),EUS 可以在 NSCLC 患者的早期治疗中使用。

支气管镜诊断失败后行挽救性 EUS

TBNA 是一种应用广泛但使用范围较窄的穿刺诊断技术[28,29],常伴有出血及气胸等并发症[39]。如果 TB-NA 获取的细胞学证据不足,EUS-FNA 可作为一种挽救性的手段立即实施。

EUS 与 MS

MS 作为最重要的微创分期诊断技术,长期以来被视为纵隔疾病诊断的金标准。但是其费用相对较高,需要全身麻醉以及住院治疗。虽然相对安全,但是与其他诊断技术相比,MS 仍然有较高的风险[40,41]。EUS-FNA 与 MS 具有竞争和互补的关系。两项前瞻性研究直接比较了 EUS-FNA 和 MS[17,20];联合应用 EUS-FNA 和 MS 可使敏感性增加到 86%,较单独使用 EUS-FNA(61%)或 MS(53%)均显著提高。

与 MS 相比,EUS-FNA 能够轻松进入后纵隔,包括支气管隆嵴、下纵隔及主肺动脉窗(APW)。

如何进行 EUS 检查

环扫 EUS

无论是经验丰富的内镜医生还是初学者都应遵循渐进式学习方法。在所有 EUS 操作中,由于食管的管状结构及纵隔的血管解剖,使得胸腔环扫 EUS 最容易掌握。

通过不断吸出食管腔内的空气,使换能器耦合到感兴趣的部位,从而使超声图像最大化。环扫 EUS 检查时,一般采用回撤的方式将超声探头从胃内退回食管远端,同时使用电子方式对准图像,使降主动脉位于后方(患者左侧),即图像 5 点钟的位置。在这个水平可以在腹主动脉的左侧立即看到下腔静脉和肝脏。无论腹部检查还是纵隔检查,主动脉都是重要的解剖定位标志。

轻轻回撤探头至胸腔,可见左心房和肺静脉的前方(靠近 12 点钟方向);脊柱则位于监视器的左侧,大约在 7 点钟方向。这种辨识方向的方法是有益的,并且可以模拟胸部 CT 上的构造。

在距离门齿 27~30cm 处可以发现支气管隆嵴(第 7 站)及左右支气管分支。这些充满气体的结构超声波是无法穿透的,其表现为近乎平行的回声线。这是 NSCLC 分期最重要的一站淋巴结,如有该组淋巴结转移则表明疾病至少已经进展为 III 期。

在看见左心房搏动后回撤镜身可以发现肺动脉,两者之间的部位即是支气管隆嵴站。进镜大约 1cm 就可以看见隆嵴下间隙。在这个位置可以观察到左心房运动,而在大约 10 点钟位置可以发现右肺动脉。降主动脉左侧为奇静脉,仔细观察可以发现小的低回声的胸导管位于奇静脉和降主动脉之间。当过渡到腹部检查时,沿着胃走行方向可清楚地显示出腹主动脉、左肾上腺及部分肝脏。下腔静脉在超声上通常直接表现为腹主动脉的反方向。在回撤镜身进入胸腔时可以发现下腔静脉汇流入右心房。为了避免肿大的淋巴结被漏诊,通常建议重复上述操作 2~3 次,直到检查者对整个检查过程满意为止。

线阵 EUS

我们通常在距离门齿 30cm 处行纵隔线阵 EUS 检查;在这个水平,应关注左心房和心室的运动。稍微回撤镜身将会看到隆嵴下间隙,同时可以看到左心房与肺动脉汇合部。顺时针旋转镜身可以使左侧的结构进入视野。稍微回撤镜身可以显露出 APW,该结构由两条大血管命名。顺时针旋转镜身 90° 并从 APW 回撤约 2cm 绕过主动脉弓就可以看见主动脉。

降主动脉在距离门齿 35cm 处,可由环形阵列(CLA)超声内镜识别,持续进镜至 45cm 处可见主动脉分叉。稍微顺时针旋转镜身可以看到"海鸥样"的器官(由 Rob Hawes 博士命名),即肾上腺。在肾上腺有转移瘤的患者,腺体通常失去了正常的结构形态而表现为肿瘤的外形(图 13.1 和图 13.4)。偶尔肾上腺的一

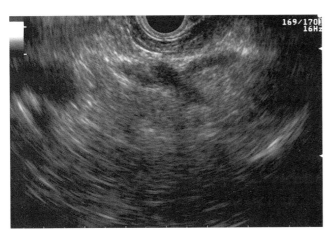

图 13.4 正常的"海鸥样"肾上腺形态(环扫超声内镜)。

支轻微增大,通常情况下这是良性腺瘤的表现。

哪种淋巴结需选择 FNA

人们对于明确淋巴结的性质总是抱有极大的热情,这是因为通过淋巴结可以预测疾病是否存在转移。通常可疑的征象包括以下几方面:锐利的边界、均匀的低回声改变、圆形以及短轴径(0.1cm)(图 13.2)。满足上述所有指标的淋巴结,其阳性预测值可达80%,但是敏感性并不理想。在一项研究中仅有 25%的淋巴结显示出上述特征[30]。需要注意的是,在主动脉下间隙常见三角形的小淋巴结(第 5 站),通常为良性,特别是在吸烟以及有慢性肺部疾病的患者。

一项研究显示,当结节缺乏中心多普勒信号(结节内血流)时,很有可能是恶性的[31]。由于结节的典型恶性征象并不可靠,因此我们应活检所有可用的结节。这些特征可以首先用于诊断高度可疑的结节,从而使效率最大化。

FNA:如何做以及做几次

传统的超声诊断标准不足以将恶性淋巴结从良性反应性增生的淋巴结中鉴别出来,特别是在纵隔当中。在没有 FNA 辅助的情况下,EUS 诊断纵隔淋巴结良恶性的敏感性和特异性分别为 54%~75% 和 71%~98%[6,7]。随着 FNA 技术的引入,诊断的准确性提高到了 94%~95%[8,10]。通常穿刺 3~4 次就足以诊断淋巴结;而对于较大的原发性占位,则需要获取更多的组织学标本。我们使用最细的穿刺针(25G)最大限度地降低

血凝块对于标本的影响,即便如此仍然可以获取足够的组织学标本。通常使用带负压的注射器可以获取更多的细胞学标本,但同样也可以造成更多的血凝块,从而影响病理结果。一旦 EUS-FNA 无法明确诊断,可以使用 19G Trucut 穿刺针和超声内镜获取更多的组织学标本以明确诊断。这种方法特别适用于评估霍奇金淋巴瘤的患者。

专题

原发性肺部占位

既往的多项研究表明,EUS 在诊断肺中央型病变时具有较高的安全性和有效性(图 13.5)。这些病变中超过 1/3 无法通过穿刺支气管获取组织学标本,传统上需要 CT 引导或外科手术的方式获取组织。气胸和出血是经胸廓活检的常见并发症,但是目前仅有一篇个案报道显示 EUS-FNA 后诱发了气胸。对于食管旁的病变(通常 1cm),EUS 不但可以对于原发灶进行诊断,还可以通过高分辨率的图像对周围肝脏、腹主动脉轴以及左肾上腺是否有浸润(T4)及转移进行评估[32]。

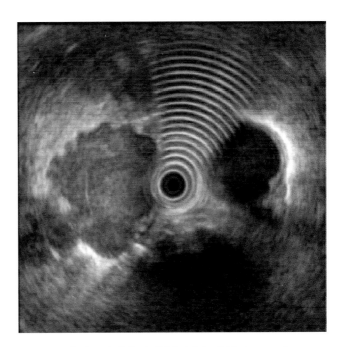

图 13.5 隆嵴下占位侵犯纵隔(小细胞肺癌,SCLC),EUS-FNA 证实为 SCLC,从而避免了外科手术探查分期。

T4 期疾病

回顾性[25]和前瞻性[20]研究均表明，EUS-FNA 对于诊断进展期肿瘤（T4 期指肿瘤直接侵犯纵隔、心脏、大血管、气管、食管、椎体或隆嵴）以及恶性胸腔积液具有较高的敏感性和特异性。对于 T4 期疾病，通常不推荐手术治疗。随着高分辨率 CT 技术的应用，EUS 对于 T4 期疾病的诊断价值仍然存有争议。一项回顾性研究[25]评估了 EUS 在鉴别 T4 期疾病时的准确性。在 175 例患者中，有 8 例在术中经 EUS-FNA 证实为 T4 期，包括 2 例恶性胸腔积液患者。EUS 对于 T4 期疾病诊断的敏感性、特异性、阳性预测值（PPV）和阴性预测值（NPV）分别为 87.5%、98%、70% 和 99%。有 3/5 的患者在 EUS 诊断时有纵隔侵犯，而手术证实仅为 T2 期，这表明 EUS 过判的风险较大。因此，EUS 通常不推荐作为上述用途。

EUS 对转移性疾病的价值

EUS 对于隐匿性转移灶的评估较少有报道，例如小灶性恶性胸腔积液或膈肌以下的疾病（肝脏、腹主动脉轴以及左肾上腺）。但是我们认为上述疾病应当尽早进行 EUS 评估，特别是那些临床处于进展期的患者。在这些领域，EUS 的作用是独一无二的，特别是对于 NSCLC 患者的治疗决策和预后评估具有决定性作用。另外，EUS-FNA 还可诊断非肺源性肿瘤的后纵隔转移，例如黑素瘤、肾细胞癌和胰腺癌（图 13.6 和图 13.7）。

新辅助治疗后的 EUS

那些通过手术达到完全缓解的患者目前正面临一个特殊的挑战。由于术后再分级受瘢痕及炎症的影响，使得 CT 评估的准确性只有 58%。这些瘢痕会进一步限制外科手术分期，对于接受胸外科手术的患者而言，术后 MS 再评估有近 40% 的患者无法完成[33]。EUS-FNA 评估纵隔对于新辅助化疗后的反应则少有报道[33,34]。

费用

成本效益在既往的前瞻性研究[13]决策分析模型中进行了评估[28,42]。这些研究将 EUS-FNA 与 MS 的成本效益进行了比较，并且得出结论，认为 EUS-FNA 可以减少临床分期成本 16%~40%。在这些研究中，MS 的成本计算相当保守，是基于所有患者住院 3 天而得出的假设[13]。

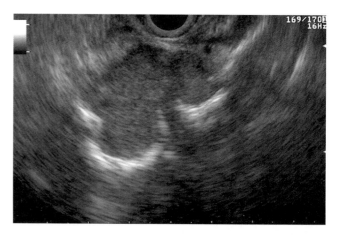

图 13.6　肾细胞癌转移。EUS-FNA（通过免疫组化证实）诊断为肾细胞癌转移至脊柱。病灶位置略高于胃食管结合部，EUS 是唯一能够通过非手术途径到达该病灶的方法。

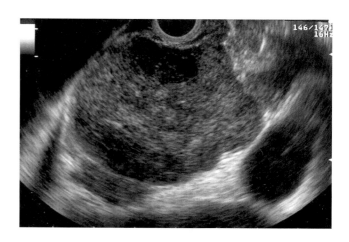

图 13.7　黑素瘤。EUS-FNA 结合免疫组化证实为复发转移至纵隔的黑素瘤。

培训

要想使 EUS 技术发扬光大，做好培训工作显得十分重要。一般而言，熟练掌握 EUS 需要接受 4 年左右的培训。在所有的 EUS 检查项目中，纵隔超声检查是最容易掌握的。在一项研究中对两名分别完成了 29 例和 25 例 EUS 操作的住院医生[13]的学习曲线进行了评估，不出所料的是他们均没能达到熟练内镜医生的水平。现实当中，在社区医院进行 EUS 检查的患者，其 EUS-FNA 的准确性往往要低于以往文献的报道。美国胃肠内镜学会推荐每进行 150 例次超声胃镜检查，至少应该包括 50 例的 FNA[29]。同样存在争议的是谁应该进行经食管超声肺癌分期。由于肺癌不是消化科医生所擅长的领域，因此其他科室的专家正在竞相进入

EUS 领域。呼吸科和胸外科医生接受纵隔 EUS 的短期培训的机会正越来越多。

结论

作为一种革命性的技术,EUS 丰富了我们处理后纵隔占位特别是 NSCLC 的方法。随着更多强有力的证据证明 EUS 的高效性,越来越多的三级保健中心将 EUS 纳入 NSCLC 患者的常规诊疗程序当中。为了能够持续发挥纵隔 EUS 的优势,需要更多的肿瘤科、呼吸科以及胸外科医生的参与。我们希望我们已经提供了这种理论基础,并且将会持之以恒地为患者提供我们力所能及的帮助。

（王轶　译　张晓琦　校）

参考文献

1 Annema JT, Veselic M, Rabe KF. Endoscopic ultrasound-guided fine-needle aspiration for the diagnosis of sarcoidosis. Eur Respir J 2005;25(3):405–409.

2 Kramer H, Koeter GH, Sleijfer GT, et al. Endoscopic ultrasound-guided fine-needle aspiration in patients with mediastinal abnormalities and previous extrathoracic malignancy.Eur J Cancer 2004;40(4):559–562.

3 Pungpapong S, Noh KW, Wallace MB. Endoscopic ultrasonography in the diagnosis and management of cancer. Expert Rev Mol Diagn 2005;5(4):585–597.

4 Eloubeidi MA, Cohn M, Cerfolio RJ, et al. Endoscopic ultrasound-guided fine-needle aspiration in the diagnosis of foregut duplication cysts: the value of demonstrating detached ciliary tufts in cyst fluid. Cancer 2004;102(4):253–258.

5 Fazel A, Moezardalan K, Varadarajulu S, et al. The utility and the safety of EUS-guided FNA in the evaluation of duplication cysts. Gastrointest Endosc 2005;62(4):575–580.

6 Annema JT, Veselic M, Versteegh MI, Rabe KF. Mediastinitis caused by EUS-FNA of a bronchogenic cyst. Endoscopy 2003; 35(9):791–793.

7 Wildi SM, Hoda RS, Fickling W, et al. Diagnosis of benign cysts of the mediastinum: the role and risks of EUS and FNA. Gastrointest Endosc 2003;58(3):362–368.

8 Varadarajulu S, Hoffman BJ, Hawes RH, Eloubeidi MA. EUS-guided FNA of lung masses adjacent to or abutting the esophagus after unrevealing CT-guided biopsy or bronchoscopy. Gastrointest Endosc 2004;60(2):293–297.

9 Jemal A, Siegel R, Xu J, Ward E. Cancer statistics, 2010. CA Cancer J Clin 2010;60(5):277.

10 Jett JR, Scott WJ, Rivera MP, et al. Guidelines on treatment of stage IIIB non-small cell lung cancer. Chest 2003;123(1 Suppl.):221S–225S.

11 Mountain CF, Dresler CM. Regional lymph node classification for lung cancer staging. Chest 1997;111(6):1718–1723.

12 Mountain CF. Revisions in the International System for Staging Lung Cancer. Chest 1997;111(6):1710–1717.

13 Wallace MB, Ravenel J, Block MI, et al. Endoscopic ultrasound in lung cancer patients with a normal mediastinum on computed tomography. Ann Thorac Surg 2004;77(5):1763–1768.

14 Ogita S, Robbins DH, Blum RH, Harris LJ. Endoscopic ultrasound fine-needle aspiration in the staging of non-small-cell lung cancer. Oncology (Williston Park) 2006;20(11):1419–1425,disc. 1425–1426, 1431, 1434–1436.

15 Navani N, Nankivell M, Lawrence DR, et al. Lung cancer diagnosis and staging with endobronchial ultrasound-guided transbronchial needle aspiration compared with conventional approaches: an open-label, pragmatic, randomised controlled trial. Lancet Respir Med 2015;3(4):282–289.

16 Micames CG, McCrory DC, Pavey DA, et al. Endoscopic ultrasound-guided fine-needle aspiration for non-small cell lung cancer staging: a systematic review and metaanalysis. Chest 2007;131(2):539–548.

17 Toloza EM, Harpole L, McCrory DC. Noninvasive staging of non-small cell lung cancer: a review of the current evidence. Chest 2003;123(1 Suppl.):137S–146S.

18 Annema JT, Versteegh MI, Veselic M, et al. Endoscopic ultrasound-guided fine-needle aspiration in the diagnosis and staging of lung cancer and its impact on surgical staging. J Clin Oncol 2005;23(33):8357–8361.

19 Rosenberg JM, Perricone A, Savides TJ. Endoscopic ultrasound/fine-needle aspiration diagnosis of a malignant subcarinal lymph node in a patient with lung cancer and a negative positron emission tomography scan. Chest 2002;122(3):1091–1093.

20 Savides TJ, Perricone A. Impact of EUS-guided FNA of enlarged mediastinal lymph nodes on subsequent thoracic surgery rates. Gastrointest Endosc 2004;60(3):340–346.

21 LeBlanc JK, Devereaux BM, Imperiale TF, et al. Endoscopic ultrasound in non-small cell lung cancer and negative mediastinum on computed tomography. Am J Respir Crit Care Med 2005;171(2):177–182.

22 Silvestri GA, Tanoue LT, Margolis ML, et al. The noninvasive staging of non-small cell lung cancer: the guidelines. Chest 2003;123(1 Suppl.):147S–156S.

23 Toloza EM, Harpole L, Detterbeck F, McCrory DC. Invasive staging of non-small cell lung cancer: a review of the current

evidence. Chest 2003;123(1 Suppl.):157S–166S.

24 Kaneko K, Sadashima S, Irie K, et al. Assessment of FDG retention differences between the FDG-avid benign pulmonary lesion and primary lung cancer using dual-time-point FDG-PET imaging. Ann Nucl Med 2013;27:392–399.

25 Eloubeidi MA, Cerfolio RJ, Chen VK, et al. Endoscopic ultrasound-guided fine needle aspiration of mediastinal lymph node in patients with suspected lung cancer after positron emission tomography and computed tomography scans. Ann Thorac Surg 2005;79(1):263–268.

26 Larsen SS, Vilmann P, Krasnik M, et al. Endoscopic ultrasound guided biopsy performed routinely in lung cancer staging spares futile thoracotomies: preliminary results from a randomised clinical trial. Lung Cancer 2005;49(3):377–385.

27 Cerfolio RJ,Bryant AS, Eloubeidi MA.Routine mediastinoscopy and esophageal ultrasound fine-needle aspiration in patients with non-small cell lung cancer who are clinically N2 negative: a prospective study. Chest 2006;130(6):1791–1795.

28 Schenk DA, Bower JH, Bryan CL, et al. Transbronchial needle aspiration staging of bronchogenic carcinoma. Am Rev Respir Dis 1986;134(1):146–148.

29 Shure D, Fedullo PF. The role of transcarinal needle aspiration in the staging of bronchogenic carcinoma. Chest 1984;86(5):693–696.

30 Bhutani MS, Hawes RH, Hoffman BJ. A comparison of the accuracy of echo features during endoscopic ultrasound (EUS) and EUS-guided fine-needle aspiration for diagnosis of malignant lymph node invasion. Gastrointest Endosc 1997;45(6):474–479.

31 Sawhney MS, Debold SM, Kratzke RA, et al. Central intranodal blood vessel: a new EUS sign described in mediastinal lymph nodes. Gastrointest Endosc 2007;65(4):602–608.

32 Varadarajulu S, Schmulewitz N, Wildi SM, et al. Accuracy of EUS in staging of T4 lung cancer. Gastrointest Endosc 2004;59(3):345–348.

33 Mateu-Navarro M, Rami-Porta R, Bastus-Piulats R, et al. Remediastinoscopy after induction chemotherapy in non-small cell lung cancer. Ann Thorac Surg 2000;70(2):391–395.

34 Annema JT,Veselic M,Versteegh MI, et al. Mediastinal restaging: EUS-FNA offers a new perspective. Lung Cancer 2003;42(3):311–318.

第 14 章

EBUS 和 EUS 在肺癌诊断及分期中的应用

L.M.M.J. Crombag, P.F. Clementsen, J.T. Annema

非小细胞肺癌(NSCLC)是肿瘤相关死亡的首要原因。2012 年,欧洲有 35.3 万人口死于肺癌[1]。超过 80%的肺癌是非小细胞肺癌[2]。对于已确诊或疑诊的 NSCLC 患者,明确病变受累范围对疾病的治疗和预后有直接影响。评估是否存在远处转移(如肝脏、肾上腺、骨及脑受累)是第一步,这将决定治疗目的是减轻痛苦还是可能治愈[3,4]。如果没有远处转移,评估纵隔淋巴结的状态对制订最佳治愈性治疗策略有重要影响。纵隔淋巴结可依据影像学、内镜及外科技术进行分期。正电子发射断层扫描(PET-CT)评估淋巴结分期的准确性比单独 CT 扫描更高,并且对于纵隔淋巴结转移具有较高的阴性预测值。如 PET-CT 检查提示患者可能存在纵隔淋巴结转移,指南推荐进行纵隔淋巴结活检[3-5]。在过去的 50 年,纵隔淋巴结组织学诊断主要是通过颈部纵隔镜完成的,这种方法检测纵隔淋巴结转移的敏感性达 78%。该操作的并发症发生率和病死率分别为 2%和 0.08%[3]。它的缺点包括侵入性、需住院治疗、手术室耗时长以及诊断的局限性,引起了人们对研究微创细针穿刺取样技术的兴趣。

超声支气管镜引导下的经支气管镜针吸活检术(E-BUS-TBNA)(图 14.1),联合支气管镜和超声成像,是创伤最小的诊断方法,并且可以实时取样肺门、气管旁及隆嵴下区域的淋巴结。经食管的超声内镜引导下细针抽吸术(EUS-FNA)可以取样位于气管旁左侧、隆嵴下区及下纵隔区的淋巴结[6]。采用经食管超声内镜(EUS)和超声支气管镜(EBUS)两种方法互补的联合诊断模式,适用于评估几乎全部的纵隔区域[3,4,7-9](图 14.2)。此外,EUS-FNA 可对肝左叶、腹腔淋巴结及左肾上腺等所有可能发生远处淋巴结转移的部位进行穿刺。近期指南建议,对于初步检查提示存在纵隔进展期病灶的患者,应采用细针穿刺技术[EBUS 和(或)EUS]而非采用外科手段进行诊断[3,4,7]。近期研究表明,使用超声支气管镜(EUS-B)经食管探查比使用传统超声内镜具有更好的可行性和安全性[10-12],因为只需一种内镜,这种方法可促进 EBUS/EUS 联合诊断的开展。

本章将评估 EUS(-B)(FNA)和 EBUS(-TBNA)在肺癌诊断和分期中的作用。

EBUS 评估肺癌分期

EBUS 的发展始于具有 360°环绕视角的环扫超声换能器探头。环扫 EBUS 设备有助于探查肺外周病变并评估纵隔肿瘤侵犯。然而,其无法在超声实时监控下对病变进行采样。与之不同,2004 年商业化生产的线阵 EBUS,可实现超声实时监控下采样(图 14.3)。本章仅探讨线阵 EBUS 在肺癌诊断和分期中的作用。

线阵 EBUS:技术与操作

EBUS-TBNA 是在超声实时引导下经气管获取气管旁、隆嵴下及肺门淋巴结组织的一种内镜技术。该技术需采用专门的支气管镜进行操作,镜身远端集成了一个线阵超声换能器(5~12MHz)(Olympus XBF UC 160F,Pentax EB 1970 UK,Fujinon EB-530US)。这种内镜同时具备一个侧视镜光源,位于镜身的远端。EBUS 检查通常在门诊患者中开展,患者处于清醒状态或以低剂量咪达唑仑或丙泊酚适度镇静。检查前,用利多卡因喷洒患者咽部,并用可待因抑制咳嗽反射。患者检查时保持仰卧位。内镜通常经口(用口圈保护)进入气管。镜身外径 7mm,因而 EBUS 可进入段支气管。

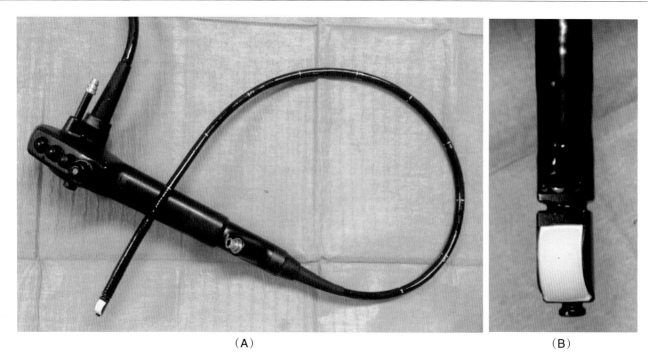

（A）

（B）

图 14.1 （A)EBUS 内镜(Pentax EB 1970 UK)。（B)内镜远端,展示线阵超声头端和侧视镜。US,超声换能器。

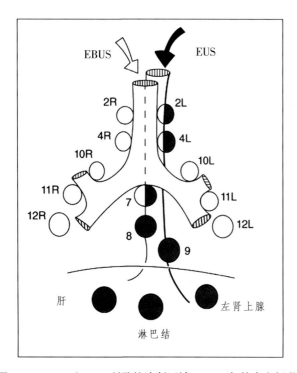

图 14.2 EBUS 和 EUS 所及的诊断区域。EBUS:气管旁右侧淋巴结(2R 站和 4R 站),肺门及叶间淋巴结(10L/R 站和 11L/R 站)(空心圆)。EUS:下纵隔区淋巴结(8 站和 9 站),肝左叶,腹腔淋巴结及左肾上腺(黑色圆)。EBUS 和 EUS:气管左侧和隆峰下淋巴结(分别为 4L 站、2L 站和 7 站,半黑圆)。

光源放置的角度为 10°~30°。相比传统直视支气管镜,侧视镜进入段支气管或次级支气管检查受到限

制。EBUS 检查过程中,操作者可同时获取白光(侧视镜)图像和经支气管超声图像。白光图像可以清晰显示内镜在支气管树中的位置(图 14.4)。当超声换能器紧靠在气管黏膜面时, 可呈现邻近气管壁的结构,如淋巴结和血管等 (图 14.5)。当超声图像显示淋巴结时,支气管内镜仅能显示换能器附近的黏膜。如需要,可在超声换能器上附加一个注水球囊以增加其与黏膜的贴合。EBUS 相对于 EUS 超声视角较小(50°~60° vs.150°~180°), 这限制了探查纵隔区域的整体视野。EBUS 是一种动态检查,需要前后调整及旋转镜身来区分不同的淋巴结及血管结构(图 14.6)。超声内镜诊断淋巴结转移情况对于明确肿瘤 TNM 分期有重要价值,可以防止高估或低估疾病分期[13]。我们应该在穿刺之前对所有可探查到的淋巴结进行完整评估。一名训练有素的操作者可在数分钟内完成这样的全面检查。初步评估完可探查的淋巴结后,可对超声提示疑诊的淋巴结进行取样。超声支气管镜技巧和任务评估工具(EBUS-STAT)创造了一种客观的、能力导向的评估 EBUS-TBNA 技巧和知识的工具,可用于初步评估淋巴结[14]。数种超声特征与恶性淋巴结受累有关,如大小(短轴 >10mm)、圆形、不均质回声、境界清晰、淋巴结中含有无血流的低回声信号("凝固坏死征":淋巴结有坏死)[15-17]。淋巴结中央白区(中央门样结构)代表脂肪组织,是一种良性征象[15]。应变成像技术(弹性成像)是一种可对组织机械特性进行非侵入性成像的

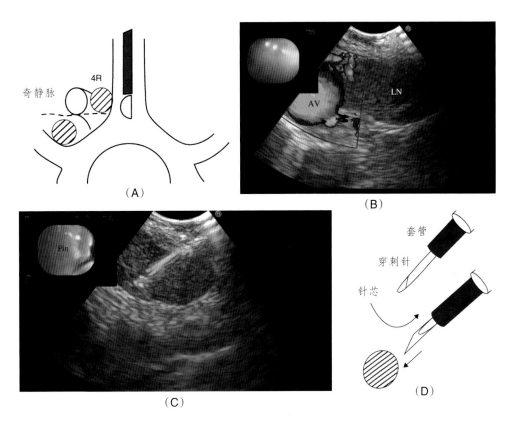

图 14.3　(A)位于右侧支气管的 4R 站淋巴结示意图。奇静脉前缘标志即为 4R 站淋巴结前缘。(B)对应的 EBUS 图像,显示 4R 站淋巴结位于奇静脉前部。(C)EBUS 图像(超声换能器位于支气管旁右侧),22G 针正在穿刺一个等回声的淋巴结。左上角:内镜视野展示气管黏膜、套管和穿刺针位于 3 点钟方向。支气管内镜的视野存在局限性,仅能显示邻近超声换能器的部分黏膜。(D)套管和针尖的示意图。在穿刺之前,套管头端被锁定于内镜外侧数毫米处,用以保护内镜避免针尖的损伤(C)。当使用斜面套针芯时,在穿刺前将针芯收回套管内。AV,奇静脉;N,穿刺针;LN,淋巴结;Pin,画中画。

新型组织特性超声技术。在 EBUS 或 EUS 操作时进行实时弹性成像(RTE)检查,可用于评估组织硬度,有助于病变性质的鉴别。近期的一项研究,以组织学作为金标准评估了 EUS、EUS-FNA、超声内镜弹性成像(ESE)及 ESE 应变率在上消化道肿瘤患者诊断中的应用。研究发现 EUS 鉴别良恶性淋巴结的敏感性为 86%,而不同 ESE 方法诊断敏感性为 55%~59%。EUS 诊断特异性为 71%,ESE 诊断特异性为 82%~85%[18]。RTE 有望进一步提高 EUS-FNA 靶向针吸取样淋巴结的准确性,但仍然无法替代活检[19]。弹性成像在 EBUS 中应用的价值仍在研究。

　　淋巴结穿刺的顺序是从 N3(对侧淋巴结)到 N2(纵隔同侧淋巴结)到 N1(肺门同侧淋巴结),使用同一根穿刺针时,这样操作可以避免误判病变升期(图 14.7)。鉴别需穿刺的可疑淋巴结后,将一根带套管的穿刺针置入 EBUS,另一套管需同时小心放置以保护活检通道。为避免穿刺针损伤工作通道,在穿刺针插

入的过程中内镜尽量取直,并将其头端保持在中立位。专门的超声处理器用于处理图像,多普勒成像用于探查血管结构。在无现场细胞学诊断的条件下,穿刺 3 次是最优方案[20]。针吸术需采用一根专用的 22G 穿刺针(Olympus,Medi-Globe,或 Cook)。可将一个 10mL 注射器连接在穿刺针近端用于抽吸淋巴结组织。因负压抽吸常导致血性抽出物,常规进行淋巴结负压抽吸的价值仍有待进一步探讨。EBUS 检查平均耗时大约 20 分钟,取决于活检淋巴结的范围。

EBUS 下的纵隔解剖

　　准确了解超声解剖和众多淋巴结站的定位是基础。总的来说,所有邻近大气管的淋巴结都可被探查及活检(图 14.6)。淋巴结站位于支气管旁右侧(主动脉弓水平以上 2R 站和以下 4R 站)和支气管旁左侧(主动脉弓以上 2L 站,主动脉和肺动脉之间的 4L 站)(图 14.8)。4R 站下界位于奇静脉前界,肺门起始部

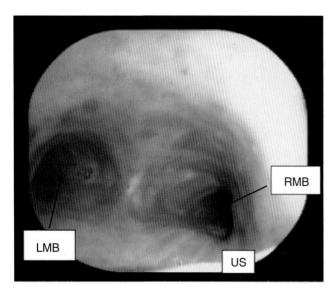

图 14.4　侧视镜所观察到的内镜图像。EBUS 内镜(Pentax EB 1970 UK)置于气管的远端。5 点钟方向可见到超声换能器。US,超声换能器;LMB,左主支气管;RMB,右主支气管。

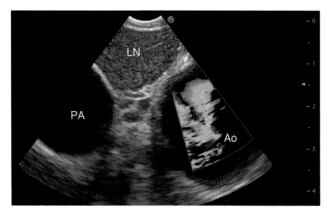

图 14.5　EBUS 超声多普勒探查血管(此例为主动脉),图像显示左侧气管旁一个增大的 4L 站淋巴结,短轴长度为 13mm。Ao,主动脉;PA,肺动脉;LN,淋巴结。

(图 14.3)。隆嵴下 7 站可从左、右侧主支气管处靠近(左侧 7 站淋巴结前界位于下叶支气管上界,右侧 7 站淋巴结前界位于中叶支气管上界)(图 14.9)[8]。除外纵隔淋巴结,EBUS 还可用于穿刺取样肺门淋巴结(10 站)和叶间淋巴结(11 站)。

EBUS 评估纵隔和肺门淋巴结分期

导致肺门和纵隔淋巴结病变的疾病包括肉芽肿性疾病如结节病和结核病、淋巴瘤,以及恶性肿瘤性疾病如肺内和肺外肿瘤的淋巴结转移。

EBUS-TBNA 主要用于纵隔和肺门淋巴结活检。

数个研究分析了 EBUS-TBNA 评估纵隔淋巴结转移的准确性。一项纳入 11 项研究涉及 1299 例患者的荟萃分析表明,EBUS-TBNA 总体敏感性为 93%(95%CI 91%~94%)[21]。1299 例患者中出现 1 例严重并发症(气胸)等发生率为 1/1299(0.07%)。同年,Adams 等[22]报道了类似的结果,该技术总体敏感性达到 88%(95%CI 79%~94%),具有优秀的整体表现。另一项近期的荟萃分析表明,EBUS-TBNA 的总体敏感性为 90%(95%CI 84%~96%),阴性预测值为 0.93[23]。必须承认这些回顾性研究纳入的研究对象是影像学证实淋巴结增大或 PET 阳性的患者而非连续的患者,因而可能具有高敏感性的选择偏倚。

EBUS 也可用于肺门淋巴结取样。疑诊 NSCLC 及可疑肺门淋巴结侵犯的患者(CT 或 PET 成像提示淋巴结增大超过 1cm,或 PET 阳性的肺门淋巴结),E-BUS-TBNA 诊断敏感性达 91%[24]。此类患者同时具有高风险的纵隔淋巴结转移(尤其是腺癌患者)。FDG-PET 时代,评估为 cN1 的患者中有 30% 在术后升期为 pN2~3(如未预见到的 N2/N3)[25]。

EBUS 可用于新辅助化疗后病变降期的肺癌患者纵隔淋巴结再评估。探查转移性纵隔淋巴结的敏感性为 67%~76%,阴性预测值为 20%~78% [26,27]。研究表明 EBUS 有助于评估新辅助治疗后淋巴结分期,但对于除外持续性淋巴结转移价值有限。

EBUS 诊断肺内肿瘤

对于发生于较大气管旁且无支气管侵犯的肺癌,EBUS 可用于肺内病变的取样(图 14.10)。在此情况下,EBUS-TBNA 诊断准确性为 91%[28],敏感性为 82%[29]。肺部肿瘤取样后无并发气胸风险。线阵 EBUS 在评估纵隔肿瘤侵犯中的价值方面暂无数据。周围性病灶可用环扫 EBUS 方法进行取样[30]。

EBUS 评估肺癌分期

EUS 和 EUS-B

EUS-FNA 最初用于诊断胰腺疾病,也可用于探查、取样位于中纵隔和下纵隔的病变,进而应用于肺部疾病的诊断。

目前已上市的多种专用线阵 EUS,可进行实时监测下活检(Olympus GF-UCT260,Pentax EG-3270UK,Fujinon EG-530-UT)。EUS 使用频率为 5~10MHz,5MHz 频率下穿透深度为 6~8cm。纵隔 EUS 探查时患者取左侧

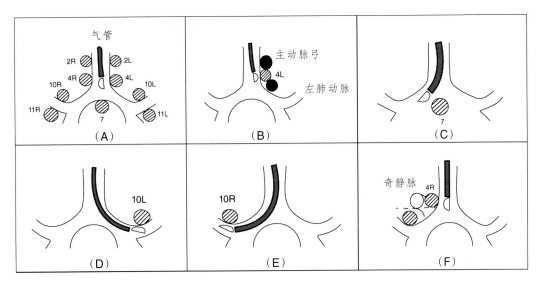

图 14.6　6 幅示意图显示了 EBUS 下可见的重要图像。(A)EBUS 可探查的所有淋巴结区站。(B)4L 站淋巴结,左侧气管旁,位于主动脉和左肺动脉之间。(C)隆嵴下淋巴结(7 站,图中内镜旁右主支气管侧)。(D)10L 站。(E)10R 站。(F)4R 站,位于右侧气管旁。奇静脉的前缘标志 4R 站淋巴结前缘。

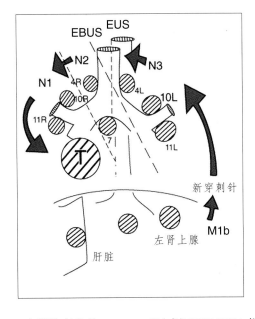

图 14.7　右侧肺癌患者 EUS-FNA 和(或)EBUS-TBNA 操作中淋巴结活检的顺序示意图, 避免不恰当的活检顺序造成病变分期的过度评估(从 N3 到 N2 到 N1 到肿瘤)。

卧位,清醒或中度镇静状态,耗时 20~25 分钟。

　　一些良恶性疾病可导致纵隔淋巴结肿大。EUS-FNA 主要用于肺癌患者的纵隔淋巴结穿刺。确诊(或疑诊)肺癌的患者需按标准流程进行 EUS 纵隔评估。内镜以程序化的方式从胃内退回至主动脉弓水平,每隔 4cm 停留旋转 360° 观察(图 14.11)。初步评估淋巴结后,可对超声疑诊的淋巴结进行活检(见第 13 章

“线阵 EBUS 技术”)。EUS-FNA 淋巴结活检可采用不同型号穿刺针(19G、22G 和 25G)。一般以 22G 穿刺针为标准。EUS-FNA 采用一种专用的带有套管和特制针尖的穿刺针以提高可视性。穿刺针从内镜活检通道进入。EBUS 检查时,淋巴结穿刺需先从病变对侧淋巴结(N3)开始,接下来进行病变同侧淋巴结(N2),以避免病变升期(图 14.7)。

　　EUS 和 EBUS 均可探查到纵隔淋巴结(气管旁左侧和隆嵴下淋巴结),但 EUS 更有优势。除了具有视野广、不刺激咳嗽的优点外,EUS 引导下取样淋巴结操作更简单,不受气管软骨的干扰。此外,EUS 具有更大的活检通道,因此可取得组织标本。

　　同样,EBUS 内镜可进行经食管纵隔淋巴结评估[10,11]。这种气管镜引导下的经食管超声内镜细针抽吸术叫作 EUS-B FNA。EUS-B 在传统 EBUS 检查判定纵隔分期后进行操作,检查时患者取平卧位。EBUS 检查后,内镜退回到声带以上水平,再轻压使其进入食管。嘱清醒或中度镇静的患者做吞咽动作, 有助于 EBUS 内镜进入咽喉部。EUS 可用于评估所有感兴趣区(包括左肾上腺)。

EUS(-B)下的纵隔解剖

　　EUS 可观察到邻近食管或中央血管的淋巴结。EUS 评估肺癌患者需采用一套标准流程。EUS 评估工具有助于分析 EUS-FNA 诊断 NSCLC 患者纵隔淋巴结分期的价值[3]。内镜下可见到 6 个解剖学标志:肝左

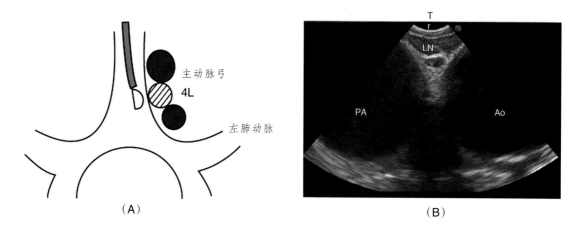

图 14.8 （A）4L 站淋巴结示意图，位于主动脉和肺动脉之间，EBUS 内镜置于气管左侧壁。（B）对应的 4L 站淋巴结 EBUS 图像，位于气管左侧。Ao，主动脉；PA，肺动脉；Tr，气管管腔；LN，4L 站淋巴结。

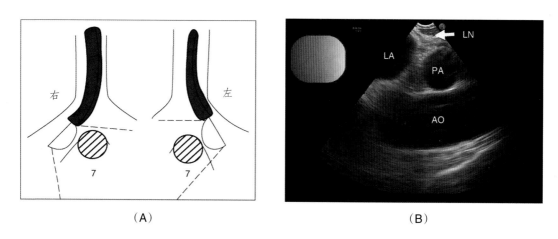

图 14.9 （A）隆嵴下淋巴结（7 站）示意图。位于隆嵴之下，EBUS 置于右或左主支气管居中位置。隆突构成了本站淋巴结的上界。（B）经食管 7 站淋巴结及其毗邻血管结构。由 EBUS（EUS-B）所见。

叶、主动脉（腹腔干）、左肾上腺、7 站淋巴结（隆嵴下）、左侧 4 站淋巴结（气管旁）和右侧 4 站淋巴结（气管旁）（图 14.12）。需记录淋巴结与解剖标志的关系（左心房、主动脉、肺动脉），并按照第 7 版 TNM 分期给出相应序号[13]。经食管可观察到左侧气管旁 2 站和 4 站淋巴结（2L 和 4L）。右侧气管旁淋巴结（4R 和 2R）常难以查见，因为其受到气管内气体的干扰（食管位于气管左侧）。然而，仍然可以观察到右侧气管旁较大的淋巴结，并经食管进行活检。检查者可容易地观察到主肺动脉窗淋巴结（5 站）和邻近主动脉淋巴结（6 站），但因其位于血管结构中间而难以进行活检（图 14.13）。如果 4L 站和 5 站淋巴结明显肿大，5 站淋巴结才可被活检到。主动脉旁 6 站淋巴结可经主动脉[32]或从高位食管进行活检。下纵隔淋巴结经食管可轻松进行活检，在此情况下，EUS 应用价值高于 EBUS（图 14.14）。

EUS(-B)评估纵隔淋巴结分期

一项 EUS-FNA 评估肺癌患者纵隔淋巴结（N2/N3）分期的荟萃分析共纳入 18 项研究、1201 例患者，EUS-FNA 总体敏感性为 83%（95%CI 78%~87%），特异性为 97%（95%CI 96%~98%）[33]。在 8 项研究中，患者经 CT 诊断提示存在异常纵隔淋巴结，敏感性达到 90%（95%CI 84%~94%）。CT 明确无异常纵隔淋巴结的患者（4 项研究），总体敏感性为 58%（95%CI 39%~75%）。另一项荟萃分析研究了单独使用 EUS（不活检）和 EUS-FNA 对于诊断纵隔淋巴结病变的准确性，共纳入 76 项研究、9310 例患者。入组的患者均有手术或适当的随访结果。EUS 诊断纵隔淋巴结病变的总体敏感性为 84.7%（95%CI 82.9%~86.4%），而 EUS-FNA 的总体敏感性为 88%（95%CI 85.8%~90%）。EUS 特异性

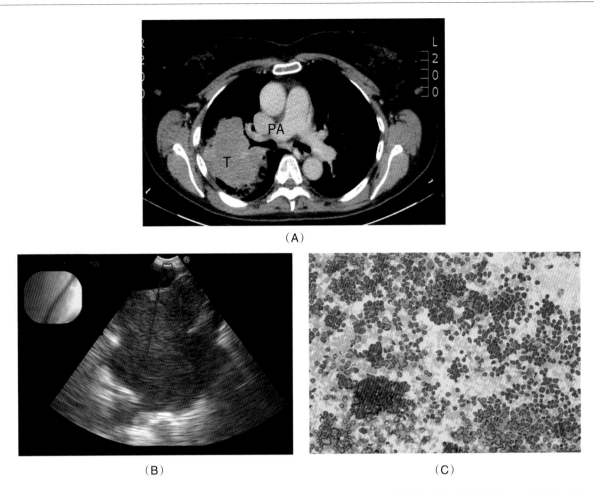

（A）

（B）　　　　　　　　　　　　　（C）

图 14.10（A）胸部计算机断层扫描（CT），提示右侧中央型肺癌。（B）对应的 EBUS 图像（超声换能器置于右主支气管）显示巨大肿瘤病灶。左上角可见内镜视野。（C）相应的 FNA 结果见到一些具有少量细胞质及细胞核铸型的小细胞未分化癌。T, 肿瘤；PA, 肺动脉。

为 84.6%（95%CI 83.2%~85.9%），而 EUS-FNA 特异性为 96.4%（95%CI 95.3%~97.4%）。后一项荟萃分析的入组研究以时间段分层。近 20 年来，EUS-FNA 诊断的敏感性和特异性大幅度地提高[34]。当回顾 EUS 进行纵隔诊断的研究时，需注意诊断敏感性的计算是基于 EUS 技术能探查到的淋巴结总数还是所有纵隔淋巴结的总数（例如右侧淋巴结通常不在 EUS 所及范围内）。

尽管 EUS-FNA 诊断肺癌患者纵隔淋巴结的假阳性报道很少，但是在原发病灶紧邻淋巴结等情况下仍有可能发生，这种情况可能导致 EUS 图像的误判[35]。

根据目前的指南，NSCLC Ⅲ期（N2/N3）也就是具有纵隔淋巴结侵犯的局部进展期患者，一般应接受化疗[3,4]。研究显示，经放化疗后降期为 N0，并且随后进行彻底外科切除的患者生存率高于伴随淋巴结侵犯的外科手术患者[36,37]。因此，如果考虑放化疗后进行外科手术恰当的淋巴结重新分期对于明确患者是否降期到 N0 是很重要的。经化疗诱导和（或）放射治

疗的 N2 期 NSCLC 患者，EUS-FNA 对于纵隔淋巴结重新分期的敏感性为 44%~75%，阴性预测值为 42.0%~91.6% [38-42]。研究显示 EUS-FNA 可能有助于评估新辅助治疗后患者的淋巴结分期，但排除转移的诊断价值有限[38-42]。

肺内肿瘤、纵隔淋巴结侵犯（T4）和 EUS

EUS 可见到邻近食管或大血管的肺内肿瘤，实时引导下的病变活检具有可行性[43,44]。研究报道，在疑诊肺癌和肿瘤邻近食管的患者中进行 EUS-FNA，并随后以非诊断性支气管镜证实，EUS-FNA 可诊断出 97% 的肺癌患者[45]。T4 期肿瘤有治疗指征。肿瘤侵犯纵隔、心脏或中央血管的患者通常不适合行外科手术。T4 期定义为（任意大小的）肿瘤侵犯纵隔、心脏、大血管、气管、喉返神经、食管、椎体或隆嵴[13]。胸部 CT 难以可靠地探查到纵隔结构的侵犯（T4）。一项研究比较了影像 TNM 分期（iTNM）与病理 TNM 分期（pTNM），表明 CT 扫描预测 T 分期的正确率为 54.1%；但是对于 T4 期

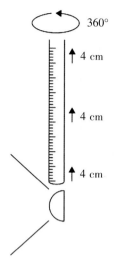

图 14.11　食管内探查纵隔。为了系统探查食管旁的纵隔淋巴结，内镜需一边退回一边 360°旋转，每隔 4cm 停留观察。经胃可观察到左肾上腺及腹腔淋巴结。

肿瘤，iTNM 与 pTNM 一致率仅为 9.1%[46]。PET 在诊断纵隔侵犯中无价值，因其解剖分辨率有限。在特定情况下，EUS 可以评估中央型肿瘤是否存在纵隔侵犯，尤其是当病变侵犯血管结构时。一项研究纳入了 EUS 诊断和随后进行手术明确分期的肺癌患者，EUS 诊断 T4 期病变的敏感性达 87.5%，特异性达 98%，阳性预测值（PPV）为 70%，阴性预测值（NPV）为 99%[47]。另一项研究报道 EUS 诊断 T4 期肿瘤的敏感性为 41%（7/17），特异性为 100%[35]。需要更多数据来探讨这个问题。

肺癌远处转移和 EUS

约有 40%的肺癌患者存在远处转移。常见的转移部位，如左肾上腺和肝左叶，可通过 EUS-FNA 诊断和活检证实。由于影响治疗决策，需要取得远处转移的组织学依据。1996 年最早报道了应用 EUS 和 EUS-FNA 明确左肾上腺转移，在 97%的患者中可探查到左肾上腺[48]。自此以后，相继有研究报道了 EUS-FNA 在明确左肾上腺病变中的应用[49-55]。EUS 可简单清楚地观察到左肾上腺，并且经胃 EUS-FNA 实时引导穿刺。

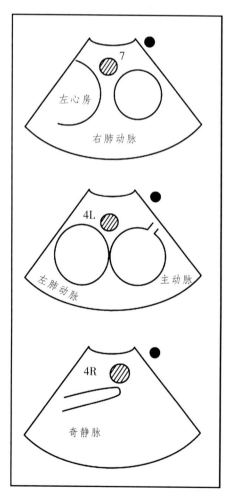

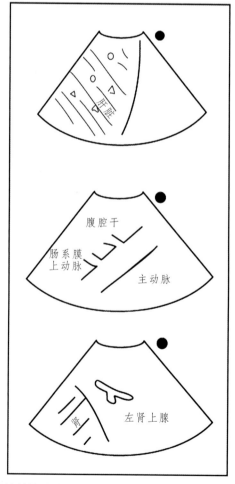

图 14.12　EUS 所见 6 个关键图像的示意图。纵隔淋巴结依据其与血管结构的关系排序（左心房、肺动脉、主动脉、奇静脉）。圆点表示内镜近端的位置。注意 4R 站淋巴结通常在经食管 EUS 中不可见。

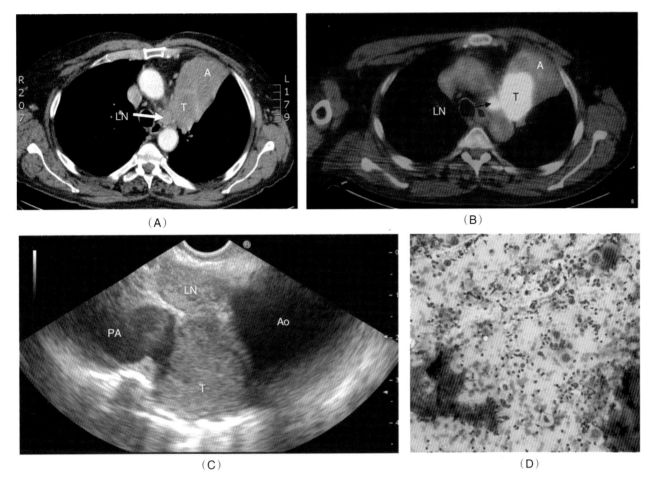

图14.13 （A）胸部 CT 扫描，显示左肺上叶有一个中央型肿瘤，造成了气道阻塞和阻塞后肺不张。（B）PET-CT 显示左肺上叶一个浓聚 FDG 活跃代谢的中央型病灶。病变腹侧是 FDG 阴性的肺不张。4L 站淋巴结可见 FDG 代谢活跃表现。（C）对应的 EBUS 图像显示肿大的 4L 站淋巴结和肺部肿瘤。（D）对应的 FNA 细胞学表明肿瘤细胞与鳞状细胞癌共存的灶性角化区。A，肺不张；T，肿瘤；LN，淋巴结；Ao，主动脉；PA，肺动脉。

研究报道，EUS-FNA 诊断左肾上腺转移的敏感性为 86%~100%，NPV 为 70%~100%。EUS 观察下正常肾上腺的外观呈海鸥型，没有结节。肾上腺形态的改变（"海鸥样"外观缺失）是重要的恶性征象[54]。大多数文献侧重于研究 EUS 探查左肾上腺。然而，一些研究报道了经十二指肠 EUS-FNA 诊断右肾上腺疾病，有经验的医生开展这种操作具有一定可行性和安全性[54,56,57]。目前已报道经胃采用 EBUS-FNA 技术诊断左肾上腺转移（图 14.15）[58]，这项技术的可行性和安全性有待进一步研究。EUS-FNA 的并发症罕见，但也有报道 1 例穿刺后肾上腺出血[59]。尽管如此，若有嗜铬细胞瘤征象，应在超声检查前先进行内分泌评估。播散性肺癌患者常伴有肝脏转移。诊断肝脏转移灶的标准是经腹壁超声。也可以用 EUS-FNA 经胃评估肝脏转移[60,61]。一项国际性研究表明，专家操作的 EUS-FNA 诊断肝脏转移是安全的，尽管仍有 4% 的并发症发生率以及严重并发症（死亡）[62]。

联合检查（EBUS 和 EUS）完整评估纵隔淋巴结分期

EUS（FNA）和 EBUS（-TBNA）两种方法联合应用可覆盖纵隔所有等淋巴结区站（表 14.1）。EBUS 可靠近气管旁淋巴结（2R、2L、4R 和 4L 站），EUS 可靠近下纵隔淋巴结（8 站和 9 站），两者均可靠近气管旁左侧淋巴结（2L 和 4L 站）和隆嵴下淋巴结区（7 站）（图 14.2）。近期一项荟萃分析表明，对疑诊肺癌患者的检查中联合应用 EBUS-TBNA 和 EUS-FNA 技术可提高分期准确性，优于单独进行二者之一[63]。这项研究报道联合检查评估肺癌患者淋巴结分期的敏感性为 86%（95%CI 82%~90%），阴性似然比（NLR）为 15%（95% CI 9%~0.25%），也就是说如果联合超声诊断结果不提示恶性，纵隔淋巴结受累的可能性为 15%。ASTER

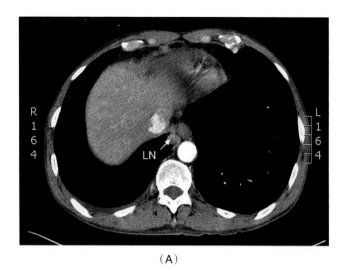

（A）

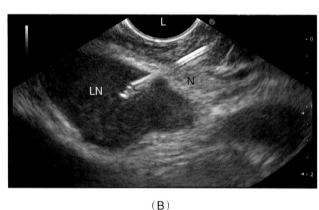

（B）

图 14.14 （A)TNM 分期为 cT3N0M0 的 NSCLC 患者同时放化疗 4 个月后胸部 CT 扫描,显示下纵隔有一处可疑的肿大淋巴结复发。(B)对应的 EUS 图像显示正在抽吸轻度肿大的 9 站淋巴结。L,食管管腔;LN,淋巴结;N,穿刺针。

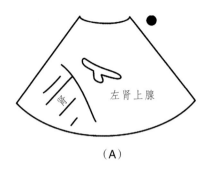

（A）

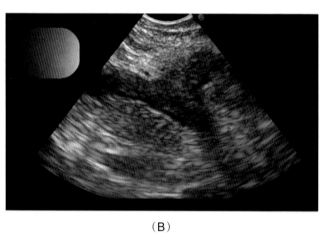

（B）

图 14.15 （A)EUS 观察左肾上腺(LAG)的示意图。LAG 位于左肾上极。正常的 LAG 形似海鸥。(B)LAG 的 EBUS 经胃观,显示正常"海鸥样"的 LAG。左上角显示超声内镜图像(胃壁)。圆点表示内镜远端所处的位置。

表 14.1 纵隔淋巴结分期诊断技术和诊断范围。淋巴结排序依据 TNM 分期系统

节点	纵隔镜检查术	开胸术	VATS	EUS	EBUS	EBUS+EUS
2L,R	×	×	×		×	×
4L,R	×	×	×	4Lx 4R(×)	×	×
5,6		×	×	(×)		(×)
7	×	×	×	×	×	×
8,9		×	×	×	×	×
10L,R,11L,R		×	×		×	×

VATS,视频辅助胸腔镜。

试验中, 多数内镜医生采用两种不同内镜（EUS 和 EBUS)进行分期诊断,与手术诊断肺癌淋巴结分期进行比较。作者得出结论,与单一手术分期相比,联合超移分期的敏感性,减少不必要的胸廓切开术[64]。后续研究评估了 EBUS 后是否可立即使用同一条内镜经食管探查[10-12]。数据表明用一条内镜是安全、可行、有效的,敏感性为 85.3%~96%,NPV 为 95%~96.1%[10-12]。这种方法可实现近乎完整的胸腔淋巴结分期评估,并且具有一定逻辑和经济效益优势。近期一项研究表明,采用一条内镜联合检查法时,EBUS 需优先进行,然后进行 EUS-B[12]。研究表明,EBUS 基础上增加 EUS 检查的诊断获益很小,而 EUS 基础上增加 EBUS 检查可显著获益。这是因为气管旁右侧淋巴结转移区域超出了 EUS 的检查范围。另一个原因则是考虑到先行 EBUS 检查可避免将细菌带入气管[65]。

在 EBUS 之后进行 EUS-B 是否受到 EBUS 观察范围的限制(仅限于 8 站和 9 站),抑或可完整进行包括 4L 站和 7 站淋巴结在内的取样仍需要进一步探讨。

EBUS 和 EUS 并发症

EBUS 和 EUS 是较为安全的操作，并发症少见。近期一项系统回顾性研究评估了严重不良事件发生率与超声内镜检查之间的相关性[66]。共纳入了 190 项研究、16 181 例患者，报道了 23 例严重不良事件（SAE）(0.14%) 和 35 例轻度不良事件（AE）(0.22%)。无病死率报道。SAE 发生率在接受 EUS 检查患者中较多 (0.30%)，而 EBUS 检查者较少 (0.05%)。感染性 SAE 事件大多数可以预防 (0.07%)，主要发生于囊性病变和肉状瘤病患者[66]。一项来自日本的研究调查了全日本范围内 EBUS 相关并发症，其发生率仅为 1.23% (95%CI 0.97%~1.48%)，最常见并发症是出血[67]。

标本处理

肺癌病理传统上分为 NSCLC 和 SCLC，反映各自不同的肿瘤生物学特性和治疗敏感性。如今亚型和基因型分类有助于指导进展期 NSCLC 的个体化治疗，肿瘤的分子生物学特性依据不同的亚型分类提供个体化的治疗方案。一项研究报道，超声内镜引导下细针抽吸术获得的标本与对应的活检标本 [通过外科手术、支气管镜或经胸腔切割活检术（TCB）]诊断 NSCLC 亚型的一致率为 76%。细胞团的准备提高了一致率，从而大大地提高了超声内镜下细针穿刺标本的可靠性（达 96%）[68]。另一项研究证实细胞团可提高 EBUS-TBNA 取样的诊断准确性[69]。一项包含 774 例患者的研究证实，EBUS-TBNA 取样标本适用于 NSCLC 亚型的诊断和 EGFR 突变分析[70]。随着靶向治疗的出现，分子实验分析关键突变始动因子，有助于制订合适的治疗方案。细胞学标本包括 EUS 或 EBUS 引导下 FNA 获取的细胞团和直接涂片，适用于分子生物学检测（EGFR 和 KRAS），敏感性达 77%[71]。另一项研究发现，采用 EBUS-TBNA 方法获取的标本可进行后续分子水平诊断，敏感性为 93%（EGFR、KRAS、ALK）[72]。超声内镜检查者与（细胞）病理医生的良好沟通是必不可少的。

培训

目前，超声内镜在评估肺癌纵隔分期和累及纵隔的相关疾病的诊断中具有重要作用。越来越多的（胸科）内科医生在临床实践过程中用到超声内镜技术。超声内镜技术的质量和安全性取决于操作者的经验技术。掌握支气管镜技术的呼吸科医生在纵隔 EUS-FNA 操作培训项目中可获得迅速上升的学习曲线[31]。然而，技术的掌握有相当大的个体差异，至少需积累 20 例操作经验才能掌握基本技能[73]。学员是否掌握技术通常是根据操作例数来判定的，而没有一项客观的测量指标。因此，推荐必要操作例数时需十分谨慎。一些评估工具（如 EUSAT[31] 和 EBUS-STAT[14]）可用于评价所有学员是否掌握了基准的技术技巧和教育成果。为了避免患者在操作学习过程中受到损害，建议使用模拟人仿真练习和虚拟现实的模拟器[74]。

一项纳入 607 项研究和 35 226 名学员的系统回顾和荟萃分析，报道了技术增强模拟训练可提高一系列与预后有关的临床指标，明显改善医疗行为的效应，对患者照护水平也有一定帮助[75]。欧洲胃肠内镜协会（ESGE）不提倡自学 EUS-FNA。推荐采用不同模拟器，如活体猪，进行最少 20 例操作学习[76]。英国胸科协会（BTS）关于高级支气管镜的指南推荐在认定操作资质前进行能力测评，而非规定特定的操作例数（通常是任意规定的例数）[77]。我们推荐超声内镜学员依照结构化的培训课程，在上级指导下进行模拟操作练习。

结论

自 1966 年软性支气管镜诞生以来，超声内镜的发明是呼吸内镜发展史上最重要的创新。近年来，肺癌分期指南（ACCP/ESTS/ESMO）推荐细针穿刺技术（EBUS-TBNA、EUS FNA 或 EBUS/EUS-NA 联合法）作为可疑胸内淋巴结受累患者的检查项目。对于可疑纵隔淋巴结受累，如细针穿刺结果为阴性，仍可推荐外科手术进行疾病分期。这类患者应进行手术评估疾病分期[例如纵隔镜、视频辅助胸腔镜（VATS）等]。

联合超声内镜评估疾病分期的准确性高于单独 EBUS 或 EUS 检查。EBUS 内镜联合支气管内镜和食管内镜检查对于评估分期具有应用前景。专用 EUS 内镜检查目前仍推荐在呼吸内镜专科开展。培训是必不可少的，专用模拟器将在训练过程中发挥重要作用。超声内镜技术将从单一诊断目的转变成同时具备诊断和治疗作用的技术。肿瘤边界的基准点界定可实现放疗中实时追踪肿瘤以及减轻副作用[78]。EBUS 或 EUS 引导下的基准点放置的数据和肺癌患者放疗中的应用价值目前正在研究中。

（黄淑玲 译　张晓琦 校）

参考文献

1　Ferlay J, Steliarova-Foucher E, Lortet-Tieulent J, et al. Cancer incidence and mortality patterns in Europe: estimates for 40 countries in 2012. Eur J Cancer 2013;49(6):1374–1403.

2　Devesa SS, Bray F, Vizcaino AP, Parkin DM. International lung cancer trends by histologic type: male:female differences diminishing and adenocarcinoma rates rising. Int J Cancer 2005; 117(2):294–299.

3　Silvestri GA, Gonzalez AV, Jantz MA, et al. Methods for staging non-small cell lung cancer: Diagnosis and management of lung cancer, 3rd ed: American College of Chest Physicians evidence-based clinical practice guidelines. Chest 2013;143 (5 Suppl.):e211S–e250S.

4　Vansteenkiste J, De RD, Eberhardt WE, et al. Early and locally advanced non-small-cell lung cancer (NSCLC): ESMO Clinical Practice Guidelines for diagnosis, treatment and follow-up. Ann Oncol 2013;24(Suppl. 6):vi89–98.

5　National Comprehensive Cancer Network (NCCN). NCCN Guidelines, Version 2.2013: Non-Small Cell Lung Cancer. 2013. Available from: http://www.respiratorythessaly. gr/assets/nscl%202.%202013.pdf (last accessed September 17, 2015).

6　Annema JT, Versteegh MI, Veselic M, et al. Endoscopic ultrasound-guided fine-needle aspiration in the diagnosis and staging of lung cancer and its impact on surgical staging. J Clin Oncol 2005;23(33):8357–8361.

7　http://www. oncoline. nl/niet-kleincellig-longcarcinoom (last accessed September 17, 2015).

8　Tournoy KG, Annema JT, Krasnik M, et al. Endoscopic and endobronchial ultrasonography according to the proposed lymph node map definition in the seventh edition of the tumor, node, metastasis classification for lung cancer. J Thorac Oncol 2009;4 (12):1576–1584.

9　Wallace MB, Pascual JM, Raimondo M, et al. Minimally invasive endoscopic staging of suspected lung cancer. JAMA 2008; 299(5):540–546.

10　Herth FJ, Krasnik M, Kahn N, et al. Combined endoscopic-endobronchial ultrasound-guided fine-needle aspiration of mediastinal lymph nodes through a single bronchoscope in 150 patients with suspected lung cancer. Chest 2010;138 (4):790–794.

11　Hwangbo B, Lee GK, Lee HS, et al. Transbronchial and transesophageal fine-needle aspiration using an ultrasound bronchoscope in mediastinal staging of potentially operable lung cancer. Chest 2010;138(4):795–802.

12　Kang HJ, Hwangbo B, Lee GK, et al. EBUS-centred versus EUS-centred mediastinal staging in lung cancer: a randomised controlled trial. Thorax 2014;69(3):261–268.

13　Goldstraw P, Crowley J, Chansky K, et al. The IASLC Lung Cancer Staging Project: proposals for the revision of the TNM stage groupings in the forthcoming(seventh)edition of the TNM Classification of malignant tumours. J Thorac Oncol 2007;2(8): 706–714.

14　Davoudi M, Colt HG, Osann KE, et al. Endobronchial ultrasound skills and tasks assessment tool: assessing the validity evidence for a test of endobronchial ultrasound-guided transbronchial needle aspiration operator skill. Am J Respir Crit Care Med 2012;186(8):773–779.

15　Fujiwara T, Yasufuku K, Nakajima T, et al. The utility of sonographic features during endobronchial ultrasound-guided transbronchial needle aspiration for lymph node staging in patients with lung cancer: a standard endobronchial ultrasound image classification system. Chest 2010;138(3):641–647.

16　Gill KR, Ghabril MS, Jamil LH, et al. Endosonographic features predictive of malignancy in mediastinal lymph nodes in patients with lung cancer. Gastrointest Endosc 2010;72 (2): 265–271.

17　Memoli JS, El-Bayoumi E, Pastis NJ, et al. Using endobronchial ultrasound features to predict lymph node metastasis in patients with lung cancer. Chest 2011;140(6):1550–1556.

18　Larsen MH, Fristrup C, Hansen TP, Hovendal CP, Mortensen MB. Endoscopic ultrasound, endoscopic sonoelastography, and strain ratio evaluation of lymph nodes with histology as gold standard. Endoscopy 2012;44(8):759–766.

19　Dietrich CF, Saftoiu A, Jenssen C. Real time elastography endoscopic ultrasound(RTEEUS), a comprehensive review. Eur J Radiol 2014;83(3):405–414.

20　Lee HS, Lee GK, Lee HS, et al. Real-time endobronchial ultrasound-guided transbronchial needle aspiration in mediastinal staging of non-small cell lung cancer: how many aspirations per target lymph node station? Chest 2008;134(2):368–374.

21　Gu P, Zhao YZ, Jiang LY, et al. Endobronchial ultrasound-guided transbronchial needle aspiration for staging of lung cancer: a systematic review and meta-analysis. Eur J Cancer 2009; 45(8):1389–1396.

22　Adams K, Shah PL, Edmonds L, Lim E. Test performance of endobronchial ultrasound and transbronchial needle aspiration biopsy for mediastinal staging in patients with lung cancer: systematic review and meta-analysis. Thorax 2009;64(9):757–762.

23　Dong X, Qiu X, Liu Q, Jia J. Endobronchial ultrasound-guided transbronchial needle aspiration in the mediastinal staging of non-small cell lung cancer: a meta-analysis. Ann Thorac Surg 2013;96(4):1502–1507.

24　Ernst A, Eberhardt R, Krasnik M, Herth FJ. Efficacy of endobronchial ultrasound-guided-transbronchial needle aspiration of hilar lymph nodes for diagnosing and staging cancer. J Thorac Oncol 2009;4(8):947–950.

25 Hishida T, Yoshida J, Nishimura M, et al. Problems in the current diagnostic standards of clinical N1 non-small cell lung cancer. Thorax 2008;63(6):526–531.

26 Herth FJ, Annema JT, Eberhardt R, et al. Endobronchial ultrasound with transbronchial needle aspiration for restaging the mediastinum in lung cancer. J Clin Oncol 2008;26 (20):3346–3350.

27 Szlubowski A, Herth FJ, Soja J, et al. Endobronchial ultrasound-guided needle aspiration in non-small-cell lung cancer restaging verified by the transcervical bilateral extended mediastinal lymphadenectomy—a prospective study. Eur J Cardiothorac Surg 2010;37(5):1180–1184.

28 Bhatti HA, Bajwa A, Bhatti JA, et al. Diagnostic yield of EBUS-TBNA for the evaluation of centrally located peribronchial pulmonary lesions. J Bronchology Interv Pulmonol 2013;20 (2): 107–112.

29 Tournoy KG, Rintoul RC, van Meerbeeck JP, et al. EBUS-TBNA for the diagnosis of central parenchymal lung lesions not visible at routine bronchoscopy. Lung Cancer 2009;63 (1):45–49.

30 Eberhardt R, Ernst A, Herth FJ. Ultrasound-guided transbronchial biopsy of solitary pulmonary nodules less than 20 mm. Eur Respir J 2009;34(6):1284–1287.

31 Konge L, Vilmann P, Clementsen P, et al. Reliable and valid assessment of competence in endoscopic ultrasonography and fine-needle aspiration for mediastinal staging of non-small cell lung cancer. Endoscopy 2012;44(10):928–933.

32 von Bartheld MB, Rabe KF, Annema JT. Transaortic EUS-guided FNA in the diagnosis of lung tumors and lymph nodes. Gastrointest Endosc 2009;69(2):345–349.

33 Micames CG, McCrory DC, Pavey DA, et al. Endoscopic ultrasound-guided fine-needle aspiration for non-small cell lung cancer staging: a systematic review and metaanalysis. Chest 2007;131(2):539–548.

34 Puli SR, Batapati Krishna RJ, Bechtold ML, et al. Endoscopic ultrasound: it's accuracy in evaluating mediastinal lymphadenopathy? A meta-analysis and systematic review. World J Gastroenterol 2008;14(19):3028–3037.

35 Annema JT, Versteegh MI, Veselic M, et al. Endoscopic ultrasound added to mediastinoscopy for preoperative staging of patients with lung cancer. JAMA 2005;294(8):931–936.

36 de Cabanyes CS, Detterbeck FC. A systematic review of restaging after induction therapy for stage IIIa lung cancer: prediction of pathologic stage. J Thorac Oncol 2010;5(3):389–398.

37 De Leyn P, Stroobants S, De Wever W, et al. Prospective comparative study of integrated positron emission tomography-computed tomography scan compared with remediastinoscopy in the assessment of residual mediastinal lymph node disease after induction chemotherapy for mediastinoscopy-proven stage IIIA-N2 Non-small-cell lung cancer: a Leuven Lung Cancer Group Study. J Clin Oncol 2006;24(21):3333–3339.

38 Annema JT, Veselic M, Versteegh MI, et al. Mediastinal restaging: EUS-FNA offers a new perspective. Lung Cancer 2003;42 (3):311–318.

39 Stigt JA, Oostdijk AH, Timmer PR, et al. Comparison of EUS-guided fine needle aspiration and integrated PET-CT in restaging after treatment for locally advanced non-small cell lung cancer. Lung Cancer 2009;66(2):198–204.

40 Varadarajulu S, Eloubeidi M. Can endoscopic ultrasonography-guided fine-needle aspiration predict response to chemoradiation in non-small cell lung cancer? A pilot study. Respiration 2006;73(2):213–220.

41 von Bartheld MB, Versteegh MI, Braun J, et al. Transesophageal ultrasound-guided fine-needle aspiration for the mediastinal restaging of non-small cell lung cancer. J Thorac Oncol 2011;6 (9):1510–1515.

42 Zielinski M, Szlubowski A, Kolodziej M, et al. Comparison of endobronchial ultrasound and/or endoe sophageal ultrasound with transcervical extended mediastinal lymphadenectomy for staging and restaging of non-small-cell lung cancer. J Thorac Oncol 2013;8(5):630–636.

43 Hernandez A, Kahaleh M, Olazagasti J, et al. EUS-FNA as the initial diagnostic modality in centrally located primary lung cancers. J Clin Gastroenterol 2007;41(7):657–660.

44 Varadarajulu S, Hoffman BJ, Hawes RH, Eloubeidi MA. EUS-guided FNA of lung masses adjacent to or abutting the esophagus after unrevealing CT-guided biopsy or bronchoscopy. Gastrointest Endosc 2004;60(2):293–297.

45 Annema JT, Veselic M, Rabe KF. EUS-guided FNA of centrally located lung tumours following a non-diagnostic bronchoscopy. Lung Cancer 2005;48(3):357–361.

46 Gdeedo A, Van SP, Corthouts B, et al. Comparison of imaging TNM [(i)TNM] and pathological TNM [pTNM] in staging of bronchogenic carcinoma. Eur J Cardiothorac Surg 1997;12(2): 224–227.

47 Varadarajulu S, Schmulewitz N, Wildi SM, et al. Accuracy of EUS in staging of T4 lung cancer. Gastrointest Endosc 2004;59 (3):345–348.

48 Chang KJ, Erickson RA, Nguyen P. Endoscopic ultrasound (EUS) and EUS-guided fineneedle aspiration of the left adrenal gland. Gastrointest Endosc 1996;44(5):568–572.

49 Ang TL, Chua TS, Fock KM, et al. EUS-FNA of the left adrenal gland is safe and useful. Ann Acad Med Singapore 2007;36(11):954–957.

50 Bodtger U, Vilmann P, Clementsen P, et al. Clinical impact of endoscopic ultrasound-fine needle aspiration of left adrenal masses in established or suspected lung cancer. J Thorac Oncol 2009;4(12):1485–1489.

51 DeWitt J, Alsatie M, LeBlanc J, et al. Endoscopic ultrasound-guided fine-needle aspiration of left adrenal gland masses. Endoscopy 2007;39(1):65–71.

52 Eloubeidi MA, Seewald S, Tamhane A, et al. EUS-guided FNA of the left adrenal gland in patients with thoracic or GI malignancies. Gastrointest Endosc 2004;59(6):627–633.

53 Eloubeidi MA, Tamhane A. Prospective assessment of diagnostic utility and complications of endoscopic ultrasound-guided fine needle aspiration. Results from a newly developed academic endoscopic ultrasound program. Dig Dis 2008;26(4):356–363.

54 Eloubeidi MA, Black KR, Tamhane A, et al. A large single-center experience of EUS-guided FNA of the left and right adrenal glands: diagnostic utility and impact on patient management. Gastrointest Endosc 2010;71(4):745–753.

55 Schuurbiers OC, Tournoy KG, Schoppers HJ, et al. EUS-FNA for the detection of left adrenal metastasis in patients with lung cancer. Lung Cancer 2011;73(3):310–315.

56 Eloubeidi MA, Morgan DE, Cerfolio RJ, Eltoum IA. Transduodenal EUS-guided FNA of the right adrenal gland. Gastrointest Endosc 2008;67(3):522–527.

57 Uemura S, Yasuda I, Kato T, et al. Preoperative routine evaluation of bilateral adrenal glands by endoscopic ultrasound and fine-needle aspiration in patients with potentially resectable lung cancer. Endoscopy 2013;45(3):195–201.

58 Buxbaum JL, Eloubeidi MA. Transgastric endoscopic ultrasound (EUS) guided fine needle aspiration (FNA) in patients with esophageal narrowing using the ultrasonic bronchovideoscope. Dis Esophagus 2011;24(7):458–461.

59 Haseganu LE, Diehl DL. Left adrenal gland hemorrhage as a complication of EUS-FNA. Gastrointest Endosc 2009;69(6):e51–e52.

60 Prasad P, Schmulewitz N, Patel A, et al. Detection of occult liver metastases during EUS for staging of malignancies. Gastrointest Endosc 2004;59(1):49–53.

61 Singh P, Mukhopadhyay P, Bhatt B, et al. Endoscopic ultrasound versus CT scan for detection of the metastases to the liver: results of a prospective comparative study. J Clin Gastroenterol 2009;43(4):367–373.

62 tenBerge J, Hoffman BJ, Hawes RH, et al. EUS-guided fine needle aspiration of the liver: indications, yield, and safety based on an international survey of 167 cases. Gastrointest Endosc 2002;55(7):859–862.

63 Zhang R, Ying K, Shi L, et al. Combined endobronchial and endoscopic ultrasound-guided fine needle aspiration for mediastinal lymph node staging of lung cancer: a meta-analysis. Eur J Cancer 2013;49(8):1860–1867.

64 Annema JT, van Meerbeeck JP, Rintoul RC, et al. Mediastinoscopy vs endosonography for mediastinal nodal staging of lung cancer: a randomized trial. JAMA 2010;304 (20):2245–2252.

65 Annema JT. Complete endosonographic staging of lung cancer. Thorax 2014;69(7):675.

66 von Bartheld MB, van BA, Annema JT. Complication rate of endosonography (endobronchial and endoscopic ultrasound): a systematic review. Respiration 2014;87(4):343–351.

67 Asano F, Aoe M, Ohsaki Y, et al. Complications associated with endobronchial ultrasound-guided transbronchial needle aspiration: a nationwide survey by the Japan Society for Respiratory Endoscopy. Respir Res 2013;14:50.

68 Tournoy KG, Keller SM, Annema JT. Mediastinal staging of lung cancer: novel concepts. Lancet Oncol 2012;13 (5):e221–e229.

69 Sanz-Santos J, Serra P, Andreo F, et al. Contribution of cell blocks obtained through endobronchial ultrasound-guided transbronchial needle aspiration to the diagnosis of lung cancer. BMC Cancer 2012;12:34.

70 Navani N, Brown JM, Nankivell M, et al. Suitability of endobronchial ultrasound-guided transbronchial needle aspiration specimens for subtyping and genotyping of non-small cell lung cancer: a multicenter study of 774 patients. Am J Respir Crit Care Med 2012;185(12):1316–1322.

71 Schuurbiers OC, Looijen-Salamon MG, Ligtenberg MJ, van der Heijden HF. A brief retrospective report on the feasibility of epidermal growth factor receptor and KRAS mutation analysis in transesophageal ultrasound-and endobronchial ultrasound-guided fine needle cytological aspirates. J Thorac Oncol 2010;5 (10):1664–1667.

72 Jurado J, Saqi A, Maxfield R, et al. The efficacy of EBUS-guided transbronchial needle aspiration for molecular testing in lung adenocarcinoma. Ann Thorac Surg 2013;96 (4):1196–1202.

73 Konge L, Annema J, Vilmann P, et al. Transesophageal ultrasonography for lung cancer staging: learning curves of pulmonologists. J Thorac Oncol 2013;8(11):1402–1408.

74 Konge L, Annema J, Clementsen P, et al. Using virtual-reality simulation to assess performance in endobronchial ultrasound. Respiration 2013;86(1):59–65.

75 Cook DA, Hatala R, Brydges R, et al. Technology-enhanced simulation for health professions education: a systematic review and meta-analysis. JAMA 2011;306(9):978–988.

76 Polkowski M, Larghi A, Weynand B, et al. Learning, tech-

niques, and complications of endoscopic ultrasound (EUS)-guided sampling in gastroenterology: European Society of Gastrointestinal Endoscopy (ESGE) Technical Guideline. Endoscopy 2012;44(2):190-206.

77 Du Rand IA, Barber PV, Goldring J, et al. British Thoracic Society guideline for advanced diagnostic and therapeutic flexible bronchoscopy in adults. Thorax 2011;66(Suppl. 3):iii1-21.

78 Shirato H, Harada T, Harabayashi T, et al. Feasibility of insertion/implantation of 2.0-mm diameter gold internal fiducial markers for precise setup and real-time tumor tracking in radiotherapy. Int J Radiat Oncol Biol Phys 2003;56(1):240-247.

第 **15** 章

超声内镜在食管癌中的应用

Imad Elkhatib,Syed M. Abbas Fehmi

超声内镜(EUS)在食管癌患者的处理中起到非常重要的作用。食管癌患者的治疗与预后高度依赖于其临床分期,精确的临床分期对于选择正确的治疗方法至关重要。最初超声内镜的作用是对患者接受何种治疗措施进行初步分类,包括新辅助疗法、直接手术切除,或者是对非常早期的病变实施内镜黏膜切除术(EMR)。相比其他的影像学检查方法,超声内镜展示了其更加优越的局部分期能力,尤其是对肿瘤周围淋巴结的评估,以及必要时进一步通过细针抽吸术(FNA)获取组织的能力。对食管癌分期、食管周围的解剖及基本的超声内镜学技术的全面了解,对于超声内镜下准确评估食管癌非常重要。

食管癌的分期

食管癌的治疗基于美国癌症联合委员会(AJCC)发布的肿瘤 – 淋巴结 – 转移(TNM)分类法。最新的AJCC TNM 分类于 2010 年发布,其中包含一些重要的变更,反映了在食管癌生物学方面认识的进步[1]。最新分类包含食管癌与胃癌的定义、从强调受累淋巴结的部位转为强调受累淋巴结的数量,以及鳞状细胞癌和腺癌的不同分期方法,该方法可更好地反映两种组织学亚型的癌症在不同分期时生存率上的差异。另外,区域淋巴结被重新定义为任一从颈部到腹腔的食管周围淋巴结。因此,伴有阳性腹腔淋巴结的上胸段食管癌的患者不再被定义为 M1 期[1]。

基于发病部位的食管癌定义

累及胃食管交界处(EGJ)的癌症同时向近端食管侧及远端胃侧延伸,这类癌症被定义为食管癌还是胃癌常常存在困惑,多取决于内镜医生的个人观点。AJCC 定义任何起源于 EGJ 远端胃侧 5cm 以内(如贲门)并且累及 EGJ 和食管的癌症为食管癌。所有其他位于胃内且中心部位距离 EGJ 5cm 以上的肿瘤,或者是位于距离 EGJ 5cm 以内且未向食管延伸的肿瘤,被称为胃癌。这一定义也许对于临床试验的解释和肿瘤对化疗药物的反应有着重要意义,因为两种癌症可能有着不同的分子生物学特征。

食管可分为颈段(一般距门齿 15~20cm)、上胸段(一般距门齿 20~25cm)、中间胸段(一般距门齿 25~30cm)、下胸段 / 胃食管交界处(一般距门齿 30cm以上)。内镜医生在病例报告中清楚注明食管癌的解剖位置非常有用。举例来说,颈部食管癌由于其切除范围大、致病率高,极少选择手术治疗,一般仅给予放化疗。癌症特定的部位还有助于界定哪些淋巴结是其区域淋巴结。例如,一个阳性的腹腔淋巴结可能是来源于胃食管交界处癌的区域淋巴结,也可能是上胸段食管癌的远处转移淋巴结,提示其预后相对较差。

T 分期

肿瘤侵犯食管壁的深度决定了其 T 分期。高级别不典型增生(曾被称为"原位癌")是指不典型增生仅局限于上皮层,而固有肌层保持完整。该期可通过活检或 EMR 准确判断,但不能依赖常规 EUS 来分期。高级别不典型增生常常通过 EMR 或局部内镜下消融术治疗,比如射频消融术。

T1 期是指肿瘤累及黏膜层和(或)黏膜下层(图15.1)。T1 期可进一步分为 T1a 期(局限于黏膜层)和 T1b 期。T1a 是指不典型增生组织侵犯至黏膜固有肌层或黏膜层,T1b 则是指病变累及黏膜下层。传统的

128

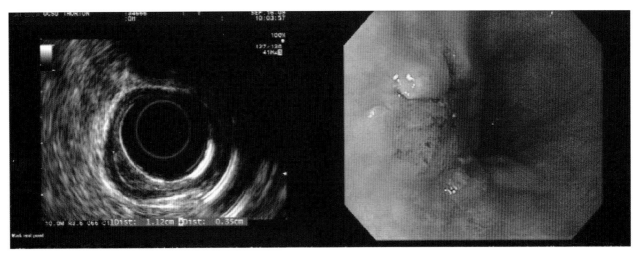

图 15.1　环扫 EUS 图像显示 1 例远端食管 T1b 期鳞状细胞癌。右图为对应的内镜图像。

机械超声内镜无法准确辨别这两类亚分期病变,需要使用高频超声探头(HFCP)进行甄别。电子超声内镜的分辨率较前述产品有所改进,可以分辨出 T1a 期和 T1b 期的区别, 但是诊断准确性较其他分期相比仍偏低(见后文)。区分 T1a 期和 T1b 期十分重要,因为 T1a 期可以仅行内镜下治疗,而大部分的 T1b 期病变需要手术切除[2]。两种分期的不同淋巴结转移倾向决定了其是否需要手术。例如,T1b 期病变有 15%~30% 的淋巴结转移率,因此单纯 EMR 治疗对这类患者并不适合,而 T1a 期病变由于淋巴结转移率相当低,行 EMR 治疗是合适的[3]。

当肿瘤侵犯至固有肌层时,被归类为 T2 期,使用 5~10MHz 的 EUS 扫查可见病变侵犯食管壁的第 4 层低回声层 (图 15.2)。当肿瘤穿透固有肌层累及外膜时,被称为 T3 期(图 15.3)。相比单纯手术,新辅助化疗更加适合 T3 期病变。如肿瘤穿破外膜累及周围组织时,被称为 T4 期。最新的 AJCC 分期将 T4 期分为 T4a 期和 T4b 期。T4a 期是指肿瘤侵犯至可切除的器官(胸膜、心包、横膈膜),而 T4b 期是指肿瘤侵犯至不可切除的器官(气管、主动脉、椎体)(图 15.4)。

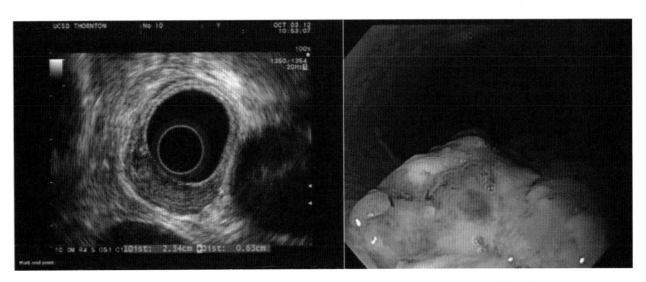

图 15.2　环扫 EUS 图像显示 1 例中部胸段食管 T2 期食管腺癌。右图为对应的内镜图像。

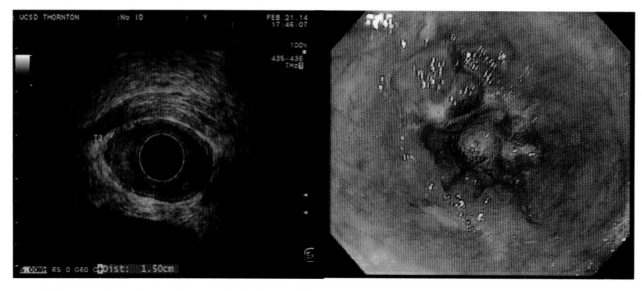

图 15.3 环扫 EUS 图像显示 1 例 T3 期食管腺癌,清晰可见肿瘤侵犯至固有肌层深部。右图为对应的内镜图像。

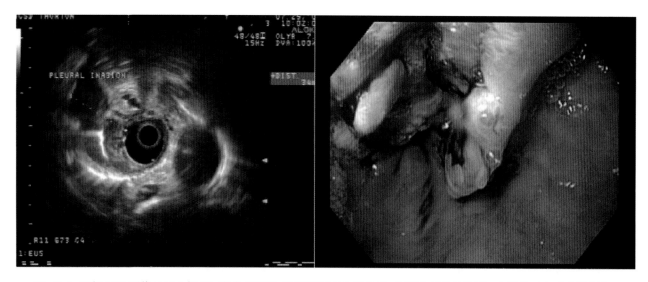

图 15.4 环扫 EUS 图像显示 1 例 T4a 期食管腺癌,肿瘤侵犯至食管外膜,并累及邻近的胸膜。右图为对应的内镜图像。

与计算机断层扫描(CT)相比,EUS 对食管癌的 T 分期更加准确。系统评价比较了 CT 与 EUS 诊断食管癌 T 分期的平均准确性,分别为 45% 和 85%[4,5]。

N 分期

食管癌的 N 分期由累及的淋巴结数量决定,对预后有着非常重要的意义。由于食管壁的黏膜固有肌层和黏膜下层富含淋巴管,因此食管癌的淋巴结转移很常见且很早发生。如前文所述,多达 30% 的累及黏膜下层的食管癌患者在检查时可发现淋巴结转移[3]。淋巴结转移患者的预后明显差于没有淋巴结转移的患者[6,7]。另外,淋巴结转移的数量与患者的生存率呈负相关, 一项研究发现,EUS 发现有一个淋巴结转移的患者,其生存时间为 66 个月,而有两个或更多淋巴结转移的患者,其生存时间仅为 6.5 个月[8]。

EUS 下的某些特征可以帮助鉴别淋巴结的良恶性。恶性淋巴结通常大于 1cm(短轴方向)、更圆、边界清晰、回声偏低[9]。上述特征出现得越多,淋巴结恶性的可能性就越大[10]。改良的 EUS 标准随后被提出,可进一步提高 EUS 诊断淋巴结转移的预测价值,这其中包括了淋巴结之外的特征、腹腔淋巴结的出现、T3 期或 T4 期,作为前述 4 个特征的补充[11]。

　　EUS 对食管癌的 N 分期优于 CT 扫描。EUS 发现食管癌转移淋巴结的敏感性在 56%~97%[4,12]。对可疑淋巴结实施 FNA 可增加敏感性[13]。FNA 有其局限性,除了增加操作时间和费用,由于假阳性率高和可能的种植风险,在使用 FNA 进行淋巴结采样时不能干预到肿瘤组织。

　　EUS 的准确性与操作者的经验相关[14]。总体来说,有经验的超声内镜医生 EUS 诊断食管癌的 T 分期和 N 分期的观察者间一致性很好,但是 T2 期除外[15]。超声内镜专家常常过高诊断多达 14% 的食管癌患者的 T 分期,尤其是 T2 期。这可能与肿瘤周围炎症使得操作者过度判断肿瘤组织的壁内浸润深度有关[16]。3%~15% 的病例被诊断过轻,这常发生于显微镜下才能发现的浸润至外膜的 T3 期肿瘤,这超出了目前超声内镜的分辨率。经验不足的超声内镜医生的观察者间一致性相对较低(使用 EUS 诊断食管癌 T 分期小于 20 例)[17]。还有一些技术因素可能影响 T 分期的准确性,比如操作时球囊过度膨胀导致食管壁层次模糊以及切线位采图、不正确地使用高频率探头(12MHz)等。

　　如在 EUS 下发现了可疑的淋巴结,则意味着该患者除了手术治疗,还需要接受新辅助放化疗,尤其是 T2 期的患者[18]。

M 分期

　　当肿瘤从原发灶播散至远处,如肝脏、肺或骨,即出现转移性病变,肿瘤分期为 M1 期[1]。由于 EUS 扫查和穿透范围有限,CT 扫描在发现远处转移病变方面要优于 EUS。EUS 检查时尤其要注意观察肝脏,通过 EUS 可扫查到平均 2/3 的肝脏,而高质量的超声图像可能显示出肝脏转移病灶。如果肝脏转移灶存在,可对其实施 FNA 以明确转移病变性质。M1 期的患者常被施以姑息性化疗,只要诊断明确,即不考虑根治性手术治疗。

基于分期的治疗决策

　　经 EUS 分期的患者,其总体生存率是否有所提高,目前缺乏相关研究[19]。但是治疗前准确的 EUS 分期可帮助食管癌患者制订适合的治疗方案,降低不必要的放化疗或手术的风险。图 15.5 阐述了一种基于 EUS 分期的治疗流程图,目前被许多医生采用。对于 EUS 下分期为高级别不典型增生或 T1a 期肿瘤的患者,单纯 EMR 治疗较为适合。T2 期患者常进行单纯手术治疗,而 T3 或任何 N1 或 N2 期的患者需要接受新

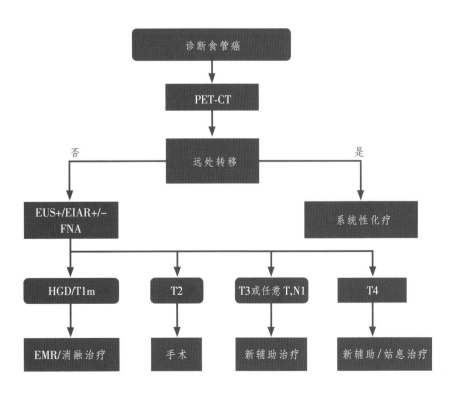

图 15.5　基于 EUS 的食管癌治疗流程图。PET-CT,正电子发射计算机断层扫描;EUS,超声内镜;FNA,细针抽吸术;HGD,高级别不典型增生;EMR,内镜黏膜切除术。

辅助治疗,并根据治疗反应制订后续手术方案。T4a 期患者常接受新辅助治疗,如果患者条件允许,有可能实施后续手术治疗,而 T4b 期的患者则只能接受姑息性化疗。各种各样的化疗药物及放疗方案治疗食管癌效果的数据在持续产生,而我们也在学习更多有关食管癌的潜在生物学行为,未来的治疗流程将逐步发展。

新辅助放化疗后的 EUS 分期

肿瘤学家常常感兴趣于评估肿瘤对新辅助治疗的反应,从而对下一步治疗决策进行分层。EUS 可有效地评估及区分食管壁的不同层次及其与组织学之间的联系,因而可非常准确地对食管癌进行局部 T 分期,但是在新辅助放化疗的情况下,EUS 的应用有着严重局限性。

一些研究显示常规的 EUS 对食管癌的分期标准运用在新辅助治疗后并不准确,因为 EUS 很难区分肿瘤、坏死或是治疗导致的炎症反应和纤维化[20,21]。举例来说,有一项研究显示,使用 EUS 判断食管癌术后接受新辅助放化疗是否完全应答,只正确诊断出了 17% 的患者[22]。不过使用 EUS 来测量肿瘤横截面面积评估其减小程度,可能与一些患者的治疗反应有相关性[23],对可疑的区域淋巴结进行采样可预测手术预后[24],EUS 在新辅助放化疗后的作用仍存有争议。

EUS 在梗阻性肿瘤中的应用

内镜医生遇见梗阻性食管癌阻碍超声内镜通过的情况并不少见。事实上,高达 1/3 的食管癌患者的管腔狭窄程度使得直径 12~13mm 的内镜无法通过[25]。内镜医生可采取一些措施以克服这一挑战。一种方法是将内镜前端放置于肿瘤近端,从该处进行检查,这种方法的诊断准确性显著下降,而且无法评估远处淋巴结,如腹腔淋巴结[26]。不过这种方法最深可探查到 T3 期肿瘤,对治疗决策的制订有着非常重要的影响。

另一种选择是内镜下扩张狭窄段从而使内镜通过。可使用过内镜的扩张球囊或是导丝引导下的扩张探条进行扩张。通常要求最小扩张至 15mm 以允许内镜通过。既往研究显示恶性食管狭窄扩张后的穿孔率达 24%[27],不过更多近期的研究报道了更低的穿孔率,尤其是运用"三规则"小心、逐级、序列扩张时[28]。需要着重注意、时刻铭记的一点是,是否采取狭窄扩张术使得内镜通过将改变患者的整体治疗手段(将患者置

于狭窄扩张带来的风险之中是否值得)。研究显示,大约 90% 的梗阻性食管癌患者是 T3 期或有深层次浸润[27,29],因此这其中大部分患者将接受新辅助放化疗而不是食管切除术,无论是否有探查到病灶远处淋巴结转移。

第 3 种评估梗阻性狭窄病变的方法是使用小直径的高频超声探头或小探头。这些探头直径小,从而可以通过肿瘤狭窄处并提供额外的分期信息,但是它们在扫查更厚的肿瘤或 N 分期方面并非如此有效[30],因此临床工作中不常规使用。类似地,用于经支气管镜腔内超声(EBUS)的小直径曲线型超声内镜同样可考虑用于狭窄性肿瘤。

在我们的实践中,随着改进的断层显像及正电子发射断层(PET)显像的到来,已不再实施扩张以通过肿瘤狭窄处,从而不再对治疗决策产生影响。通常,即使是通过不完整的超声扫描,也可以清晰显示至少 T3 或 N1 期肿瘤,或者断层扫描图像也可显示进展期肿瘤。线阵超声内镜在狭窄性肿瘤中尤其有帮助,因为内镜前端可以偏移,可从肿瘤近端获得更多长轴方向的图像,从而更准确地评估病变是否侵犯至固有肌层(T3)。

EUS 在浅表食管癌中的应用

发现食管的早期或浅表癌(T1)有助于发现仅通过 EMR 而非外科手术即可获益的患者。黏膜内癌(T1a)患者的远处淋巴结转移率为 5%,而肿瘤累及黏膜层和黏膜下层(T1b)患者的淋巴结转移率为 12%~27%[31]。一旦肿瘤累及固有肌层,淋巴结转移率则达到 36%~46%。因此,通过 EUS 发现可能的 T1a 期肿瘤患者有助于安全地选择可行 EMR 的患者(完整的固有肌层),并可精确判断肿瘤浸润的深度(以及淋巴结转移),指导下一步有无手术的需要。

但是 EUS 在浅表癌中的作用仍有争议。过去的研究显示 EUS 对 T 期浅表食管癌诊断的准确性不及进展期肿瘤[32],一项近期的大型荟萃分析显示 EUS 诊断食管 T1a 期和 T1b 期肿瘤的敏感性为 84%~86%[33]。要准确区分 T1a 期和 T1b 期肿瘤,需要超声下显示出黏膜层,但是标准的 6~12MHz 超声内镜图像常不能显示。高频超声探头以更高的频率(15~20MHz)扫查,可提供更加清晰的食管壁层次,包括黏膜层,因此其诊断 T1 期肿瘤有着更高的敏感性[34]。

许多内镜医生觉得 EUS 对这些患者并无帮助,而

是提倡仔细进行内镜下评估和 EMR，然后基于组织学深度制订进一步治疗方案[35]。但是即使是在这些病例中，在 EMR 之前明确固有肌层的完整性以及探查有无明显的淋巴结转移方面，EUS 非常有帮助。

EUS 应用于食管癌的技术问题

食管癌 EUS 检查前的准备相对简单。首先取得知情同意书，包括上消化道内镜的常规风险以及行 FNA 和狭窄扩张的可能性及风险。询问患者有无吞咽困难及其严重程度有助于预测恶性狭窄出现的可能性，以及是否需要扩张。所有相关的操作都需要患者禁食禁饮 4~6 小时以上。大部分患者常规使用清醒镇静法检查，可由护士或麻醉医生操作。检查前操作者需熟悉患者的相关影像学资料，比如 CT 或 PET 扫描图像，如果发现了远处转移病灶，则不需要通过 EUS 来评估局部分期。同样，操作者还需熟悉患者的前次内镜检查报告及图像，强烈建议在超声内镜检查前使用高清前视内镜评估病变。仔细观察肿瘤的部位、长度、与上食管括约肌和胃食管交界处的关系，以及侵犯至胃的程度。用前视镜可以安全地评估狭窄的程度，并可在检查时制订扩张方案。检查时需记录有无 Barrett 食管或食管裂孔疝。

环扫超声内镜检查

患者取左侧卧位，小心将环扫超声内镜送镜至患者胃内。吸尽胃内气体，同时向球囊内充水。在胃体、胃窦及十二指肠球部仔细扫查肝脏以探查有无转移病灶。仔细扫查胃底及贲门附近以发现可能存在的胃周及腹腔淋巴结转移。环扫超声检查时，当超声内镜进镜至胃食管交界处时可发现位于屏幕 6 点钟方向的大的无回声腹主动脉。当轻柔地向前送镜时，腹主动脉移动至 5 点钟方向，这时腹腔干在 7 点钟方向从腹主动脉发出分支。再次向前进镜 1~2cm，可探及腹腔干发出脾动脉和肝总动脉的分支点，呈现出"鲸鱼尾征"。向 EGJ 方向退镜以探查肿瘤的下缘，同时注意观察膈肌脚的位置。当到达肿瘤远端部位时，可吸掉球囊内的水，同时仔细扫查食管壁层次和肿瘤累及情况。最好使用 5.0~7.5MHz 的标准超声内镜。肿瘤累及的最深部位决定其 T 分期。需要注意避免切线位扫查，人为产生的失真的超声图像可能导致过度判断肿瘤的分期。一旦 T 分期确定，其余的食管近端部分需仔细评估，并要探查纵隔的重要区域，包括肿瘤可能累及的胸膜、心包、横膈和淋巴结。

线阵超声内镜检查

线阵超声内镜同样可有效地用于食管癌分期，并且有可实施 FNA 的优势。基本的操作技术与环扫超声内镜类似，但是在退镜扫查食管时，需每隔 1~2cm 就需旋转镜身 360°，从而全面显示食管全周及食管周围的结构。因此，使用环扫超声内镜进行分期更加节省时间。但是使用线阵超声内镜准确且有效，因此环扫超声内镜并非食管癌分期的必需手段。

如果通过环扫超声内镜检查或检查前的影像学资料决定要行 FNA，这时必须使用线阵超声内镜来操作。线阵超声内镜沿着镜身的长轴进行扫查，可实时显像从活检通道中出现的细针，进而对目标病变采样。使用多普勒显像以保证穿刺路径无血管干预。可以使用 19G、22G 或 25G 的细针进行目标病变穿刺。当细针刺入病变后，即退出针芯，使用注射器进行吸引，同时来回移动细针以获取组织。抽吸出的细胞放置于玻片，涂片后由病理医生阅片。现场细胞病理学阅片有助于内镜医生获知是否已取得合适的病变组织，使得操作中的细针穿刺所需次数最小化。

结论

EUS 在食管癌的多学科诊治中起着非常重要的作用，它可提供 TNM 分型中最准确的局部分期结果，有助于分类选择适合的新辅助放化疗或直接手术切除的患者。并且 EUS 可以发现早期浅表癌的患者，他们可以通过安全的 EMR 进行内镜下局部切除中获益。EUS 还可发现 CT 或 PET 扫描时遗漏的进展期转移性病变。合适的内镜技术和超声检查技能以及对食管和纵隔解剖知识的全面掌握，是高质量 EUS 检查所必需的。食管的恶性狭窄性病变对内镜医生是一个挑战，不过极少数情况下需要扩张以通过肿瘤狭窄处，并且也不影响治疗的选择。EUS 对新辅助放化疗后的病变分期作用有限。

（郑汝桦　译　张晓琦　校）

参考文献

1 Rice TW, Blackstone EH, Rusch VW. 7th edition of the AJCC cancer staging manual: esophagus and esophagogastric junction. Ann Surg Oncol 2010;17(7):1721–1724.

2 Pech O, May A, Manner H, et al. Long-term efficacy and safety of endoscopic resection for patients with mucosal adenocarcinoma of the esophagus. Gastroenterology 2014;146 (3):652–660.e1.

3 Ide H, Nakamura T, Hayashi K, et al. Esophageal squamous cell carcinoma: pathology and prognosis. World J Surg 1994;18 (3):321–330.

4 Kelly S, Harris KM, Berry E, et al. A systematic review of the staging performance of endoscopic ultrasound in gastro-oesophageal carcinoma. Gut 2001;49(4):534–539.

5 Rosch T. Endosonographic staging of esophageal cancer: a review of literature results. Gastrointest Endosc Clin N Am 1995; 5(3):537–547.

6 Hiele M, De Leyn P, Schurmans P, et al. Relation between endoscopic ultrasound findings and outcome of patients with tumors of the esophagus or esophagogastric junction. Gastrointest Endosc 1997;45(5):381–386.

7 Eloubeidi MA, Wallace MB, Hoffman BJ, et al. Predictors of survival for esophageal cancer patients with and without celiac axis lymphadenopathy: impact of staging endosonography. Ann Thorac Surg 2001;72(1):212–219, disc. 219–220.

8 Chen J, Xu R, Hunt GC, et al. Influence of the number of malignant regional lymph nodes detected by endoscopic ultrasonography on survival stratification in esophageal adenocarcinoma. Clin Gastroenterol Hepatol 2006;4(5):573–579.

9 Catalano MF, Sivak MV Jr. Rice T, et al. Endosonographic features predictive of lymph node metastasis. Gastrointest Endosc 1994;40(4):442–446.

10 Chen VK, Eloubeidi MA. Endoscopic ultrasound-guided fine needle aspiration is superior to lymph node echofeatures: a prospective evaluation of mediastinal and peri-intestinal lymphadenopathy. Am J Gastroenterol 2004;99(4):628–633.

11 Vazquez-Sequeiros E, Levy MJ, Clain JE, et al. Routine vs. selective EUS-guided FNA approach for preoperative nodal staging of esophageal carcinoma. Gastrointest Endosc 2006;63 (2):204–211.

12 Vazquez-Sequeiros E, Wiersema MJ, Clain JE, et al. Impact of lymph node staging on therapy of esophageal carcinoma. Gastroenterology 2003;125(6):1626–1635.

13 Eloubeidi MA, Wallace MB, Reed CE, et al. The utility of EUS and EUS-guided fine needle aspiration in detecting celiac lymph node metastasis in patients with esophageal cancer: a single-center experience. Gastrointest Endosc 2001;54 (6): 714–719.

14 van Vliet EP, Eijkemans MJ, Poley JW, et al. Staging of esophageal carcinoma in a low-volume EUS center compared with reported results from high-volume centers. Gastrointest Endosc 2006;63(7):938–947.

15 Catalano MF, Sivak MV Jr. Bedford RA, et al. Observer variation and reproducibility of endoscopic ultrasonography. Gastrointest Endosc 1995;41(2):115–120.

16 Souquet JC, Napoleon B, Pujol B, et al. Endosonography-guided treatment of esophageal carcinoma. Endoscopy 1992;24 (Suppl. 1):324–328.

17 Fockens P, Van den Brande JH, van Dullemen HM, et al. Endosonographic T-staging of esophageal carcinoma: a learning curve. Gastrointest Endosc 1996;44(1):58–62.

18 Bergeron EJ, Lin J, Chang AC, et al. Endoscopic ultrasound is inadequate to determine which T1/T2 esophageal tumors are candidates for endoluminal therapies. J Thorac Cardiovasc Surg 2014;147(2):765–771, disc. 771–773.

19 Schrager JJ, Tarpley JL, Smalley WE, et al. Endoscopic ultrasound: impact on survival in patients with esophageal cancer. Am J Surg 2005;190(5):682–686.

20 Zuccaro G Jr. Rice TW, Vargo JJ, et al. Endoscopic ultrasound errors in esophageal cancer. Am J Gastroenterol 2005;100(3): 601–606.

21 Misra S, Choi M, Livingstone AS, Franceschi D. The role of endoscopic ultrasound in assessing tumor response and staging after neoadjuvant chemotherapy for esophageal cancer. Surg Endosc 2012;26(2):518–522.

22 Zuccaro G Jr. Rice TW, Goldblum J, et al. Endoscopic ultrasound cannot determine suitability for esophagectomy after aggressive chemoradiotherapy for esophageal cancer. Am J Gastroenterol 1999;94(4):906–912.

23 Chak A, Canto MI, Cooper GS, et al. Endosonographic assessment of multimodality therapy predicts survival of esophageal carcinoma patients. Cancer 2000;88(8):1788–1795.

24 Agarwal B, Swisher S, Ajani J, et al. Endoscopic ultrasound after preoperative chemoradiation can help identify patients who benefit maximally after surgical esophageal resection. Am J Gastroenterol 2004;99(7):1258–1266.

25 Wallace MB, Hawes RH, Sahai AV, et al. Dilation of malignant esophageal stenosis to allow EUS guided fine-needle aspiration: safety and effect on patient management. Gastrointest Endosc 2000;51(3):309–313.

26 Catalano MF, Van Dam J, Sivak MV Jr. Malignant esophageal strictures: staging accuracy of endoscopic ultrasonography. Gastrointest Endosc 1995;41(6):535–539.

27 Van Dam J, Rice TW, Catalano MF, et al. High-grade malig-

nant stricture is predictive of esophageal tumor stage. risks of endosonographic evaluation. Cancer 1993;71(10):2910–2917.

28 Pfau PR, Ginsberg GG, Lew RJ, et al. Esophageal dilation for endosonographic evaluation of malignant esophageal strictures is safe and effective. Am J Gastroenterol 2000;95 (10):2813–2815.

29 Worrell SG, Oh DS, Greene CL, et al. Endoscopic ultrasound staging of stenotic esophageal cancers may be unnecessary to determine the need for neoadjuvant therapy. J Gastrointest Surg 2014;18(2):318–320.

30 Nesje LB, Svanes K, Viste A, et al. Comparison of a linear miniature ultrasound probe and a radial-scanning echoendoscope in TN staging of esophageal cancer. Scand J Gastroenterol 2000;35(9):997–1002.

31 Kodama M, Kakegawa T. Treatment of superficial cancer of the esophagus: a summary of responses to a questionnaire on superficial cancer of the esophagus in Japan. Surgery 1998;123 (4):432–439.

32 Young PE, Gentry AB, Acosta RD, et al. Endoscopic ultrasound does not accurately stage early adenocarcinoma or high-grade dysplasia of the esophagus. Clin Gastroenterol Hepatol 2010;8(12):1037–1041.

33 Thosani N, Singh H, Kapadia A, et al. Diagnostic accuracy of EUS in differentiating mucosal versus submucosal invasion of superficial esophageal cancers: a systematic review and meta-analysis. Gastrointest Endosc 2012;75(2):242–253.

34 Murata Y, Suzuki S, Ohta M, et al. Small ultrasonic probes for determination of the depth of superficial esophageal cancer. Gastrointest Endosc 1996;44(1):23–28.

35 Pouw RE, Heldoorn N, Alvarez Herrero L, et al. Do we still need EUS in the workup of patients with early esophageal neoplasia? A retrospective analysis of 131 cases. Gastrointest Endosc. 2011;73(4):662–668.

第 **16** 章

超声内镜在胃和十二指肠中的应用

Sarah A. Rodriguez, Douglas O. Faigel

超声内镜(EUS)可用于评估胃和十二指肠的各种良恶性病变。对于这些部位进行 EUS 检查的指征包括胃恶性病变的评估与分期、胃黏膜皱襞肥大、对于难治性胃溃疡的评估、黏膜下病变、壶腹部病变及胃周和十二指肠腔外的病变。

对胃和十二指肠壁的超声扫描用环扫超声内镜最易完成,镜身头端的探头可获得与镜身垂直的切面图像。各家内镜公司都生产电子环扫超声内镜,除硬件部分有所不同外,扫描频率范围在 5~12MHz,多数具有彩色多普勒功能。其他可用的设备包括高频导管式超声探头(UM-2R/3R,Olympus America,森特瓦利,宾夕法尼亚州),扫描范围 12~20MHz,可通过标准的胃镜活检孔道,用于显示黏膜和黏膜下层的浅表病变。这些探头的优点在于可以直接通过常规胃镜评估病变,而无须更换专门的超声内镜。

用环扫超声内镜检查胃和十二指肠时,一般先将内镜插至十二指肠球部,扫查胆管和胰管,然后将镜身推入十二指肠的第 2 和第 3 段,以扫查壶腹部和胰腺钩突,再回拉内镜,按顺序扫查胃窦、胃体和胃底。有些超声内镜医生喜欢对所有患者都按固定的顺序进行检查,以避免遗漏病变,也有些医生喜欢先检查有问题的区域,再按常规顺序检查其他部位。

在胃和十二指肠进行 EUS 检查的主要挑战,是如何在超声探头和消化道管壁之间获得足够的声学耦合。超声内镜前端装置的水囊本身可以提供良好的声学界面,只要把空气吸到管腔以外就可以。这在相对狭窄的十二指肠肠腔比较容易做到,而想把胃腔内的空气都吸尽则比较困难,并且可能因此出现伪影。在这种情况下,将水囊压在胃黏膜表面,可以帮助展示整个胃壁。另一种方法是在胃腔内注满脱气水,这样可以减少气体干扰,在黏膜浅层病变成像时也很有帮助。如果病变位于胃窦,水可能迅速排空,就需要重

复注水。这时可将患者放置成脚低位,能帮助胃窦注水。当患者左侧卧位时,水会优先注满胃底部。所以如果病变位于胃前壁或小弯时,改变患者体位至仰卧位或右侧卧位,有助于水淹没病变部位。不过镇静患者误吸风险较大,变成仰卧位时必须非常小心。

良性疾病

由 EUS 检查的胃和十二指肠的主要良性疾病包括黏膜下病变和胃黏膜皱襞肥大。黏膜下病变将在第17 章讨论。

胃黏膜皱襞肥大的定义是,胃腔内充分注气情况下,胃黏膜皱襞横断面厚度大于 1cm[1],这是患者转诊来做 EUS 的常见原因。常规胃镜或影像学检查,如CT 或消化道钡剂造影,可见胃黏膜皱襞增大或增厚。胃镜常常不能确定胃黏膜皱襞肥大的原因, 即使在恶性肿瘤存在的情况下,黏膜活检也有可能阴性。其鉴别诊断包括肥厚性胃病,如 Menetrier 病、幽门螺杆菌性胃炎和各种其他传染性病因(如异尖线虫病、巨细胞病毒、单纯疱疹病毒、真菌感染)、卓 - 艾综合征、胃静脉曲张、过度皱褶状态等。浸润性胃癌也可以在胃镜下表现为胃黏膜皱襞肥大, 而没有明显的肿瘤内镜下表现(图 16.1 和图 16.2)。少数情况下,有些罕见疾病,如胃淀粉样变性和嗜酸性胃肠炎,也可以表现为胃黏膜皱襞肥大。EUS 可用来区分这些不同的病变。

对胃黏膜皱襞肥大的患者进行评估时,需要考虑的关键问题包括以下几方面。

1. 胃壁厚度是多少? 胃体部黏膜的正常厚度是3~4mm,胃窦是 5mm;有时胃镜下显示胃黏膜皱襞肥大,但 EUS 测量是正常的。

2. 如果胃壁增厚,是哪几层增厚? 肥厚性胃病等

136

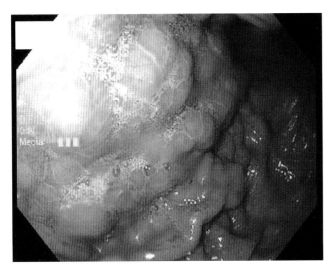

图 16.1 胃黏膜皱襞肥大的内镜下表现。

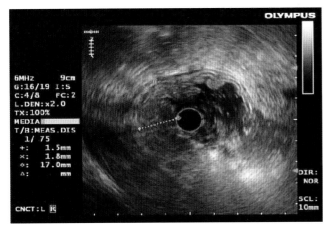

图 16.2 EUS：胃壁厚度明显增厚 > 1cm，5 层结构消失。这名患者有皮革胃（胃腺癌，弥漫型）。

良性疾病，增厚通常局限于黏膜层（第 1 层和第 2 层），虽然偶尔也会涉及黏膜下层（第 3 层）。早期淋巴瘤也可以局限在这些层。如果增厚涉及第 4 层（固有肌层），则通常可能存在恶性肿瘤（如淋巴瘤或弥漫型胃癌）[2,3]。

3. 胃壁 5 层结构是否仍然存在？第 5 层结构消失与胃壁弥漫性低回声增厚，通常提示恶性病变（如胃淋巴瘤或皮革胃）。

4. 为明确诊断，应该获得多少组织标本？最好的获取方法是什么？我们将在下文进一步讨论。

用 EUS 探查胃黏膜皱襞肥大时，一般在胃窦部开始检查，并慢慢拉回至近端胃区域。按前述方法在胃内充水，使其足够充盈，以确定胃壁内结构是一层增厚还是多层增厚。操作时要注意避免在切线位成像，以免造成胃壁增厚的假象。这点在胃窦扫查时比较常见，因为向前推动内镜可使胃体轴扭曲，从而导

致胃窦的走向改变。此外，贲门和幽门区域的胃壁因解剖关系逐渐收缩，通常会出现胃壁的倾斜，很难稳定在一个垂直平面上获得 EUS 图像。可以在扫查时用充盈的水囊压住胃壁；也可以在胃腔内注水，扫查时保持探头在水的中央。

为评估增厚的胃黏膜皱襞而进行的组织活检方法包括标准钳夹活检、深挖或"钻井式"活检、圈套器切除活检、胃壁的细针抽吸活检（FNA）和全层外科手术活检。究竟获取多少组织量才够诊断，以及什么是最好的获取方法，目前还没有充分的研究。某种程度上来说，这取决于增厚的是胃壁哪一层。如果只是黏膜层增厚，那么标准钳夹活检应该足够了。确诊疑似恶性肿瘤的增厚胃壁时，EUS-FNA 似乎是很好的方法。但现有的文献表明，EUS-FNA 对诊断很少有帮助。一项关于 25 例皮革胃且黏膜活检阴性患者的研究发现，只有 25% 的 FNA 结果是阳性的[4]。另一项研究发现 FNA 仅有 33% 的准确性[5]。一项小型研究[6]，纳入了 5 例食管增厚及 5 例胃壁增厚患者，活检结果均为良性改变，采用 19g 的 Trucut 切割活检针（TCB）（Quick-Core，Cook Endoscopy，温斯顿 - 塞勒姆，北卡罗来纳州）再次评估后，有 4 例患者诊断为恶性肿瘤，另外 6 例患者通过长期随访证实为良性疾病。但是 Trucut 针使用时有点困难，尤其是在近端胃。另一项较早的研究用内镜黏膜切除术（EMR）圈套器切除一块较大的病变组织，用或不用透明帽辅助。所有 52 例胃壁增厚的患者都获得了准确的诊断。不过值得注意的是，有 1 例发生穿孔，1 例出现明显的出血[7]。当黏膜活检或圈套器切除活检都无法明确胃壁增厚的原因时，应谨慎地进行全层外科手术活检以排除恶性肿瘤，尤其在 EUS 发现符合胃浸润性肿瘤的病例时。在对所有增厚的胃黏膜进行钳夹活检之前，均应排除胃静脉曲张的可能（见后）。

Menetrier 病和其他肥厚性胃病

Menetrier 病是一种罕见的胃黏膜过度增生性疾病，目前认为其由转化生长因子 α（TGF α）的过度表达引起，这是一种表皮生长因子受体的配体[8,9]，主要引起胃底和胃体表面黏液细胞的膨胀。特点是巨型胃黏膜皱襞，可以出现类似多发性息肉状病变，典型的症状和体征有恶心、呕吐、体重减轻、蛋白质丢失和胃酸过少[10,11]。组织学分析显示胃小凹增生和壁细胞、主细胞减少。尽管 Menetrier 病被认为是一种良性状态，但也存在多项恶变的报道[12-14]。其危险因素目前未知，关于如何监测也缺乏共识指南。尽管已有各种成功治

疗的病例报道,包括根除幽门螺杆菌[15]、类固醇[16]、奥曲肽[17],以及最近报道的西妥昔单抗,后者是一种单克隆抗体,可以阻止 TGFα 与受体结合[18,19],但没有一种治疗方法疗效可以长久保持。全胃切除术是唯一已知的治愈方法,一般用于难治性病例。

尽管分析胃黏膜皱襞肥大的病因时,需要考虑 Menetrier 病的可能,但由于其罕见性,一般其他病因更为多见。一项针对 52 例胃黏膜皱襞增厚患者行圈套器活检的研究显示,最常见的病因为慢性胃炎或淋巴组织增生(40%),其他为良性息肉/类癌(16%)、胃恶性肿瘤(12%)、卓-艾综合征(10%)和 Menetrier 病(仅 8%)[7]。48 例转诊至三级保健中心的 Menetrier 病患者中,最后经诊断可以证实的只有 25 例(52%),另外 23 例只是表现类似。大多数患者诊断为息肉或息肉病综合征(n=13 例),2 例患者有浸润性恶性肿瘤[20]。

EUS 有助于从其他肥厚性胃病和恶性肿瘤中区分 Menetrier 病。胃镜检查时,Menetrier 病表现为显著增厚和胃黏膜皱襞肥大,并且经常出现多发巨大的息肉。胃窦通常不易出现此类息肉。之前已经描述,EUS 检查时需要将检查部位灌满水,以协助确定增厚病变所在的层次。Menetrier 病的增厚部位局限于黏膜深层(第 2 层)。组织学上的囊性改变通常不能由 EUS 证实。如果 EUS 影像符合 Menetrier 病(如增厚病变局限于浅/深黏膜),用大活检钳取得的组织量应该足够诊断,无须全层外科手术活检[21,22]。

急性和慢性幽门螺杆菌感染也会导致胃黏膜皱襞肥大,外表与 Menetrier 病和胃恶性肿瘤相似[23]。EUS 图像中,增厚部位位于黏膜和黏膜下层,但固有肌层不增厚。黏膜活检通常可以明确诊断。成功根除细菌后,胃镜和 EUS 表现会逐渐趋于正常[24]。如果在随后的胃镜和 EUS 随访中,增厚病变没有缓解的话,要考虑恶性肿瘤的可能,应该进行全层外科手术活检。在一项 47 例胃黏膜皱襞肥大的研究中,根治幽门螺杆菌后,有 3 例患者肥大病变不缓解,其中 2 例为印戒细胞癌[25]。

胃静脉曲张

并不是所有的胃静脉曲张都会在胃贲门部位出现典型的葡萄串样改变,其可能伪装成增厚的胃黏膜皱襞。EUS 检查有助于防止疏忽大意的活检,以避免导致无法控制的出血。在 EUS 下,胃静脉曲张在黏膜下层可出现多个无回声的管状结构,用 EUS 的多普勒功能很容易识别。没有食管静脉曲张并不代表没有胃静脉曲张,脾静脉血栓形成可能导致孤立的胃静脉曲张。如果看到孤立的胃静脉曲张,跟踪位于胰体后方的脾静脉有时可以显示其内血栓形成,并仔细检查以防有胰源性静脉曲张的可能[如慢性胰腺炎(CP)或胰腺恶性肿瘤]。另外,如果看到静脉曲张,还应当评估是否有门静脉高压的迹象。门静脉高压的 EUS 表现有腹水、食管静脉曲张、在食管周围发现奇静脉和胸导管的扩张[26,27]。

EUS 可用来引导胃静脉曲张的内镜治疗,如氰基丙烯酸酯胶注射或放置弹簧圈。虽然氰基丙烯酸酯胶治疗胃静脉曲张出血通常是在胃镜直视下进行,一些小型研究已经证实,使用 EUS 可显示更多的注射目标(特别是"喂养"血管)[28],更加清楚地显示胃静脉曲张[29],还可以实时监测血流是否已被阻断,与不用 EUS 监测相比,可以减少注射后的出血率[30]。EUS 也可用于引导在胃静脉曲张内注入弹簧圈[31]。一项纳入 24 例胃静脉曲张的研究报道,EUS 可成功引导氰基丙烯酸酯胶联合弹簧圈注射[32]。

不愈合的胃溃疡

反复不愈合的胃溃疡是比较困难的临床问题。许多难治性溃疡都有潜在的原因,如幽门螺杆菌持续感染、私自使用非甾体抗炎药(NSAID)、吸烟、胃黏膜血流量减少或胃酸分泌过多等。一项对 60 例难治性胃溃疡患者的研究发现,44% 的患者正在使用 NSAID,而其中 40% 的人否认使用经历,最终通过测量血小板环氧酶活性证实了 NSAID 药物的滥用[33]。尽管如此,恶性肿瘤仍是部分胃溃疡不愈合的原因,EUS 除用于诊断外,还可对肿瘤进行分期。水浸成像技术应该用于评估溃疡区域和周围外表正常的胃壁,以对肿瘤的浸润程度进行评估。应该用 5.0~7.5MHz 的频率检查胃外器官,以排除非胃肿瘤的壁外浸润,并寻找可疑淋巴结。不过良性溃疡导致的炎症过程可能累及第 4 层(固有肌层),并可能由于良性炎症引起淋巴结肿大,使良性溃疡在 EUS 下与恶性肿瘤难以区别。如果遇到 EUS 图像有恶性表现,而内镜及活检均为良性的情况下,可能需要进行手术探查。

恶性病变

胃癌

大多数的胃恶性肿瘤是腺癌。胃癌发病率在过去几十年有所下降,但它仍然是全世界癌症死亡的第二大原因[34]。胃癌在美国不是常见的肿瘤,每年确诊约

22 000 例[35],但预后不良,因为大多数情况下确诊时都已是晚期。胃癌的主要症状是持续的腹痛和消瘦。治疗方法取决于疾病分期,除早期胃癌(见下文),通常可手术和化疗。在其他国家,对于进展期胃癌或淋巴结转移病例,常使用围术期化疗(辅助化疗和新辅助化疗)。有两项随机对照试验(RCT)证明此类化疗对于生存率有改善[36,37]。也有一项 RCT 未能显示生存获益[38]。但是该项研究由于入组率不足被提前关闭,所以缺乏说服力,胃癌的围术期化疗在美国并不常用。

胃癌分为肠型和弥漫型。肠型胃癌在内镜下通常表现为明显的肿块, 活检大多数可以得到阳性诊断。而对弥漫型胃癌(也叫"皮革胃"),内镜下表现可能与胃炎相似,活检结果也可能阴性。在这种情况下,EUS 对于明确恶性诊断非常有用。这两种类型的胃癌,尽管分期方法相同,但 EUS 下的表现不同。

肠型胃癌

美国国家综合癌症网络(NCCN)指南建议,没有明显远处转移的胃癌患者在治疗之前应进行 EUS 检查[39],因为病变的局部分期将影响后续的治疗选择。与大多数恶性肿瘤一样,胃癌使用美国癌症联合委员会(AJCC)第 7 版肿瘤 – 淋巴结 – 转移(TNM)分期(表16.1 至表 16.3)[40]。位于胃食管交界部 5cm 以内和环绕胃食管交界的胃肿瘤,被划分为食管癌。

在 EUS 下,胃癌通常表现为来自黏膜层的边界不清的低回声病变。T1 病变仅限于黏膜层(EUS 下第 1和第 2 层), 也可能会浸润到黏膜下层 (第 3 层,图16.3)。在固有肌层低回声(第 4 层)和病变之间应该能看到非常明显的完整、明亮的黏膜下层。T2 病灶可以延伸到但不突破固有肌层,固有肌层外缘与浆膜层交接的部位(第 4 层和第 5 层)应该光滑而不被肿瘤突破(图 16.4)。在 T3 期,低回声病变完全突破第 4 层,可以看到浆膜层明显中断和浸润。肿瘤的指状突起,也称为"伪足",可以扩展到胃外空间(图 16.5)。如果病变延伸到附近的器官(如肝脏、胰腺、脾、膈肌)或大血管(如主动脉、腹腔干),则归类为 T4 病变。T 分期误差常由微转移造成,由于 EUS 无法探及微转移,可能会造成分期过低;而肿瘤周边炎症会使肿瘤在 EUS 的表现上比实际更深,从而导致分期过高。T2 和 T3 分期不准确比较常见。这是由于 TNM 系统使用浆膜是否浸润作为判断 T3 病变的主要标准。然而,胃不是均一地由浆膜层覆盖的, 胃体小弯和胃窦前壁没有浆膜层。T1和 T4 肿瘤进一步分类成 T1a、T1b 和 T4a、T4b;这些分类其实很难使用 EUS 定义,主要需依靠病理诊断。

淋巴结状态也应评估。完整的淋巴结评估要求超声频率为 5.0~7.5MHz。超声胃镜先送至胃窦,然后在回拉过程中扫查整个胃周区域, 要关注肿瘤周边、腹膜后、腹腔干、主动脉、肝胃韧带及脾门周边区域。恶性淋巴结通常呈圆形的低回声结构,界限清晰,回声均匀(低回声,图 16.6)。胃癌的分期系统中淋巴结分期应基于区域淋巴结受累的数量(表 16.2)。而 EUS 很难确定淋巴结肿大的确切数量,一般根据区域淋巴结转移的存在与否对肿瘤进行分期。EUS 对于肿大淋巴结的良恶性评估不完全可靠,部分原因是炎症引起的淋巴结肿大也可能表现出恶性特点。如果淋巴结有恶性特点,而其诊断可能改变患者后期治疗的选择(如 T分期为早期胃癌并存在可疑淋巴结)时,应行 FNA 以确认淋巴结的良恶性。还应探查肝脏,以明确有无提

表 16.1　胃癌分期:原发肿瘤(T 分期)[40]

TX	肿瘤无法评估
T0	未见原发肿瘤
Tis	原位癌:黏膜内癌,未累及黏膜固有层
T1	肿瘤浸润黏膜固有层(T1a)或黏膜下层(T1b)
T2	肿瘤浸润固有肌层
T3	肿瘤浸润浆膜下的结缔组织 (突破固有肌层),未累及脏腹膜或邻近结构
T4	肿瘤累及脏腹膜(T4a)或相邻结构(T4b)

表 16.2　胃癌分期:区域淋巴结 (N)[40]

NX	区域淋巴结无法评估
N0	区域淋巴结无转移
N1	1~2 个区域淋巴结转移
N2	3~16 个区域淋巴结转移
N3	7 个或 7 个以上区域淋巴结转移
N3a	7~15 个区域淋巴结转移
N3b	16 个或 16 个以上区域淋巴结转移

表 16.3　胃癌分期:远处转移 (M)[40]

cM0	临床未见远处转移
cM1	临床见远处转移
pM1	显微镜下证实的远处转移

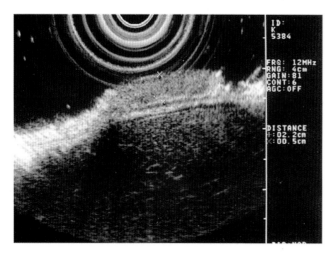

图 16.3　EUS T1 期胃癌的成像。低回声病变浸润至黏膜层，略浸润到黏膜下层（左侧图片）。

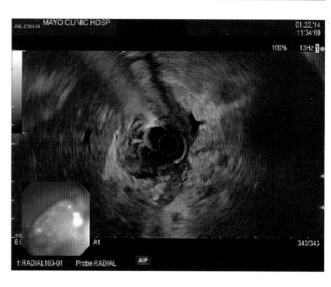

图 16.5　EUS T3 期胃癌的形象。固有肌层（暗带）明显被肿瘤影中断。

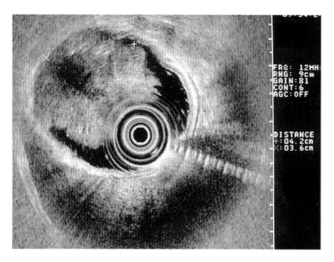

图 16.4　EUS 的 T2 期胃癌。类似息肉样病变深入胃腔内，但第 4 层（固有肌层）是完整，整个胃腔可见光滑的暗带。

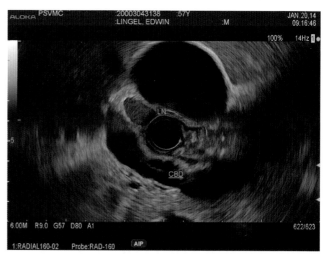

图 16.6　壶腹癌患者的恶性淋巴结（LN）。CBD，胆总管。

示转移的低回声结节（表 16.3），并可行 FNA 活检，操作时穿刺针应注意避开胃内病灶。

有腹水时应考虑通过 FNA 获取腹水标本，细胞学阳性则提示肿瘤转移（pM1）。可以在 FNA 引导下通过胃体穿刺，小心穿刺针不要穿过肿瘤，否则可能导致假阳性结果。尽管尚无指南意见，但在 FNA 穿刺腹水后应考虑预防性使用抗生素。本章后面将进一步讨论腹水问题。

有多项研究评估了 EUS 对胃癌进行分期的准确性。一篇纳入 22 项相关研究的荟萃分析发现，EUS 总的 T 分期准确性为 75%[41]。EUS 对 T3 期病变的判断最为准确，其次是 T4 期（85%）、T1 期（77%）和 T2 期（65%）。N 分期的准确性为 64%。EUS 的 T 分期在临床上主要用于确定哪些胃癌患者适合采取内镜切除治疗（见下文），以及识别 T3 期及以上或淋巴结转移的患者，这些患者行新辅助治疗更能获益。EUS 区分 T 分期的高低表现非常优秀。一篇包括 54 项研究的荟萃分析（患者总数：5061）发现，EUS 能非常可靠地将 T1 期或 T2 期病变与 T3 期或 T4 期病变进行区分，总体敏感性和特异性分别为 86% 和 91%[42]。对于淋巴结评判的敏感性为 69%，特异性为 84%，相对较差[42]。

最近有一项研究纳入了 81 例胃癌患者，旨在评估 EUS-FNA 对胃癌治疗的影响[43]。当淋巴结或其他病变出现远处转移时，应进行 EUS-FNA 检查。81 例患者中有 38 例（48%）远处转移被 EUS 证实。这改变了 15% 患者的治疗方案，主要是避免了不必要的手术。

总之，尽管 EUS 对于肿瘤局部分期有一定局限性，它仍然是现有诊断方法中最准确的，优于横断面成像技术（CT 或 MRI）[44]。对于确定或排除淋巴结转移，横断面成像方法和 EUS 都不是最可靠的[45]；使用 EUS-FNA 操作可以明确提高这类病变的诊断能力。

早期胃癌（肠型）

早期胃癌的定义，是腺癌的浸润深度不超过黏膜下层，不论有无淋巴结转移（T1，任意 N）[46,47]。与大多数在美国发现的预后很差的晚期胃癌不同，早期胃癌治疗的 5 年生存率可达 80%~90%[48]。

早期胃癌病变通常小而浅，用常规超声内镜难以清晰显现。使用通过活检通道的小型超声探头，可获得比较好的 EUS 图像（图 16.7 和图 16.8）。EUS 小探头目前可用 12MHz 和 20MHz（UM-2R/3R，Olympus America，森特瓦利，宾夕法尼亚州）。这些都是机械探头（即带有可旋转头端），需要相应的独立处理器。20MHz 频率可将胃壁分辨为 9 层结构，在传统的第 2 层（黏膜深层）和第 3 层（黏膜下层）之间显示一条纤细的低回声条带，对应于黏膜肌层。要获得良好的声学耦合，可以在探头和胃部病变之间注满水，也可以在探头前端套上乳胶安全套，然后注满水。使用超声探头时，内镜图像与 EUS 图像有时不容易对应。这时可用超声探头对准病变下压，观察相应的超声图像帮助定位。在 EUS 检查时，通过轻轻来回拉动探头在病变四周扫描，这样可以避免漏诊可能的深层次浸润。

19%~24% 的早期胃癌患者使用 20MHz 的 EUS 小探头检查时会发生过度分期，主要是由于瘤旁纤维化的 EUS 表现与肿瘤的深层浸润很相似[49,50]。EUS 对早期胃癌的小隆起型病灶比凹陷型病灶判断的准确性更高。在一项 104 例患者的系统研究中，用内镜和 20MHz EUS 联合对肿瘤进行分类时，总体准确性可达到 92%[50]。另一项研究发现使用 20MHz 小探头超声对消化道早期肿瘤的 T 分期有很高的准确性，每例患者的分期都是准确的（n=24）[51]。

由于观察深度太浅，单用小探头超声很难对淋巴结转移做到良好评估。标准的 5.0~7.5MHz 环扫超声内镜，可以对胃周和十二指肠周围的可疑淋巴结进行扫查。如果发现可疑淋巴结，FNA 有助于发现那些不适合仅做内镜切除治疗的早期胃癌。

除了通常的局部分期，EUS 还可帮助确定哪些病灶适合做内镜切除治疗（图 16.9 和图 16.10）。目前 EMR 或内镜黏膜下层剥离术（ESD）的适应证包括：没有淋巴结转移和脉管浸润证据的、不超过 20mm 的隆

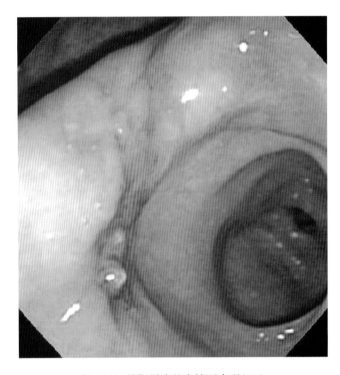

图 16.7　早期胃癌的内镜下表现（T1）。

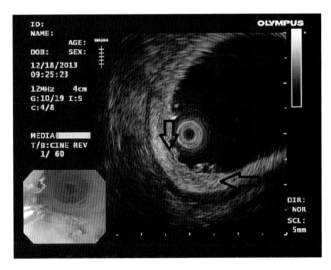

图 16.8　早期胃癌的 EUS 图像。黏膜界面层和黏膜固有层可见微小低回声病变。

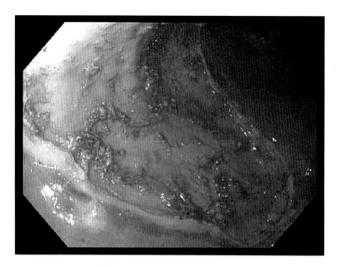

图 16.9 图 16.7 中的 T1 期胃癌经 ESD 后的创面。蓝色为黏膜下注射亚甲蓝所致。

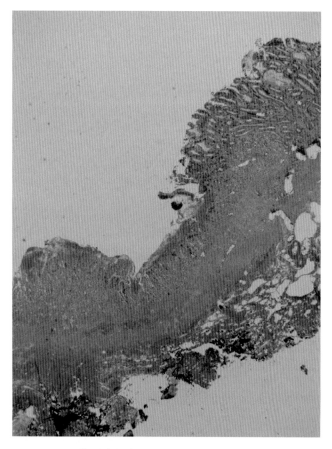

图 16.10 T1 期胃癌切除后的病理。病理分析证实 T1m3(入侵黏膜肌层)的肿瘤。

起性 T1 期分化型胃癌（或 <10mm 的无溃疡 / 瘢痕的凹陷型病灶）[52,53]。最近也有作者提出 ESD 的扩大适应

证（如任何大小的无溃疡病灶、<30mm 的伴有溃疡的病灶、微小黏膜下浸润病灶）[54,55]，但尚未达成共识意见。最近一项 1370 例早期胃癌的回顾性研究发现，EMR 或 ESD 的 5 年生存率为 95.8%，内镜切除绝对与扩大适应证的患者生存率没有区别[56]。在这项研究中，81 例患者由于不完整切除、黏膜下浸润或并发症等原因，在内镜切除后 1 年内接受外科手术。早期胃癌患者淋巴结转移率高达 15%，这些患者最终需要手术治疗[57-59]。淋巴结转移风险高的因素，包括较大的肿瘤面积、存在溃疡、黏膜下浸润、肿瘤位于近端 1/3 胃和脉管浸润[60,61]。根据切除后标本的病理结果，发现肿瘤浸润黏膜下层的患者应追加手术治疗，因为此类病变淋巴结转移的风险远高于那些局限于黏膜层的病变[62,63]。

目前通常在早期胃癌内镜切除之前进行 EUS，但也有人质疑其必要性，尤其是对于很容易注射抬举的、没有溃疡的小病灶。有作者建议应该用切除标本的病理作为最后确定分期的评估依据。不过 EUS 的优势在于，可以在术前发现淋巴结转移的患者（这些患者需要外科手术治疗），以及肿瘤浸润或突破固有肌层的患者（T2 或 T3）（这些患者不应该做内镜切除）。

弥漫型胃癌

大约 5% 的原发性胃腺癌为弥漫型。低分化的肿瘤细胞浸润全层胃壁，导致胃壁僵硬、增厚，胃的扩张性下降，称为"皮革胃"。弥漫型胃癌在年轻的患者中比肠型胃癌高发，往往预后很差。对于肠型胃癌，胃切除和化疗是主要治疗方案，但由于弥漫型胃癌的总体预后不良，手术是有争议的。一项关于 102 例患者的研究发现，患者外科手术后的平均生存时间为 5.7 个月，而且与手术切除的范围无关（R0 完整切除，还是 R1 或 R2 部分切除）[64]。不过另一项关于 120 例弥漫型胃癌患者的研究（其中一些患者在诊断时就已经有转移）发现，非手术治疗的患者总生存期为 8 个月，而对照组 R0 切除后的生存期为 17 个月[65]。

内镜下弥漫型胃癌的表现为增厚、红肿的胃黏膜皱襞，通常很难扩张，活检时感觉质硬。EUS 的图像上，皮革胃可有两种不同形式。两种形式中，胃壁增厚均大于 4mm。在一种形式中，正常的 5 层结构消失，代之以均匀的低回声（暗带）病变。另一种形式中，胃的 5 层结构看起来似乎是完整的，但在明亮的高回声黏膜下层之下，固有肌层（第 4 层）明显增厚（图 16.11）。一项关于 55 例皮革胃病变的回顾性研究描述了其 EUS

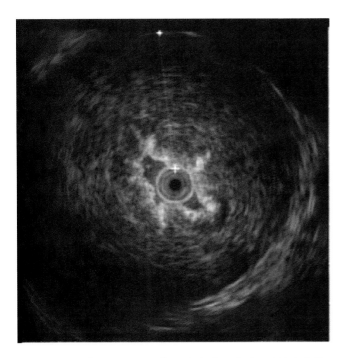

图 16.11　皮革胃的 EUS 图像示胃壁明显增厚。可见完整的黏膜层亮带，其余胃壁呈低回声增厚，横截面测量为 17mm。这是由小探头成像的，因为标准环扫超声内镜不能通过僵硬的皮革胃。

特点：58% 的患者（组 1）为第一种形式（胃的所有层次呈低回声增厚），其余患者的 EUS 图像为胃的前 3 层模糊、增厚，固有肌层明显增厚[66]。组 1 的患者平均胃壁厚度更厚，同时胃周病变的发生率也明显增高。

在皮革胃的情况下，为避免延误诊断，需要获得足够的组织进行病理分析。由于肿瘤细胞可能只沿黏膜下层浸润生长，普通活检钳获得的标本有 50% 的可能为阴性结果[67,68]。这种情况下可以考虑进行 EMR 圈套器活检，但出血和穿孔的风险可能增加[7]。如前所述，也可以考虑行胃壁的 FNA，但敏感性低[4]，对诊断帮助不大。当 EUS 表现疑诊皮革胃但活检结果阴性时，应该及时将患者转诊至外科医生处行胃壁全层活检。胃的转移性疾病，尤其是乳腺癌的转移灶，与原发的弥漫型胃癌（皮革胃）在 EUS 的图像特征上可以完全一样。

胃淋巴瘤

淋巴瘤在胃内的表现，可以是原发性胃淋巴瘤，也可以是全身性淋巴瘤累及胃。原发性胃淋巴瘤非常罕见，在胃恶性肿瘤中占 1%~4%[69]，通常为 B 细胞来源的非霍奇金淋巴瘤。胃内最常见的 B 细胞淋巴瘤类型包括黏膜相关淋巴组织（MALT）和弥漫 B 细胞淋巴瘤；其他可能发生的少见类型包括套细胞淋巴瘤、滤泡淋巴瘤和外周 T 细胞淋巴瘤。虽然原发性胃淋巴瘤非常少见，系统性淋巴瘤累及胃的情况是相当普遍的。

弥漫型大 B 细胞非霍奇金淋巴瘤

原发性胃淋巴瘤中，大约一半为弥漫大 B 细胞类型，这是一种侵袭性比较高的恶性肿瘤。与胃腺癌不同，大 B 细胞淋巴瘤对化疗反应良好，无论是否做放疗。胃淋巴瘤可进行手术治疗，但其作用仍有争议，特别是在比较早期的状态。一项纳入 589 例 1 期或 2 期胃淋巴瘤患者的随机对照研究发现，单用化疗的生存率优于单纯手术、手术 + 放疗或手术 + 化疗[70]。

MALT 淋巴瘤（淋巴结外边缘区 B 细胞淋巴瘤）

其他常见的原发性胃淋巴瘤的组织学类型是 MALT。1993 年明确了幽门螺杆菌感染与胃 MALT 淋巴瘤之间的关系；据估计超过 90% 的 MALT 淋巴瘤是由于感染幽门螺杆菌造成的[71]。胃 MALT 淋巴瘤是一种惰性疾病，一般预后良好。早期胃 MALT 淋巴瘤可以通过根除幽门螺杆菌来根治[72,73]。胃 MALT 淋巴瘤大部分累及胃体，胃镜下可有多种表现，包括脆弱的结节状黏膜、溃疡、黏膜浸润性增厚，偶尔也会出现正常的外观。胃 MALT 淋巴瘤可以有多病灶改变。黏膜活检通常可以明确诊断。EUS 的图像表现类似于原发性胃淋巴瘤，黏膜层呈低回声改变，后期逐渐浸润和延伸入更深的胃壁。

胃淋巴瘤的 EUS 分期

对很早期的胃淋巴瘤（MALT 淋巴瘤），根除幽门螺杆菌是最主要的治疗，而高级别胃淋巴瘤被认为是一种全身性疾病，需要全身化疗，因此 EUS 对于其在胃内的局部分期没有在低级别胃淋巴瘤（胃 MALT 淋巴瘤）中重要。有趣的是，最近有一些研究报道将根治幽门螺杆菌作为治疗早期弥漫性 B 细胞淋巴瘤（高级别）的主要方案，50%~60% 的患者疾病可达到完全缓解[74,75]。虽然目前这还不是标准的做法，但这样一来，EUS 对于早期高级别淋巴瘤的确切分期就变得比较重要了。

胃淋巴瘤的分期不同于胃腺癌。淋巴瘤使用

Ann Arbor 分期系统,分为 I ~ IV 期,并指定 "E"代表淋巴结外疾病,如胃的侵犯(表 16.4)[76]。例如,原发性胃淋巴瘤如果只局限在胃(单个淋巴结外侵犯的器官),分期为 IE。根据是否存在系统性症状如发烧、盗汗,进一步将其分成无(A)或有(B)两种状态。巴黎分类系统[77]更像 TNM 分期系统,因此常用于 EUS 分期(表16.5 和表 16.6)。

胃镜和 EUS 评估原发性胃淋巴瘤的主要目标,包括明确恶性肿瘤的诊断、获得足够的组织学标本、评估是否有转移性淋巴结受累、确定局部病变的范围、浸润胃壁的深度和外科手术前确定胃体到胃底的纵

表 16.4　Ann Arbor 淋巴瘤分类系统[76]

I	侵犯单个淋巴结或单个结外区域(E)
II	侵犯膈肌同一侧的两个淋巴结区域或累及部位限于邻近的结外器官或位置(IIE)
III	侵犯膈肌两侧的两个淋巴结区域;可以包括脾脏(IIIS)、一个结外区域(IIIE)或同时侵犯(IIIES)
IV	播散到一个或多个淋巴结外组织或器官

表 16.5　原发胃淋巴瘤的巴黎分类 (T)[77]

TX	淋巴瘤影响范围无法确定
T0	无淋巴瘤证据
T1	肿瘤局限于黏膜(T1m)或黏膜下层(T1sm)
T2	肿瘤浸润固有肌层或浆膜下
T3	淋巴瘤穿透浆膜(突破固有肌层)
T4	肿瘤侵犯邻近器官或结构

表 16.6　原发胃淋巴瘤的巴黎分类(N 和 M)[77]

NX	淋巴结未评价
N0	无淋巴结转移依据
N1	区域性淋巴结转移
N2	除胃内,还有腹腔内淋巴结转移
N3	转移至腹腔外淋巴结
MX	远处播散未评估
M0	无淋巴结外播散证据
M1	不连续的胃肠道内分隔的部位受累
M2	不连续的其他组织受累

向肿瘤范围。内镜下原发性胃淋巴瘤可以有多种表现。外生型病变最常见,也可以表现为溃疡、有或无溃疡增厚的黏膜皱襞或仅有黏膜红斑的结节或息肉样病变[78,79]。在皮革胃的情况下,标准活检钳夹取的标本可能不足以明确诊断原发性胃恶性淋巴瘤(除了MALT 型以外)。EUS 检查证实病变局限于黏膜和黏膜下层时,可采用 EMR 方法明确胃淋巴瘤的诊断[80]。EUS 下淋巴瘤表现为黏膜层增厚,呈低回声;肿瘤向深部浸润时,通常可见胃壁各层次的融合。

20 世纪 90 年代时,对胃淋巴瘤的主要治疗方法还是手术,那时的报道已经显示,EUS 对 T 分期的准确性为 80%~91%,N 分期为 77%~90%[81-84]。一项较大的包含 70 例患者的多中心研究发现,EUS 局部分期的准确性只有 53%。不过这项研究的主要缺陷是,34个研究中心中只有 5 个中心入组了 2 例以上的患者。另外有一项对 54 例胃 MALT 淋巴瘤患者 EUS 分期准确性的研究[85]发现,操作者之间的判断一致性,在 T 分期一般(κ =0.38),N 分期较好(κ =0.63),一致性最低的是对早期病变的分期(T1sm 和 T2)。

EUS 结果可以预测胃 MALT 淋巴瘤对根除幽门螺杆菌的反应。一项关于 22 例原发性胃 MALT 淋巴瘤患者的研究显示,EUS 提示疾病局限于黏膜层时,根治幽门螺杆菌后的完全缓解率较黏膜下层淋巴瘤高(77.8% vs. 12.5%,P=0.007)[86]。一些更早的研究也有类似的结果[87-89]。另一项关于 46 例患者的研究发现,唯一可以预测完全缓解的指标是没有淋巴结侵犯[90]。

多个研究评估了 EUS 对淋巴瘤治疗后随访监测的作用。一项中位随访时间为 87 个月、包括 23 例各种类型胃淋巴瘤患者(MALT、弥漫性大 B 细胞、高级别淋巴瘤)的研究显示,只有在低级别淋巴瘤患者中,治疗后长期 EUS 图像异常才能预测远期疗效,高级别淋巴瘤患者不能通过 EUS 来预测疗效[91]。另一项研究(n=23;16 例 MALT,7 例弥漫型大 B 细胞淋巴瘤)发现,由胃肠活检证实完全缓解的有 21 例,但 EUS 图像判断的缓解只有 7 例(30%)[92]。在中位 36.5 个月的随访时间内,12 例 EUS 图像持久异常的患者(其中 6 例MALT)没有出现病情复发。

总之,EUS 是确定局部胃淋巴瘤分期的最准确方式。虽然没有这方面的共识,但 EUS 在明确恶性诊断和判断能否通过根除幽门螺杆菌根治早期疾病方面非常重要。EUS 在后续治疗随访中的作用不太清楚,有时即使疾病没有复发,也可能长期存在胃壁 EUS 图像表现异常。

腹水探查

EUS 通常用于评估疑诊的恶性肿瘤,或对已经确诊的恶性肿瘤进行分期。肿瘤患者出现恶性腹水,通常意味着远处转移,预后不良。

当有大量腹水存在时,EUS 上表现为无回声的聚集在肠腔周围的液体。通常在胃周或肝周区域有少量腹水聚集,EUS 图像上可出现三角形的液性暗区(图16.12)。EUS 在胃和十二指肠均可以观察到腹水。如果肿瘤患者出现腹水,应抽取腹水做细胞学分析。如果细胞学证实为阳性,则代表恶性肿瘤出现远处转移,可以帮助患者避免不必要的手术。一项在 629 例已经明确或疑似恶性肿瘤的患者进行 EUS 检查的研究发现,34 例患者存在腹水[93]。其中 33 例患者做了腹水抽吸,16 例细胞学结果为阳性(64%)。1 例患者发生细菌性腹膜炎(4%)。另一项在 301 例胃癌患者中进行的研究发现,93 例患者有腹水;EUS 检测腹水的敏感性为87.1%,而体表超声结合 CT 的敏感性为 16.1%。EUS发现腹水是预测腹膜转移的唯一确定指标[94]。在另一项 571 例患者的研究中,EUS 也被证明比 CT 扫描检测腹水更为敏感[95]。

可以使用 22G 穿刺针抽取腹水(图 16.13)。穿刺针上的刻度可以显示抽取腹水的量。如果该穿刺针在之前对肿瘤或淋巴结的采样过程中已经使用过,为避免液体被恶性肿瘤细胞污染后出现假阳性细胞学结果,应换用新的穿刺针。此外,出于类似的原因,应注意避免穿刺针穿过肿瘤抽取腹水。尽管缺乏在行 EUS-FNA 之前预防性使用抗生素的支持数据,我们的惯例是在穿刺时使用单剂量的静脉注射抗生素,通常为氟喹诺酮类,之后 5~7 天口服抗生素。

十二指肠的良性病变、壶腹腺瘤、壶腹癌

十二指肠黏膜下和黏膜病变是行 EUS 检查的另一个常见的指征。尽管壶腹周围肿瘤可以有症状,但这些病变大多数还是在行胃镜检查时意外发现的。

十二指肠黏膜下病变的病因包括类癌、脂肪瘤、颗粒细胞瘤、胃肠道间质瘤、布氏腺增生。EUS 可以用来评估这些病变的起源层次。如果病变局限于黏膜或黏膜下层,通常可以用 EMR 的方法切除此类病变以明确诊断和治疗。

十二指肠腺瘤

十二指肠腺瘤可以在息肉病患者的胃镜检查中偶然发现。与结肠腺瘤类似,十二指肠腺瘤有明显的腺瘤至癌变的顺序,因此发现后应当通过切除或毁损的方法进行治疗。EUS 对于十二指肠腺瘤(不含壶腹旁肿瘤)的诊断准确性尚不清楚。在对一些病变,尤其是较大的息肉进行内镜下治疗前,如果不确定病变的良恶性,EUS 有助于排除较深层次的浸润。某些病灶可能没有恶性肿瘤的内镜特征(如出现溃疡、质脆、出血、质硬、黏膜下层注射生理盐水不抬举)。如果病变在内镜下显示不清楚,EUS 还可以进一步确定息肉是否累及壶腹,因为在这一部位的病变,其切除方式不同于十二指肠的其余部分。

用 EUS 检查十二指肠腺瘤时,可以使用治疗镜和可通过活检通道的环扫小探头进行操作,这样可以直

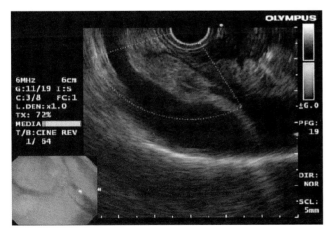

图 16.12　腹水,显示为胃周的无回声带。多普勒探查显示其不是血管结构;多普勒结果阴性。(见彩图)

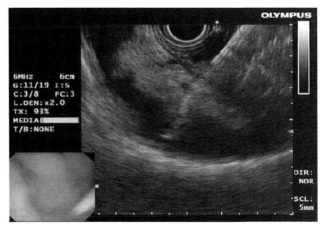

图 16.13　EUS-FNA 穿刺胃周腹水。(见彩图)

接内镜下治疗,而不需要更换内镜。如前所述,十二指肠内注满水后,将探头放在病变上方,然后探查是否有黏膜以下的层次受累。腺瘤表现为突出腔内的息肉状病变,起源于黏膜层,通常和黏膜层的回声一致。如果病变浸润至更深层,提示病变可能为恶性,或息肉非常大,必须考虑手术切除。关于适合内镜切除的病变直径目前还没共识,但如果病变超过肠腔的1/3周径,应考虑手术切除[96]。有一项研究报道了内镜下切除大的十二指肠或壶腹部腺瘤的安全性和可行性。这项单中心回顾性研究纳入了29例拟用内镜切除的大于3cm的十二指肠和壶腹腺瘤,并与22例小于3cm的息肉对比[97]。发现其总体成功率为92.2%,两组间平均治疗次数没有差异。

内镜治疗十二指肠腺瘤通常采用圈套器切除,并在黏膜下注射生理盐水抬高辅助。用氩气等离子体凝固进行毁损的方法,可用于大型扁平腺瘤组织和圈套器切除后的剩余组织。对21例非壶腹部十二指肠腺瘤内镜治疗后3个月复发的患者的研究发现,再次切除的成功率是55%[98]。在平均71个月的随访中,25%的患者发现局部复发,说明对这些患者进行内镜监测是必要的。由于研究数据有限,最近颁布的美国胃肠内镜协会(ASGE)指南中没有对十二指肠腺瘤的随访间隔提出具体意见[96]。

壶腹病变

与十二指肠腺瘤类似,十二指肠乳头腺瘤发病比较零散,与家族性腺瘤息肉病(FAP)有关。这些腺瘤有癌变可能。虽然其他肿瘤,如副神经节瘤、类癌偶尔也会累及壶腹部,大多数壶腹部病变是腺瘤。壶腹部恶性病变(壶腹旁肿瘤)可以来源于壶腹本身、胰腺、远端胆总管、十二指肠等。原发性壶腹癌比较少见,约占胃肠道肿瘤的0.2%和壶腹旁肿瘤的6%[99,100]。壶腹起源的肿瘤完全切除后,预后明显好于胰腺起源的肿瘤,即使淋巴结有转移,5年生存率也有30%~50%,而淋巴结阳性的胰腺癌,5年生存率只有10%[101,102]。

超声图像上,壶腹部显示为小的均质低回声区,横截面长度为8~12mm。为获得较好的视野,最好是将内镜推至十二指肠降部,右转镜身,减少胃的曲度,然后沿着壶腹部回拉。为获得良好的图像,检查时通常需要抬起超声胃镜头端。继续回拉,则可以从壶腹部横截面显示胆管和胰管,一般会先看到胰管;胆管在超声图像上最接近镜身。有时可以从十二指肠球部扫查到壶腹部,但很难在此区域看到壶腹全貌。

壶腹腺瘤可表现为十二指肠乳头增大,回声呈现

与壶腹部一样的低回声区。EUS可用来测量病灶的横截面大小,确定病变是否延伸到胆管、胰管或胰头。此外,十二指肠壁和壶腹部之间的层次消失提示可能存在恶性肿瘤。胆管内低回声病变提示胆管内侵犯,通常伴随着一定程度的胆管扩张。壶腹部区域淋巴结的评估和其他肿瘤的分期类似。对小的早期病灶可以考虑局部切除,但若发现可疑的肿大淋巴结时,应考虑行FNA以排除淋巴结转移。壶腹癌使用TNM系统分期(表16.7和表16.8)[103]。T1肿瘤局限于壶腹部,T2肿瘤侵犯十二指肠壁,T3肿瘤提示胰头受累(图16.14和图16.15),T4肿瘤侵犯胰周软组织。

EUS对壶腹部病变评估的主要目的是进行局部分期,特别是确定哪些病变可以内镜下或局部切除。壶腹部病变的治疗选择包括内镜下壶腹部切除、外科壶腹部切除及胰十二指肠切除术(Whipple手术)。对于哪种病变可以考虑内镜切除,目前没有绝对的共识。通常内镜下切除的标准包括病变小于4~5cm,没有恶性肿瘤内镜或组织学表现,没有胰胆管浸润[104]。

除了用EUS评估壶腹旁病变外,还可进行内镜逆行胰胆管造影术(ERCP)评估,尤其是考虑做内镜切除术时。为确定肿瘤是否延伸到胰胆管内,可以行胰胆管造影。为明确诊断,可以考虑行内镜活检。不过壶腹癌活检可能只显示良性腺瘤,很多情况下需要完整切除后才能将异型增生和恶性肿瘤区分开。内镜活检报道的准确性为62%~83%[105,106];内镜下括约肌切开

表16.7　壶腹部癌分期 (T)[103]

TX	原发肿瘤无法评估
T0	无原发肿瘤证据
Tis	原位癌
T1	肿瘤局限于壶腹部或Oddi括约肌
T2	肿瘤侵犯十二指肠壁
T3	肿瘤侵犯胰腺
T4	肿瘤侵犯胰周软组织或其他相邻结构

表16.8　壶腹部癌分期 (N 和 M)[103]

NX	局部淋巴结无法评估
N0	局部未见淋巴结
N1	有局部淋巴结转移
M0	无远处转移
M1	远处转移(说明转移部位)

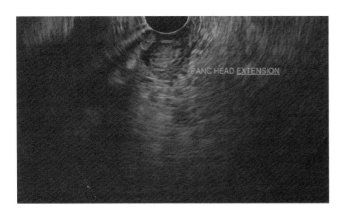

图 16.14　壶腹癌,T3 期。这是从十二指肠水平部回拉得到的图像。肿瘤表现为壶腹部低回声增大;肿瘤左侧无回声的新月状结构是胆总管横截面。肿瘤侵入胰头。

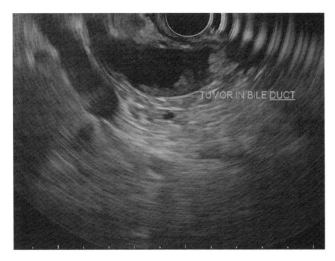

图 16.15　壶腹癌从壶腹部侵犯胆管达 2.4cm。肿瘤需要 Whipple 手术切除。

术后再行活检可以增加活检的阳性率[107]。

　　虽然有些作者主张主要通过 ERCP 评估壶腹旁病变,但是 EUS 在局部病变分期和评估内镜切除术作为主要治疗手段的可行性时是非常有用的。有多项研究评估了 EUS 对壶腹癌的分期能力。总体 T 分期的准确性为 56%~91%,N 分期的准确性为 50%~81%[108-118]。对于局部病变分期,EUS 比 CT、MRI 和超声更准确[112-115]。局部有胆管支架会降低 EUS 区分 T2 和 T3 病变的准确性[112]。如果可能的话,应该在没有放置胆管支架时进行 EUS 分期。

　　胆管内超声(IDUS)使用一个可通过活检通道的小探头对壶腹部恶性肿瘤进行分期。一项在治疗前对 40 例患者（33 例壶腹癌,7 例壶腹部腺瘤）同时进行 EUS 和 IDUS 的前瞻性研究发现,EUS 总体 T 分期的准

确性是 63%,IDUS 为 78%(P=0.14)。EUS 对于 88%~90% 浸润到胆管和胰管的病变可做出正确评估[119]。IDUS 对于局部分期并无明显优势,并且不能评估淋巴结状态。

　　对于哪一类壶腹部病变可以用 EUS 进行分期,目前没有共识。专家意见提出的 EUS 分期标准,包括病变大于 2cm、内镜下恶性表现、活检提示高度异型增生和不适合手术的病变（如可能计划内镜切除)[120]。EUS 可能有助于切除方式的选择(如内镜或手术)。一项 58 例壶腹部病变患者的回顾性研究发现,其中 27 例患者预先行 EUS 检查,93% 的患者 EUS 检查结果是准确的,而没有行 EUS 的患者术前诊断的准确性为 78%;EUS 组中更多的患者接受了内镜治疗,而非手术切除(12/37 vs. 5/31,P=0.025)。EUS 组的低度异型增生的诊断准确性是 93%,未行 EUS 组是 72%[121]。另一项对 47 例在治疗前进行 EUS 检查的壶腹旁(n=22)和十二指肠(n=18)腺瘤患者的研究发现,EUS 对黏膜下层和固有肌层未浸润的阴性预测值（NPV）很高（NPV=90%)[122]。这一结果很有价值,因为这类病变可以考虑内镜下切除。

结论

　　EUS 可以用来评估各种胃和十二指肠的良恶性病变。为获得最佳成像效果,可采用水浸法,用 5.0~7.5MHz 的频率探查肿块型病变、增厚的胃壁、周围器官和淋巴结。较小的腔内病变应该用 10~20MHz 的频率扫描。在评估肥大的胃黏膜皱襞时,EUS 可以排除胃静脉曲张,并确定病变位于哪一层。良性病变可以引起胃黏膜皱襞肥大,但当黏膜下层、固有肌层显著增厚时,高度提示恶性肿瘤浸润（腺癌或淋巴瘤),可能需要深挖或全层活检诊断。

　　对于胃癌患者,EUS 可以准确地评估病变浸润深度和有无淋巴结转移,判断病灶的可切除性和术后复发的可能性。高频超声探头可用于评估早期胃癌是否适合做内镜切除。对于胃淋巴瘤患者,EUS 可以探测病变深度、范围和有无淋巴结受累,以便制订合理的治疗计划。对于低级别 MALT 淋巴瘤,EUS 可以预测哪些患者能将幽门螺杆菌根除作为主要的治疗手段。EUS 也有助于在内镜切除之前评估十二指肠腺瘤和壶腹周围有无深部浸润,并对壶腹癌进行分期,评估其可切除性和预后。

（张晓琦 译　邹晓平 校）

参考文献

1 Bjork J, Geenen J, Soergel K, et al. Endoscopic evaluation of large gastric folds: a comparison of biopsy tech niques. Gastrointest Endosc 1977;24:22-23.

2 Chen TK, Wu CH, Lee CL, et al. Endoscopic ultrasonography in the differential diagnosis of giant gastric folds. J Formos Med Assoc 1999;98(4):261-264.

3 Songür Y, Okai T, Watanabe H, et al. Endosonographic evaluation of giant gastric folds. Gastrointest Endosc 1995;41(5):468-474.

4 Wiersema MJ, Vilmann P, Giovnanini M, et al. Endosonography-guided fine-needle aspiration biopsy: diagnostic accuracy and complication assessment. Gastroenterol 1997;112:1087-1095.

5 Lucido M, Lai R, Mallery S. Endoscopic ultrasound guided fine needle aspiration (EUSFNA) in the diagnosis of linitis plastica (abstract). Dig Endosc 2004;16(Suppl. 2):A18.

6 Aithal G, Anagnostopoulos G, Kaye P. EUS-guided Trucut mural biopsies in the investigation of unexplained thickening of the esophagogastric wall. Gastrointest Endosc 2005;62:624-629.

7 Komorowski R, Caya J, Gennen J. The morphologic spectrum of large gastric folds: utility of the snare biopsy. Gastrointest Endosc 1986;32:190-192.

8 Dempsey PJ, Goldenring JR, Soroka CJ, et al. Possible role of transforming growth factor alpha in the pathogenesis of Ménétrier's disease: supportive evidence form humans and transgenic mice. Gastroenterol 1992;103:1950-1963.

9 Coffey RJ, Romano M, Goldenring J. Roles for transforming growth factor-alpha in the stomach. J Clin Gastroenterol 1995; 21(Suppl. 1):S36-S39.

10 Meuwissen SG, Ridwan BU, Hasper HJ, Innemee G. Hypertrophic protein-losing gastropathy. A retrospective analysis of 40 cases in the Netherlands. The Dutch Menetrier Study Group. Scan J Gastroenterol Suppl 1992;194:1-7.

11 Wolfsen H, Carpenter H, Talley N. Menetrier's disease: a form of hypertrophic gastropahty or gastritis. Gastroenterol 1993;103: 1310-1319.

12 Remes-Troche JM, Zapata-Colindres JC, Starkman I, et al. Early gastric cancer in Menetrier's disease. BMJ Case Rep 2009. pii: bcr07.2008.0453. doi: 10.1136/bcr.07.2008.0453.

13 Scharschmidt BF. The natural history of hypertrophic gastropathy (Menetrier's disease): report of a case with 16 year follow-up and review of 120 cases from the literature. Am J Med 1977;63:644-652.

14 Hsu CT, Ito M, Kawase Y, et al. Gastric cancer arising from localized Ménétrier's disease. Gastroenterol Jpn 1991;26(2): 213-217.

15 Meuwissen SG, Ridwan BU, Hasper HJ, Innemee G. Hypertrophic protein-losing gastropathy. A retrospective analysis of 40 cases in The Netherlands.The Dutch Ménétrier Study Group. Scand J Gastroenterol Suppl 1992;194:1-7.

16 Davis GE, O'Rourke MC, Metz JR, et al. Hypertrophic gastropathy symptoms responsive to prednisone. A case report and a review of the literature. J Clin Gastroenterol 1991;13:436-441.

17 Yeaton P, Frierson HF Jr. Octreotide reduces enteral protein losses in Menetrier's disease. Am J Gastroenterol 1993;88:95-98.

18 Fiske WH, Tanksley J, Nam KT, et al. Efficacy of cetuximab in the treatment of Menetrier's disease. Sci Transl Med 2009;1 (8):8ra18.

19 Settle SH, Washington K, Lind C, et al. Chronic treatment of Ménétrier's disease with Erbitux: clinical efficacy and insight into pathophysiology. Clin Gastroenterol Hepatol 2005;3(7): 654-659.

20 Rich A, Toro TZ, Tanksley J, et al. Distinguishing Ménétrier's disease from its mimics. Gut 2010;59(12):1617-1624.

21 Mendis RE, Gerdes H, Lightdale CJ, Botet JF. Large gastric folds: a diagnostic approach using endoscopic ultrasonography. Gastrointest Endosc 1994;40:437-441.

22 Songur Y, Okai T, Wtanabe H, et al. Endosconographic evaluation of giant gastric folds. Gastrointest Endosc 1995;41:468-474.

23 Stolte M, Bätz C, Eidt S. Giant fold gastritis—a special form of Helicobacter pylori associated gastritis. Z Gastroenterol 1993; 31(5):289-293.

24 Avunduk C, Nvab F, Hampf F, Coughlin B. Prevalence of Helicobacter pylori infection in patients with large gastric folds: evaluation and follow-up with endoscopic ultrasound before and after antimicrobial therapy. Am J Gastroenterol 1995;90:1969-1973.

25 Stolte M, Bätz CH, Biayerdörffer E, Eidt S. Helicobacter pylori eradication in the treatment and differential diagnosis of giant folds in the corpus and fundus of the stomach. Z Gastroenterol 1995;33(4):198-201.

26 Faigel DO, Rosen HR, Sasaki A, et al. Endoscopic ultrasound in cirrhotics with and without prior variceal hemorrhage in comparison to noncirrhotic controls. Gastrointest Endosc 2000;52: 455-462.

27 Parasher VK, Meroni E, Malesci A, et al. Observation of thoracic duct morphology in portal hypertension by endoscopic ultrasound. Gastrointest Endosc 1998;48:588-592.

28 Romero-Castro R, Pellicer-Bautista FJ, Jimenez-Saenz M, et al. EUS-guided injection of cyanoacrylate in perforating feeding veins in gastric varices: results in 5 cases. Gastrointest Endosc 2007;66:402-407.

29 Boustière C , Dumas O , Jouffre C , et al. Endoscopic ultrasonography classification of gastric varices in patients with cirrhosis（Comparison with endoscopic findings）. J Hepatol 1993; 19:268–272.

30 Lee YT, Chan FK, Ng EK, et al. EUS-guided injection of cyanoacrylate for bleeding gastric varices. Gastrointest Endosc 2000;52(2):168–174.

31 Romero-Castro R, Ellrichmann M, Ortiz-Moyano C, et al. EUS-guided coil versus cyanoacrylate therapy for the treatment of gastric varices: a multicenter study（with videos）. Gastrointest Endosc 2013;78:711–721.

32 Binmoeller K, Weilert F, Shah J, Kim J. EUS-guided transesophageal treatment of gastric fundal varices with combined coiling and cyanoacrylate glue injection （with videos）. Gastrointest Endosc 2011;74:1019–1025.

33 Lanas A, Remacha B, Sáinz R, Hirschowitz BI. Study of outcome after targeted intervention for peptic ulcer resistant to acid suppression therapy. Am J Gastroenterol. 2000;95（2）: 513–519.

34 Jemal A, Bray F, Center MM, et al. Global cancer statistics. CA Cancer J Clin 2011;61(2):69–90.

35 Siegel R, Naishadham D, Jemal A. Cancer statistics, 2013. CA Cancer J Clin 2013;63(1):11–30

36 Cunningham D, Allum WH, Stenning SP, et al. Perioperative chemotherapy versus surgery alone for resectable gastroesophageal cancer. N Engl J Med 2006;355(1):11–20.

37 Ychou M, Boige V, Pignon JP, et al. Perioperative chemotherapy compared with surgery alone for resectable gastroesophageal adenocarcinoma: an FNCLCC and FFCD multicenter phase III trial. J Clin Oncol 2011;29(13):1715–1721.

38 Schuhmacher C, Gretschel S, Lordick F, et al. Neoadjuvant chemotherapy compared with surgery alone for locally advanced cancer of the stomach and cardia: European Organisation for Research and Treatment of Cancer randomized trial 40954. J Clin Oncol 2010;28(35):5210–5218.

39 National Comprehensive Cancer Network. NCCN clinical practice guidelines in oncology: gastric cancer. Available from: http://www.nccn.org/professionals/physician_gls/pdf/gastric.pdf （last accessed September 17,2015）.

40 Edge SB, Byrd DR, Compton CC, et al. AJCC Staging Manual, 7th edn. New York; Springer, 2010: 110–118.

41 Cardoso R, Coburn N, Seevaratnam R, et al. A systematic review and meta-analysis of the utility of EUS for preoperative staging of gastric cancer. Gastric Cancer 2012;15 （Suppl. 1）: S19–S26.

42 Mocellin S, Marchet A, Nitti D. EUS for the staging of gastric cancer: a meta-analysis. Gastrointest Endosc 2011;73 （6）: 1122–1134.

43 Hassan H, Villmann P, Sharma V. Impact of EUS-guided FNA on management of gastric carcinoma. Gastrointest Endosc 2010; 71:500–504.

44 Kwee RM, Kwee TC. Imaging in local staging of gastric cancer: a systematic review. J Clin Oncol 2007;25:2107–2116.

45 Kwee RM, Kwee TC. Imaging in assessing lymph node status in gastric cancer. Gastric Cancer 2009;12:6–22.

46 Murakami T. Pathomorphological diagnosis（definition and gross classification of early gastric cancer）. Gann Monogr Cancer Res 1971;11:53–55.

47 Gotoda T. Endoscopic resection of early gastric cancer: the Japanese perspective. Curr Opin Gastroenterol 2006;22 （5）: 561–569.

48 Okada K, Fujisaki J, Yoshida T, et al. Long-term outcomes of endoscopic submucosal dissection for undifferentiated-type early gastric cancer. Endoscopy 2012;44(2):122–127.

49 Yanai H, Fuimura H, Karia M, Okita K. Diagnostic utility of 20-megahertz linear endoscopic ultrasonography in early gastric cancer. Gastrointest Endosc 1996;44:29–33.

50 Yanai H, Matsumoto Y, Harada T, et al. Endoscopic ultrasonography and endoscopy for staging depth of invasion in early gastric cancer: a pilot study. Gastrointest Endosc 1997;46: 212–216.

51 Waxman I, Saitoh Y. Clinical outcome of endoscopic mucosal resection for superficial GI lesions and the role of high-frequency US probe sonography in an American population. Gastrointest Endosc 2000;52(3):322–327.

52 Wang KK, Prasad G, Tian J. Endoscopic mucosal resection and endoscopic submucosal dissection in esophageal and gastric cancers. Curr Opin Gastroenterol 2010;26:453–458.

53 Shimada Y, JGCA （The Japan Gastric Cancer Association）. Gastric cancer treatment guidelines. Jpn J Clin Oncol 2004;34 （1）:58.

54 Yamaguchi N, Isomoto H, Fukuda E, et al. Clinical outcomes of endoscopic submucosal dissection for early gastric cancer by indication criteria. Digestion 2009;80:173–181.

55 Isomoto H, Shikuwa S, Yamaguchi N, et al. Endoscopic submucosal dissection for early gastric cancer: a large-scale feasibility study. Gut 2009;58:331–336.

56 Ahn JY, Jung HY, Choi KD, et al. Endoscopic and oncologic outcomes after endoscopic resection for early gastric cancer: 1370 case of absolute and extended indications. Gastrointest Endosc 2011;74:485–493.

57 Roviello F, Rossi S, Marrelli D, et al. Number of lymph node metastases and its prognostic significance in early gastric cancer: a multicenter Italian study. J Surg Oncol 2006;94(4):275–280.

58 Gotoda T, Yanagisawa A, Sasako M, et al. Incidence of lymph node metastasis from early gastric cancer: estimation with a large number of cases at two large centers. Gastric Cancer

2000;3(4):219–225.

59 Hirasawa T, Gotoda T, Miyata S, et al. Incidence of lymph node metastasis and the feasibility of endoscopic resection for undifferentiated-type early gastric cancer. Gastric Cancer 2009; 12(3):148–152.

60 Nasu J, Nishina T, Hirasaki S, et al. Predictive factors of lymph node metastasis in patients with undifferentiated early gastric cancers. J Clin Gastroenterol 2006;40(5):412–415.

61 An JY, Baik YH, Choi MG, et al. Predictive factors for lymph node metastasis in early gastric cancer with submucosal invasion: analysis of a single institutional experience. Ann Surg 2007;246(5):749–753.

62 Kodama Y, Inokuchi K, Soejima K, et al. Growth pattenrs and prognosis in early gastric carcinoma. Superficially spreading and penetrating growth types. Cancer 1985:51(2):320–326.

63 Yasuda K. Endoscopic ultrasonic probes and mucosectomy for early gastric cancer. Gastrointest Endosc 1996;43:S29–S31.

64 Pedrazzani C, Marrelli D, Pacelli F, et al. Gastric linitis plastica: which role for surgical resection? Gastric Cancer 2012;15 (1):56–60.

65 Schauer M, Peiper M, Theisen J, Knoefel W. Prognostic factors in patients with diffuse type gastric cancer (linitis plastica) after operative treatment. Eur J Med Res 2011;16(1):29–33.

66 Shan G, Xu G, Li Y. Endoscopic ultrasonographic features of gastric linitis plastica in fifty-five Chinese patients. J Zhejiang Univ Sci B 2013;14(9):844–848.

67 Winawer S, Posner G, Lightdale C, et al. Endoscopic diagnosis of advanced gastric cancer.Gastroenterol 1975;69 (6):1183–1187.

68 Andriulli A Recchia S, De Angelis C, et al. Edoscopic ultrasonographic evaluation of patients with biopsy negative gastric linitis plastica. Gastrointest Endosc 1990;35:611–615.

69 Freeman C, Berg JW, Cutler SJ. Occurrence and prognosis of extranodal lymphomas. Cancer 1972;29(1):252–260.

70 Avilés A, Nambo MJ, Neri N, et al. The role of surgery in primary gastric lymphoma: results of a controlled clinical trial. Ann Surg 2004;240(1):44–50.

71 Weber DM, Dimopoulos MA, Anandu DP, et al. Regression of gastric lymphoma of mucosa-associated lymphoid tissue with antibiotic therapy for Helicobacter pylori. Gastroenterology 1994;107(6):1835–1838.

72 Wotherspoon AC, Doglioni C, Diss TC, et al. Regression of primary low-grade B-cell gastric lymphoma of mucosa-associated lymphoid tissue type after eradication of Helicobacter pylori. Lancet 1993;342(8871):575–577.

73 Hussell T, Isaacson PG, Crabtree JE, Spencer J. The response of cells from low-grade Bcell gastric lymphomas of mucosa-associated lymphoid tissue to Helicobacter pylori. Lancet 1993; 342(8871):571–574.

74 Kuo S, Yeh K, Wu M, et al. Helicobacter pylori eradication therapy is effective in the treatment of early-stage H. pylori positive gastric diffuse large B-cell lymphomas. Blood 2012;199 (21):4838–4844.

75 Ferreri A, Govi S, Raderer M, et al. Helicbacter pylori eradication as exclusive treatment for limited-stage gastric diffuse large B-cell lymphoma: results of a multicenter phase 2 trial. Blood 2012;120:3858–3860.

76 Radaszkiewicz T, Dragosisc B, Bauer P. Gastrointestinal malignant lymphomas of the mucosa-associated-lympoid-tissue: factors relevant to prognosis. Gastroenterol 1992:102:1628–1638.

77 Ruskone-Fourmestraux A, Dragosics B, Morger-Miehlke A. Paris staging system for primary gastrointestinal lymphomas. Gut 2003;52:912–913.

78 Spinelli P, Lo Gullo C, Pizzetti P. Endoscopic diagnosis of gastric lymphomas. Endoscopy 1980;12(5):211–214.

79 Fork FT, Haglund U, Högström H, Wehlin L. Primary gastric lymphoma versus gastric cancer. An endoscopic and radiographic study of differential diagnostic possibilities. Endoscopy 1985;17(1):5–7.

80 Suekane H, Iida M, Kuwano Y, et al. Diagnosis of primary early gastric lymphoma. Usefulness of endoscopic mucosal resection for histologic evaluation. Cancer 1993;71(4):1207–1213.

81 Fujishima H, Misawa T, Maruoka A, et al. Staging and follow-up of primary gasrric lymphoma by endoscopic ultrasonography. Am J Gastroenterol 1991;86(6):719–724.

82 Schüder G, Hildebrant U, Kreissler-Haag D, et al. Role of endosonography in the surgical management of non-Hodgkin's lymphoma of the stomach. Endoscopy 1993;25(8):509–512.

83 Palazzo L, Roseau G, Ruskone-Fourmestraux A, et al. Endoscopic ultrasonography in the local staging of primary gastric lymphoma. Endoscopy 1993;25:502–508.

84 Fischbach W, Goebeler-Kolve M, Greiner A. Diagnostic accuracy of EUS in the local staging of primary gastric lymphoma: results of a prospective,multicenter study comparing EUS with histopathologic stage. Gastrointest Endosc 2002;56:696–700.

85 Fusaroli P, Buscarini E, Peyre S, et al. Interobserver agreement in staging gastric malt lymphoma by EUS. Gastrointest Endosc 2002;55:662–668.

86 El-Zahabi LM, Jamali FR, El-Hajj II, et al. The value of EUS in predicting the response of gastric mucosa-associated lymphoid tissue lymphoma to Helicobacter pylori eradication. Gastrointest Endosc 2007;65(1):89–96.

87 Sackmann M, Morgner A, Rudolph B, et al. Regression of gastric MALT lymphoma after eradication of Helicobacter pylori is predicted by endosonographic staging. MALT Lymphoma Study Group. Gastroenterol 1997;113:1087–1090.

88 Sackmann M, Morgner A, Rudolph B, et al. Regression of gastric MALT lymphoma after eradication of Helicobacter pylori is predicted by endosonographic staging. Gastroenterol 1997;113(4):1087–1090.

89 Nobre-Leitao C, Lage P, Cravo M, et al. Treatment of gastric MALT lymphoma by Helicobacter pylori eradication: a study controlled by endoscopic endosonography. Am J Gastroenterol 1998;93:732–736.

90 Ruskone-Fourmestraux A, Lavergene A, Aegerter PH, et al. Predictive factors for regression of gastric MALT lymphoma after anti-Helicobacter pylori treatment. Gut 2001;48(3):297–303.

91 Vetro C, Romano A, Chiarenza A, et al. Endoscopic ultrasonography in gastric lymphoma: appraisal on reliability in long-term follow-up. Hematol Oncol 2012;30(4):180–185.

92 Di Raimondo F, Caruso L, Bonanno G, et al. Is endoscopic ultrasound clinically useful for follow-up of gastric lymphoma? Ann Oncol 2007;18(2):351–356.

93 Thukkani N, Faigel D, Davila R. Endoscopic ultrasound guided fine-needle aspiration of ascites. Gastrointestinal Endosc 2006;63:AB275.

94 Lee Y, Ng E, Hung L, et al. Accuracy of endoscopic ultrasonography in diagnosing ascites and predicting peritoneal metastases in gastric cancer patients. Gut 2005;54(11):1541–1545.

95 Nguyen P, Chang K. EUS in the detection of ascites and EUS-guided paracentesis. Gastrointest Endosc 2001;54:336–339.

96 Standards of Practice Committee, Adler DG, Qureshi W, et al. The role of endoscopy in ampullary and duodenal adenomas. Gastrointest Endosc 2006;64(6):849–854.

97 Eswaran S, Sanders M, Bernadino K, et al. Success and complications of endoscopic removal of giant duodenal and ampullary polyps: a comparative series. Gastrointest Endosc 2006;64:925–932.

98 Apel D, Jakobs R, Spiethoff A, Riemann J. Follow-up after endoscopic snare resection of duodenal adenomas. Endoscopy 2005;37:444–448.

99 Scarpa A, Capelli P, Zamboni G, et al. Neoplasia of the ampulla of Vater. Ki-ras and p53 utations. Am J Pathol 1993;142(4):1163–1172.

100 Albores-Saavedra J, Schwartz AM, Batich K, Henson DE. Cancers of the ampulla of Vater: demographics, morphology, and survival based on 5,625 cases from the SEER program. J Surg Oncol 2009;100(7):598–605.

101 Talamini M, Moesinger R, Pitt H, et al. Adenocarcinoma of the ampulla of Vater. A 28-year experience. Ann Surg 1997;225(5):590–600.

102 Sperti C, Pasquali C, Piccoli A, et al. Radical resection for ampullary carcinoma: longterm results. Br J Surg 1994;81(5):668–671.

103 Edge S, Byrd DR, Compton CC, et al. AJCC Cancer Staging Manual, 7th edn. New York; Springer, 2010:235.

104 Kim H, Lo K. Endoscopic approach to the patient with benign or malignant ampullary lesions. Gastrointest Endosc Clin N Am 2013;23:347–383.

105 Roggin K, Yeh J, Ferrone C, et al. Limitations of ampullectomy in the treatment of nonfamilial ampullary neoplasms. Ann Surg Oncol 2005;12(12):971–980.

106 Elek G, Gyôri S, Tóth B, Pap A. Histological evaluation of preoperative biopsies from ampulla vateri. Pathol Oncol Res 2003;9(1):32–41.

107 Sauvanet A, Chapuis O, Hammel P, et al. Are endoscopic procedures able to predict the benignity of ampullary tumors? Am J Surg 1997;174(3):355–358.

108 Yasuda K, Mukai H, Cho E, et al. The use of endoscopic ultrasonography in the diagnosis and staging of carcinoma of the papilla of Vater. Endoscopy 1988;20(Suppl. 1):218–222.

109 Mitake M, Nakazawa S, Tsukamoto Y, et al. Endoscopic ultrasonography in the diagnosis of depth invasion and lymph node metastasis of carcinoma of the papilla of Vater. J Ultrasound Med 1990;9(11):645–650.

110 Tio T, Sie L, Kallimanis G, et al. Staging of ampullary and pancreatic carcinoma: comparison between endosonography and surgery. Gastrointest Endosc 1996;44(6):706–713.

111 Itoh A, Goto H, Naitoh Y, et al. Intraductal ultrasonography in diagnosing tumor extension of cancer of the papilla of Vater. Gastrointest Endosc 1997;45(3):251–260.

112 Cannon M, Carpenter S, Elta G, et al. EUS compared with CT, magnetic resonance imaging, and angiography and the influence of biliary stenting on staging accuracy of ampullary neoplasms. Gastrointest Endosc 1999;50:27–33.

113 Kubo H, Chijiiwa Y, Akahoshi K, et al. Pre-operative staging of ampullary tumours by endoscopic ultrasound. Br J Radiol 1999;72:443–447.

114 Menzel J, Hoepffner N, Sulkowski U, et al. Polypoid tumors of the major duodenal papilla: preoperative staging with intraductal US, EUS, and CT—a prospective, histopathologically controlled study. Gastrointest Endosc 1999;49:349–357.

115 Chen CH, Tseng LJ, Yang CC, et al. The accuracy of endoscopic ultrasound, endoscopic retrograde cholangiopancreatography, computed tomography, and transabdominal ultrasound in the detection and staging of primary ampullary tumors. Hepatogastroenterol 2001;48(42):1750–1753.

116 Skordilis P, Mouzas IA, Dimoulios PD, et al. Is endosonography an effective method for detection and local staging of the ampullary carcinoma? A prospective study. BMC Surg

2002;2:1.

117 Ito K, Fujita N, Noda Y, et al. Preoperative evaluation of ampullary neoplasm with EUS and transpapillary intraductal US: a prospective and histopathologically controlled study. Gastrointest Endosc 2007;66(4):740–747.

118 Artifon EL, Couto D Jr. Sakai P, da Silveira EB. Prospective evaluation of EUS versus CT scan for staging of ampullary cancer. Gastrointest Endosc 2009;70(2):290–296.

119 Ito K, Fujita N, Noda Y, et al. Preoperative evaluation of ampullary neoplasm with EUS and transpapillary intraductal US: a prospective and histopathologically controlled study. Gastrointest Endosc 2007;66(4):740–747.

120 Irani S, Arai A, Ayub K, et al. Papillectomy for ampullary neoplasm: results of a single referral center over a 10-year period. Gastrointest Endosc 2009;70(5):923–932.

121 Roberts K, McCulloch N, Sutcliffe R, et al. Endoscopic ultrasound assessment of lesions of the ampulla of Vater is of particular value in low-grade dysplasia. HPB 2013;15(1):18–23.

122 Azih LC, Broussard BL, Phadnis MA, et al. Endoscopic ultrasound evaluation in the surgical treatment of duodenal and peri-ampullary adenomas. World J Gastroenterol 2013;19(4):511–515.

第 17 章

胃肠道上皮下肿物

Raymond S. Tang, Thomas J. Savides

胃肠道上皮下肿物是指位于胃肠道正常黏膜下的病变。虽然这些病灶有时也被称为"黏膜下病变（submucosal lesions）"，但这一称谓并不确切，因为有些病变其实是在黏膜层内，而有些则位于黏膜下层以下。这些病变通常是在胃肠镜或钡餐检查时意外发现的，由于其位于黏膜层以下，常规活检标本只会显示正常黏膜。

组织学上，上皮下肿物可位于黏膜下层、固有肌层，也可由胃肠道壁外的邻近结构压迫造成（表17.1）。其中大部分是良性，也有部分具有恶性潜能，如胃肠道间质瘤（GIST）。尽管非侵入性的影像学检查方法如 CT 和 MRI 可用于这些上皮下肿物的检查评估，但超声内镜（EUS）能给出更准确的诊断，并能更好地展示病变起源的确切层次和特点[1-3]。EUS 还能进一步指导后续的处理方式，决定哪些病变需要取材活检，哪些可以常规内镜随访，抑或需要内镜下或外科手术切除。

内镜下表现

用前斜视超声内镜对上皮下肿物进行 EUS 检查前，通常要先用标准内镜行常规检查，因其可获得更好的病灶表面影像，做黏膜活检也更有优势。目前也有前视超声内镜可用，既能满足活检时的直视要求，在 EUS 检查时又无须更换设备。

常规内镜检查的重要性在于可以确定肿物的确切位置及其与其他结构的关系[如胃食管（GE）连接处或壶腹部]，并能观察其表面有无溃疡形成、确定有无其他病灶。十二指肠降部的上皮下肿物需用侧视的十二指肠镜检查，以观察病灶的确切表现及其与十二指肠壶腹部的关系。

表 17.1　基于起源的上皮下肿物的鉴别诊断

位置	鉴别诊断
黏膜层	息肉（增生性、胃底腺、腺瘤性）
	重复囊肿
	胃肠道间质瘤或平滑肌瘤（起源于黏膜肌层）
黏膜下层	脂肪瘤
	类癌
	异位胰腺
	静脉曲张
	重复囊肿
	颗粒细胞瘤
	节细胞性副神经节瘤
	腺肌瘤
	胃肠道间质瘤或平滑肌瘤（起源于黏膜肌层或固有肌层）
固有肌层	胃肠道间质瘤或平滑肌瘤（起源于固有肌层）
外压性	毗邻正常器官（如肝脏或脾脏）
	淋巴结
	恶性
	假性囊肿

尽管对上皮下肿物进行仔细的内镜检查有助于我们推测肿物的类型，但对其表面上皮的活检，一般只会提示是正常黏膜。脂肪瘤的内镜下特征性表现是"枕头征"，是指用活检钳顶在其表面可以形成凹陷，就像顶在枕头上的效果一样；而如果用活检钳抓住其表面，又能轻易使黏膜与之分离，形成"帐篷征"改变。GIST 有时会呈现双叶状或"哑铃形"外观。异位胰腺一般中央有凹陷、开口或憩室形成。静脉曲张呈管状，表面发蓝。有些上皮下肿物在充分注气后会消失，如静脉曲张、囊肿和增厚的皱襞。

EUS 成像技术

EUS 在确定上皮下肿物起源的确切层次时非常有用。超声图像可用专门的超声内镜(环扫或线阵式扫描)获得,也可用导管式的超声小探头获得。

获取上皮下肿物的超声图像时,最好将其完全淹入水中,并在探头外的球囊内也注一些水。这些水可产生良好的声学耦合,还能将探头保持在离病灶 1~2cm 处,这正好是大部分探头的焦距距离。这样不仅可获得最清楚的消化道管壁正常 5 层结构的超声图像,还能避免探头压迫病灶造成图像变形。另外,为避免水中气泡产生的超声伪影,还可在水中加入二甲硅油,并用较慢的速度缓缓注入肠腔[4]。

在上消化道内注入大量水时,应特别注意避免液体反流和误吸。胃内灌水时,应抬高床头至少 45°,控制灌注的水量和速度,并吸尽胃内气体,护士还需密切观察有无反流表现。操作结束后,应留意吸去胃内液体。

较大的上皮下肿物,用环扫或线阵超声内镜穿透性更好,可获得理想的超声图像。而对较小的,尤其是直径小于 1cm 的病灶,用环扫或线阵超声内镜扫查则比较困难,最好用可通过标准内镜活检通道的导管式超声小探头,以在直视下进行超声检查。

食管

食管内有时要留住一定量的水会比较困难,所以其超声检查具有一定的挑战性。一般要在食管内注满水也不太现实,因为水要么会流向口侧,给患者带来误吸的风险,要么就很快流入胃内。食管内的病灶一般较小,应尽可能在直视下将超声探头直接置于病灶表面,吸尽所有空气。很少需要把探头外的球囊充盈,而且充盈的话,球囊很可能会压迫病灶,造成病灶变形,给检查带来困难。食管内的小病灶有时用导管式超声小探头检查更好。

胃

胃内的病灶应浸没在水中进行检查。有时可能需要灌 500mL 的水才能达到效果。应抬高患者头部以尽量减少误吸的危险。胃大弯侧的病灶可在常规的左侧卧位进行检查。但此时水主要保留在近胃底侧,因此胃小弯侧、胃窦和幽门处的病灶在左侧卧位检查就比较困难。这种情况下,有时可在胃内注入较多的水,吸尽空气,同时将探头外的球囊注满水,就能获得超

声图像。也可将患者的体位改成仰卧位或右侧卧位,以使病灶浸入水中,此时还是要特别注意避免液体经 GE 后反流造成误吸。

十二指肠

对十二指肠上皮下肿物进行检查时,用十二指肠镜可观察病灶与壶腹部的关系,效果优于常规的前视内镜。通常可将较大量的水缓慢注入十二指肠腔,以形成透声窗。十二指肠蠕动会给超声图像获取造成困难,此时静脉注射胰高糖素(0.5~1mg)可能有助于减少其蠕动。十二指肠内的病灶用标准环扫超声内镜检查通常会有些困难,尤其是病变较小或位于球降交界部及幽门环内时。这些位置的病灶可能用通过前视镜或十二指肠镜活检通道的导管式小探头更好操作,也可用线阵超声内镜进行。超声扫查时,除了观察上皮下肿物,还应该检查壶腹部、胆总管和胰头部,以判断这些部位有无受累。

直肠和结肠

检查直肠病灶前,应通过口服泻药或灌肠的方式清洁肠道。超声检查前,应先用软式乙状结肠镜或标准肠镜检查,以确定病灶位置、观察其表面黏膜状态,并清除可能残留的粪便。在直肠内缓慢注入水,并调整患者体位,使病灶没入水中。一般前壁病灶需要俯卧,后壁需要仰卧,而左侧壁和右侧壁的病灶则需要相应左侧和右侧卧位。只在直肠做 EUS 检查时,一般不需要静脉镇静或使用胰高糖素。

直肠内注满水并吸尽所有残留气体后,就可以进行直肠病变的超声扫查。可能需要在探头外的球囊内少量注水。检查时,不仅要记录病变的位置,还要观察其与周围脏器的关系,如前列腺、精囊、膀胱和子宫。

乙状结肠以上部位的上皮下肿物,通常需要用导管式小探头或前视的环扫或线阵超声内镜进行检查。偶然情况下,用标准的前斜视上消化道超声内镜也能看到部分乙状结肠病灶。由于前斜视镜的视野受限,可能轻微增加穿孔风险,因此用前斜视镜进入乙状结肠时,需特别小心。

位于黏膜层的病变

黏膜息肉

胃内的这些病灶通常是浅表息肉,如增生性息肉、胃底腺息肉和腺瘤性息肉。常规活检就可以明确

诊断。直肠内较大的腺瘤性息肉（一般 >2cm），在准备内镜黏膜切除术（EMR）或内镜黏膜下层剥离术（ESD）进行切除前，EUS 检查可能有助于判断有无黏膜下层深层或固有肌层浸润。

黏膜囊肿

指位于黏膜层内的小囊肿，本章后面再讨论。

胃肠道间质瘤或平滑肌瘤

这些也在本章后面再讨论，可偶见起源于黏膜肌层而非固有肌层的病灶。

黏膜下层病变

脂肪瘤

脂肪瘤是由成熟脂肪细胞构成的良性肿瘤，通常位于黏膜下层[5]。脂肪瘤可见于胃肠道的任意部位，常无症状。胃脂肪瘤占所有胃肠道脂肪瘤的 5%，其中 75% 位于胃窦[6]。一般是常规胃镜检查时意外发现，极少数情况下也可产生症状，如腹痛、出血或梗阻。

脂肪瘤的内镜下特征性表现是表面发黄的、光滑的上皮下隆起。用闭合的活检钳顶在其表面可形成凹陷，就像顶在枕头上的效果一样（"枕头征"）。而如果用活检钳抓住其表面的正常黏膜，又能轻易使黏膜与之分离（"帐篷征"）。由于病灶位于黏膜下，常规活检结果一般显示为正常黏膜。深挖式活检或细针抽吸术（FNA）有可能取到脂肪细胞。

典型的 EUS 表现是位于黏膜下层的椭圆形高回声病灶（图 17.1）。看到这种表现一般就可以诊断脂肪瘤。EUS 对脂肪瘤诊断非常准确，一般不需要做活检和 FNA。

脂肪瘤的恶变率极低，恶性脂肪肉瘤非常罕见。如病变引起症状或明显增大，可考虑外科手术切除。另外，对浸润多层胃壁或超声下回声不完全符合脂肪瘤改变的病灶，应考虑 FNA 活检或切除。小的无症状病灶，如 EUS 表现符合脂肪瘤，一般不需要任何随访，或最多只需定期复查，以评估病灶有无增大。

有文献报道圈套器切除胃肠道脂肪瘤[7]。不过，如病灶直径 >2cm，其穿孔风险会显著增加[8]。尽管有此风险，也有一篇文章报道了 15 例大脂肪瘤（>2cm）用圈套器成功切除，并至少随访一年，无穿孔或出血发生[9]。既然脂肪瘤几乎都是良性的，对于无症状的患者，似乎没有必要冒着穿孔的风险去做常规切除[10]。

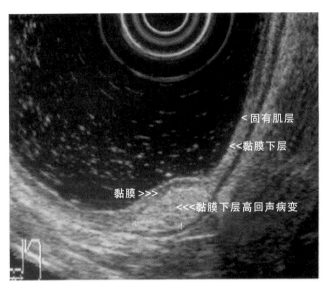

图 17.1　胃脂肪瘤。特征性的黏膜下层高回声病变。

图中标注：
< 固有肌层
<< 黏膜下层
黏膜 >>>
<<< 黏膜下层高回声病变

类癌

类癌是一类神经内分泌肿瘤，也称胺前体摄取脱羧化（APUD）肿瘤。"类癌"这一术语最初是用来描述这类肿瘤在病理上的表现，与起源于上皮层的腺癌很相似，但临床过程的侵袭性又较小。一般认为类癌来自外周神经内分泌系统，起源于黏膜层，然后穿透黏膜肌层，最终形成黏膜下病灶[11,12]。组织学上，类癌表现为呈巢状分布的大小一致的小圆形或多角形细胞，通常银染阳性。

类癌可产生一系列有功能的活性物质，包括 5-羟色胺、组胺、胃泌素、生长抑素、垂体激素、儿茶酚胺、激肽和前列腺素等。大部分类癌产生很少量的这类物质，因此不会产生临床症状。

根据病灶所在的解剖位置和功能，类癌可分为前肠、中肠和后肠肿瘤。美国报道的大部分病例位于阑尾、直肠和回肠，而日本报道的大部分病例位于胃、直肠和十二指肠[12-14]。前肠类癌位于气管、胃、十二指肠和胰腺，可引起面部潮红。恶性贫血的患者因血清胃泌素水平升高，刺激嗜铬细胞样（ECL）细胞过度生长，其罹患类癌的风险增加。中肠类癌位于小肠、阑尾和右半结肠，一旦转移到肝脏，会引起类癌综合征（面部潮红、腹泻、哮喘）。美国报道的类癌中，1/3 位于阑尾。后肠类癌位于横结肠、乙状结肠和直肠，一般很少引起全身性症状，但会有局部症状。

十二指肠或直肠的类癌，如直径 >2cm，并累及固有肌层，则转移风险增加[13-16]。

类癌在内镜下通常表现为表面光滑的圆形隆起,色泽发黄,中央可有发红的凹陷或溃疡[17]。与其他黏膜下肿瘤不同,类癌可通过标准的活检钳取材来明确诊断[17,18]。

类癌在 EUS 下表现为回声均匀的低回声病灶,边界光滑清晰,位于黏膜下层(图 17.2)[18]。其低回声比第 2 或第 4 层的回声稍高。EUS 对类癌病灶累及的层次,判断准确性达 90%[18]。EUS 下病变直径 >15mm 时,有淋巴结转移可能;局限在黏膜下层内的病灶也有淋巴结转移可能[18]。

类癌的治疗根据部位而有所不同。胃内的类癌可以多中心发生。根据日本的报道,其转移风险较高[18]。黏膜内的小病灶(≤1cm)可在内镜下切除,但黏膜下层或固有肌层的较大病灶(>2cm)应考虑外科手术切除。十二指肠类癌除非已累及固有肌层,一般不会转移,因此黏膜/黏膜下层的小病灶可考虑内镜下切除。直肠类癌直径 >15mm 时应该外科手术切除。局限于黏膜/黏膜下层的 <10mm 的小病灶,且没有周围淋巴结肿大时,可考虑内镜下切除[19]。对没有明显淋巴结转移的胃肠道小类癌,传统的圈套器切除、EMR 和 ESD 的切除方法都有报道[20]。日本有一项较早的研究,比较了传统的圈套器切除与 EMR 对直肠类癌的疗效[19]。EMR 的完整切除率较高,但总体的 3 年生存率和复发率二者相似。近期一项韩国的研究报道,用套扎环辅助的 EMR 对直肠小类癌的完整切除率可达 93.3%[21]。另一项日本的研究报道了 ESD 治疗 37 例直肠类癌,其整块切除率达 100%,平均随访 37 个月无复发[22]。近期一项纳入 4 个研究的荟萃分析发现,对直肠小类癌,ESD 的完整切除率高于 EMR,而随访期间的复发率相似[23]。有关内镜下切除治疗胃类癌的资料还相对较少,一项韩国研究报道了用 EMR 或 ESD 方法治疗 50 例 3 型胃神经内分泌肿瘤(NET),完整切除率为 80%[24]。

由于内镜下切除有残留的可能,因此所有经内镜下切除治疗的类癌,随访时都应该进行 EUS 复查,并做活检,以确保没有复发。

颗粒细胞瘤

颗粒细胞瘤来源于 Schwann 细胞或平滑肌细胞[5],多见于舌、口咽、皮肤、皮下组织和乳腺,但身体各个部位都可发生[25]。胃肠道内最常见的发生部位是舌,其次是食管、胃和结肠。一般位于黏膜层或黏膜下层[26]。颗粒细胞瘤主要由含大量嗜酸性颗粒的大的多角形细胞构成。15% 的颗粒细胞瘤为多发性。

颗粒细胞瘤一般是内镜检查时意外发现的。内镜下表现为息肉样的包块,外观可能发黄。食管颗粒细胞瘤通常位于下段。黏膜深部活检可获得诊断。

根据一项对 21 例食管颗粒细胞瘤的研究报道,95% 的病灶直径 <2cm,95% 位于食管中下段,超声检查全部表现为低回声改变,95% 边缘光滑,71% 起源于食管壁第 2 层低回声带,24% 起源于第 3 层高回声带(图 17.3)[27]。

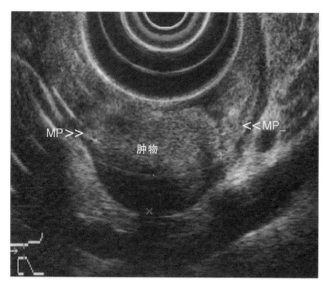

图 17.2 十二指肠类癌。表皮下肿物混有高回声和低回声,但是与典型高回声脂肪瘤或低回声间质瘤有所不同。

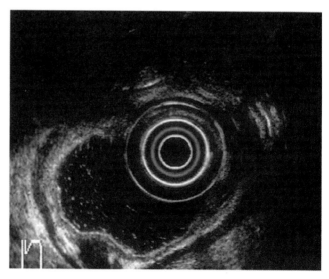

图 17.3 胃颗粒细胞瘤。黏膜下层轻度不规则低回声病变。与典型脂肪瘤或间质瘤不同。

根据对活检确诊但未切除病灶的长期随访,以及内镜下切除病灶的分析,颗粒细胞瘤的自然病程一般为良性表现[28]。据报道,食管恶性颗粒细胞瘤很少见,其直径可达 4~10cm[28]。这说明,尽管按照传统,颗粒细胞瘤可以外科手术切除,但应该限于一些特定病灶,如引起症状、直径 >2cm、EUS 检查发现累及管壁全层、连续内镜或 EUS 检查发现肿瘤增大等。

对小的颗粒细胞瘤的内镜下治疗,早期报道的方法是反复活检夹除或用圈套器切除[29-31]。也有一些病例报道用乙醇、聚桂醇(polidocanol)和激光进行毁损的方法[32-34]。在 EUS 检查后,可以用 EMR 的方法对颗粒细胞瘤进行诊断和治疗[35,36]。对 <2cm 的颗粒细胞瘤,EMR 可完整切除,它是一种治愈性的治疗方法,并有利于病理做出完整的组织学评估,可避免后续不必要的长期随访[34]。没有切除的颗粒细胞瘤,应该每 1~2 年接受一次 EUS 检查,以观察肿瘤有无增大。

重复囊肿

重复囊肿在胚胎发育过程中产生,可见于胃肠道及其周围的任何部位[37]。通常为圆形或管状,内含黏液,有平滑肌层,内衬与邻近的管状胃肠道一样的黏膜上皮。少数情况下与邻近的管状胃肠道相通。重复囊肿中,约 50% 见于小肠,其余位于食管、胃和结肠。

重复囊肿通常没有症状,但当其有占位效应、出血或穿孔时,会引起症状[38]。邻近 Vater 壶腹的病灶可造成胰腺炎[39]。大多数重复囊肿在婴儿期或儿童期诊断,女性发病率更高。位于纵隔内的病灶,有时会与支气管囊肿难以鉴别,因此被统称为前肠囊肿。恶变的报道非常罕见。

在 EUS 上,重复囊肿多半表现为圆形的无回声病灶,位于第 3 层内,其囊壁层次清晰(图 17.4)[40,41]。EUS 也可显示其与附近的管状胃肠道紧邻[42]。由于病灶内的黏液稠厚或含有一些组织碎片,也有报道其内回声混杂[43]。在组织碎片和液体间可观察到液体分层界面[44]。囊液 FNA 检查可以确诊,虽然大多数情况下无须 FNA 也能诊断[41,45]。

对于无症状的病灶,其处理方式依临床具体情况而定,可外科手术切除、内镜下处理,也可定期 EUS 复查以观察病灶有无增大。对有症状或持续增大的病灶,传统的治疗方法是外科切除或开窗术。内镜下细针抽吸、针刀囊肿开窗或圈套器切除,也可成功处理此类病灶[39,42,46-48]。

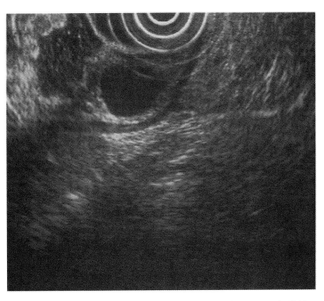

图 17.4　胃窦重复囊肿。第 3 层(黏膜下层)圆形、无回声结构。

异位胰腺

异位胰腺,也称胰腺残留或迷走胰腺,多见于胃十二指肠交界处的数厘米范围内;75% 在胃、十二指肠或空肠内[49-51]。尸检检出率为 0.55%~13.7%[49]。主要是胚胎发育前肠旋转过程中部分胰腺的分离造成的。组织学上,其内含混合的胰腺组织,包括导管和胰腺实质。

内镜下表现为黏膜下肿物,中央有脐样凹陷,是导管开口分泌处。EUS 下,一般为混杂回声、低回声或中等度回声,可位于胃肠道管壁的第 2、第 3 和(或)第 4 层[50-52]。

异位胰腺通常没有症状,多在常规胃镜检查时意外发现。深挖式活检标本可能明确诊断,有时也需要圈套器切除或 EMR 技术获取标本以明确诊断[50,52]。尽管残留胰腺组织内可能发生其他病理性改变(如恶性肿瘤、囊肿和胰岛细胞瘤),但其恶变还是比较罕见的[52,53]。意外发现的无症状异位胰腺通常不需要切除[49]。如果在内镜和 EUS 检查后,诊断仍不能明确,可采用 EMR 技术切除病灶,以获得完整的组织学评估,并排除其他黏膜下病变[50,52]。

静脉曲张

EUS 可扫查到正常门静脉系统的很多血管,如门静脉、脾静脉、肠系膜上静脉和奇静脉。在门静脉高压的情况下,还很容易扫查到食管和胃黏膜下静脉(内镜下静脉曲张)、食管和胃周的侧支静脉以及连接浆膜和黏膜下静脉的穿支静脉(图17.5)[54]。偶然的情况下,贲门或胃底部位的胃静脉曲张会被误诊为黏膜下肿瘤。与常规内镜相比,专门的超声内镜不能提高食管静脉曲张的诊断率,但确实能提高胃静脉曲张的诊断率[54-56]。EUS可准确诊断中等或较大的食管静脉曲张,但对小的食管静脉曲张诊断准确性不高[56]。

在首次内镜套扎治疗(EBL)后,EUS对监测食管静脉曲张是否已经消除以及提供预后信息方面似乎有一定的作用[57]。在食管静脉曲张破裂出血接受EBL的患者中,如首次EBL治疗后4周内,EUS扫查发现食管周围存在大的静脉曲张,可预测其复发和再出血的风险提高[57]。近期,有研究评估了对出血的胃静脉曲张,在EUS引导下注射组织胶(氰基丙烯酸盐黏合剂,cyanoacrylate)的可行性和安全性。有一项研究发现,EUS引导下在穿支静脉内注射组织胶,可有效消除胃静脉曲张[58]。另一项纳入30例胃底静脉曲张的研究发现,EUS引导下联合钢圈置入和组织胶注射安全可行,单次治疗消除胃底静脉曲张的有效率达96%[59]。对胃的静脉曲张,还需要更多的研究,以比较EUS引导下的治疗方法与传统内镜下组织胶注射的疗效。

位于固有肌层内的病变

间质瘤(GIST 和平滑肌瘤)

间质瘤是间质性肿瘤,通常由梭状细胞构成。既往认为GIST来源于平滑肌细胞,但后续的研究发现,

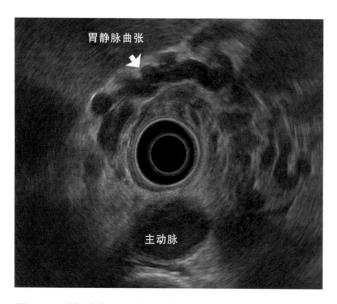

图17.5 胃静脉曲张。箭头所指处为黏膜下层低回声串珠状结构,考虑为壁内静脉曲张。

其可能来源于Cajal间质细胞(ICC),后者是胃肠道的起搏细胞[60,61]。清楚区分GIST和平滑肌瘤非常重要,因为GIST有恶性潜能,而平滑肌瘤通常没有。

1998年,Hirota等报道约90%的GIST中可以检测到KIT原癌基因(c-Kit)的功能获得性突变(gain-of-function mutation),这使我们对GIST的认识有了根本性改变[61]。KIT蛋白在ICC上表达,也在造血细胞、主细胞和生殖细胞上有表达[62]。KIT的激活会促进细胞增殖和存活。在GIST中,KIT的功能获得性突变,引起其受体产生不依赖配体的激活,导致肿瘤发生[63]。约10%的GIST没有KIT突变,其中3%~5%有另一种相似的功能获得性突变,对相应的血小板衍生生长因子(PDGFRA)受体产生影响[64]。药物甲磺酸盐伊马替尼是某些酪氨酸激酶,包括KIT、ABL、BCR-ABL、ARG和c-FMS的选择性抑制剂,其问世引起了人们对GIST的强烈兴趣。伊马替尼最初成功用于治疗慢性髓细胞性白血病,其费城染色体可导致BCR-ABL受体的不可控激活[65]。

在所有GIST中,约2/3发生在胃内。根据资料来源是尸检还是外科切除标本的不同,文献报道的GIST发病率差别很大,从0.18%到46%不等[66]。Yamada等采用全器官分步切割法(whole-organ stepwise cutting method)发现,在286例被切除的胃中,平滑肌瘤发现率为16%,其中大部分直径<5mm,并位于上半胃[66]。GIST通常在做其他影像检查时意外发现,但也可以出血、疼痛或梗阻症状为首发表现。

这些肿瘤的恶性潜能可分为三类:无恶性潜能、低(或不确定的)恶性潜能以及高恶性潜能[5]。10%~30%的GIST是恶性的[67]。恶性GIST可转移至肝、腹膜和肺[68]。根据一项病理分级系统的定义,明确的转移危险因素包括存在组织学确认的转移灶和肿瘤侵及邻近脏器,而高危恶性因素包括直径>5cm、每50个高倍视野中核分裂象>5个、肿瘤内部坏死、核多形、深染、显微镜下累及固有肌层或血管以及小泡型的上皮样改变[5]。有一项明确因素或两项高危因素者即为恶性间质瘤。仅有一项高危因素为不确定恶性潜能。良性间质瘤无高危因素。对与GIST预后有关的任何病理发现都应重视,因为有研究报道,一些形态良性的小间质瘤,在切除若干年后发生转移[69]。通常来说,真正的GIST(c-Kit阳性)具有一定的恶性潜能,而真正的平滑肌瘤(c-Kit阴性)几乎或完全没有恶性潜能。

间质瘤内镜下表现为黏膜下肿物,通常为哑铃状,中央可有脐样凹陷或溃疡。内镜下黏膜活检通常不能提供组织学诊断。

间质瘤在 EUS 下通常表现为起源于固有肌层（第 4 层低回声区）的低回声病灶（图 17.6）[70]。低回声病灶偶可见于黏膜下层（第 3 层高回声区），提示病灶起源于黏膜肌层或固有肌层（图 17.7）。

提示间质瘤有恶性可能的 EUS 特征包括：肿瘤 >4cm、边缘不规则、内部高回声灶（>3mm）以及内部囊性改变（>4mm）[71]。有恶性潜能的间质瘤内部出现的囊性改变，与肿瘤内的囊状退化和液化坏死有关[72,73]。存在两个及以上恶性特征的病灶，很可能具有高度恶性潜能[71]。低恶性潜能的间质瘤通常没有这些表现[71]。不

过，采用这些诊断标准时，即使有经验的超声内镜医生，其诊断一致性也一般，因此常规的 EUS 特征不能肯定准确地区分恶性和良性 GIST[71]。近期，有一项日本研究采用对比增强谐波（CEH）EUS 技术，对 29 例外科切除的 GIST（16 例高级别和 13 例低级别 GIST）进行检查[74]。研究结果发现，CEH-EUS 上呈现规则纤细的肿瘤血管以及均匀一致的增强方式，提示 GIST 为低级别；而由肿瘤周边深入至中央的不规则血管，以及混杂的增强模式，更多见于高级别 GIST[74]。图 17.8 展示了常规的 EUS 和 CEH-EUS 对 1 例胃 GIST 的检查图像。

黏膜深挖式活检和 FNA 获得的组织量，因获得的核分裂数不多，可能不足以准确进行病理评估和恶性潜能分析。现在也有能获取"组织条"进行病理分析的装置[如 Trucut 活检（TCB）和组织条活检针]。将在相关的内镜取材章节进一步讨论。一般仅在对黏膜下肿物诊断存疑或病理诊断可能改变临床处置方式时，才考虑对间质瘤进行活检取材。如果做了活检取材，应该行 c-Kit 检测，因 c-Kit 阳性病灶是真正的 GIST，有一定恶性潜能，而 c-Kit 阴性病灶通常是平滑肌瘤，几乎没有恶性潜能。

根据 EUS 疑诊为 GIST 的黏膜下肿物，其处理方式不断在改变。总的来说，对所有引起症状（即出血、梗阻、疼痛）的病灶以及直径≥2cm、有可疑恶变 EUS 表现、EUS 随访过程中直径增大的病灶，应考虑外科手术切除。对直径 <2cm、无症状、意外发现的病灶，可选择每 6~12 个月进行一次 EUS 检查，因这些小病灶恶性潜能较低，可能永远不会产生任何临床后果。如果随访过程中病灶增大、出现可疑恶性的 EUS 表现或产生症状，则应进行切除。另外，对这些病灶也可行 EUS-FNA，并送检 c-Kit 染色，尽管对 c-Kit 阳性的小间质瘤是需要外科切除还是可以随访观察，目前还没有定论。

对间质瘤的各种内镜切除技术都有报道[75-79]。早期的研究中，对 <2cm、起源于固有肌层的病灶，报道的切除方法有圈套器切除、EUS 辅助的套扎、腹腔镜辅助的内镜下切除以及内镜下吸引切除[75-79]。最近，有报道利用 ESD 技术切除起源于固有肌层的胃间质瘤，也有报道用内镜下黏膜下层隧道剥离（ESTD）技术切除食管平滑肌瘤[80-84]。尽管这些先进的内镜切除新技术看来非常有希望，但仍需进一步深入研究以探讨其长期疗效和并发症发生率[80-84]。内镜切除术后的随访应采用 EUS 检查，以监测有无肿瘤的复发。

无法切除或转移的 GIST 可用酪氨酸激酶抑制剂

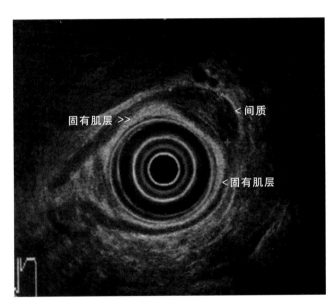

图 17.6　胃间质瘤。病变位于固有肌层，典型间质瘤表现。

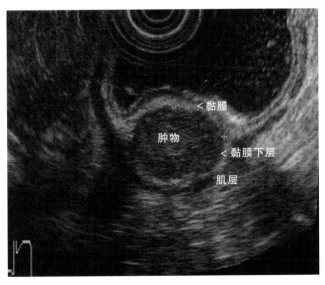

图 17.7　胃间质瘤。病变为不均匀低回声，位于黏膜下层。病变可起源于黏膜肌层或固有肌层，生长于黏膜下层。

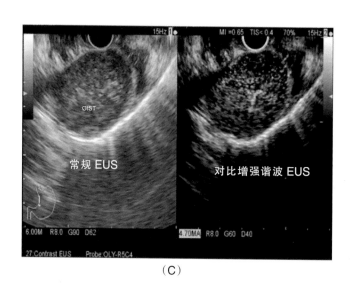

（A）

（B）

（C）

图 17.8 （A）采用环扫超声内镜检查 4cm 胃间质瘤的常规超声图像。超过一半以上病变位于胃腔外。（B）A 图中病变行 CEH 超声内镜检查的图像，提示纤细的肿瘤内血管。（C）A 图中相同病变的 CEH 超声内镜检查的灌注成像，提示均匀增强模式。组织学也证实了低度恶性潜能的间质瘤，每高倍视野中核分裂象少。GIST，胃肠道间质瘤；MP，固有肌层。

治疗，如伊马替尼（一线药物）或舒尼替尼（对伊马替尼失应答后的二线药物）[85]。伊马替尼治疗后，70% 的患者可部分应答，还有 15%~20% 的患者可保持稳定[86]。两年生存率大约为 70%，中位生存期据报道为 4.8 年[87]。有意思的是，即使肿瘤不表达 KIT 或 PDGFRA，对伊马替尼的应答率也有 39%[88]。因此，所有转移的 GIST 都应考虑行伊马替尼治疗。

十二指肠节细胞性副神经节瘤

　　节细胞性副神经节瘤是一种特别少见的肿瘤，最常见于十二指肠降部。1957 年 Dahl 首次报道后，迄今报道的病例总数约为 130 例[89]。通常无症状，而有症状时，主要表现为消化道出血、腹痛，少数情况下表现为梗阻[90]。内镜下一般为黏膜下肿物，有时也为带蒂或扁平息肉样隆起。表面经常可见糜烂和溃疡，可导致消化道出血[89]。文献报道的 EUS 表现各不相同，比较确定的特点是位于黏膜下层[91]。组织学上，节细胞性副神经节瘤内含 3 种比例不同的细胞：梭形的 Schwann 细胞、神经节细胞和上皮样细胞，以内分泌肿瘤的方式排列，表明其有类癌或副神经节瘤样外观[92]。节细胞性副神经节瘤通常为良性，也有少数淋巴结转移的报道[93]。尽管常规的治疗方法是外科手术，对没有转移的病例，内镜下切除也是一个合理的选择[91]。

十二指肠腺肌瘤病

　　腺肌瘤病多见于胆囊，但少数情况下也可见于胃肠道的其他部位。一般位于胃肠道的黏膜下层。在一项 ERCP 的病例报道中，十二指肠腺肌瘤病（特指位于 Vater 壶腹）的发病率为 0.13%[94]。壶腹部腺肌瘤病的患者通常表现为阻塞性黄疸，尽管大多数情况下无症状[95]。该病的确诊需要病理检查，因为影像、实验室检查以及内镜下表现都无法将其与腺瘤和腺癌完全鉴别。腺肌瘤病是非肿瘤性病变，如果没有症状，可以内镜下切除或外科局部切除。不幸的是，常规内镜活检标本通常很难诊断腺肌瘤病，经常需要行胰十二指肠切除以排除恶性病变[96]。

外压性病变

　　正常的腹部脏器可压迫胃肠道产生凹陷，表面看起来很像黏膜下肿瘤。食管内的压迫可由主动脉弓和左心房造成。病理性外压可由恶性淋巴结或包块尤其是来源于肺癌的包块造成（图 17.9）[97]。肝左叶和脾可对胃造成压迫。胰腺假性囊肿或胃外肿瘤也可造成外压性隆起（图 17.10）。直肠的外压一般由前列腺或宫颈产生，外观与黏膜下肿物相似。准确判断肿物是否为外压所致可避免后续的昂贵检查。

上皮下肿物的影像学检查方法比较

　　Rosch 等比较了 EUS、上消化道钡餐和 CT 的检查结果，EUS 检出了 37/37 个病灶，钡餐检出了 11/13 个病灶，CT 检出了 16/24 个病灶[98]。这些肿块的大小从 0.5cm 到 10cm 不等，平均为 2.8cm。

EUS 在上皮下肿物处理中的作用

　　根据 EUS 表现判断上皮下病变的病理诊断的准确性从 75% 到 79% 不等[99,100]。

EUS 评估黏膜下肿物时的观察者间一致性

　　对黏膜下肿物的一致性通常较好。一项研究中，让 10 位有经验的超声内镜医生重读 EUS 检查图像，

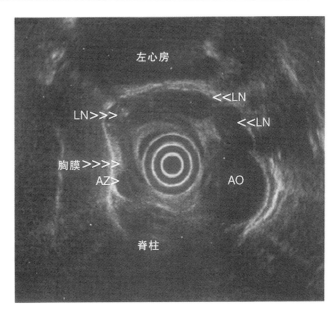

图 17.9　前纵隔的淋巴结（LN）。疑为组织胞浆菌病感染引起。AO，主动脉；AZ，奇静脉。

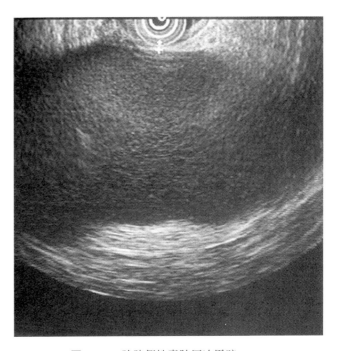

图 17.10　胰腺假性囊肿压迫胃壁。

发现他们对囊性病变和外压性隆起的判断一致性最好，对脂肪瘤的诊断一致性较好，而对间质瘤和血管性病变的诊断一致性一般[101]。其他黏膜下病变的诊断一致性较差。

结局研究

　　越来越多的结局研究发现，EUS 对黏膜下肿物的评估和处理都有帮助。一项大型多中心研究对超声内

镜医生进行征询,以判断 EUS 检查结果是否会改变临床治疗方案。该研究报道,EUS 结果对 67% 的黏膜下肿瘤的临床处理产生了重大影响[102]。

内镜下组织取材

哪些病变需要取材

EUS 结果可帮助判断用 FNA 或大样本活检取材是否安全、有效。尽管目前已有多种技术可获取组织进行细胞学或组织病理学诊断,这些技术仍应有选择地仅用在那些病理结果可能改变治疗方案的病例上。例如,黏膜下的高回声病变几乎可确定是脂肪瘤,则无须再用 FNA 证实。固有肌层的低回声病灶几乎可以肯定是间质瘤,而 FNA 或大样本活检获得的组织量一般不足以判断其恶性潜能,对治疗没有帮助。当诊断不明时,比如对黏膜下层的混杂回声病灶,可能是类癌,也可能是颗粒细胞瘤、异位胰腺或其他病变,FNA 和 EMR 可能就非常有用。FNA 或 EMR 的禁忌证是,EUS 表现考虑为血管性病变,如静脉曲张,或考虑为外压性改变,如肝脏或脾脏压迫。

当黏膜下肿物的表现不是典型的脂肪瘤或间质瘤时,应该尝试取材。这一点非常重要,因为有些恶性潜能的病变如类癌通过取材可以诊断。外压性包块怀疑为恶性病变时,应考虑经胃肠壁行 FNA。

用活检钳活检

用标准活检钳取材时,应使用大口径活检钳(直径 3.2mm),以最大限度地获取深部组织。最好在黏膜有溃疡处进行活检。也可尝试"深挖式"或"隧道式"活检技术,即在同一点连续活检,主要是通过第一块活检去除病灶表面黏膜,再接着活检以获取其下的深部组织。

EUS 引导下的 FNA

有研究报道,对胃肠道上皮下或壁内病灶行 EUS-FNA 细胞学检查时,其敏感性、特异性和准确性都不及对淋巴结和壁外病灶(如胰腺包块)的诊断结果。Giovannini 等报道,EUS-FNA 对上皮下肿瘤的诊断敏感性为 60%,而对胰腺肿瘤和淋巴结的诊断敏感性为 75%~81%[103]。Wiersema 等的另一项研究发现,EUS-FNA 对胃肠道壁内肿瘤诊断的敏感性、特异性和准确性分别为 61%、79% 和 67%,壁外肿物为 88%、95% 和 90%,淋巴结为 92%、93% 和 92%[104]。

根据 2000 年以后发表的研究结果,EUS-FNA 对胃肠道上皮下病变的诊断准确性为 70%~98%[105-111]。各种大小的 FNA 针(如 19G、22G 或 25G)都可用于获取组织以进行细胞学检查。疑诊 GIST 或类癌时,用细胞块做免疫组化检测也有帮助。

EUS 引导下的组织条活检

用 FNA 诊断上皮下病变的主要局限是,难以获取足量的组织进行细胞学评估、混杂的血和上皮细胞影响阅片以及对高分化的肿瘤仅靠细胞学诊断有困难[104,105,112]。这些不足促进了用于超声内镜的 TCB 活检针的研发。EUS-TCB 旨在提供适于做组织学评估的较大样本。尽管最初的研究报道 EUS-TCB 对黏膜下病变的总体诊断准确性约达 80%,其后的一项研究诊断率仅为 63%[105,113]。从实用性的角度来说,当临床疑诊间质瘤、淋巴瘤或高分化癌时,TCB 获得的组织学诊断应该优于传统 FNA 获得的细胞学诊断。值得注意的是,由于 19G 针硬度大,而且在超声内镜成角时穿刺针激发的阻力较大,TCB 对十二指肠病灶的作用有限[114,115]。

为克服 TCB 的局限性,又设计了带有反向斜切功能的细针活检(FNB)装置,以获得条状样本用于病理诊断。近期一项研究评估了 19G 的 FNB 对 114 例胃肠道壁内和壁外病灶的诊断能力[116];结果发现获取的样本中,89% 适合进行组织学评估,诊断准确性为 86%[116]。值得注意的是,这一装置在经十二指肠操作时仍有困难。22G 和 25G 的 FNB 可能有助于克服这些困难。

去除表面黏膜,再做深部活检

另一种获取黏膜层以下组织的方法是先去除表面黏膜,再对其下病灶进行活检。用圈套器切除一部分表面黏膜。切除前可在黏膜下注射生理盐水或肾上腺素溶液,以隆起黏膜,也可用橡皮圈套扎表面黏膜,然后再用圈套器切除。这样就可以对其下的病灶进行活检。偶然情况下,整个病灶会通过去顶的黏膜完全突出到腔内。

最近已有报道,对 >2cm 的间质瘤用"收紧—套扎—去顶—活检"技术进行诊断和治疗,以及对 <2cm 的上皮下病变用"吸引—套扎—去顶—活检"技术进行诊治[117,118]。对间质瘤和其他上皮下病变,还需要进一步的研究,以比较这些技术与 EMR 或 ESD 的安全性和远期疗效。

EMR 和 ESD

对各种上皮下病变,包括异位胰腺、类癌和间质瘤(平滑肌瘤、GIST)的诊治,EMR 和 ESD 都有报道[19-24,50,52,80-84]。由于很多上皮下病变并不需要取材或切除,因此这些高级内镜切除技术如 ESD,应该在有经验的中心对经过仔细选择的患者进行。

内镜和腹腔镜联合切除黏膜下肿物

需要外科切除的胃上皮下肿物,有时可用腹腔镜切除。如能在术中利用胃镜确定病灶位置,并将其推到适合腔镜切除、吻合的位置,则更加有帮助。联合内镜 – 腹腔镜切除胃上皮下肿物的方法也见诸报道,可能成为传统开腹手术的替代方法[77,119]。

结论

对于胃肠道壁内或壁外病变,EUS 是最准确的影像学检查方法。根据病变的超声下表现可以确诊或决定是否需要活检取材。

近期出现的 FNB 装置可获取条状组织以进行病理评估,是对传统 FNA 的替代。除了 EUS 引导下的取材方法和 EMR,新的高级内镜切除技术如 ESD 和 ESTD,对部分上皮下病变的诊断和治疗也很有前景。不管采取何种方法去除上皮下肿物,应注意确保完整切除病灶。如有病灶残留,应定期行 EUS 监测随访。

(张晓琦 译　邹晓平 校)

参考文献

1 Boyce GA, Sivak MV Jr Rösch T, et al. Evaluation of submucosal upper gastrointestinal tract lesions by endoscopic ultrasound. Gastrointest Endosc 1991;37:449–454.

2 Caletti G, Zani L, Bolondi L, et al. Endoscopic ultrasonography in the diagnosis of gastric submucosal tumor. Gastrointest Endosc 1989;35:413–418.

3 Inai M, Sakai M, Kajiyama T, et al. Endosonographic characterization of duodenal elevated lesions. Gastrointest Endosc 1996;44:714–719.

4 Yiengpruksawan A, Lightdale CJ, Gerdes H, Botet JF. Mucolytic-antifoam solution for reduction of artifacts during endoscopic ultrasonography: a randomized controlled trial. Gastrointest Endosc 1991;37:543–546.

5 Lewin KJ, Riddell RH, Weinstein WM. Mesenchymal tumors. In: Lewin KJ, Riddell RH, Weinstein WM(eds.). Gastrointestinal Pathology and Its Clinical Implications. New York: Igaku-Shoin, 1992: 284–341.

6 Maderal F, Hunter F, Fuselier G, et al. Gastric lipomas: an update of clinical presentation, diagnosis, and treatment. Am J Gastroenterol 1994;79(12):964–967.

7 Nakamura S, Iida M, Suekane H, et al. Endoscopic removal of gastric lipoma: diagnostic value of endoscopic ultrasonography. Am J Gastroenterol 1991;86(5):619–621.

8 Pfeil SA, Weaver MG, Abdul KF, Yang P. Colonic lipomas: outcome of endoscopic removal. Gastrointest Endosc 1990;36(5):435–438.

9 Yu HG, Ding YM, Tan S, et al. A safe and efficient strategy for endoscopic resection of large, gastrointestinal lipoma. Surg Endosc 2007;21(2):265–269.

10 Christie JP. The removal of lipomas. Gastrointest Endosc 1990;36:532–533.

11 Matsuyama M, Suzuki H. Differentiation of immature mucous cells into parietal, argyrophil, and chief cells in stomach grafts. Science 1970;169:385–387.

12 Soga J. Histogenesis of carcinoids in relation to ordinary carcinomas. Acta Med Biol 1982;30:17–33.

13 Morgan JC, Mark C, Hearn D. Carcinoid tumors of gastrointestinal tract. Ann Surg1974;180:720–727.

14 Modlin IM, Kidd M, Latich I, et al. Current status of gastrointestinal carcinoids.Gastroenterology 2005;128(6):1717–1751.

15 Burke AP, Sobin LH, Federspiel BH, et al. Carcinoid tumors of the duodenum: a clinicopathologic study of 99 cases. Arch Pathol Lab Med 1990;114(7):700–704.

16 Federspiel BH, Burke AP, Sobin LH, Shekitka KM. Rectal and colonic carcinoids: a clinicopathologic study of 84 cases. Cancer 1990;65(1):135–140.

17 Nakamura S, Iida M, Yao T, Fujishima M. Endoscopic features of gastric carcinoids. Gastrointest Endosc 1991;37(5):535–538.

18 Yoshikane H, Tsukamoto Y, Niwa Y, et al. Carcinoid tumors of the gastrointestinal tract: evaluation with endoscopic ultrasonography. Gastrointest Endosc 1993;39(3):375–383.

19 Sakata H, Iwakiri R, Ootani A, et al. A pilot randomized control study to evaluate endoscopic resection using a ligation device for rectal carcinoid tumors. World J Gastroenterol 2006;12(25):4026–4028.

20 Choi HH, Kim JS, Cheung DY, Cho YS. Which endoscopic treatment is the best for small rectal carcinoid tumors? World J Gastrointest Endosc 2013;5(10):487–494.

21 Kim HH, Park SJ, Lee SH, et al. Efficacy of endoscopic submucosal resection with a ligation device for removing small rectal carcinoid tumor compared with endoscopic mucosal resection: analysis of 100 cases. Dig Endosc 2012:24 (3):159–

163.

22 Suzuki S, Ishii N, Uemura M, et al. Endoscopic submucosal dissection （ESD） for gastrointestinal carcinoid tumors. Surg Endosc 2012;26(3):759–763.

23 Zhong DD, Shao LM, Cai JT. Endoscopic mucosal resection vs endoscopic submucosal dissection for rectal carcinoid tumours: a systematic review and meta-analysis. Colorectal Dis 2013;15 (3):283–291.

24 Kwon YH, Jeon SW, Kim GH, et al. Long-term follow up of endoscopic resection of type 3 gastric NET. World J Gastroenterol 2013;19(46):8703–8708.

25 Lack EE, Worsham GF, Callihan MD, et al. Granular cell tumor: a clinicopathologic study of 110 patients. J Surg Oncol 1980;13(4):301–316.

26 Brady PG, Nord HJ, Connar RG. Granular cell tumor of the esophagus: natural history, diagnosis, and therapy. Dig Dis Sci 1988;33:1329–1333.

27 Palazzo L, Landi B, Cellier C, et al. Endosonographic features of esophageal granular cell tumors. Endoscopy 1997;29 (9): 850–853.

28 Orlowska J, Pachlewski J, Gugulski A, Butruk E. A conservative approach to granular cell tumors of the esophagus: four case reports and literature review. Am J Gastroenterol 1993;88 (2):311–315.

29 Giacobbe A, Facciorusso D, Conoscitore P, et al. Granular cell tumor of the esophagus. Am J Gastroenterol 1988;83 (12): 1398–1400.

30 Yasuda I, Tomita E, Nagura K, et al. Endoscopic removal of granular cell tumors.Gastrointest Endosc 1995;41(2):163–167.

31 Tada S, Iida M, Yao T, et al. Granular cell tumor of the esophagus: endoscopic ultrasonographic demonstration and endoscopic removal. Am J Gastroenterol 1990;85(11):1507–1511.

32 Maccarini MR, Michieletti G, Tampieri I, et al. Simple endoscopic treatment of a granularcell tumor of the esophagus. Endoscopy 1996;28(8):730–731.

33 Choi PM, Schneider L. Endoscopic Nd:YAG laser treatment of granular cell tumor of the esophagus. Gastrointest Endosc 1990;36:144–146.

34 Moreira LS, Dani R. Treatment of granular cell tumor of the esophagus by endoscopic injection of dehydrated alcohol. Am J Gastroenterol 1992;87:659–661.

35 Battaglia G, Rampado S, Bocus P, et al. Single-band mucosectomy for granular cell tumor of the esophagus: safe and easy technique. Surg Endosc 2006;20(8):1296–1298.

36 De Ceglie A, Gatteschi B, Blanchi S, et al. Esophageal granular cell tumor treated by endoscopic mucosal resection. A case report and review of the literature. Dig Dis Sci 2005;50(10): 1875–1879.

37 Lewin KJ, Riddell RH, Weinstein WM. Small and large bowel structure, developmental and mechanical disorders. In: Lewin KJ, Rid-dell RH, Weinstein WM(eds.).Gastrointestinal Pathology and Its Clinical Implications. New York: Igaku-Shoin, 1992: 734–736.

38 Wieczorek RL, Seidman I, Ranson JH, Ruoff M. Congenital duplication of the stomach: case report and review of the English literature. Am J Gastroenterol 1984;79(8):597–602.

39 Al Traif I, Khan MH. Endoscopic drainage of a duodenal duplication cyst. Gastrointest Endosc 1992;38:64–65.

40 Yasuda K, Cho E, Nakajima M, Kawai K. Diagnosis of submucosal lesions of the upper gastrointestinal tract by endoscopic ultraso-nography. Gastrointest Endosc 1990;36:S17–S20.

41 Van Dam J, Rice TW, Sivak MV Jr. Endoscopic ultrasonography and endoscopically guided needle aspiration for the diagnosis of upper gastrointestinal tract foregut cysts. Am J Gastroenterol 1992;87:762–765.

42 Faigel DO, Burke A, Ginsberg GG, et al. The role of endoscopic ultrasound in the evaluation and management of foregut duplications. Gastrointest Endosc 1997;45(1):99–103.

43 Bhutani MS, Hoffman BJ, Reed C. Endosonographic diagnosis of an esophageal duplication cyst. Endoscopy 1996;28:396 – 397.

44 Geller A, Wang KK, DiMagno EP. Diagnosis of foregut duplication cysts by endoscopic ultrasonography. Gastroenterology 1995;109:838–842.

45 Ferrari AP, Van Dam J, Carr LD. Endoscopic needle aspiration of a gastric duplication cyst. Endoscopy 1995;27:270–272.

46 Joyce AM, Zhang PJ, Kochman ML. Complete endoscopic resection of an esophageal duplication cyst （with video）. Gastrointest Endosc 2006;64:288–289.

47 Woolfolk GM, McClave SA, Jones WF, Oukrop RB, Mark MD. Use of endoscopic ultrasound to guide the diagnosis and endoscopic management of a large gastric duplication cyst. Gastrointest Endosc 1998;47:76–79.

48 Johanson JF, Geenen JE, Hogan WJ, Huibregtse K. Endoscopic therapy of a duodenal duplication cyst. Gastrointest Endosc 1992;38:60–64.

49 Dolan RV, ReMine WH, Dockerty MB. The fate of heterotopic pancreatic tissue. Arch Surg 1974;109:762.

50 Faigel DO, Gopal D, Weeks DA, Corless C. Cap-assisted endoscopic submucosal resection of a pancreatic rest. Gastrointest Endosc 2001;54(6):782–784.

51 Chen SH, Huang WH, Feng CL, et al. Clinical analysis of ectopic pancreas with endoscopic ultrasonography: an experience in a medical center. J Gastrointest Surg 2008;12(5):877–881.

52 Bain AJ, Owens DJ, Tang RS, et al. Pancreatic rest resection using band ligation snare polypectomy. Dig Dis Sci 2011;56

（6）:1884–1888.

53 Goodarzi M, Rashid A, Maru D. Invasive ductal adenocarcinoma arising from pancreatic heterotopia in rectum: case report and review of literature. Hum Pathol 2010;41（12）:1809–1813.

54 Caletti G, Brocchi E, Baraldini M, et al. Assessment of portal hypertension by endoscopic ultrasonography. Gastrointest Endosc 1990;36（2 Suppl.）:S21–S27.

55 Burtin P, Calès P, Oberti F, et al. Endoscopic ultrasonographic signs of portal hypertension in cirrhosis. Gastrointest Endosc 1996;44（3）:257–261.

56 Choudhuri G, Dhiman RK, Agarwal DK. Endosonographic evaluation of the venous anatomy around the gastro-esophageal junction in patients with portal hypertension. Hepatogastroenterology 1996;43:1250–1255.

57 Leung VK, Sung JJ, Ahuja AT, et al. Large paraesophageal varices on endosonography predict recurrence of esophageal varices and rebleeding. Gastroenterology 1997;112 （6）:1811–1816.

58 Romero-Castro R, Pellicer-Bautista FJ, Jimenez-Saenz M, et al. EUS-guided injection of cyanoacrylate in perforating feeding veins in gastric varices: results in 5 cases. Gastrointest Endosc 2007;66（2）:402–407.

59 Binmoeller KF, Weilert F, Shah JN, Kim J. EUS-guided transesophageal treatment of gastric fundal varices with combined coiling and cyanoacrylate glue injection （with videos）. Gastrointest Endosc 2011;74（5）:1019–1025.

60 Kitamura Y. Gastrointestinal stromal tumors: past, present, and future. J Gastroenterol 2008;43（7）:499–508.

61 Hirota S, Isozaki K, Moriyama Y, et al. Gain-of-function mutations of c-kit in human gastrointestinal stromal tumors. Science 1998;279（5350）:577–580.

62 van der Zwan SM, DeMatteo RP. Gastrointestinal stromal tumor: 5 years later. Cancer 2005;104:1781–1788.

63 Sommer G, Agosti V, Ehlers I, et al. Gastrointestinal stromal tumors in a mouse model by targeted mutation of the Kit receptor tyrosine kinase. Proc Natl Acad Sci USA 2003;100（11）: 6706–6711.

64 Corless CL, Schroeder A, Griffith D, et al. PDGFRA mutations in gastrointestinal stromal tumors: frequency, spectrum and in vitro sensitivity to imatinib. J Clin Oncol 2005;23 （23）:5357–5364.

65 Druker BJ, Talpaz M, Resta DJ, et al. Efficacy and safety of a specific inhibitor of the BCR-ABL tyrosine kinase in chronic myeloid leukemia. N Engl J Med 2001;344（14）:1031–1037.

66 Yamada Y, Kato Y, Yanagisawa A, et al. Microleiomyomas of human stomach. Humana Pathology 1988;19（5）:569–572.

67 Miettinen M, Sarlomo-Rikala M, Lasota J. Gastrointestinal stromal tumors: recent advances in understanding of their biology. Hum Pathol 1999;30:1213–1220.

68 Ng EH, Pollock RE, Romsdahl MM. Prognostic implications of patterns of failure for gastrointestinal leiomyosarcomas. Cancer 1992;69:1334–1341.

69 Suster S. Gastrointestinal stromal tumors. Semin Diag nostic Path 1996;13:297–313.

70 Tio TL, Tytgat GNJ, den Hartog Jager FCA. Endoscopic ultrasonography for the evaluation of smooth muscle tumors in the upper gastrointestinal tract: an experience with 42 cases. Gastrointest Endosc 1990;36:342–350.

71 Chak A, Canto MI, Rösch T, et al. Endosonographic differentiation of benign and malignant stromal cell tumors. Gastrointest Endosc 1997;45（6）:468–473.

72 Yamada Y, Kida M, Sakaguchi T. A study on myogenic tumors of the upper gastrointestinal tract by endoscopic ultrasonography: with special reference to the differential diagnosis of benign and malignant lesions. Dig Endosc 1992;4:396–408.

73 Nakazawa S, Yoshino J, Yamanaka T, et al. Endoscopic ultrasonography of gastric myogenic tumor: a comparative study between histology and ultrasonography. J Ultrasound Med 1989;8 （7）:353–359.

74 Sakamoto H, Kitano M, Matsui S, et al. Estimation of malignant potential of GI stromal tumors by contrast-enhanced harmonic EUS （with videos）. Gastrointest Endosc 2011;73（2）:227–237.

75 Yu JP, Luo HS, Wang XZ. Endoscopic treatment of submucosal lesions of the gastrointestinal tract. Endoscopy 1992;24（3）: 190–193.

76 Binmoeller KF, Grimm H, Sohendra N. Endoscopic closure of a perforation using metallic clips after snare excision of a gastric leiomyoma. Endoscopy 1993;39:172–174.

77 Wolfsohn DM, Savides TJ, Easter DW, Lyche KD. Laparascopy-assisted endoscopic removal of a stromal-cell tumor of the stomach. Endoscopy 1997;29（7）:679–682.

78 Chang KJ, Yoshinaka R, Nguyen P. Endoscopic ultrasound-assisted band ligation: a new technique for resection of submucosal tumors. Gastrointest Endosc 1996;44:720–722.

79 Kajiyama T, Sakai M, Torii A, et al. Endoscopic aspiration lumpectomy of esophageal leiomyomas derived from the muscularis mucosae. Am J Gastroenterol 1995;90（3）:417–422.

80 Zhou PH, Yao LQ, Qin XY. [Endoscopic submucosal dissection for gastrointestinal stromal tumors: a report of 20 cases.] Zhonghua Wei Chang Wai Ke Za Zhi 2008;11（3）:219–222.

81 Liu BR, Song JT, Qu B, et al. Endoscopic muscularis dissection for upper gastrointestinal subepithelial tumors originating from the muscularis propria. Surg Endosc 2012;26 （11）:3141–3148.

82 Catalano F, Rodella L, Lombardo F, et al. Endoscopic submucosal dissection in the treatment of gastric submucosal tumors:

results from a retrospective cohort study. Gastric Cancer 2013; 16(4):563–570.

83 Chun SY, Kim KO, Park DS, et al. Endoscopic submucosal dissection as a treatment for gastric subepithelial tumors that originate from the muscularis propria layer: a preliminary analysis of appropriate indications. Surg Endosc 2013;27(9): 3271–3279.

84 Wang L, Ren W, Zhang Z, et al. Retrospective study of endoscopic submucosal tunnel dissection (ESTD) for surgical resection of esophageal leiomyoma. Surg Endosc 2013;27(11): 4259–4266.

85 Rajendra R, Pollack SM, Jones RL. Management of gastrointestinal stromal tumors. Future Oncol 2013;9(2):193–206.

86 Demetri GD, von Mehren M, Blanke CD, et al. Efficacy and safety of imatinib mesylate in advanced gastrointestinal stromal tumors. N Engl J Med 2002;347:472–480.

87 Joensuu H. Gastrointestinal stromal tumor (GIST). Ann Oncol 2006;17(Suppl. 10):x280–x286.

88 Blackstein ME, Blay JY, Corless C, et al. Gastrointestinal stromal tumours: consensus statement on diagnosis and treatment. Can J Gastroenterol 2006;20(3):157–163.

89 Morita T, Tamura S, Yokoyama Y, et al. Endoscopic resection of a duodenal gangliocytic paraganglioma. Dig Dis Sci 2007;52 (6):1400–1404.

90 Imai S, Kajihara Y, Komaki K, et al. Paraganglioma of the duodenum: a case report with radiological findings and literature review. Br J Radiol 1990;63(756):975–977.

91 Nakamura T, Ozawa T, Kitagawa M, et al. Endoscopic resection of gangliocytic paraganglioma of the minor duodenal papilla: case report and review. Gastrointest Endosc 2002;55(2): 270–273.

92 Sakhuja P, Malhotra V, Gondal R, et al. Periampullary gangliocytic paraganglioma. J Clin Gastroenterol 2001;33(2):154– 156.

93 Hashimoto S, Kawasaki S, Matsuzawa K, et al. Gangliocytic paraganglioma of the papilla of Vater with regional lymph node metastasis. Am J Gastroenterol 1992;87(9):1216–1218.

94 Hammarstrom LE, Holmin T, Stenram U. Adenomyoma of the ampulla of Vater: an uncommon cause of bile duct obstruction. Surg Laparosc Endosc 1997;7(5):388–393.

95 Bedirli A, Patiroglu TE, Sozuer EM, Sakrak O. Periampullary adenomyoma: report of two cases. Surg Today 2002;32(11): 1016–1018.

96 Kayahara M, Ohta T, Kitagawa H, et al. Adenomyomatosis of the papilla of Vater: a case illustrating diagnostic difficulties. Dig Surg 2001;18(2):139–142.

97 Savides TJ, Gress FG, Wheat LJ, et al. Dysphagia due to mediastinal granulomas: diagnosis with endoscopic ultrasonography. Gastroenterology 1995;109(2):366–373.

98 Rösch T, Lorenz R, Dancygier H, et al. Endosonographic diagnosis of submucosal upper gastrointestinal tract tumors. Scand J Gastroenterol 1992;27(1):1–8.

99 Kojima T, Takahashi H, Parra-Blanco A, et al. Diagnosis of submucosal tumor of the upper GI tract by endoscopic resection. Gastrointest Endosc 1999;50(4):516–522.

100 Kwon JG, Kim EY, Kim YS, et al. [Accuracy of endoscopic ultrasonographic impression compared with pathologic diagnosis in gastrointestinal submucosal tumors.] Korean J Gastroenterol 2005;45(2):88–96.

101 Gress F, Schmitt C, Savides T, et al. Interobserver agreement for EUS in the evaluation and diagnosis of submucosal masses. Gastrointest Endosc 2001;53(1):71–76.

102 Nickl NJ, Bhutani MS, Catalano M, et al. Clinical implications of endoscopic ultrasound: the American Endosonography Club Study. Gastrointest Endosc 1996;44(4):371–377.

103 Giovannini M, Seitz JF, Monges G, et al. Fine-needle aspiration cytology guided by endoscopic ultrasonography: results in 141 patients. Endoscopy 1995;27(2):171–177.

104 Wiersema MJ, Vilmann P, Giovannini M, et al. Endosonography-guided fine-needle aspiration biopsy: diagnostic accuracy and complication assessment. Gastroenterology 1997;112(4): 1087–1095.

105 Levy MJ, Jondal ML, Clain J, Wiersema MJ. Preliminary experience with an EUS-guided trucut biopsy needle compared with EUS-guided FNA. Gastrointest Endosc 2003;57(1):101– 106.

106 Vander Noot MR 3rd, Eloubeidi MA, Chen VK, et al. Diagnosis of gastrointestinal tract lesions by endoscopic ultrasound-guided fine-needle aspiration biopsy. Cancer 2004;102 (3):157–163.

107 Chen VK, Eloubeidi MA. Endoscopic ultrasound-guided fine-needle aspiration of intramural and extraintestinal mass lesions: diagnostic accuracy, complication assessment, and impact on management. Endoscopy 2005;37(10):984–989.

108 Akahoshi K, Sumida Y, Matsui N, et al. Preoperative diagnosis of gastrointestinal stromal tumor by endoscopic ultrasound-guided fine needle aspiration. World J Gastroenterol 2007;13(14):2077–2082.

109 Hoda KM, Rodriguez SA, Faigel DO. EUS-guided sampling of suspected GI stromal tumors. Gastrointest Endosc 2009;69 (7):1218–1223.

110 Fernández-Esparrach G, Sendino O, Solé M, et al. Endoscopic ultrasound-guided fine-needle aspiration and trucut biopsy in the diagnosis of gastric stromal tumors: a randomized crossover study. Endoscopy 2010;42(4):292–299.

111 Watson RR, Binmoeller KF, Hamerski CM, et al. Yield and

performance characteristics of endoscopic ultrasound-guided fine needle aspiration for diagnosing upper GI tract stromal tumors. Dig Dis Sci 2011;56(6):1757–1762.

112 Levy MJ, Wiersema MJ. EUS-guided Trucut biopsy. Gastrointest Endosc 2005;62:417– 426.

113 Polkowski M, Gerke W, Jarosz D, et al. Diagnostic yield and safety of endoscopic ultrasound-guided trucut biopsy in patients with gastric submucosal tumors: a prospective study. Endoscopy 2009;41(4):329–334.

114 Thomas T, Kaye PV, Ragunath K, Aithal G. Efficacy, safety, and predictive factors for a positive yield of EUS-guided Trucut biopsy: a large tertiary referral center experience. Am J Gastroenterol 2009;104(3):584–591.

115 Varadarajulu S, Fockens P, Hawes RH. Best practices in endoscopic ultrasound-guided fine-needle aspiration. Clin Gastroenterol Hepatol 2012;10(7):697–703.

116 Iglesias-Garcia J, Poley JW, Larghi A, et al. Feasibility and yield of a new EUS histology needle: results from a multicenter, pooled, cohort study. Gastrointest Endosc 2011;73(6): 1189–1196.

117 Binmoeller KF, Shah JN, Bhat YM, Kane SD. Retract-ligate-unroof-biopsy: a novel approach to the diagnosis and therapy of large nonpedunculated stromal tumors (with video). Gastrointest Endosc 2013;77(5):803–808.

118 Binmoeller KF, Shah JN, Bhat YM, Kane SD. Suck-ligate-unroof-biopsy by using a detachable 20-mm loop for the diagnosis and therapy of small subepithelial tumors (with video). Gastrointest Endosc 2014;79(5):750–755.

119 Ludwig K, Wilhelm L, Scharlau U, et al. Laparoscopic-endoscopic rendezvous resection of gastric tumors. Surg Endosc 2002;16(11):1561–1565.

第 18 章

超声内镜在胰腺实体肿瘤诊断及分期中的应用

Brooke Glessing, Shawn Mallery

超声内镜在 20 世纪 80 年代应用于临床,主要原因是有助于发现早期胰腺癌。虽然技术的不断进步已经将超声内镜在诊断和治疗方面的应用扩展到其他消化道疾病及其他情况,但它对疑似胰腺肿瘤的诊断和分期仍然至关重要。临床怀疑胰腺肿瘤的患者可能会有各种各样的临床表现,最常见的症状是出现不明原因的黄疸以及在其他影像学检查中的异常表现,比如超声(US)、计算机断层扫描(CT)或磁共振成像(MRI),这些检查经常用于评估体重减轻或者不明原因的腹痛。也有患者可能从下级医院转诊,完成 EUS 检查进一步评估在内镜逆行胰胆管造影(ERCP)中发现的胆道或胰管狭窄。其他少见的 EUS 检查适应证包括确诊或者疑似激素相关胰腺内分泌肿瘤的定位、不明原因的急性胰腺炎(AP)和不明原因的胰腺囊性病变的评估。

据统计,2013 年在美国有 45 220 例患者诊断为胰腺癌,而这一疾病的死亡人数(38 460)与之非常相近。胰腺癌只占 2013 年新发癌症病例的 2.7%,但占了近乎所有癌症死亡的 7%。虽然胰腺癌相对少见,在美国常见癌症中排名第 12 位,但在男性和女性癌症死亡的常见原因里均排名第 4。出现这种情况主要归因于胰腺癌在诊断时已经是进展期,对治疗的反应较差。在诊断胰腺癌时,52% 的患者已有远处转移,26% 的患者有局部转移。胰腺癌的预后不佳,总的来说 1 年和 5 年存活率分别为 25% 和 6%[1,2]。这些统计数据说明胰腺肿瘤的早期准确诊断非常重要。

实体胰腺肿瘤中最常见的是胰腺导管腺癌,约占 90%,并归类在代表范围更广的术语"胰腺外分泌肿瘤"内。胰腺外分泌肿瘤包括所有与胰腺导管和腺泡细胞及其干细胞相关的肿瘤。源于胰腺内分泌细胞的肿瘤不超过胰腺肿瘤的 5%。此外,其他良性和恶性的条件也可能导致局部肿物的发生。世界卫生组织(WHO)命名法是胰腺肿瘤最常用的分类系统,类似于最近的军事病理研究所(AFIP)的分类法[3-5]。正确地识别一个实体胰腺肿瘤的组织类型,对判断预后和治疗方案的选择都至关重要。

本章将重点介绍与 EUS 检查有关的胰腺肿瘤检测和细胞学诊断以及胰腺实体肿瘤分期。胰腺囊性病变在第 19 章单独讨论。其他相关问题,如通过 EUS 引导下的腹腔神经阻滞缓解癌性疼痛、可疑淋巴结转移的评估以及肝转移性疾病的检测将在其他章节讨论。

胰腺和胰周解剖

EUS 诊断准确性和临床应用取决于对完整的胰腺和胰周解剖学知识的了解。由于 EUS 可以确定肿瘤大小、位置以及可能累及的血管或淋巴结,因此 EUS 的发现常可指导治疗方案,例如决定是否手术。超声内镜医生有必要熟悉胰腺切除的外科选择,包括标准术式和切除幽门的胰十二指肠切除术(Whipple 术式)、远端胰腺切除术(有或无脾切除术)、全胰切除术和中段 / 中央胰腺切除术[6,7]。切除的可行性通常由肿瘤和邻近主要血管之间的关系来决定。因此,EUS 检查要求医生非常熟悉血管解剖,以及相关常见的先天性畸形,这些都是不会在常规胃肠病学中强调的问题。

胰腺解剖

胰腺位于上腹部深处,腰椎腹侧,部分被十二指肠包绕,位于胃后方。以肠系膜血管为参考点,可将胰腺分为头部、颈部、体部和尾部。头、颈和体部固定在腹膜后,尾部在腹膜间隙。胰头是指肠系膜上静脉与门静脉汇合处右侧的部分胰腺。钩突是在肠系膜上静脉后方的胰头下方的投射。颈部是长为 1.5~2.0cm 的胰腺组织,紧贴在肠系膜–门静脉汇合处的前方。胰腺体部和尾部之间的边界很少有明确定义。日本胰腺协会提出肠系膜–门静脉交汇左边界将腺体分为体部(右半部分)和尾部(左半部分)。胰尾横向延伸向左向上进入脾门(图 18.1)[8-10]。

应用 EUS 评估胰腺时,牢记其胚胎发育过程是很重要的。胰腺是由腹侧和背侧的胰腺胚芽发育而来。背侧部分发育成胰尾、胰体和部分胰头,而称为"腹侧原基"的成分发育成剩余胰头[8]。相对于胰腺其他部分,腹侧胰腺通常是低回声区,因此常被视为一个独特的结构(图 18.2)。超过 75% 的正常胰腺检查中可以发现,与背侧胰腺不同的是,腹侧胰腺部分的回声降低反映了脂肪分布的减少[11,12]。要注意不要误将正常腹侧胰腺当作胰腺肿瘤。事实上,这种独特影像的缺失提示慢性胰腺炎(CP)或胰腺癌的存在。以下线索有助于区分肿瘤和正常的腹侧胰腺,包括背侧胰腺不规则或者较为饱满的边缘、邻近血管的位移、胰管或者胆管管腔的回声变化[11,12]。

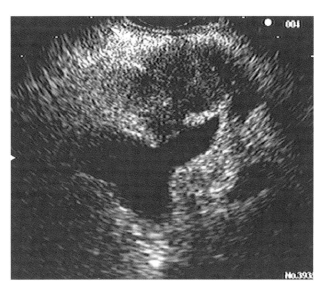

图 18.2　从胃窦或者十二指肠球部应用线阵成像可观察到脾静脉与上腔静脉汇合形成门静脉。

静脉解剖

由于胰腺与门静系统之间的密切关系,使得一些静脉结构成为胰腺肿瘤侵犯血管的潜在目标。由于脾静脉与胰腺体部和尾部后缘相对的固定伴随关系,使其成为最重要的解剖学标志。肠系膜上静脉从胰腺下方进入,大致垂直于脾静脉。它通过胰头上的一个凹槽进入,经钩突前方,然后进入胰腺颈部的后侧。在称为"门脉汇合"或者"脾门汇合"的位置,肠系膜上静脉连接脾静脉形成门静脉(图 18.3)。门静脉向侧上方延续,绕过十二指肠球部后侧,走向肝门部。肠系膜下静脉也从胰腺下方经过,但它的走向更为多变。虽然它通常在门脉汇合和脾脏之间的某处与脾静脉连接,也可能直接汇入肠系膜上静脉或在肠系膜上静脉和脾静脉之间汇合。下腔静脉通过胰头部和十二指肠第二部分右缘的后方进入肝表面的后下方[8,9,13]。

动脉解剖

与胰腺疾病相关的动脉结构包括近端腹主动脉及其主要分支。腹腔干是腹主动脉的第一个主要分支,位于胰颈部边缘的上方。腹腔干再分支到胃左动脉、脾动脉和肝总动脉。脾动脉通常位于胰腺后上缘的沟槽内,但由于脾动脉通常是弯曲的,所以这种解剖关系非常易变。肝总动脉经过胰头部的胰腺上侧缘上方沿门静脉方向进入肝脏,在这里发出胃十二指肠动脉后形成肝固有动脉。胃十二指肠动脉沿胰头部的前外侧缘向尾侧前行。肝固有动脉向上走行,在肝门

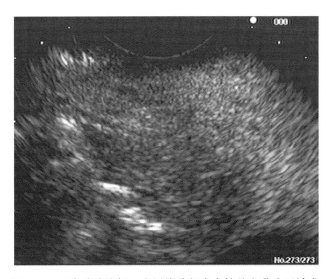

图 18.1　正常胰腺腹侧,应用线阵超声内镜从主乳头区域成像。胰腺低回声腹侧区和胰头之间可看到清晰的分界线。

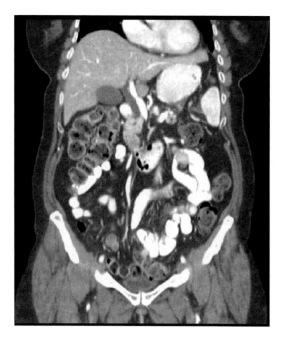

图 18.3 变异的右肝动脉。一支细小血管起源于肠系膜上动脉,朝向肝脏和门静脉方向。

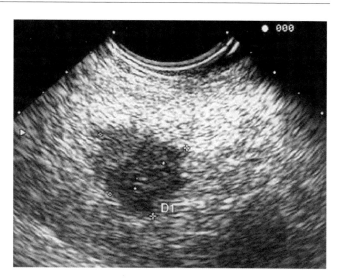

图 18.4 胰腺的低回声占位。占位直径约 1cm。

部分出肝左右动脉。肠系膜上动脉是腹主动脉第二个主要分支,起源于腹腔干次级分支近端 1~2cm。肠系膜上动脉沿左后外侧的次级肠系膜上静脉的边缘下方以及胰腺颈部的下方走行。典型的肠系膜上动脉围绕有明显的高回声脂肪层[8,9,13]。

胰腺有丰富的血液供给,这些血管来源于腹腔干和肠系膜上动脉分支的小口径血管,EUS 一般不容易识别。十二指肠上动脉(起源于胃十二指肠动脉)和十二指肠下动脉(起源于肠系膜上动脉)形成大量的血管网,提供十二指肠和胰头的血供。有许多起源于脾动脉的小动脉,包括胰背动脉、胰大动脉和胰尾动脉,提供胰腺体部和胰尾的血液[13]。

有相当部分的腹腔干和肠系膜上动脉的血管分支有解剖变异。事实上,20%~30%人群的胰腺血液供应存在变异。最重要的是变异的右肝动脉起源于近端肠系膜上动脉,而非腹腔干,从后方绕过或者直接穿过胰头部后面从肝左动脉旁汇入肝脏,其发生在大约 11%的人群[14](图 18.4)。

胰腺的淋巴回流

胰腺有丰富的淋巴管网络,将淋巴液回流到 5 个主要淋巴结组,通常与静脉和动脉伴行[15]。第一组是上淋巴结组,沿胰腺上边缘和胰十二指肠血管分布。这些淋巴液回流到胰头前和上面部分,与腹腔淋巴结、肝淋巴结和胃右淋巴结连接。下淋巴结组位于胰头部和胰体部边缘下方,负责引流胰头部和钩突后下部分,最终回流到肠系膜上淋巴结和腹主动脉干周围淋巴结。前淋巴结组回流到幽门前和幽门下淋巴结。后淋巴结组包括远端胆总管和壶腹部淋巴管,并直接引流到大动脉周围淋巴结。最后,从胰体部和胰尾部回流的大部分淋巴液引流到位于脾动脉和脾静脉的脾淋巴结。

这些肠系膜上动脉淋巴结与沿着胃左动脉和肝动脉的淋巴结直接相连。胰腺的后侧面也与腹膜后脂肪接触,所以它们和邻近腹膜后结构连接的丰富淋巴结相连。从腹腔来的淋巴液穿过纵隔膜,在颈部汇入颈淋巴结[13]。

日本胰腺协会(JPS)按胰腺淋巴回流将淋巴结分为 18 站。胃大弯和胃小弯的淋巴结引流到 1~4 站。先前描述的前淋巴组回流到第 5 和第 6 站淋巴。上淋巴结组包括沿着胃左动脉、肝总动脉和腹腔干淋巴分布的第 7~9 站淋巴。脾淋巴结组对应于第 10~11 站淋巴结。后淋巴结组包括第 12 站淋巴结(以及所有细分站点)和第 13 站,下淋巴结组包括第 14~18 站淋巴结。这一分类系统常用来描述胰腺手术中淋巴结清除的范围[16]。

总而言之,由于与胰周不同淋巴系统之间的诸多关联,以及数个与主动脉伴行的特殊关联关系,胰腺的淋巴回流是复杂的。尽管淋巴逆流理论上可被瓣膜结构阻挡,但显然这些瓣膜是不够的。这些解剖特点,加上缺乏真正的胰包膜,这就能解释为什么胰腺癌的根治性切除往往不成功[8]。

胰腺实体肿瘤的 EUS 成像和诊断

检查

当 EUS 第一次被引入临床,在检测胰腺肿瘤方面就明显优于其他成像模式,包括 CT、MRT 和正电子发射断层扫描(PET)[17-20]。自从建立了 EUS 对胰腺疾病的评估体系,EUS 设备也随之不断改善。电子探头已经取代了机械探头,因此应用彩色多普勒改善图像质量,使更好的扩展诊断成为可能。其他的进步包括彩色多普勒、对比度增强的超声内镜成像、对比谐波增强的超声内镜、三维超声内镜以及超声内镜弹性成像[20]。然而,在此同时,现代横断面成像技术的进步,也使一些作者对超声内镜在实体胰腺肿瘤评估方面优于 CT 和 MRI 的质疑声减少了。

EUS 的影响力在于使用内镜和近距离的胰胆管成像,对整个器官的精细解剖细节提供实时、高分辨率成像[21,22]。应用成像技术来检测胰腺病变的研究显示,即使没有额外的细针穿刺活检(FNA),超声内镜仍有很高的敏感性[23-47]。随着超声内镜技术的进步,敏感性为96%~100%。早期的对照研究报道,在诊断胰腺肿瘤方面,超声内镜的敏感性和特异性高于经腹超声(67% 和 40%)、CT(69%~77% 和 53%~64%)和 MRI(83% 和 100%)[25,29,42,48-50]。一些研究已经评估了多排螺旋计算机断层扫描(MDCT)对胰腺癌的发现情况,并确定了 EUS 的优越性(发现率分别是 86% 和98%)[21,44,45,51-53]。一篇对 1986—2004 年的系统性综述认为,EUS(93%~100%)比 CT(50%~89%)的敏感性更高,尤其是在发现直径<3cm 的胰腺肿瘤方面[53]。事实上,EUS 能够发现这些小的病变,即可解释其在诊断胰腺癌方面的显著优势[23,25,28,31,36,39,40,45,48,51,54-59]:对于发现直径<3cm 的肿瘤,EUS 的敏感性可高达 93%,CT 和 MRI 的敏感性分别为 53% 和 67%[29]。

一项回顾性研究认为,在发现胰腺癌方面 EUS(98%)较 PET(87.5%)或 MRI(87.5%)有更高的敏感性[46]。有趣的是,至今仅有一篇比较不同诊断方法包括18 氟 – 脱氧葡萄糖正电子发射断层显像(FDG-PET)/CT、PET 和 EUS 在发现胰腺癌方面的荟萃分析。FDG-PET 联合 CT(90.1%)较单独应用 PET(88.4%)和 EUS(81.2%)有更高的敏感性,而 EUS(93.2%)较 PET(83.1%)和 FDG-PET/CT(80.1%)有更高的特异性[60]。

近期一项研究显示,对有胰腺癌家族史高危因素的患者初检中比较 EUS 和 CT、MRI,认为 EUS 是首选

的诊断方法。在发现任一种胰腺病变上,EUS 和 MRI(91%)的一致性高于 EUS 和 CT(73%)的一致性;并且对于所有胰腺肿块的特定位置,包括≤1cm 的病变,EUS 和 MRI 具有高度的一致性。然而,MRI 和 CT 漏诊的 19/92(22.3%)病变都被 EUS 发现了。这些病变中 3 个是小的实体瘤(大小分别是 1.3cm、1cm 和0.8cm),其余都是囊性病变[47]。

鉴于 CT 和 MRI 的方便性、广泛性和精确性,它们毫无疑问是诊断胰腺癌的主要初诊手段。然而,EUS 被认为是评估胰腺病变最好的方法,并且成为固定诊断程序,在评估实体瘤方面扮演了不可或缺的互补角色[22]。

肿瘤漏诊的相关因素

EUS 的另一个主要优点是阴性预测值(NPV)高,目前报道可达到 100%[44,51,52]。这就表明,在有微小的放射学改变、血清学异常和(或)非特异性症状时,正常的胰腺 EUS 表现最终可排除胰腺癌[48,52,62]。在一项研究中,有 155 例因临床和实验室检查疑似诊断胰腺癌,而 EUS 结果是阴性的,最终并无人发展成胰腺癌[52]。在另一项研究中,有 80 例患者因 CT、临床及实验室检查而怀疑胰腺癌,而 EUS 结果是阴性的,这些人中也无人最终发展成胰腺癌[62]。同样,在一组 CT 检查疑似胰头肿大的患者中,所有 EUS 结果阴性的患者在后续随访中检查结果一直为阴性[63]。

在大部分病例中,胰腺癌的 EUS 表现是非特异、低回声、边界不清的,伴近端胰管梗阻及远端胰管的扩张(图 18.5)[22]。事实上,有报道认为 65% 的恶性病变

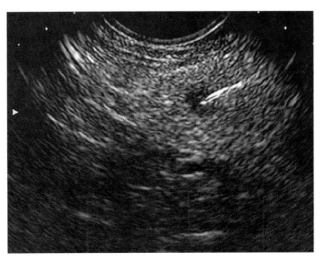

图 18.5 一个小胰腺肿块的细针抽吸活检。病变大小为 4mm×5mm。细胞学诊断为胰腺内分泌肿瘤。

伴有胰管扩张,而 17% 不伴胰管扩张[64]。然而,在区分胰腺癌和其他实体肿瘤方面,例如淋巴瘤和转移瘤,或者是常见的非癌病变包括胰腺炎和自身免疫性胰腺炎(AIP),EUS 成像并没有特异性[22,61]。在一些研究中,EUS 不能仅仅通过超声影像就确切地区分恶性病变和炎性病变,其对恶性病变和局部炎性病变的诊断准确性分别为 76% 和 46%[25,29]。

在此有一点非常重要。许多超声内镜医生最常专注于可能漏诊的微小病灶,认识潜在漏诊的较大病变和广泛浸润性病变也是非常关键的。一项被称为 NEST 的多中心回顾性研究,评估了导致 EUS 漏诊胰腺肿块的危险因素。这项研究中有 20 例被漏诊的胰腺癌病例,其中 12 例 EUS 表现为慢性胰腺炎的特点。这是极其重要的,因为慢性胰腺炎患者是胰腺癌的高危人群,慢性胰腺炎和胰腺癌在症状、影像学表现上可能非常相似,这就导致在区分两者上有更大的困难[66]。其他报道增加 EUS 假阴性的可能因素有广泛浸润性癌、显著的腹侧裂和近期(4 周内)发作的急性胰腺炎[65]。这些可能降低 EUS 敏感性的因素中,影响最大的是胰腺炎。急性或者慢性胰腺炎导致良性组织的回声变化,表现为类似大部分肿块的异常低回声和分叶状改变。当发生这种情况时,肿块边界的超声表现模糊不清,相同的影响可能发生在正常腹侧胰腺(通常是相对低回声)(图 18.6)。发生这种情况是因为恶性病变导致慢性胰管梗阻,可引起梗阻上段的部分正常胰腺组织发展成慢性胰腺炎的超声表现。由于这些情况,当遇到难以解释的慢性胰腺炎改变时,应考虑潜在的胰腺肿瘤可能。此外,在一个未确诊过慢性胰腺炎的患者中,如出现病灶处胰管狭窄,也应当引起注意,因为慢性胰腺炎初期通常不伴胰管的狭窄,相反被认为是很多晚期病变的特点。当发现以慢性胰腺炎为背景的新生物时,胰管和(或)胆管狭窄的位置对决定肿块的边界是至关重要的线索(尽管这可能显著低估了边界,而且明显的狭窄可能由良性的纤维性狭窄引起)。胆管或胰管支架可以解决这一问题,这也是为何应在 ERCP 前进行 EUS 的原因之一,可为 EUS 获得效用最大化[20,67,68]。当肿块边界模糊不清时,在预期边界外(例如邻近腹腔或肠系膜静脉或者毗邻胃或十二指肠壁),EUS 可能为发现明显的浸润依据提供了可靠的诊断性针吸穿刺的位置。在严重钙化的胰腺炎中,某个钙化区缺失和胰管狭窄也应该被怀疑。慢性胰腺炎除了降低发现肿块的敏感性外,也被认为降低了 EUS 引导下细针抽吸的敏感性[68,69]。

肿块的位置也可能影响 EUS 的诊断。正如之前提

及的,腹侧胰原基的小病变可能由于周围组织正常低回声的特点而被漏诊[65],其他可能被忽视的位置(基于小神经内分泌肿瘤定位的文献[26]和个人经验)包括钩突和胰尾外侧部。相比其他特定组织,这些位置漏诊的病变更可能与不完全的胰腺成像有关。钩突的完整评估需要从十二指肠和(或)胃窦的远端 3/4 部分进行检查。下面这个病例中,在纵切位显示的肠系膜上静脉定位的范围中,钩突是可见的(图 18.7)。我们也遇到过几个让人震惊的病例,这些区域的小病变在 CT

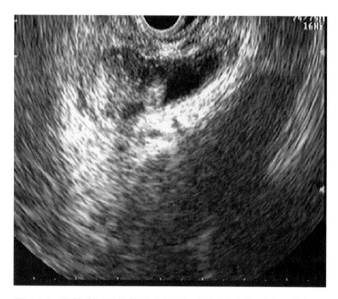

图 18.6 胆管癌。胆总管腔内可见一低回声息肉样充盈缺损。

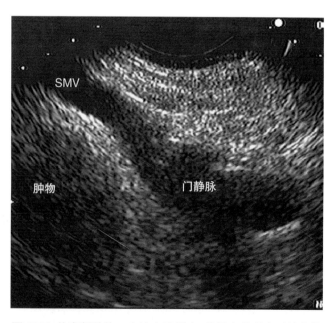

图 18.7 钩突部肿块。在这个病例中,从胃窦部观察可见肿块位于肠系膜上静脉后方的钩突。

上是可见的,却被最初的 EUS 检查漏诊了。胰尾部的完整成像需要仔细地检查到脾门位置,以确定胰尾部没有分裂或者位于非常规位置(例如大部分胰尾部下缘横跨左肾前)。

总而言之,尤其在横截面成像技术模棱两可时,EUS 对于确诊临床疑似病变仍被认为是最好的影像学方法。然而,限制 EUS 的精确性和导致漏诊的可能相关因素包括慢性胰腺炎、广泛浸润性肿瘤、显著的胰腺腹侧/背侧裂、近期发作的急性胰腺炎和位于腹侧胰腺、钩突或者胰腺尾侧部的肿瘤。因此,在一些 EUS 阴性但临床上高度怀疑胰腺癌的病例中,建议间隔 2~3 个月后进行 EUS 复查[51]。

筛查

基于 EUS 发现胰腺癌的高 NPV,以 EUS 为基础的筛查手段是否可行、安全和经济的这一问题已被提出。由于胰腺癌发生率低且缺少准确、低价和非侵入性的检查手段,在全部人群中用 EUS 对胰腺癌及癌前病变进行筛查是不合理或者不可行的[70]。因此,EUS 不应用于胰腺癌低危人群的筛查。有胰腺癌家族史的患者作为高危组群貌似是潜在的适合筛查的人群。一篇关于行 EUS 初筛胰腺癌高危患者的研究发现,早期无症状癌变和癌前病变,如导管内乳头状黏液瘤(IPMN),临床上发现率分别为 7%~10% 和 16%[71]。最近,一篇研究比较了 EUS 和 CT、MRI 对有胰腺癌家族史患者的初筛情况[47]。该研究认为 EUS 是初筛的首选检查,并且确定了 EUS 对于发现无症状高危患者的胰腺小囊肿,包括癌前病变如胰腺上皮内瘤变和 IPMN 较 CT 是有优势的。然而,广泛筛查的受益是低的,尤其在低级别胰腺上皮内瘤变的致癌风险仍是不确定的情况下[74]。另外,筛查是否提高了生存率以及 EUS 最佳的筛查时间仍待进一步确定。考虑到 EUS 并不能进一步量化这些患者的风险,相反会给被检查人群带来巨大的心理压力和高额的费用,将其作为胰腺癌高危人群常规的筛查手段仍未被纳入共识[48,71-73]。

EUS 引导下的组织活检

尽管 EUS 已明确被认为是发现胰腺病变最敏感的检查手段,但其在区分良恶性病变方面仍存在争议。在一些罕见病例中(比如胰腺内分泌肿瘤和浆液性囊腺瘤),仅靠胰腺病变的超声表现并不能对其基本组织病理学类型提供有意义的线索。统计分析,有 85%~90% 的胰腺肿瘤是外分泌肿瘤,而其他组织学类型也可能发生,明确的诊断需要诊断性细针抽吸或外

科切除[4]。也许 EUS 的最大优势是能够帮助胰腺病变的靶向活检和提供对应的组织学诊断,这奠定了其在评估胰腺实体肿瘤中不可或缺的诊断地位。

自从 1992 年 Vilmann 等[75]第一次报道了胰腺 EUS 引导下细针抽吸活检,由于其准确、有效和安全[76,77],现已成为被广泛接受的获取胰腺组织的标准手段。一些荟萃分析表明,EUS-FNA 在确定恶性胰腺实体肿瘤方面具有较高的诊断准确性,总的敏感性是 85%~89%,特异性是 95%~98%[78-80]。如果不典型或可疑的细胞学结果也被认为是恶性病变,敏感性可增加到 91%,而特异性则降至 94%[78]。EUS-FNA 总的准确性大约在 94%[81]。有趣的是,EUS-FNA 的准确性随着时间提高了,在 2001—2009 年 EUS-FNA 的准确性高于 1995—2000 年[79]。导致这一趋势的原因可能是多方面的,包括超声内镜医生临床经验的提升、科技的发展以及更多正式培训课程的推广[79,82]。

EUS-FNA 已经大范围地代替了由传统超声或 CT 引导下的胰腺活检术,以及 ERCP 介导的细胞学刷检术。众所周知,ERCP 介导的细胞学刷检术的敏感性非常低,范围在 30%~85%,在不伴梗阻性黄疸的患者中敏感性最低[83,84]。EUS-FNA 不仅成功率高,而且侵入性低,相关并发症如术后胰腺炎较少[85,86]。相比 CT 和超声引导下的活检,EUS-FNA 具有一些优势。

EUS-FNA 具有流程和经济优势,在一个单独的系统内能够同时采集图片并获取活检组织,而不需要两个分开的过程[82]。自从 EUS-FNA 可以贴近胰腺操作,在获得高分辨率同时对更小的病变进行穿刺取材。一项随机对照研究表明,与 CT 和超声引导的穿刺活检相比,EUS-FNA 具有更高的敏感性。当评估肿瘤位置时,EUS 降低了意外穿刺到肿瘤周围正常器官的风险。与经皮穿刺活检相比,EUS 的另一诊断优势是对于发现和取材小范围的恶性腹水也具有高度的敏感性[89]。

在 ERCP 细胞刷片和 CT 引导的活检都不能明确诊断时,EUS-FNA 也被证明是一种安全、有效的补救措施[82]。CT 引导的穿刺活检阴性时,EUS-FNA 对恶性肿瘤的敏感性为 90%、特异性为 50%、准确性为 84%。ERCP 活检阴性时,相应的 EUS-FNA 的敏感性、特异性、准确性分别高达 94%、67% 和 92%[90]。其他的一些研究也表明,EUS-FNA 对之前活检阴性的组织仍有高敏感性和准确性,分别为 93% 和 88%[91,92]。

与无慢性胰腺炎的患者相比,EUS-FNA 对伴发慢性胰腺炎的患者敏感性较低(73.9% vs. 91.3%)。然而,EUS-FNA 对伴有慢性胰腺炎的患者具有更高的阴性

预测值（88.9% vs. 45.5%），而敏感性（100% vs. 93.8%）、阳性预测值（PPV）（100% vs. 99.5%）或者准确性（91.5% vs. 91.4%）两者之间无明显差异[67、68]。

最后，EUS-FNA 已被证实是十分安全的。一篇超过 10 000 例患者的荟萃分析发现 EUS-FNA 相关的发病率为 0.98%，死亡率 0.02%[93]。可观察到的并发症发生率为 1%~2%，包括出血、感染、疼痛、胰腺炎[78、94]。文献报道的 EUS-FNA 术后胰腺炎发生率为 0.26%~2%[95]。在 4904 例患者的荟萃分析中，EUS-FNA 术后急性胰腺炎的发生率为 0.29%。尽管这项分析中没有指出明确的危险因素，作者仍提出该操作由有经验的超声内镜医生或在其监督下执行是安全的[96]。在一个大型前瞻性研究中，共 355 例患有胰腺实体肿瘤的患者接受了 EUS-FNA，术后胰腺炎的发生率是 0.85%，严重的术后疼痛的发生率也仅为 0.85%。根据对危险因素的严格评估，无论是急性胰腺炎、慢性胰腺炎、穿刺次数还是病变的位置都不是有统计学意义的危险因素[97]。

尽管 EUS-FNA 的 PPV 高达 99%，其阴性预测值（NPV）范围为 64%~80%[78、81]。因此，由于 NPV 偏低，如果怀疑胰腺癌，EUS-FNA 结果阴性并不能排除恶性肿瘤可能[21、70、78]。有报道指出，EUS-FNA 细胞学假阳性是其另一缺陷。不确定的、可疑的或非典型细胞学结果可出现在 7.8%~10.9% 的病例中[91、98-100]。在一个大型队列研究中，如果仅在细胞学阳性时才能确诊恶性病变，假阳性率只有 1.1%，但当可疑的和阳性的细胞学结果都包括在内时，假阳性率为 3.8%。在这一研究中，假阳性病例主要由慢性胰腺炎基础上的细胞学误诊造成[101]。关于如何处理怀疑为胰腺癌但细胞学为阴性或不明确的患者目前仍没有公认的指南。

大多数专家提出重复的 EUS-FNA 检查可提高细针抽吸的效能，有报道的诊断率为 61%~84%[85、98、102-104]。

必要时可采用辅助样本检测（如流式细胞术、免疫组化或分子学研究）。

虽然 EUS-FNA 被广泛应用于无手术指征的肿瘤，但是对能够外科手术切除的胰腺病变，EUS-FNA 的术前组织学诊断指征仍存在很大的争议。

如果全身转移或局部病变不可切除，以及患者不适合外科手术，或者正在考虑新型辅助治疗，疑似胰腺恶性肿瘤的 EUS-FNA 是可行的治疗方案[77]。美国国立综合癌症网络（NCCN）的胰腺癌指南，强烈推荐所有不能手术切除的胰腺癌患者在行非手术治疗前需确诊胰腺癌[105]。尽管仅 5%~25% 的患者的病灶是可切除的，但有些专家认为组织活检是不必要的。组织

活检阳性可以确定之前的可疑诊断，对于高度可疑但活检良性的病变不能排除恶性病变肿瘤可能（低 NPV），因此治疗方案并不受穿刺结果影响[77]。由于这一点，再加上并发症的风险，他们反对常规活检。而 EUS-FNA 最可怕的并发症是肿瘤可能会沿穿刺针道播散[106]。很难去评估肿瘤通过活检播散的风险，而且被评估的风险范围变化很大。可明确的是，有些少量发表的、论据充分的报道记录了活检部位肿瘤的复发，包括胃或腹壁[107、108]。这些报道是罕见的，而且总体发生率相当低。尽管一个回顾性研究表明，在既往行活检术的患者中，腹腔灌洗液细胞学检查阳性率较高，但这是一个不可控的变量，存在众多的混杂因素[109]。Micames 等[88]的研究表明，与经皮细针抽吸活检相比，EUS-FNA 患者腹腔转移率更低（2.2% vs. 16.3%；$P < 0.025$），然而这项研究有相似的局限性。当通过腹膜后十二指肠壁进行 EUS-FNA 时，播散这些问题在胰头部占位中是无关紧要的。因为在这种情况下，细针不经过腹腔而且整个细针穿刺部位都会在手术时被切除。

考虑到这些问题，术前活检仍具有优势。即便手术方案已经确定，事实上明确的组织学诊断可能影响到治疗和手术操作。一些手术风险较高的患者和许多外科医生一样，希望在大型手术前能明确组织学诊断。活检在确诊 10%~15% 非腺癌的肿瘤患者时也是有用的[4]。与预后差的腺癌相比，许多肿瘤（如神经内分泌肿瘤）有较好的预后[110、111]。此外，新辅助化疗手段的兴起增加了有手术切除指征的胰腺癌患者的治愈机会，并延长了他们的生存期，因此组织学诊断应该是强制性的[112-115]。针对可疑的能够手术切除的胰腺癌病例，EUS-FNA 指征包括：①排除其他与腺癌表现相似的胰腺恶性肿瘤（如淋巴瘤、小细胞癌、转移癌和神经内分泌肿瘤）以及非恶性的疾病如 AIP 和 CP 等；②协助手术指征评估（例如神经内分泌肿瘤患者手术适应证范围更小）；③患者本身想明确术前的组织学诊断[51]。

第 10 章中在技术层面讨论了超声内镜引导下细针抽吸活检术。一些有关胰腺穿刺的具体问题将在这里进行讨论。一些混杂因素可能影响 EUS-FNA 的诊断价值，包括细针的直径、病变的相容性、穿刺次数、病灶位置与传感器的关系及快速病理诊断专家的能力[21]。目前 EUS-FNA 使用 3 种型号的穿刺针（19G、22G 和 25G），包括 4 个随机对照试验（RCT）在内的多个前瞻性研究，比较了这些穿刺针的诊断率和准确性，发现在诊断率上无统计学差异，其他不同的细针

组件之间也无统计学差异[116-123]。然而在两个随机对照试验中，使用 25G 穿刺针穿刺胰腺头部 / 钩突病变呈现出有显著差异的趋势[120,121]。此外，一项前瞻性研究表明对于胰腺钩突病变，25G 穿刺针比 22G 穿刺针具有明显的优势，诊断准确性分别为 100% 和 33%[123]。这些研究也发现，虽然 19G 穿刺针与更小的穿刺针相比可增加穿刺的细胞数量，但经十二指肠病变的穿刺效果却降低了[122]。最近的荟萃分析发现，在样本充足的情况下，25G 穿刺针与 22G 穿刺针相比可能有轻微的优势，但这并不意味着其具有统计学意义的较高诊断准确性或较少的并发症[124]。由于 EUS-FNA 已被证实可增加取样细胞的数量，因此抽吸实性病变获取活检组织被认为是标准的方法。然而，由于血液混入标本，以降低其活检样本的质量为代价[125-128]。因此，是否使用抽吸的方法也许应由被取样病变的类型来决定。在细胞数量少的情况下，如慢性胰腺炎的纤维性病变，为了提高细胞数量和诊断的准确性，抽吸法的使用是适当的。在可能包含坏死和出血的软组织病变中，为了尽可能降低组织细胞的破坏，应尽量不要使用抽吸法[129]。关于探针的使用，3 个随机对照研究比较了 EUS-FNA 在胰腺病变中使用和不用探针时的诊断价值，所有结果均显示使用探针无明显的优势[127,130-132]。不论是熟练的超声内镜医生还是病理学家，都无法通过对样本切片的肉眼观察提供胰腺 FNA 准确性的可靠评估[133]。另一方面，由细胞病理学主治医生参与的快速病理结果与最终病理诊断具有较高的一致性[134]，这样可减少穿刺次数，确保取样准确性，提高诊断率和减少不合格样本的数目[135,136]。这意味着更少的穿刺针的使用、更短的操作时间、更少的重复过程，并显著降低了成本[82]。

胰腺神经内分泌肿瘤

胃肠道神经内分泌肿瘤是非常罕见的，但它们可导致较高的发病率和死亡率[137,138]。尽管这类肿瘤可能会出现在整个胃肠道，但常在胰腺被发现[139,140]。胰腺神经内分泌肿瘤（PNET），也称为"胰腺内分泌肿瘤"和"胰岛细胞肿瘤"，是一类起源于胰腺内分泌组织（而不是外分泌或导管）的特殊类型的胰腺实质性肿瘤。PNET 按其是否有临床症状可分为"功能性"和"无功能性"肿瘤。大部分 PNET 是小的散发的良性病灶，但有一些与其他遗传疾病相关[137]。功能性 PNET 分泌活性物质，可产生特殊的临床综合征（例如：胰岛素——低糖血症；胃泌素——难治性消化道溃疡、腹泻、胃壁增厚；胰高血糖素——坏死性游走性红斑；血管活性

肠肽——水样腹泻），这些症状可使肿瘤在早期阶段就被发现[137,141]。然而，无功能性 PNET 最常见的类型是分泌无活性性物质，如嗜铬素 A，转移率较高[142]。

通常病灶较小的 PNET 在胰腺的定位较为困难。许多影像学方法可用于发现 PNET，包括经腹部超声、CT 和磁共振成像，但仍具有显著的局限性。这些影像学方法仅能够发现 9%~48% PNET 病例，敏感性为 29%~60%[143-145]。目前，放射性同位素 - 奥曲肽检测（生长抑素显像，奥曲肽）和 EUS 是用于发现和定位 PNET 的主要检测手段。总体来看，它们对于病灶的定位有相似的敏感性[146-148]。生长抑素显像的优点是可以全身显像，包括肺和骨骼。一项关于超声内镜在检测 PNET 准确性的荟萃分析发现，其总体敏感性为 87.2%，特异性为 98%，证实了超声内镜可作为一种准确的诊断技术[142]。此外，EUS 可以更精确地定位（例如，精确定位在胰腺、十二指肠壁、肝或淋巴结的右上 1/4 象限的病变），同时进行组织活检是超声内镜的另一个优势。值得注意的是，大部分（大约 60%）的胰岛素瘤缺乏吸收显像所需的特异性生长抑素受体，因此更倾向于应用 EUS 对胰岛素瘤的定位[148-150]。

内分泌肿瘤的超声内镜表现通常不同于胰腺导管腺癌。相比腺癌，PNET 往往是高回声的，其回声接近胰腺周围组织（图 18.8），病灶有清楚边界和包膜。通常相邻的结构被取代而不是直接浸润，虽然浸润也是有可能的[22]。PNET 囊性病变是一种不明原因的罕见现象，仅发生在 2%~8% 切除的胰腺囊肿病例中。囊性病变的 PNET 通常较大、无分泌功能，与实变病灶相比良性可能性小[151]。尽管从其他囊性肿瘤中区分囊性病变的 PNET 通常是困难的，这些病变中的囊性成分形状更不规则、位于病灶中心，具有不规则、坚实的厚囊壁（图 18.9A）。这种表现会让人联想到大量的囊液被储存在实体肿瘤内部。囊液引流后经常产生一个残留的、圆形、边界清晰的肿块（图 18.9B）。

在评估内分泌肿瘤时还有其他一些特殊情况。尤其是之前提及的这些病变可能发生在其他全身综合征基础上（例如多发性内分泌腺瘤病 1 型、希佩尔 - 林道综合征、神经纤维瘤病、结节性硬化症）。这些肿块是否单发或（和）与多灶性可能、可能的部位以及通过 EUS 发现其他器官部位有肿块可能性等其他综合征影响相关。散发的胃泌素瘤通常是孤立的，然而在伴发 MEN-1 的基础上，其通常是多病灶的。胰岛素瘤在伴发 MEN-1 时偶尔也是多病灶的。同样，EUS 检查发现早期阶段的单发病变并不能避免对其他区域进一步检查。另外，胃泌素瘤通常起源于十二指肠壁（尤

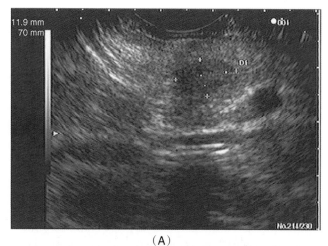

（A）

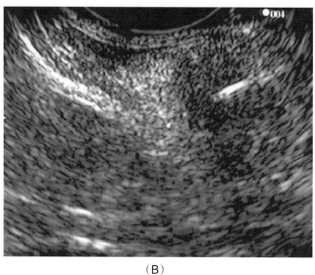

（B）

图 18.8　胰腺内分泌肿瘤。（A）一个边界清楚大小约 12mm ×
7mm 的占位，位于胰腺体部，占位与胰腺周围组织回声相似。
（B）使用 25G 穿刺针进行穿刺。细胞学检查表现为淡染的、大
小一致的细胞，嗜铬素染色阳性。所有的细胞图像被放大 400
倍。

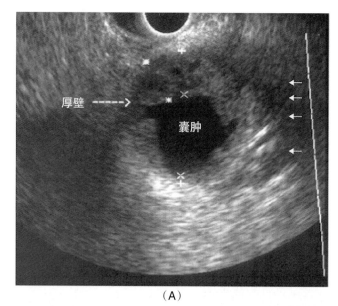

（A）

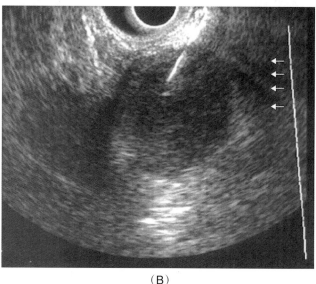

（B）

图 18.9　囊性胰腺内分泌肿瘤。（A）厚壁，边界清楚的等回声，
偏心、形状不规则的中央型囊性包块。（B）细针穿刺吸引出囊
液之后，病灶表现为球形、边界清楚的实性包块，与标准的内分
泌肿瘤类似。

其在伴发 MEN-1 时），正因如此以及多灶性的倾向，
为了探查十二指肠壁的结节，胃泌素瘤患者的 EUS 检
查应包括详细的内镜和十二指肠镜检查。为了提高十
二指肠壁结节的诊断率，也推荐使用高频微型探头。
希佩尔 – 林道综合征是与胰腺浆液性囊腺瘤、嗜铬细
胞瘤及肾癌相关的，这三者理论上都是可以被 EUS 发
现的。

胰腺实性假乳头状瘤

　　另一种有特征性的超声表现的胰腺实体肿瘤是

胰腺实性假乳头状瘤（也称胰腺囊实性肿瘤）。在诊断
时，这些病变相对较大，在年轻女性的胰尾部常见，并
且有典型的清晰边界，经常包含不规则的钙化区。病
变中央区域充满肿瘤组织，并且以大量的乳头状分叶
为特点。这些特点使其超声图像表现为实性，伴少量
无回声、不规则液性区的非均质组织（图 18.10A）。胰
腺实性假乳头状瘤的整体回声高于腺癌，具有大的息
肉样腺瘤的折射表现（也可以被看成是大的壶腹状腺

瘤)(图 18.10B)。出现波形蛋白阳性染色和局灶角蛋白弱反应性的特点时,联合免疫组化的针吸穿刺术可用于诊断。在细胞中,典型的伴黏液基质的分支状乳头突起是最常见的。尽管病变的自然病程仍有一些不确定,鉴于它的罕见性,一般推荐外科手术。

胰腺转移癌

　　虽然大多数胰腺肿瘤原发于胰腺,少数情况下其也可成为其他肿瘤的转移部位[156–158]。胰腺转移性肿瘤

不常见,占所有胰腺癌的不到 2%[159]。肾细胞癌、结直肠癌、黑色素瘤、肺癌和肉瘤是最常见的原发性恶性肿瘤(图 18.11)[159]。据我们所知,暂没有特定的超声分析标准可以区分原发性和转移性病变。尽管关于 EUS或其他成像技术支持(例如,转移性肾细胞癌通常是富血供的)可提供关于组织病理学的一些线索,准确的诊断仍需要组织活检 (或带有细胞团块的 FNA 或中心组织活检)和随后的免疫组织化学分析。然而,更重要的是,诊断需要了解患者的既往病史,确认转移

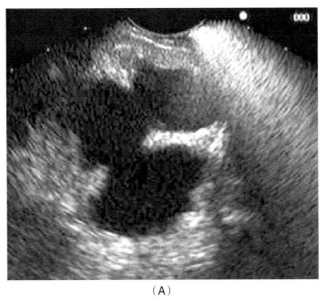

（A）

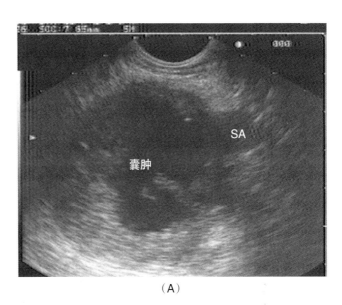

（A）

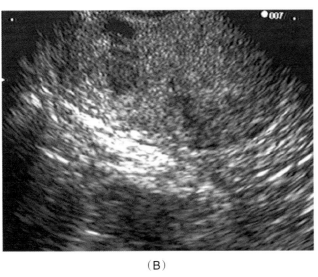

（B）

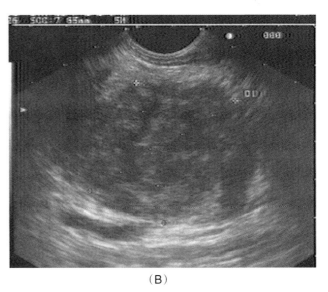

（B）

图 18.10　胰腺实性假性乳头状肿瘤。这个囊实性病变是由(A)不规则形状的可变大小的囊性成分和(B)等回声/低回声固体部分组成的,病变被包绕,手术病理学显示被包绕的乳头状赘生物。

图 18.11　胰腺转移性鳞状细胞癌(肺源性)。胰尾处囊实性团块,兼有(A)囊性和(B)实性成分,该患者诊断为原发性肺鳞状细胞癌,治疗中。针吸活检提示鳞状细胞癌(400 倍放大)。

性疾病的可能性(甚至在之前假定治愈的许多年),以及与细胞病理学同事讨论情况。比较胰腺肿块与原发肿瘤的染色模式应该能够搞清楚其起源,例如在乳腺癌的情况下,评估其对激素治疗的潜在反应性。在其他情况下,例如肾细胞癌,可以考虑切除孤立性转移灶。在这种情况下,重要的是要意识到可能存在多发胰腺病灶(图 18.12),并且应当在 EUS 期间仔细检查胰腺的其余部分和其他潜在的转移部位。

良性肿瘤

局灶性良性肿瘤可能发生在各种情况下。最常见的源于局灶 CP。已经发现各种 EUS 特征可预测 CP 的变化,包括实质特征和导管变化。虽然 CP 的超声表现变异性较大,但是弥漫性钙化高度提示 CP。然而,如前所述,CP 的存在不能完全排除伴随的潜在恶性肿瘤,因为 CP 是恶性肿瘤的危险因素。此外,可能存在与恶性肿瘤相关的胆管狭窄,尽管胆管造影外观通常是比恶性肿瘤更平滑的锥形狭窄[160,161]。当然也有与 CP 一致的细胞学特征[162]。

有些特定状况高度提示存在良性病变。在既往由于急性胰腺炎导致胰周脂肪坏死的患者中,CT 成像可提示外周低密度组织包裹[65]。密度可介于固体和液体之间。如果这是由于脂肪坏死导致,则 EUS 将提示类固体结构边界浸润,和由于钙化点造成的不完整回声影(图 18.13)。虽然通常不是临床上必要的,细针抽吸出白色、类似牙膏的组织,细胞学将显示具有结晶组织的无细胞点状坏死。在这种情况下,为避免感染风险,应避免细针抽吸活检;然而,如果行细针抽吸活检,则推荐预防性应用抗生素。这种组织类型不适合内镜下引流,也很少需要干预。

随着 CT 使用的增加,局灶性脂肪浸润引起了胰腺假性肿瘤的检测也在增加[163]。在这种情况下,在 CT 上胰腺呈现低密度。通常病变局限于头部或钩突,引起对可能的隐匿性肿瘤的关注。这种脂肪浸润不应导致胆管或胰管阻塞。EUS 在这种情况下提示胰腺的强回声区,造成弥漫性阴影,类似"雾里看花"。这阴影"雾"使得十二指肠降部胰头成像时,肠系膜血管不可分辨(图 18.14)。由于这种阴影,可能难以确信整个胰腺已经被充分地可视化,从而可靠地排除隐匿包块。在这种情况下,MRI 可用于确认 CT 异常区域中是否有脂肪组织存在[163]。

AIP(淋巴浆细胞胰腺炎、硬化性胰腺炎)是一种炎症疾病,可以是弥漫性病灶(低回声胰腺增大)或局灶性肿块,可以通过超声与胰腺癌进行区分(图

18.15)[164,165]。AIP 的临床表现也可以与胰腺癌的表现类似,呈现为无痛性黄疸,使两者鉴别更加复杂。最近,国际胰腺肿瘤学会(IAP)第十四届大会为 AIP 制

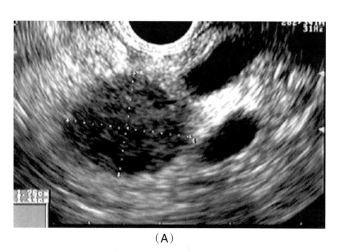

(A)

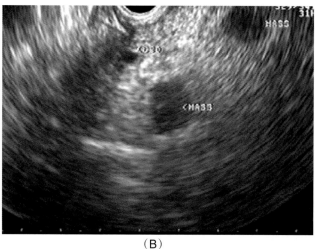

(B)

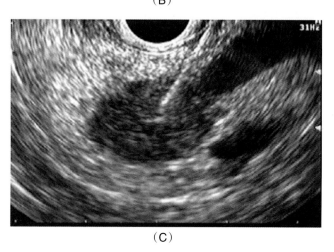

(C)

图 18.12 肾细胞癌转移至胰腺。(A)一位腹痛患者,其 CT 提示胰腺占位。约 7 年前患肾细胞癌。用 EUS 活检来确定是否为原发性胰腺起源。(B)EUS 提示 CT 上未显示的胰头两处占位。(C)进行细针抽吸活检,诊断为转移性肾细胞癌。

定了国际共识诊断标准（ICDC）。ICDC 强调 AIP 的 5
个基本特征：①胰腺实质和胰管的成像外观；②血清
IgG₄ 水平升高；③累及与 IgG₄ 相关疾病的器官；④胰
腺组织学；⑤对类固醇治疗的反应[166]。尽管有这些诊
断标准，AIP 与胰腺癌的区分仍然具有挑战性。在这种
情况下，需要高度的临床怀疑来建立诊断。在相对年
轻的患者中考虑 AIP，特别是评估不明原因的急性胰

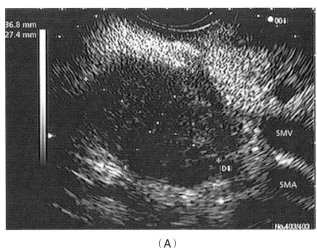

（A）

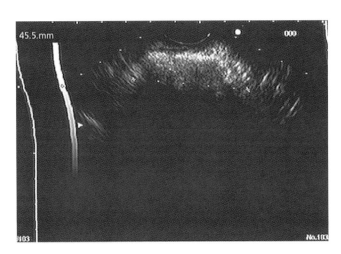

图 18.13　急性胰腺炎钙化点。该患者在 CT 上观察到包膜完好
的低密度胰腺肿块，可疑恶性肿瘤。既往有急性胰腺炎病史，在
外院治疗。EUS 提示 4.5cm 低回声区。诊断性细针抽吸活检为
膏状组织，细胞学提示坏死，无细胞碎片与结晶结构。DiffQuik
染色，200 倍放大。

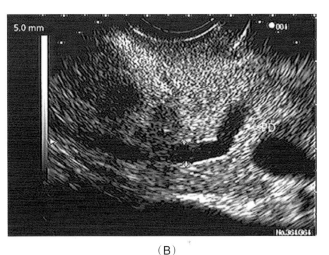

（B）

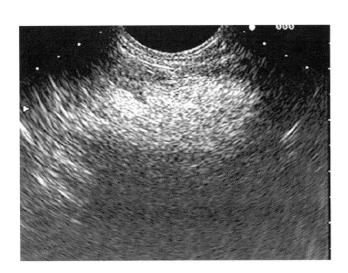

图 18.14　胰腺的脂肪性浸润。患者因不相关的问题接受腹部
CT 检查，提示胰头局灶性低回声阴影。EUS 提示胰头异常强回
声组织，其阴影阻挡了深层结构的视野。随后的 MRI 证实该阴
影为高密度脂肪，并不存在其他包块。

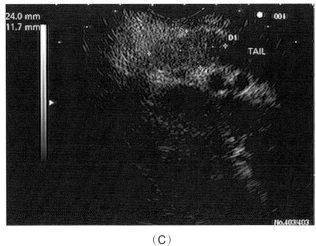

（C）

图 18.15　患者，女性，腹痛，脂肪酶升高，CT 可见胰头处一局
灶，边界清晰团块影。EUS 示（A）胰头一 37mm×27mm 低回声
团，（B）上游胰管扩张，胰腺体部相对正常。（C）胰尾处见另一
处低回声团。进行胰头穿刺，细胞病理学显示腺癌。体外细胞
学检查均支持该诊断，但手术病理提示 AIP，未提示恶性肿
瘤。这是我们经验中唯一的假阳性细胞学实例。

腺炎或者偶然的影像学发现病变时。这种疾病可能与新发糖尿病有关，矛盾的是，用类固醇治疗可以改善。诊断可以通过发现 IgG₄ 水平升高或通过对大乳头的活检及 IgG₄ 免疫组织化学染色的阳性来提示。有趣的是，它很少通过针吸细胞学建立。由于 EUS-FNA 对胰腺癌的高度诊断准确性，它成为区分 AIP 与胰腺癌的最佳方式，但由于取材量少缺乏组织结构，其不足以诊断 AIP[77]。正如 Levy 等所描述，这是需要做胰腺核心活检诊断的一个实例[167]。高度细胞化的基质片段与淋巴浸润结合临床和放射学结果，就能建立 AIP 的诊断，排除癌变可能，从而防止不必要的胰腺切除[168]。

弥漫性或局灶性低回声区、胰腺的弥漫性或灶性肿大、胆管壁增厚、淋巴结肿大和胰周低回声，这些特征在 AIP 比在胰腺癌中更常见[48]。由 AIP 引起的损伤，胰周通常在对比增强谐波超声内镜表现出血管过度形成，而由胰腺癌引起的损伤表现为低度血管化[169]。EUS 弹性成像显示了典型、独特的发现——整个器官的均一性，这将 AIP 与导管腺癌中的局域肿块区别开[170]。虽然类固醇治疗试验可能通过分析肿物结构及相关的导管结构帮助诊断[171]，但这一方法可能会推迟癌症的诊断而应该谨慎使用。

EUS 和胰腺癌分期

胰腺癌分期和手术总体概述

一旦发现病变，成像模式的主要作用是高精度地鉴定哪些患者可能受益于具有治愈可能的外科手术，哪些患者由于局部晚期或转移性的存在而不应该行手术治疗[172,173]。胰腺癌分期是基于美国癌症联合委员会（AJCC）建立的肿瘤 - 淋巴结转移（TNM）分类系统[174]。

T 分期由肿瘤大小和局部扩散程度决定。如果胰腺肿瘤大小为 2cm 或更小则分类为 T1，如果大于 2cm，则分类为 T2[174]。病变范围超出胰腺的肿瘤分类为 T3 或 T4。T4 病变被普遍认为是不可切除的，而 T3 期的病变是有可能手术切除的。因此，T3 和 T4 的区别很关键。T3 肿瘤定义为病变超出胰腺，但不侵犯肠系膜上动脉或腹腔干，而 T4 肿瘤定义为侵犯肠系膜上动脉或腹腔干[175]。在以前的版本中，门静脉或肠系膜上静脉的受累被认为是 T4 期；然而，在 AJCC 分期手册（2002）的第 6 次修订中改变了标准，提出一些中心在静脉入侵的情况下提供手术切除与静脉移植的证据。然而，需要注意的是，在广泛静脉侵入情况下，肿瘤可以被判断为不可切除的，这取决于本地外科医生的经验。

胰腺癌中的局部淋巴结包括乳糜淋巴结、肝动脉淋巴结、幽门淋巴结和脾淋巴结。转移性淋巴结源于胰腺，但是远离原发病灶，例如胰头癌的脾淋巴结转移是不常见的，但仍然被认为是局限性的，并且不妨碍外科手术的干预，因为它们可随胰腺切除术切除。相比之下，乳糜淋巴结意味着不可切除[176,177]。不论淋巴结转移数目（与胃癌相反），存在任何区域性淋巴结转移均分类为 N1。预测淋巴结转移的超声标准和 EUS 引导的 FNA 将在其他章节讨论。

我们认为，EUS 报告应明确说明 N1 的分类是否仅由超声检查标准确定，或由 FNA 确定，因为这影响测定的敏感性和准确性。远处器官转移被分类为 M1。远处扩散最常见发生在肝、肺或腹膜腔。一篇纳入 270 例胰腺肿瘤患者的综述发现，肝脏是最常见的转移部位，其他常见部位包括腹腔、肺和骨[178]。在没有腹水或肉眼识别的腹膜转移的情况下，从腹膜灌洗液获得的阳性细胞学也被认为是 M1，通常提示预后不良[109]。

I 期和 II 期被认为是局部病变并且有切除可能（这包括具有门静脉或肠系膜静脉侵袭的患者）。III 期是局部晚期和不可切除的。IV 期均有远处转移。根据监测、流行病学和最终结果（SEER）数据，从 2004 年至 2010 年，大约 9% 的病例在局部阶段，28% 为区域性，53% 为远处转移性疾病（10% 未分期）。局限性疾病的 5 年生存率为 25.8%，相比局部疾病为 9.9%，远处转移为 2.3%（图 18.16）[179]。

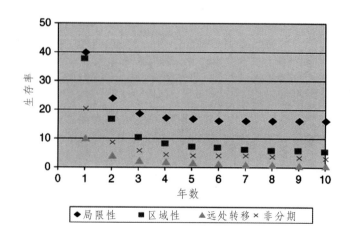

图 18.16 胰腺癌不同 AJCC 分期的 5 年生存率。局限性，I 期；区域性，II 期和 III 期，远处转移，IV 期。

TNM 分期确定临床决策的程度因机构而异,需要与转诊医生、外科以及肿瘤科同事仔细讨论。我们的做法是不推荐血管切除术(新辅助放化疗后的临床试验)。在这种情况下,病变延伸超过胰腺(T3 期)但没有静脉或动脉侵犯的患者将通过外科手术探查。解读关于不同影像学检查确定分期准确性的文献就与之相关。在我们的实践中,还有许多其他人认为,检测血管侵犯的准确性比 T 分期的准确性更重要。

EUS 分期

EUS 在术前分期及其对管理方面的影响可能是 EUS 在胰腺癌治疗中最有争议的。比较 EUS 与 CT 的早期研究显示,EUS 在肿瘤分期和确定是否可切除性方面具有明显优势[28,29,36,39-42,45,57,59,82,180-183]。然而,对胰腺癌 EUS 分期的初始热情受到其他成像模式的影响,如多探测器和螺旋 CT 的发展[51,184]。

使用常规 CT 与机械环扫 EUS 相比的初始研究报告显示,EUS T 分期准确性在 69% 和 94% 之间,N 分期准确性在 54% 和 82% 之间,诊断血管侵犯的准确性 >90%[25,28,29,39,51,57-59,185]。在过去多年,EUS 和 CT 在术前胰腺癌分期的优势和劣势方面出现了相互矛盾的数据。虽然许多研究支持 EUS 的 T 分期准确性和检测门静脉或脾静脉入侵检测优势以及 CT 对动脉侵犯检测的优势[45,50,51,57,186],但是对于 N 分期和肿瘤是否可切除评估的准确性未达成共识[23,31,36,45,50,51]。一般来说,EUS 对局部 T 分期和较小肿瘤血管侵犯的预测更准确,而螺旋 CT 在较大肿瘤的分期和评估远处转移更准确[23,31,36]。与之前报道的统计数据相反,2004 年的前瞻性研究,专门设计用于评估胰腺癌患者的肿瘤分期和可切除性的组合成像技术的有效性,研究发现螺旋 CT 在评估原发肿瘤范围方面具有最高准确性(73%)、局部区域范围(74%)、血管侵袭(83%)、远处转移(88%)、肿瘤 TNM 分期(46%)和肿瘤可切除性(83%),而 EUS 在评估肿瘤大小(r=0.85)和淋巴结转移(65%)具有最高准确性。在 N 分期的敏感性和血管侵犯的特异性方面,CT 和 EUS 都优于 MRI[180]。

这些结果的多样性归因于许多因素。许多早期研究是应用低分辨率机械环扫 EUS 获得[51]。因此,由于 CT 和 EUS 技术的重大进步,从早期研究获得的信息可能不相关。事实上,在胰腺癌的术前评估中,与现代 CT 相比,利用电子曲线阵列(CLA)回声内镜的 EUS 的性能特征数据相当有限[53,187,188]。此外,在 AJCC 分期手册(2002)的第 6 次修订中胰腺癌的 T 分期发生了重大变化,其中侵袭门静脉或肠系膜上静脉的肿瘤被分类为 T3 而不是 T4。大多数早期发表的文章没有反映这种变化,进一步加剧了关于 EUS 在局部分期中作用的争论[51,189]。比较 EUS 和 CT 对胰腺癌术前评价作用的荟萃分析显示,大多数研究是异质的,包括主要的方法学有限制性,在患者选择、肿瘤分期分类、CT 和 EUS 技术、标准和手术选择方面有很大区别,从而很难对 EUS 和 CT 的诊断价值作出明确结论[53]。最后,EUS 的分期准确性可以受内科医生的经验水平、成像伪影和先前成像检测结果的影响[185]。

为了解决这些问题,最近的荟萃分析评估术前 EUS 的准确性和性能特征,确定淋巴结分期,血管受累和胰腺癌切除术的预测,手术作为评判金标准[187]。此外,作为次要目的,该研究还比较了在评估图像形态相关研究中 EUS 与 CT 的准确性。与 Puli 等[188]局限于 EUS 检测胰腺和壶腹部肿瘤中的血管浸润的荟萃分析相比,本研究报告汇总了在胰腺腺癌术前成像评估中的 3 个相关结果,包括淋巴结分类、血管浸润的检测和可切除性的预测。在这项荟萃分析中,发现 EUS 在所有 3 个领域都具有高准确性。基于平行对照比较,EUS 在检测恶性淋巴结转移和血管侵犯方面具有更好的敏感性和准确性。CT 扫描可能更好地评估动脉侵犯,两者在预测可切除性方面类似。值得注意的是,在所包括的 29 项研究中,只有 8 项使用线阵 EUS,或单独使用或与环扫 EUS 联合。

总之,尽管有几十年的研究,包括系统评价和荟萃分析,仍然没有关于哪种成像方式对胰腺癌术前分期更优的共识。因此,大多数作者的建议是,单独的成像检测手段被视为互补的而不是竞争的工具[51,53,82,129]。成本最小化分析有利于顺序策略,因此 EUS 可用作 CT 评价肿瘤可切除患者的确认[21,180,190]。

血管侵犯

在一些研究中使用了 4 种不同的 EUS 标准来定义血管浸润[187]。胰腺静脉和血管腔内的肿瘤通常是直接的,并且容易以高特异性标记[191]。然而,与异常血管轮廓或血管 – 实质相比较,血管浸润并不普遍,而且敏感性较低。另外,诊断准确性因血管而异,例如,肠系膜上静脉就非常难以评估[188]。此外,动脉浸润的标准尚未标准化。虽然在血管壁不规则和狭窄的情况下,动脉的累及是明显的,但在一些中心,高回声界面的丧失可能不认为是手术切除的绝对禁忌证[191]。

静脉侵犯

每个可能受胰腺癌影响的相关静脉结构可以很

容易地通过 EUS 评估。最常见的位置是胰头的门静脉和近端肠系膜上静脉的右侧表面。关于肿瘤和相邻血管结构(从血管接触到血管闭塞或管腔内生长)之间的关系,存在多种超声检查结果。每一个可能结果与是否可切除性的确定程度具有相关性[192-194]。血管发现的微小改变不能通过 T 分期的简单陈述在程序报告中充分地表达,而是应该在报告中以及与肿瘤科和手术同事的讨论中仔细地描述。

在没有静脉侵犯的情况下,应该有一个完整的高回声组织平面区分肿物和静脉。表面不完整提示侵犯的可能(图 18.17)。侵犯的程度与界面缺损的长度和横断面血管包绕的百分比呈正比(图 18.18)。应仔细检查与肿块接触区域中的静脉,壁内血管腔的不规则性是侵袭的更具体特征。管腔缩窄也可预测侵袭。然而,也可能发生管腔缩窄的静脉受压,但不与静脉壁接触,可以通过完整的高回声组织平面来鉴别(图 18.19)。

静脉侵犯的最明确的特征是存在血管内充盈缺损和血管闭塞。小血管、微血管内充盈缺损可能在 CT 检测中被忽略(图 18.20A),反之,其他的更显而易见(图 18.20B)。无论在哪一种情况下,血管内物质的存在是累及血管的明确证据,也提供了明确的分期。血管闭塞与重要的侧支循环形成有密切的联系,有时在 CT 上会被误以为是血管瘤。门静脉或肠系膜上静脉的闭塞会导致门静脉海绵样变性(图 18.21),有无数侧支静脉穿过胰头和肝门。脾静脉闭塞,且门静脉清晰通畅,会导致孤立的胃静脉曲张(左侧门静脉高压)。侵犯或阻塞脾静脉并不妨碍手术切除,但是必须同时进行脾切除术。脾切除术会消除进入曲张静脉的血液来源(脾动脉),由此解决静脉曲张。侵犯门静脉或肠系膜上静脉需要切除静脉并移植(如果有提供条件)[195]。

动脉侵犯

超声内镜可以轻松地评估每个相关动脉结构。在胃、十二指肠降部或十二指肠水平部(此处动脉直接从十二指肠壁前端通过),可以看到肠系膜上动脉。在近端胃观察腹腔干和它的分支最清晰。在十二指肠球部可以看到肝动脉额外部分。前面提到过,一些研究认为超声内镜在肠系膜上动脉累及的评估方面可能有局限性。在某种程度上,可能由于这些研究过多地使用环扫超声仪器,而未能够从十二指肠远端获得完整的血管影像。相比环扫超声仪器,一个线性阵列仪器在胃内可沿肠系膜上动脉长轴,获得直达胰腺尾部

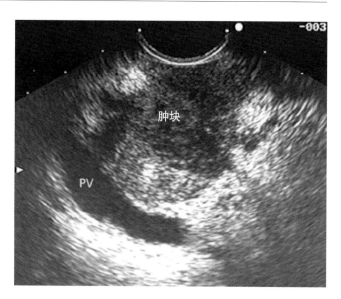

图 18.17 静脉表面缺失。图中可见介于肿块和门静脉中间位于肿块下方的高回声组织。在标记"PV"的区域可见界面缺失。

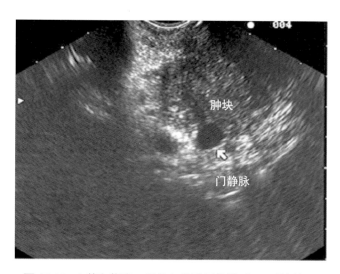

图 18.18 血管包绕症。肿块包绕了门静脉近 50% 的周长。

的影像,从而获得更长长度的血管影像。在任何情况下,我们必须认识到肠系膜上动脉的评估一直是超声内镜的一个相对薄弱区域,我们建议在十二指肠和胃处应从多个角度,多花时间评估这个血管。

与静脉分期的情况一样,动脉侵犯也有不同程度的确定性。动脉结构中血管受压及血管闭塞更少见(可能是由于它更厚的肌层管壁以及血流量),血管界面缺失可暗示侵犯血管,然而血管套则更具特异性。再次说明,应当在报告中讨论这些发现的准确性。

脾动脉血管包绕并不排除外科切除,因为脾脏可和标本一同切除。而肝动脉或腹腔干的侵犯,应禁忌

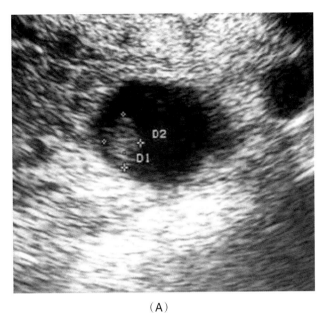

（A）

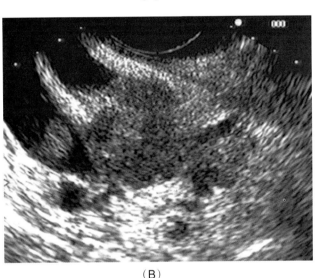

（B）

图 18.19 静脉受压。在这个例子中,在 CT 和 MRI 上都可以看到一个大的肿物,而且显示门静脉狭窄,提示不可切除(在不做静脉重建情况下)。然而超声内镜证实有一个大的肿物,在所有视图都可以看到肿物和门静脉之间有完整的高回声组织平面,暗示并没有静脉粘连。这个病灶在没有进行静脉重建的情况下成功地切除了。

切除,因为如此会损害肝脏的血流。

　　已经不再提倡而且普遍不再追求动脉切除或移植。这里要强调评估来自肠系膜上动脉的反常的右肝动脉的重要性(既往提到过,10%人群中会出现)。这个反常的右肝动脉将与胰头后缘相邻通过,因为这个反常血管位置在胰后,除非切除胰腺,否则不能通过手术查明(在移动胰头之后,通常在切除胰腺之后),所以即使不存在腹腔干或肝左动脉(视为腹腔干的一个主要分支,代替典型的肝总动脉)累及也可能会被侵犯。因此未了解这种解剖结构情况下尝试切除将会损害肝右叶的血供。

淋巴结和远处转移

　　使用超声内镜进行淋巴结分期已在别处详尽地讨论过。然而,需要注意的是,淋巴结恶性程度的超声诊断标准主要是在食管肿瘤分期的制订中发展起来的。传闻这些标准低估了胰腺肿瘤中淋巴结的恶性程度及其风险性。在我们的实践中,如果超声检查中看到可改变治疗策略的淋巴结征象,无论大小或者回声性质如何,我们都提倡细针抽吸活检。在这个普遍准则下也有一些例外,如在胆道阻塞或支架植入背景下,肝门处出现等回声淋巴结(这通常被认为是一个常见的反应现象)及隆嵴下区域淋巴结(除非在超声标准下高度

图 18.20 由肿瘤侵犯引起的血管内充盈缺损。(A)可见一个小的缺损,但在 CT 上不明显。(B)展现了一个更明显的肿瘤区域,它由一个大肿物延伸直接向内生长,且压迫门静脉。

怀疑),这些在常规检查中几乎普遍能看到。

　　与在明显可切除的胰腺肿物中是否执行超声引导下细针抽吸活检一样,是否对区域淋巴结进行诊断性细针抽吸活检是有争议的。区域淋巴结转移,严格来说,并不会使一个病变不可切除,但是它们确实会影响预后,可能也会影响是计划切除还是考虑协议下替代治疗的决定。如果怀疑淋巴结转移,我们倾向对这个区域而不是原发肿物进行细针抽吸活检,因为细胞学阳性结果会提供更多确定分期的信息,并减少临床上任何关于针道种植问题的隐忧(因为这个疾病已

经从胰腺向外转移了)。此外,对于一个高分化的肿瘤进行细胞学解释时,与淋巴细胞的预期背景相比,良性胰腺实质组织更容易区分鉴别,因为良性胰腺组织与癌组织较为接近,不易区分两者(图 18.22)。

仔细评估肝脏十分重要。识别和确认局部肝脏转移可以省去许多争论微血管浸润存在与否的时间(微血管浸润在 M1 疾病中是争论未决的)。

结论

超声内镜是评估胰腺实质肿瘤一个重要的诊断方法。它具有高敏感性和高阴性预测值,已被确立为胰腺病变检测最敏感的方式。此外,因为具有获得组织的能力,超声内镜及超声内镜引导下细针抽吸活检一直是无法替代的临床相关诊断工具。在胰腺病变中,CT、MRI 可作为更合理的一线影像学检查,超声内镜则在其检测、诊断和分期中提供额外的辅助信息。准确的评估需要有详尽的胰腺及其胰周解剖知识。只有当一名熟练的超声医生仔细地诠释超声信息并将信息认真表达给他的外科和肿瘤科的同事时,超声内镜才能提供有用的信息。

(张妮娜 译　王雷 校)

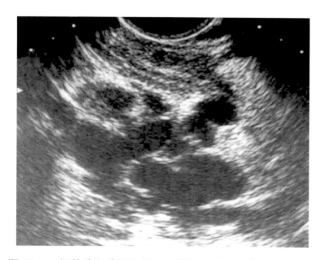

图 18.21 门静脉海绵样变性。在肝门血吸虫区域可以看到无数的无回声结构。胆管穿过这个区域。多普勒检查示血流是静脉波形。在这个大的肿物区域,门静脉不能被识别。

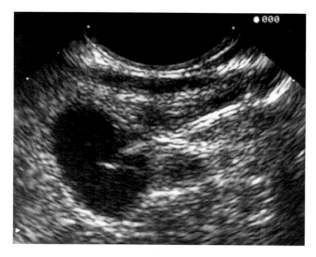

图 18.22 对一个转移性淋巴结的超声内镜引导下细针抽吸检查。

参考文献

1 SEER stat fact sheets: pancreas cancer. Available from: http://seer.cancer.gov / statfacts / html / pancreas.html (last accessed September 17, 2015).

2 What are the key statistics about pancreatic cancer? Available from:http: // www.cancer.org / cancer / pancreaticcancer / detailed guide/pancreatic-cancer-key-statistics (last accessed September 17, 2015).

3 International Agency for Research on Cancer, Bosman FT, Carneiro F, et al. WHO Classification of Tumours of the Digestive System (IARC WHO Classification of Tumours).October 2010.

4 Hruban RH, Pitman MB, Klimstra DS. Tumors of the pancreas. In: Atlas of Tumor Pathology, 4th Series, Fascicle 6. Washington, DC: Armed Forces Institutes of Pathology,2007.

5 Pancreatic cancer treatment – for health professionals (PDQ®). Available from:http: // www.cancer.gov / cancertopics / pdq / treatment / pancreatic / HealthProfessional/page2 (lastaccessed September 17, 2015).

6 Hines OJ, Reber HA. Pancreatic surgery. Curr Opin Gastroenterol 2009;25(5):460–465.

7 Xu X, Zhang H, Zhou P, Chen L. Meta-analysis of the efficacy of pancreatoduodenectomy with extended lymphadenectomy in the treatment of pancreatic cancer. World J Surg Oncol 2013; 11:211.

8 Van Hoe L, Claikens B. The pancreas: normal radiological anatomy and variants. In: Baert AL, Delorme G, van Hoe L (eds.). Radiology of the Pancreas, 2nd edn. Berlin Heidelberg New York: Springer-Verlag, 1999.

9 Kuroda A, Nagai H. Surgical anatomy of the pancreas. In: Howard J, Idezuki Y, Ihse I, Prinz R (eds.). Surgical Diseases of the Pancreas, 3rd edn. Phildelphia: Lippincott Williams & Wilkins, 1998: 11–21.

10 Japanese Pancreas Society. Japanese Classification of Pancreatic Carcinoma, 1st English edn. Tokyo: Kanehara, 1996.

11 Lucido ML, Lai R, Guda NM, Mallery S. Factors associated with detection of the ventral anlage on EUS. [abstract] Gastrointest Endosc 2005;61:AB290.

12 Savides TJ, Gress FG, Zaidi SA, et al. Detection of embryologic ventral pancreatic parenchyma with endoscopic ultrasound. Gastrointest Endosc 1996;43(1):14–19.

13 Raill TS. Pancreas anatomy and physiology. In: Mulholland MW, Lillemoe KD, Doherty GM, et al (eds.). Greenfield's Surgery: Scientific Principles and Practice, 5th edn. Philadelphia: Wolters Kluwer, 2011.

14 Koops A, Wojciechowski B, Broering DC, et al. Anatomic variations of the hepatic arteries in 604 selective celiac and superior mesenteric angiographies. Surg Radiol Anat 2004;26(3): 239–244.

15 Cubilla AL, Fortner J, Fitzgerald PJ. Lymph node involvement in carcinoma of the head of the pancreas area. Cancer 1978;41 (3):880–887.

16 Japanese Pancreas Society. Classification of Pancreatic Carcinoma, 1st English edn. Tokyo: Kanehara, 1996.

17 DiMagno EP, Buxton JL, Regan PT, et al. Ultrasonic endoscope. Lancet 1980;1(8169):629–631.

18 Strohm WD, Philip J, Hagenmuller F, Classen M. Ultrasonic tomography by means of an ultrasonic fiberendoscope. Endoscopy 1980;12(5):241–244.

19 Tytgat GN, Fockens P. Endoscopic ultrasonography. Scand J Gastroenterol Suppl 1992;192:80–87.

20 Tadic M, Stoos-Veic T, Vukelic-Markovic M, et al. Endoscopic ultrasound in solid pancreatic masses—current state and review of the literature. Coll Antropol 2010;34(1):337–340.

21 Kongkam P, Ang TL, Vu CK, et al. Current status on the diagnosis and evaluation of pancreatic tumor in Asia with particular emphasis on the role of endoscopic ultrasound. J Gastroenterol Hepatol 2013;28(6):924–930.

22 Raman SP, Fishman EK, Lennon AM. Endoscopic ultrasound and pancreatic applications: what the radiologist needs to know. Abdom Imaging 2013;38(6):1360–1372.

23 Yasuda K, Mukai H, Cho E, et al. The use of endoscopic ultrasonography in the diagnosis and staging of carcinoma of the papilla of Vater. Endoscopy 1988;20(Suppl. 1):218–222.

24 Lin JT, Wang JT, Wang TH. The diagnostic value of endoscopic ultrasonography in pancreatic disorders. Taiwan Yi Xue Hui Za Zhi 1989;88(5):483–487.

25 Rösch T, Lorenz R, Braig C, et al. Endoscopic ultrasound in pancreatic tumor diagnosis. Gastrointest Endosc 1991;37:347–352

26 Rösch T, Lightdale CJ, Botet JF, et al. Localization of pancreatic endocrine tumors by endoscopic ultrasonography. N Engl J Med 1992;326(26):1721–1726.

27 Snady H, Cooperman A, Siegel J. Endoscopic ultrasonography compared with computed tomography with ERCP in patients with obstructive jaundice or small peri-pancreatic mass. Gastrointest Endosc 1992;38(1):27–34.

28 Palazzo L, Roseau G, Gayet B, et al. Endoscopic ultrasonography in the diagnosis and staging of pancreatic adenocarcinoma. Results of a prospective study with comparison to ultrasonography and CT scan. Endoscopy 1993;25(2):143–150.

29 Müller MF, Meyenberger C, Bertschinger P, et al. Pancreatic tumors: evaluation with endoscopic US, CT, and MR imaging. Radiology 1994;190(3):745–751.

30 Marty O, Aubertin JM, Bouillot JL, et al. Prospective comparison of ultrasound endoscopy and computed tomography in the assessment of locoregional invasiveness of malignant ampullar and pancreatic tumors verified surgically. Gastroenterol Clin Biol 1995;19(2):197–203.

31 Nakaizumi A, Uehara H, Iishi H, et al. Endoscopic ultrasonography in diagnosis and staging of pancreatic cancer. Dig Dis Sci 1995;40(3):696–700.

32 Melzer E, Avidan B, Heyman Z, et al. Preoperative assessment of blood vessel involvement in patients with pancreatic cancer. Isr J Med Sci 1996;32(11):1086–1088.

33 Dufour B, Zins M, Vilgrain V, et al. Comparison between spiral x-ray computed tomography and endosonography in the diagnosis and staging of adenocarcinoma of the pancreas. Clinical preliminary study. Gastroenterol Clin Biol 1997;21 (2):124–130.

34 Howard TJ, Chin AC, Streib EW, et al. Value of helical computed tomography, angiography,and endoscopic ultrasound in determining resectability of periampullary carcinoma. Am J Surg 1997;174(3):237–241.

35 Sugiyama M, Hagi H, Atomi Y, Saito M. Diagnosis of portal venous invasion by pancreatobiliary carcinoma: value of endoscopic ultrasonography. Abdom Imaging 1997;22(4):434–438.

36 Legmann P, Vignaux O, Dousset B, et al. Pancreatic tumors: comparison of dual-phase helical CT and endoscopic sonography. AJR Am J Roentgenol 1998;170(5):1315–1322.

37 Akahoshi K, Chijiiwa Y, Nakano I, et al. Diagnosis and staging of pancreatic cancer by endoscopic ultrasound. Br J Radiol 1998;71(845):492–496.

38 Harrison JL, Millikan KW, Prinz RA, Zaidi S. Endoscopic ultrasound for diagnosis and staging of pancreatic tumors. Am Surg 1999;65(7):659–664; disc. 664–665.

39 Gress FG, Hawes RH, Savides TJ, et al. Role of EUS in the preoperative staging of pancreatic cancer: a large single-center experience. Gastrointest Endosc 1999;50(6):786–791.

40 Midwinter MJ, Beveridge CJ, Wilsdon JB, et al. Correlation between spiral computed tomography, endoscopic ultrasonography and findings at operation in pancreatic and ampullary tumours. Br J Surg 1999;86(2):189-193.

41 Mertz HR, Sechopoulos P, Delbeke D, Leach SD. EUS, PET, and CT scanning for evaluation of pancreatic adenocarcinoma. Gastrointest Endosc 2000;52(3):367-371.

42 Rivadeneira DE, Pochapin M, Grobmyer SR, et al. Comparison of linear array endoscopic ultrasound and helical computed tomography for the staging of periampullary malignancies. Ann Surg Oncol 2003;10(8):890-897.

43 Ainsworth AP, Rafaelsen SR, Wamberg PA, et al. Is there a difference in diagnostic accuracy and clinical impact between endoscopic ultrasonography and magnetic resonance cholangiopancreatography? Endoscopy 2003;35(12):1029-1032.

44 Agarwal B, Abu-Hamda E, Molke KL, et al. Endoscopic ultrasound-guided fine needle aspiration and multidetector spiral CT in the diagnosis of pancreatic cancer. Am J Gastroenterol 2004; 99(5):844-850.

45 DeWitt J, Devereux B, Chriswell M, et al. Comparison of endoscopic ultrasonography and multidetector computed tomography for detecting and staging pancreatic cancer. Ann Intern Med 2004;141(10):753-763.

46 Borbath I, Van Beers BE, Lonneux M, et al. Preoperative assessment of pancreatic tumors using magnetic resonance imaging, endoscopic ultrasonography, positron emission tomography and laparoscopy. Pancreatology 2005;5(6):553-561.

47 Canto MI, Hruban RH, Fishman EK, et al. Frequent detection of pancreatic lesions in asymptomatic high-risk individuals. Gastroenterology 2012;142(4):796-804.

48 Fusaroli P, Kypraios D, Caletti G, Eloubeidi MA. Pancreaticobiliary endoscopic ultrasound: a systematic review of the levels of evidence, performance and outcomes. World J Gastroenterol 2012;18(32):4243-4256.

49 DiMagno EP, Reber HA, Tempero MA. American Gastroenterological Association technical review on the epidemiology, diagnosis, and treatment of pancreatic ductal adenocarcinoma. Gastroenterology 1999;117:1464.

50 Hunt GC, Faigel DO. Assessment of EUS for diagnosing, staging, and determining respectability of pancreatic cancer: a review. Gastrointest Endosc 2002;55:232.

51 Saftoiu A, Vilmann P. Role of endoscopic ultrasound in the diagnosis and staging of pancreatic cancer. J Clin Ultrasound 2009;37(1):1-17.

52 Klapman JB, Chang KJ, Lee JG, Nguyen P. Negative predictive value of endoscopic ultrasound in a large series of patients with a clinical suspicion of pancreatic cancer. Am. J.Gastroenterol 2005;100:2658-2661.

53 Dewitt J, Devereaux BM, Lehman GA, et al. Comparison of endoscopic ultrasound and computed tomography for the preoperative evaluation of pancreatic cancer: a systematic review. Clin Gastroenterol Hepatol 2006;4:717-725.

54 Ardengh JC, Rosenbaum P, Ganc AJ, et al. Role of EUS in the preoperative localization of insulinomas compared with spiral CT. Gastrointest Endosc 2000;51(5):552-555.

55 Kochman ML. EUS in pancreatic cancer. Gastrointest Endosc 2002;56:S6.

56 Katz MH, Savides TJ, Moossa AR, Bouvet M. An evidence-based approach to the diagnosis and staging of pancreatic cancer. Pancreatology 2005;5(6):576-590.

57 Rösch T, Braig C, Gain T, et al. Staging of pancreatic and ampullary carcinoma by endoscopic ultrasonography. Comparison with conventional sonography, computed tomography and angiography. Gastroenterology 1992;102(1):188-199.

58 Yasuda K, Mukai H, Nakajima M. Endoscopic ultrasonography diagnosis of pancreatic cancer. Gastrointest Endosc Clin N Am 1995;5:699.

59 Ahmad NA, Lewis JD, Ginsberg GG, et al. EUS in preoperative staging of pancreatic cancer. Gastrointest Endosc 2000;52(4):463-468.

60 Tang S, Huang G, Liu J, et al. Usefulness of 18F-FDG PET, combined FDG-PET/CT and EUS in diagnosing primary pancreatic carcinoma: a meta-analysis. Eur J Radiol 2011;78:142-150.

61 Papanikolaou IS, Adler A, Neumann U, et al. Endoscopic ultrasound in pancreatic disease—its influence on surgical decision-making. An update 2008. Pancreatology 2009;9(1-2):55-65.

62 Catanzaro A, Richardson S, Veloso H, et al. Long-term follow-up of patients with clinically indeterminate suspicion of pancreatic cancer and normal EUS. Gastrointest Endosc 2003;58:836-840.

63 Ho S, Bonasera RJ, Pollack BJ, et al. A single-center experience of endoscopic ultrasound for enlarged pancreas on computed tomography. Clin Gastroenterol Hepatol 2006;4(1):98-103.

64 Rodriguez S, Faigel D. Absence of a dilated duct predicts benign disease in suspected pancreas cancer: a simple clinical rule. Dig Dis Sci 2010;55:1161-1166.

65 Bhutani MS, Gress FG, Giovannini M, et al. The No Endosonographic Detection of Tumor (NEST) Study: a case series of pancreatic cancers missed on endoscopic ultrasonography. Endoscopy 2004;36(5):385-389.

66 Amin S, DiMaio CJ, Kim MK. Advanced EUS imaging for early detection of pancreatic cancer. Gastrointest Endosc Clin N Am 2013;23(3):607-623.

67 Fusaroli P, Manta R, Fedeli P, et al. The influence of endo-

scopic biliary stents on the accuracy of endoscopic ultrasound for pancreatic head cancer staging. Endoscopy 2007;39(9): 813–817.

68 Varadarajulu S, Tamhane A, Eloubeidi MA. Yield of EUS-guided FNA of pancreatic masses in the presence or the absence of chronic pancreatitis. Gastrointest Endosc 2005;62(5): 728–736; quiz 751, 753.

69 Fritscher-Ravens A, Brand L, Knöpfel WT, et al. Comparison of endoscopic ultrasound-guided fine needle aspiration for focal pancreatic lesions in patients with normal parenchyma and chronic pancreatitis. Am J Gastroenterol 2002;97(11):2768–2775.

70 Helmstaedter L, Riemann JF. Pancreatic cancer—EUS and early diagnosis. Langenbecks Arch Surg 2008;393(6):923–927.

71 Poley JW, Kluijt I, Gouma DJ, et al. The yield of first-time endoscopic ultrasonography in screening individuals at a high risk of developing pancreatic cancer. Am J Gastroenterol 2009;104: 2175–2181.

72 Rubenstein JH, Scheiman JM, Anderson MA. A clinical and economic evaluation of endoscopic ultrasound for patients at risk for familial pancreatic adenocarcinoma. Pancreatology 2007; 7:514–525.

73 Canto MI, Goggins M, Hruban RH, et al. Screening for early pancreatic neoplasia in high-risk individuals: a prospective controlled study. Clin Gastroenterol Hepatol 2006;4:766–781; quiz 665.

74 Langer P, Kann PH, Fendrich V, et al. Five years of prospective screening of high-risk individuals from families with familial pancreatic cancer. Gut 2009;58:1410–1418.

75 Vilmann P, Jacobsen GK, Henriksen FW, Hancke S. Endoscopic ultrasonography with guided fine needle aspiration biopsy in pancreatic disease. Gastrointest Endosc 1992;38:172–173.

76 Chen J, Yang R, Lu Y, et al. Diagnostic accuracy of endoscopic ultrasound-guided fine-needle aspiration for solid pancreatic lesion: a systematic review. J Cancer Res Clin Oncol 2012;138: 1433–1441.

77 Mizuno N, Hara K, Hijioka S, et al. Current concept of endoscopic ultrasound-guided fine needle aspiration for pancreatic cancer. Pancreatology 2011;11(Suppl. 2):40–46.

78 Hewitt MJ, McPhail MJ, Possamai L, et al. EUS-guided FNA for diagnosis of solid pancreatic neoplasms: a meta-analysis. Gastrointest Endosc 2012;75(2):319–331.

79 Puli SR, Bechtold ML, Buxbaum JL, Eloubeidi MA. How good is endoscopic ultrasound-guided fine-needle aspiration in diagnosing the correct etiology for a solid pancreatic mass? A meta-analysis and systematic review. Pancreas 2013;42(1):20–26.

80 Chen G, Liu S, Zhao Y, et al. Diagnostic accuracy of endo-

scopic ultrasound-guided fine-needle aspiration for pancreatic cancer: a meta-analysis. Pancreatology 2013;13(3):298–304.

81 Eloubeidi MA, Varadarajulu S, Desai S, et al. A prospective evaluation of an algorithm incorporating routine preoperative endoscopic ultrasound-guided fine needle aspiration in suspected pancreatic cancer. J Gastrointest Surg 2007;11:813–819.

82 Kedia P, Gaidhane M, Kahaleh M. Technical advances in endoscopic ultrasound (EUS)-guided tissue acquisition for pancreatic cancers: how can we get the best results with EUS-guided fine needle aspiration? Clin Endosc 2013;46(5):552–562.

83 Athanassiadou P, Grapsa D. Value of endoscopic retrograde cholangiopancreatography-guided brushings in preoperative assessment of pancreaticobiliary strictures: what's new? Acta Cytol 2008;52:24–34.

84 Chang KJ. State of the art lecture: endoscopic ultrasound (EUS) and FNA in pancreaticobiliary tumors. Endoscopy 2006;38:S56–S60.

85 Eloubeidi MA, Varadarajulu S, Desai S, Wilcox CM. Value of repeat endoscopic ultrasound-guided fine needle aspiration for suspected pancreatic cancer. J Gastroenterol Hepatol 2008;23 (4):567–570.

86 Wakatsuki T, Irisawa A, Bhutani MS, et al. Comparative study of diagnostic value of cytologic sampling by endoscopic ultrasonography-guided fine-needle aspiration and that by endoscopic retrograde pancreatography for the management of pancreatic mass without biliary stricture. J Gastroenterol Hepatol 2005;20: 1707–1711.

87 Horwhat JD, Paulson EK, McGrath K, et al. A randomized comparison of EUS-guided FNA versus CT or US-guided FNA for the evaluation of pancreatic mass lesions. Gastrointest Endosc 2006;63:966–975.

88 Micames C, Jowell PS, White R, et al. Lower frequency of peritoneal carcinomatosis in patients with pancreatic cancer diagnosed by EUS-guided FNA vs. percutaneous FNA. Gastrointest Endosc 2003;58:690–695.

89 DeWitt J, LeBlanc J, McHenry L, et al. Endoscopic ultrasound-guided fine-needle aspiration of ascites. Clin Gastroenterol Hepatol 2007;5:609–615.

90 Harewood GC, Wiersema MJ. Endosonography-guided fine needle aspiration biopsy in the evaluation of pancreatic masses. Am J Gastroenterol 2002;97:1386–1391.

91 Gress F, Gottlieb K, Sherman S, Lehman G. Endoscopic ultrasonography-guided fine-needle aspiration biopsy of suspected pancreatic cancer. Ann Intern Med 2001;134:459–464.

92 Meijer OL, Weersma RK, van der Jagt EJ, van Dullemen HM. Endoscopic ultrasonography in suspected pancreatic malignancy and indecisive CT. Neth J Med 2010;68:360–364.

93 Wang KX, Ben QW, Jin ZD, et al. Assessment of morbidity

and mortality associated with EUS-guided FNA: a systematic review. Gastrointest Endosc 2011;73(2):283–290.

94 Vilmann P, Saftoiu A. Endoscopic ultrasound-guided fine needle aspiration biopsy:equipment and technique. J Gastroenterol Hepatol 2006;21:1646–1655.

95 Yoshinaga S, Suzuki H, Oda I, Saito Y. Role of endoscopic ultrasound-guided fine needle aspiration (EUS-FNA) for diagnosis of solid pancreatic masses. Dig Endosc 2011;23(Suppl. 1):29–33.

96 Eloubeidi MA, Gress FG, Savides TJ, et al. Acute pancreatitis after EUS-guided FNA of solid pancreatic masses: a pooled analysis from EUS centers in the United States. Gastrointest Endosc 2004;60:385–389.

97 Eloubeidi MA, Tamhane A, Varadarajulu S, Wilcox CM. Frequency of major complications after EUS-guided FNA of solid pancreatic masses: a prospective evaluation. Gastrointest Endosc 2006;63:622–629.

98 Tadic M, Kujundzic M, Stoos-Veic T, et al. Role of repeated endoscopic ultrasound-guided fine needle aspiration in small solid pancreatic masses with previous indeterminate and negative cytological findings. Dig Dis. 2008;26(4):377–382.

99 Wiersema MJ, Vilmann P, Giovannini M, et al. Endosonography-guided fine-needle aspiration biopsy: diagnostic accuracy and complication assessment. Gastroenterology 1997;112 (4): 1087–1095.

100 Eloubeidi MA, Jhala D, Chhieng DC, et al. Yield of endoscopic ultrasound-guided fine-needle aspiration biopsy in patients with suspected pancreatic carcinoma. Cancer 2003;99 (5):285–292.

101 Siddiqui AA, Kowalski TE, Shahid H, et al. False positive EUS-guided FNA cytology for solid pancreatic lesions. Gastrointest Endosc 2011;74:535–540.

102 DeWitt J, McGreevy K, Sherman S, LeBlanc J. Utility of a repeated EUS at a tertiaryreferral center. Gastrointest Endosc 2008;67(4):610–619.

103 Eloubeidi MA, Chen VK, Eltoum IA, et al. Endoscopic ultrasound-guided fine needle aspiration biopsy of patients with suspected pancreatic cancer: diagnostic accuracy and acute and 30-day complications. AmJ Gastroenterol 2003;98 (12):2663-2668.

104 Nicaud M, Hou W, Collins D, et al. The utility of repeat endoscopic ultrasound-guided fine needle aspiration for suspected pancreatic cancer. Gastroenterol Res Pract 2010;2010:268–290.

105 NCCN clinical practice guidelines in oncology. Avail able from:http:// www.nccn.org / professionals / physician_gls/f_guidelines .asp (last accessed September 17, 2015).

106 Chen VK, Eloubeidi MA. Endoscopic ultrasound-guided fine-needle aspiration of intramural and extraintestinal mass lesions: diagnostic accuracy, complication assessment, and impact on management. Endoscopy 2005;37(10):984–989.

107 Weynand B, Deprez P. Endoscopic ultrasound guided fine needle aspiration in biliary and pancreatic diseases: pitfalls and performances. Acta Gastroenterol Belg 2004;67(3):294–300.

108 Paquin SC, Gariépy G, Lepanto L, et al. A first report of tumor seeding because of EUS-guided FNA of a pancreatic adenocarcinoma. Gastrointest Endosc 2005;61(4):610–611.

109 Makary MA, Warshaw AL, Centeno BA, et al. Implications of peritoneal cytology for pancreatic cancer management. Arch Surg 1998;133(4):361–365.

110 Azimuddin K, Chamberlain RS. The surgical management of pancreatic neuroendocrine tumors. Surg Clin North Am 2001; 81(3):511–525.

111 Brentjens R, Saltz L. Islet cell tumors of the pancreas: the medical oncologist's perspective. Surg Clin North Am 2001; 81(3):527–542.

112 Vento P, Mustonen H, Joensuu T, et al. Impact of preoperative chemoradiotherapy on survival in patients with resectable pancreatic cancer. World J Gastroenterol 2007;13(21):2945–2951.

113 Palmer DH, Stocken DD, Hewitt H, et al. A randomized phase 2 trial of neoadjuvant chemotherapy in resectable pancreatic cancer: gemcitabine alone versus gemcitabine combined with cisplatin. Ann Surg Oncol 2007;14:2088–2096.

114 Sato N, Kurashima K, Nagai H, et al. The effect of adjuvant and neoadjuvant chemo (radio) therapy on survival in 1,679 resected pancreatic carcinoma cases in Japan: report of the national survey in the 34th annual meeting of Japanese Society of Pancreatic Surgery. J Hepatobiliary Pancreat Surg 2009;16(4):485–492.

115 Nugent FW, Stuart K. Adjuvant and neoadjuvant therapy in curable pancreatic cancer. Surg Clin North Am 2010;90(2): 323–339.

116 Fritscher-Ravens A, Topalidis T, Bobrowski C, et al. Endoscopic ultrasound-guided fine-needle aspiration in focal pancreatic lesions: a prospective intraindividual comparison of two needle assemblies. Endoscopy 2001;33:484–490.

117 Kida M, Araki M, Miyazawa S, et al. Comparison of diagnostic accuracy of endoscopic ultrasound-guided fine-needle aspiration with 22-and 25-gauge needles in the same patients. J Interv Gastroenterol 2011;1(3):102–107.

118 Bang JY, Hebert-Magee S, Trevino J, Ramesh J, Varadarajulu S. Randomized trial comparing the 22-gauge aspiration and 22-gauge biopsy needles for EUS-guided sampling of solid pancreatic mass lesions). Gastrointest Endosc 2012;76:321–

327.

119 Siddiqui UD, Rossi F, Rosenthal LS, et al. EUS-guided FNA of solid pancreatic masses: a prospective, randomized trial comparing 22-gauge and 25-gauge needles. Gastrointest Endosc 2009;70:1093–1097.

120 Camellini L, Carlinfante G, Azzolini F, et al. A randomized clinical trial comparing 22G and 25G needles in endoscopic ultrasound-guided fine-needle aspiration of solid lesions. Endoscopy 2011;43(8):709–715.

121 Fabbri C, Polifemo AM, Luigiano C, et al. Endoscopic ultra-soundguided fine needle aspiration with 22-and 25-gauge needles in solid pancreatic masses: a prospective comparative study with randomization of needle sequence. Dig Liver Dis 2011;43(8):647–652.

122 Song TJ, Kim JH, Lee SS, et al. The prospective randomized, controlled trial of endoscopic ultrasound-guided fine-needle aspiration using 22G and 19G aspiration needles for solid pancreatic or peripancreatic masses. Am J Gastroenterol 2010;105(8):1739–1745.

123 Sakamoto H, Kitano M, Komaki T, et al. Prospective comparative study of the EUS guided 25-gauge FNA needle with the 19 gauge Trucut needle and 22-gauge FNA needle in patients with solid pancreatic masses. J Gastroenterol Hepatol 2009;24 (3):384–390.

124 Affolter KE, Schmidt RL, Matynia AP, et al. Needle size has only a limited effect on outcomes in EUS-guided fine needle aspiration: a systematic review and meta-analysis. Dig Dis Sci 2013;58:1026–1034.

125 Puri R, Vilmann P, Săftoiu A, et al. Randomized controlled trial of endoscopic ultrasound-guided fine-needle sampling with or without suction for better cytological diagnosis. Scand J Gastroenterol 2009;44:499–504.

126 Wallace MB, Kennedy T, Durkalski V, et al. Randomized controlled trial of EUS-guided fine needle aspiration techniques for the detection of malignant lymphadenopathy. Gastrointest Endosc 2001;54(4):441–447.

127 Mair S, Dunbar F, Becker PJ, Du Plessis W. Fine needle cytology: is aspiration suction necessary? A study of 100 masses in various sites. Acta Cytol 1989;33:809–813.

128 Kundu S, Conway J, Evans JA, et al. A prospective, blinded, randomized trial assessing the yield of endoscopic ultrasound guided fine needle sampling (EUS-FNS) of solid lesions with suction versus no suction. Gastrointest Endosc 2009;69: AB323–AB324.

129 Hasan MK, Hawes RH. EUS-guided FNA of solid pancreas tumors. Gastrointest Endosc Clin N Am 2012;22:155–167.

130 Sahai AV, Paquin SC, Gariepy G. A prospective comparison of endoscopic ultrasound-guided fine needle aspiration results obtained in the same lesion, with and without the needle stylet. Endoscopy 2010;42:900–903.

131 Rastogi A, Wani S, Gupta N, et al. A prospective, single-blind, randomized, controlled trial of EUS-guided FNA with and without a stylet. Gastrointest Endosc 2011;74(1):58–64.

132 Wani S, Gupta N, Gaddam S, et al. A comparative study of endoscopic ultrasound-guided fine needle aspiration with and without a stylet. Dig Dis Sci 2011;56(8):2409–2414.

133 Nguyen YP, Maple JT, Zhang Q, et al. Reliability of gross visual assessment of specimen adequacy during EUS-guided FNA of pancreatic masses. Gastrointest Endosc 2009;69: 1264–1270.

134 Eloubeidi MA, Tamhane A, Jhala N, et al. Agreement between rapid onsite and final cytologic interpretations of EUS-guided FNA specimens: implications for the endosonographer and patient management. Am J Gastroenterol 2006;101:2841–2847.

135 Iglesias-Garcia J, Dominguez-Munoz JE, Abdulkader I, et al. Influence of on-site cytopathology evaluation on the diagnostic accuracy of endoscopic ultrasound-guided fine needle aspiration (EUS-FNA) of solid pancreatic masses. Am J Gastroenterol 2011;106:1705–1710.

136 Cleveland P, Gill KR, Coe SG, et al. An evaluation of risk factors for inadequate cytology in EUS-guided FNA of pancreatic tumors and lymph nodes. Gastrointest Endosc 2010;71 (7):1194–1199.

137 Ehehalt F, Saeger HD, Schmidt CM, Grutzmann R. Neuroendocrine tumors of the pancreas. Oncologist 2009;14:456–467.

138 Lepage C, Bouvier AM, Phelip JM, et al. Incidence and management of malignant digestive endocrine tumours in a well defined French population. Gut 2004;53:549–553.

139 Oberg K, Eriksson B. Endocrine tumours of the pancreas. Best Pract Res Clin Gastroenterol 2005;19:753–781.

140 Mansour JC, Chen H. Pancreatic endocrine tumors. J Surg Res 2004;120:139–161.

141 Lairmore TC, Moley JF. Endocrine pancreatic tumors. Scand J Surg 2004;93:311–315.

142 Puli SR, Kalva N, Bechtold ML, et al. Diagnostic accuracy of endoscopic ultrasound in pancreatic neuroendocrine tumors: a systematic review and meta-analysis. World J Gastroenterol 2013;19(23):3678–3684.

143 Gibril F, Jensen RT. Comparative analysis of diagnostic techniques for localization of gastrointestinal neuroendocrine tumors. Yale J Biol Med 1997;70:509–522.

144 Chiti A, Fanti S, Savelli G, et al. Comparison of somatostatin receptor imaging, computed tomography and ultrasound in the clinical management of neuroendocrine gastro-enteropancreatic tumours. Eur J Nucl Med 1998;25:1396–1403.

145 Fritscher-Ravens A. Endoscopic ultrasound and neuroendocrine tumours of the pancreas. JOP 2004;5:273-281.

146 Proye C, Malvaux P, Pattou F, et al. Noninvasive imaging of insulinomas and gastrinomas with endoscopic ultrasonography and somatostatin receptor scintigraphy. Surgery 1998;124(6):1134-1143, disc. 1143-1144.

147 Zimmer T, Scherubl H, Faiss S, et al. Endoscopic ultrasonography of neuroendocrine tumours. Digestion 2000:62(Suppl. 1):45-50.

148 Zimmer T, Stolzel U, Bader M, et al. Endoscopic ultrasonography and somatostatin receptor scintigraphy in the preoperative localization of insulinomas and gastrinomas. Gut 1996;39(4):562-568.

149 Ardengh JC, Rosenbaum P, Ganc AJ, et al. Role of EUS in the preoperative localization of insulinomas compared with spiral CT. Gastrointest Endosc 2000;51(5):552-555.

150 Modlin IM, Tang LH. Approaches to the diagnosis of gut neuroendocrine tumors: the last word (today). Gastroenterology 1997;112(2):583-590.

151 Goh BK, Ooi LL, Tan YM, et al. Clinico-pathological features of cystic pancreatic endocrine neoplasms and a comparison with their solid counterparts. Eur J Surg Oncol 2006;32(5):553-556.

152 Salvia R, Bassi C, Festa L, et al. Clinical and biological behavior of pancreatic solid pseudopapillary tumors: report on 31 consecutive patients. J Surg Oncol 2007;95(4):304-310.

153 Seo HE, Lee MK, Lee YD, et al. Solid-pseudopapillary tumor of the pancreas. J Clin Gastroenterol 2006;40(10):919-922.

154 Bardales RH, Centeno B, Mallery JS, et al. Endoscopic ultrasound-guided fine-needle aspiration cytology diagnosis of solid-pseudopapillary tumor of the pancreas: a rare neoplasm of elusive origin but characteristic cytomorphologic features. Am J Clin Pathol 2004;121(5):654-662.

155 Zhang H, Liang TB, Wang WL, et al. Diagnosis and treatment of solid-pseudopapillary tumor of the pancreas. Hepatobiliary Pancreat Dis Int 2006;5(3):454-458.

156 DeWitt J, Jowell P, Leblanc J, et al. EUS-guided FNA of pancreatic metastases:a multicenter experience. Gastrointest Endosc 2005;61(6):689-696.

157 Fritscher-Ravens A, Sriram PV, Krause C, et al. Detection of pancreatic metastases by EUS-guided fine-needle aspiration. Gastrointest Endosc 2001;53(1):65-70.

158 Mesa H, Stelow EB, Stanley MW, et al. Diagnosis of nonprimary pancreatic neoplasms by endoscopic ultrasound-guided fine-needle aspiration.Diagn Cytopathol 2004;31(5):313-318.

159 Z'graggen K, Fernández-del Castillo C, Rattner DW, et al. Metastases to the pancreas and their surgical extirpation. Arch Surg 1998;133:413-417.

160 Barthet M, Portal I, Boujaoude J, et al. Endoscopic ultrasonographic diagnosis of pancreatic cancer complicating chronic pancreatitis. Endoscopy 1996;28(6):487-491.

161 Wallace MB, Hawes RH. Endoscopic ultrasound in the evaluation and treatment of chronic pancreatitis. Pancreas 2001;3(1):26-35.

162 Stelow EB, Bardales RH, Lai R, et al. The cytological spectrum of chronic pancreatitis. Diagn Cytopathol 2005;2(2):65-69.

163 Schima W. MRI of the pancreas: tumours and tumour-simulating processes. Cancer Imaging 2006;6:199-203.

164 Deshpande V, Mino-Kenudson M, Brugge WR, et al. Endoscopic ultrasound guided fine needle aspiration biopsy of autoimmune pancreatitis: diagnostic criteria and pitfalls. Am J Surg Pathol 2005;29(11):1464-1471.

165 Farrell JJ, Garber J, Sahani D, Brugge WR. EUS findings in patients with autoimmune pancreatitis. Gastrointest Endosc 2004;60(6):927-936.

166 Khandelwal A, Shanbhogue AK, Takahashi N, et al. Recent advances in the diagnosis and management of autoimmune pancreatitis. AJR Am J Roentgenol 2014;202(5):1007-1021.

167 Levy MJ, Reddy RP, Wiersema MJ, et al. EUS-guided trucut biopsy in establishing autoimmune pancreatitis as the cause of obstructive jaundice. Gastrointest Endosc 2005;61(3):467-472.

168 Deshpande V, Mino-Kenudson M, Brugge WR, et al. Endoscopic ultrasound guided fine needle aspiration biopsy of autoimmune pancreatitis: diagnostic criteria and pitfalls. Am J Surg Pathol 2005;29:1464-1471.

169 Hocke M,Ignee A,Dietrich CF.Contrast-enhanced endoscopic ultrasound in the diagnosis of autoimmune pancreatitis. Endoscopy 2011;43:163-165.

170 Dietrich CF, Hirche TO, Ott M, Ignee A. Real-time tissue elastography in the diagnosis of autoimmune pancreatitis. Endoscopy 2009;41:718-720.

171 Chari ST. Current concepts in the treatment of autoimmune pancreatitis. J Pancreas 2007;8(1):1-3.

172 Michl P, Pauls S, Gress TM. Evidence based diagnosis and staging of pancreatic cancer. Best Pract Res Clin Gastroenterol 2006;20:227.

173 Kochman ML. EUS in pancreatic cancer. Gastrointest Endosc 2002;56:S6.

174 Exocrine pancreas. In: Edge S, Byrd DR, Compton CC, Fritz AG, Greene FL, Trotti A (eds.). AJCC Cancer Staging Manual, 7th edn. New York: Springer-Verlag, 2010.

175 Exocrine pancreas. In: Greene FL, Page DL, Fleming DL, Fritz AG, Balch CM, Haller DG, Morrow M (eds.). AJCC Cancer Staging Manual, 6th edn. New York: Springer-Verlag,

2002.

176 Virtue MA, Mallery S, Li R, Sielaff TD. Clinical utility of endoscopic ultrasound in solid pancreatic mass lesions deemed resectable by computer tomography. JOP 2008;9 (2):167–171.

177 Seicean A, Badea R, Mocan T, et al. Radial endoscopic ultrasonography in the preoperative staging of pancreatic cancer. J Gastrointestin Liver Dis 2008;17(3):273–278.

178 Hess KR, Varadhachary GR, Taylor SH, et al. Metastatic patterns in adenocarcinoma. Cancer 2006;106(7):1624–1633.

179 Howlader N, Noone AM, Krapcho M, et al. SEER cancer statistics review, 1975–2011.Available from: http://seer.cancer.gov / archive/csr / 1975_2011 / (last accessed September 17,2015).

180 Soriano A, Castells A, Ayuso C, et al. Preoperative staging and tumor resectability assessment of pancreatic cancer: a prospective study comparing endoscopic ultrasonography, helical computer tomography, magnetic resonance imaging and angiography. AmJ Gastroenterol 2004;99(3):492–501.

181 Ramsay D, Marshall M, Song S, et al. Identification and staging of pancreatic tumours using computed tomography, endoscopic ultrasound and mangafodipir trisodium-enhanced magnetic resonance imaging. Australas Radiol 2004;48 (2):154–161.

182 Mukai H, Nakajima M, Yasuda K, et al.[Preoperative diagnosis and staging of pancreatic cancer by endoscopic ultrasonography (EUS): a comparative study with other diagnostic tools.] Nihon Shokakibyo Gakkai Zasshi 1991;88 (9): 2132–2142.

183 Tierney WM, Francis IR, Eckhauser F, et al. The accuracy of EUS and helical CT in the assessment of vascular invasion by peripapillary malignancy. Gastrointest Endosc 2001;53: 182–188.

184 Wiersema MJ, Norton ID, Clain JE. Role of EUS in the evaluation of pancreatic adenocarcinoma. Gastrointest Endosc 2000;52:578.

185 Varadarajulu S, Eloubeidi MA. The role of endoscopic ultrasonography in the evaluation of pancreatico-biliary cancer. Surg Clin North Am 2010;90(2):251–263.

186 Brugge WR, Lee MJ, Kelsey PB, et al. The use of EUS to diagnose malignant portal venous system invasion by pancreatic cancer. Gastrointest Endosc 1996;43:561–567.

187 Nawaz H, Fan CY, Kloke J, et al. Performance characteristics of endoscopic ultrasound in the staging of pancreatic cancer: a meta-analysis. JOP 2013;14(5):484–497.

188 Puli SR, Singh S, Hagedorn CH, et al. Diagnostic accuracy of EUS for vascular invasion in pancreatic and periampullary cancers: a meta-analysis and systematic review. Gastrointest Endosc 2007;65(6):788–797.

189 Rösch T. Endoscopic ultrasonography: imaging and beyond. Gut 2003;52:1220.

190 Rafique A, Freeman S, Carroll N. A clinical algorithm for the assessment of pancreatic lesions: utilization of 16- and 64-section multidetector CT and endoscopic ultrasound. Clin Radiol 2007;62:1142–1153.

191 Snady H. EUS criteria for vascular invasion: analyzing the meta-analysis. Gastrointest Endosc 2007;65(6):798–807.

192 Brugge WR. Pancreatic cancer staging. Endoscopic ultrasonography criteria for vascular invasion. Gastrointest Endosc Clin N Am1995;5(4):741–753.

193 Rösch T, Dittler HJ, Strobel K, et al. Endoscopic ultrasound criteria for vascular invasion in the staging of cancer of the head of the pancreas: a blind reevaluation of videotapes. Gastrointest Endosc 2000;52(4):469–477.

194 Snady H, Bruckner H, Siegel J, et al. Endoscopic ultrasonographic criteria of vascular invasion by potentially resectable pancreatic tumors. Gastrointest Endosc 1994;40(3):326–333.

195 Tseng JF, Tamm EP, Lee JE, et al. Venous resection in pancreatic cancer surgery. Best Pract Res Clin Gastroenterol 2006;20(2):349–364.

第 **19** 章

超声内镜在胰腺囊性病变中的应用

John Scherer, Kevin McGrath

随着腹部影像学的推广应用,胰腺囊性病变检出率越来越高。据估计,约有2%的人存在胰腺囊性病变;而在70岁以上的人群中,这一比例则可能高达10%[1,2]。正因为很多胰腺囊性病变是偶然发现的,合理的评估和分类对于制订合适的处理方案(外科手术或保守监测)尤为重要。目前具有高频成像功能的超声内镜技术已成为进一步评估胰腺囊性病变的最佳方式。这有很重要的临床意义,因为分泌黏液的囊性肿瘤性病变是目前最常见的胰腺囊性病变[3]。本章将讨论超声内镜的作用以及细针抽吸术(FNA)在评估胰腺囊性病变主要分型方面的优势。

超声内镜的形态学

线阵和环扫超声内镜可对胰腺进行非常细致的评估,其中胰腺囊性病变典型的超声内镜下表现为伴有后方增强的无回声结构。应用超声内镜评估胰腺囊性病变的目的是区分其为肿瘤性还是非肿瘤性(表19.1),因为部分符合条件的肿瘤性胰腺囊性病变患者可能需要手术切除。对于有症状的胰腺囊性病变,不论何种分型,通常都需要切除,所以这部分患者无须行超声内镜评估,因为对于该部分患者超声内镜检查的结果并不会影响最终的临床决策。分泌黏液的囊性肿瘤性病变不仅是最常见的肿瘤性囊性病变,事实上也是临床实践中遇到的最常见的囊性病变,并且多数都是偶然发现的[3]。目前这些分泌黏液的囊性肿瘤性病变被认为是癌前病变,但我们对它们的自然发展史了解甚少。在一个对手术患者的大规模系列研究中发现,37%的囊性病变是偶然发现的。相比有症状的胰腺囊性病变,偶然发现的病变体积更小,常发生在高龄患者中,其中假性囊肿的可能性更是微乎其微。

表 19.1　胰腺囊性病变

胰腺囊性肿瘤 （PCN）	黏液性囊性肿瘤（MCN）: 　黏液性囊腺瘤 　黏液性囊腺癌 导管内乳头状黏液瘤（IPMN）: 　主胰管型 　分支胰管型 　混合型 浆液性囊腺瘤（SCA） 实性假乳头状瘤（SPT）
非肿瘤性胰腺囊肿	淋巴上皮囊肿（LEC） 潴留性囊肿 黏液性非肿瘤性囊肿
炎性胰腺积液	良性上皮囊肿（先天性真性囊肿） 皮样囊肿 急性胰周积液（APFC） 急性坏死性积聚（ACN） 假性囊肿
胰腺实性肿瘤伴囊 性改变	包裹性坏死（WON） 囊性胰岛细胞瘤 胰腺腺癌囊性病变

事实上,这些偶然发现的胰腺囊性病变中,42%是癌前病变,17%是原位癌或浸润癌[3]。因此,胰腺囊性病变需要进一步评估。

令人遗憾的是,目前已经证实仅依靠超声内镜下的形态学表现区分囊性病变是很困难的。盲法干预研究的结果令人失望,其显示仅凭超声内镜形态学检查诊断准确性差[4,5]。限制超声内镜诊断准确性的主要原因可能归结于专业超声内镜医生在形态学特征判断上的不一致性。这在 Ahmad 等一项研究中得到了较好的阐述[5],该研究正式评估了超声内镜医生在诊断肿瘤性与非肿瘤性胰腺囊性病变方面观察者间的一致性。在盲法干预研究中,8 名经验丰富的超声内镜医生通过回顾超声内镜的录像来识别胰腺囊性病变形态特征,同时给出具体的诊断。该研究结果显示 Kappa 评分令人失望。因此,作者认为超声内镜医生仅依靠形态学做出胰腺囊性病变一致性诊断的可能性非常小[5]。考虑到与胰腺手术相关的并发症,超声内镜医生在推荐患者行外科手术之前,必须对其诊断有充分的把握。

超声内镜引导下的细针抽吸术和囊液分析

考虑到形态学分型的局限性,超声内镜引导下的细针抽吸术(EUS-FNA)已经成为一项提高胰腺囊性病变诊断准确性的重要手段。然而,由于囊液本身细胞含量少,故囊液细胞学分析的敏感性欠佳[6,7]。内衬于囊腔的上皮细胞成分决定了胰腺囊性病变的类型。遗憾的是,FNA 难以获得真正具有代表性的细胞标本。由于囊液中可以检测到黏液上皮细胞分泌的多种糖蛋白,因此很多研究着重探寻囊液中的肿瘤标志物(糖蛋白)水平,以试图更准确地区分胰腺囊性病变。

一项具有里程碑意义的胰腺囊性病变联合研究评估了 EUS-FNA 对胰腺囊性病变的诊断价值[6]。该多中心研究共计纳入 341 例患者,所有患者均接受 EUS-FNA 的囊液细胞学和囊液肿瘤标志物(CEA、CA 72-4、CA 125、CA 19-9 和 CA15-3)分析。所有患者中共 112 例(33%)最终进行了手术切除并且有病理学结果。CEA 被证明是诊断黏液性囊性病变的最佳指标,阈值为 192ng/mL,诊断准确性为 79%。CEA 的总体准确性显著高于细胞学(59%)或形态学(51%;P <0.05)的准确性[6]。此外,多指标组合检测并不比单独的 CEA 检测具有更高的准确性。自该研究以来,越来越多的证据支持囊液 CEA 是鉴别黏液性囊性病变最准确的标志物。在一项更大病例数的单中心研究中,纳入接受过 EUS-FNA 的胰腺囊性病变患者为研究对象,进一步评估了超声内镜形态学、细胞学和囊液 CEA 水平在区分黏液性和非黏液性囊性病变上的准确性。在总计 761 例的入选患者中,198 例(26%)有明确组织病理学结果,其中包括手术切除(166 例)、术中活检(26 例)、恶性细胞学(4 例)以及尸体解剖(2 例)。当 CEA 设定阈值为 110ng/mL 时,囊液 CEA 对于黏液性囊性病变的诊断准确性为 86%(敏感性 81%,特异性 98%)。与既往的

研究类似,CEA 比细胞学(58%)或超声内镜形态学(48%)诊断更准确(P <0.0001)[8]。

CEA 检测的潜在限制因素是囊液黏稠度。通过改进 CEA 测定技术,虽然现在仅需 200μL 囊液就可得到囊液 CEA 水平,但是如果囊液高度黏稠,则有可能不能获得足够量的囊液样本。在这种情况下,是否可以说黏稠的囊液预示着黏液性囊性病变呢? 有研究发现操作者主观的囊液黏稠度评估与囊液 CEA 具有一样的准确性(McGrath,未发表数据)。然而,遗憾的是,囊液黏稠度的客观测量却很困难[9,10]。

目前囊液的分子分析受到了广泛关注,其有望用于诊断和预后判断。重要的是,分子分析仅需要几滴囊液即可。目前有猜想在细胞更新中囊腔的表层上皮细胞会将它们的脱氧核糖核酸(DNA)脱落到囊液中,由于胰腺癌发生的特点是基因缺失的积累,所以通过囊液 DNA 分析应该可以检测到突变。"PANDA 研究"评估了 113 例胰腺囊性病变患者的胰腺囊液 DNA,这些患者都接受了 EUS-FNA,并且均有明确的病理报告(手术切除或者细胞学)。结果发现 KRAS 突变对黏液性囊性病变诊断特异性很高(96%),但敏感性较差(45%)。此外,恶性囊性病变的预测因子包括升高的囊液 DNA 浓度(>40ng/mL)以及伴有等位基因缺失的 KRAS 突变[11]。最近一项大的研究纳入了包含 603 个胰腺囊性病变的 546 例患者,其中 38% 的胰腺囊性病变中存在 KRAS 突变。在手术切除的样本(142 例,26%)中,KRAS 突变对黏液性囊性病变诊断的敏感性为 54%,特异性为 100%。在该研究中,当联合 KRAS 突变与囊液 CEA 水平 > 192ng/mL 用于诊断黏液性囊性病变的时候,其敏感性和特异性分别为 83% 和 85% [12]。KRAS 不仅具有诊断价值,也有提示预后的价值。一项纳入 134 例患者的长期随访研究(平均随访 47 个月)表明 KRAS 突变与非良性病程独立相关(非良性病程定义为:外科术后病理确诊为黏液性囊性病变、后续进展为胰腺癌或死亡、随访期间内囊性病变体积增大)[13]。

新近一项利用外科手术切除标本的研究中发现,鸟嘌呤核苷酸结合蛋白 α 刺激复合位点(GNAS)的突变对于诊断导管内乳头状黏液瘤(IPMN)具有高度特异性[14,15]。因此,后续有研究评估了 25 例有 EUS-FNA 结果并且后续行手术切除的患者中 KRAS 和 GNAS 突变的情况。结果发现 9 例 IPMN 患者中有 4 例出现 GNAS 突变,但 GNAS 突变没有在其他类型的囊性病变中发现。由此得出 GNAS 突变对于 IPMN 的诊断敏感性为 44%,特异性为 100%。在 9 例 IPMN 患者中,均存在 KRAS 或 GNAS 突变,其中 1 例患者(11%)有两

个突变。总体而言,在该小型研究中,联合 KRAS 和 GNAS 突变诊断 IPMN 的准确性为 80%[16]。显然,未来需要更大的前瞻性研究来进一步明确 GNAS 检测在 IPMN 评估中的临床作用。

进一步的研究需要阐明使用囊液分子分析的时机,因为这是一项昂贵的技术,在关注成本 – 效益比的医学时代,该技术应该选择性地使用。一项最近的报道建议在影像学和囊液分析后选择性地使用分子学分析,而不是用于常规检测[17]。因此,在临床实践中推荐如下流程:EUS-FNA 时,应该保留额外用于分子分析的囊液备用。建议在细胞学无诊断意义、囊液不足或不确定可以用于 CEA 分析时,再做分子分析。另外,推荐使用基于聚合酶链反应(PCR)为基础的分析来评估点突变,因为客观上该项技术具有可重复性。根据既往经验,杂合性缺失分析的结果更有主观性、更不可靠。

多项研究尝试提高胰腺囊性病变的细胞学 / 组织学样本获取量,目前已有超声内镜引导下的 Trucut 针活检技术(TCB)用于获得囊壁的组织学样品。在一项小型研究中发现,10 例患者接受了 EUS-TCB,其中 7 例患者得到确诊且无并发症发生,而标准的 EUS-FNA 细胞学却无诊断意义[18]。是否新型的活检针有助于胰腺囊性病变的诊断目前仍无定论。为了获得比传统细针更多的细胞样本,超声内镜引导下的细胞刷技术也被应用于评估胰腺囊性病变。一些研究报道使用 EchoBrush(Cook Medical,伯明顿,印第安纳州)可增加细胞样本量,但这需要用 19G 穿刺针进行穿刺。虽然经验有限,但已有报道显示该项操作并发症的发生率高达 10%,其中主要为出血(严重的腹膜后出血和较多的囊内出血)[19-22]。

胰腺囊性病变的特点

胰腺囊性病变可大致分为胰腺囊性肿瘤(PCN)、非肿瘤性胰腺囊肿和炎性胰腺积液。较少情况下,胰腺实体瘤也可表现为囊性病变。尽管胰腺囊性病变形态学在诊断上并不准确,但特定的胰腺囊性病变仍然具有一些特征性表现(表 19.2)。这些形态学的识别可协助诊断并帮助指导 FNA。常见胰腺囊性病变的特征将在本节中讨论。鉴于肿瘤性产黏液囊性病变具有恶性潜能且对其认识逐渐深入,所以这一类型的囊性病变最为重要[3],包括黏液性囊性肿瘤(MCN)和导管内乳头状黏液瘤(IPMN)。

胰腺囊性肿瘤

胰腺囊性肿瘤包括黏液性囊性肿瘤(MCN)、导管内乳头状黏液瘤(IPMN)、浆液性囊腺瘤(SCA)和实性假乳头状瘤(SPT)。

黏液性囊性肿瘤

黏液性囊性肿瘤分为黏液性囊腺瘤和黏液性囊腺癌(由前者经历恶性转化而来)。这类肿瘤绝大多数好发于 50~60 岁女性人群[23-28]。大多数(75%)位于胰体和胰尾[23,24,26,29]。黏液性囊性肿瘤表现为薄的分隔囊性病变,包括一些充满囊液的隔室(图 19.1)或单腔囊肿。黏液性囊性肿瘤的囊壁通常比较薄,但约有 15% 的囊壁可有"蛋壳"状或偏心钙化改变,这些被认为是病理性的[25,30-32]。出现相应的肿块或壁结节是恶性转化的预兆。囊液通常表现为略微黏稠至厚重黏液[28],但是即使囊液表现为稀薄的水样物亦不能完全排除黏液性囊性肿瘤的诊断。CEA 通常升高,在有恶变的 MCN 中则普遍显著升高[6,7,33]。虽然 KRAS 突变对黏液性囊性肿瘤诊断具有特异性,但它在 MCN 中常常检测不到。最近的一项研究发现,KRAS 突变在黏液性囊性肿瘤中的敏感性仅为 14%[12]。MCN 的囊腔有高柱状产黏蛋白细胞内衬,用细针抽吸针搅动囊壁或分隔或许可增加细胞样本量。从组织学的角度来看,需要巢型基质的存在才能诊断 MCN[34,35]。

虽然黏液性囊性肿瘤是癌前病变,但是它的自然进程在很大程度上却是未知的。在一项包含 851 例经外科手术切除的胰腺囊性病变的研究中发现,199 例

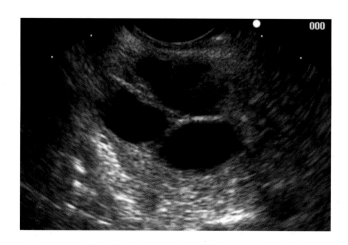

图 19.1 1 例位于胰体的 3cm 大小具有分隔的黏液性囊性肿瘤。

表19.2 胰腺囊性病变的特点，改编自参考文献[71]。经美国胃肠内镜学会(ASGE)许可

病变类型	临床特点	EUS 形态学	囊液特点	细胞学	恶变潜能
黏液性囊性肿瘤（MCN）	多偶然发现，但可引起腹痛和(或)腹部可触及的肿物；女性特有	大囊型，常有分隔，外周钙化，实性成分，以及恶性时伴局部淋巴结肿大	黏稠或拉丝状，清亮，CEA 水平升高	多异型性黏液柱状细胞；囊液黏蛋白阳性	是
导管内乳头状黏液瘤（IPMN）	有胰腺炎病史，胰腺功能不全，有腹痛或黄疸，或者偶然发现	主胰管和(或)分支胰管扩张；可能表现为一个分隔的囊肿；可能有实性成分	黏稠或拉丝状，清亮，CEA水平升高	多异型性黏液柱状细胞；囊液黏蛋白阳性	是
浆液性囊腺瘤（SCA）	多偶然发现，但可引起腹痛且可在腹部触及肿物	微囊型、蜂窝状；可能有一个大囊（寡囊）成分；中心钙化	稀薄，从清亮至血性浆液不等，CEA 水平低或无 CEA	立方上皮糖原染色阳性	几乎无；鲜有报道
实性假乳头状瘤（SPT）	常偶然发现；很少引起腹部不适	实性及囊性成分	血性以及坏死的碎片	具有圆形核和嗜酸性或泡沫状细胞质的单形细胞；波形蛋白，α1-抗胰蛋白酶阳性，CD10,CD56 和 β-连环蛋白染色阳性	是
淋巴上皮囊肿（LEC）	常偶然发现	微囊、多腔或主要是实性表现	厚乳状、灰色或泡沫状	鳞状细胞，角质碎片，淋巴细胞	否
假性囊肿	中重度胰腺炎病史	无回声、厚壁团影；可能有细小的层状碎屑；可看到局部区域性炎性淋巴结	稀薄、棕色；CEA 水平低；淀粉酶增加(＞5000)	嗜中性粒细胞、巨噬细胞、组织细胞；黏蛋白染色阴性	否
囊性胰岛细胞瘤	可能有实性胰腺神经内分泌肿瘤的临床特点	单腔囊肿占据大部分肿瘤；可有厚壁，同时有"牛眼"征	稀薄、清亮	单形内分泌肿瘤细胞；嗜铬粒蛋白和突触小泡蛋白染色阳性	是
腺癌伴囊性改变	表现为无痛性黄疸、腹部或背部疼痛，或鲜有胰腺炎	大部分是具有囊腔的实性团块	血性，有或无碎片；CEA水平显著增加	可看到恶性腺癌，但在样本中可能存在不同程度的异型性	已存在

是黏液性囊性肿瘤（23%，平均大小为 4.4cm），这其中有 10% 是恶性的[36]。在另一项包含 163 例外科手术切除的黏液性囊性肿瘤的研究中发现，17% 是恶性的，其中 12% 是侵袭性的[37]。所有恶性黏液性囊性肿瘤要么直径≥4cm，要么存在壁结节。对于非侵袭性黏液性囊性肿瘤，5 年疾病相关生存率为 100%；对于侵袭性癌，则降为 57%。因此，国际共识指南建议，对于黏液性囊性肿瘤，无论大小，能耐受手术的患者均应建议行外科手术切除[38]。然而，既往的文献建议，对于患有小的、推测为 MCN，且不存在可疑危险或高度危险特征的患者，可根据临床情况选择进行随访[35]。

导管内乳头状黏液瘤

导管内乳头状黏液瘤是一类在不同程度和范围上影响胰腺导管上皮的肿瘤性疾病。IPMN 被定义为"一类导管内乳头状产黏液肿瘤，起源于主胰管或其主要分支中，具有不同程度的乳头状上皮成分、黏液分泌、囊性胰管扩张和侵袭性"[39]。IPMN 的特征是产黏液的上皮在导管内肿瘤性增生引起的主胰管或其分支的囊性扩张。因此，它包括主胰管型、分支胰管型和混合型。分支胰管的囊性扩张和真正的胰腺囊肿难以鉴别，但是囊肿和胰腺导管系统之间的连通有助于区

分 IPMN 与 MCN。MCN 通常不与胰腺导管系统相通。IPMN 恶变前的乳头状结构包括 4 种主要的组织病理学亚型:胃型、肠型、胰胆型和肿瘤型。胃型最常见于分支型 IPMN;肠型则最常见于主胰管型 IPMN;胰胆型虽然不是很常见,但与侵袭性相关;肿瘤型通常表现为惰性和非侵袭性[40]。IPMN 的恶变与两种组织病理学亚型相关:管型和胶质型。侵袭性管型 IPMN 在组织学上类似于常见的胰腺导管腺癌,并且生存率亦相似。与之相反的是,侵袭性胶质型 IPMN 则预后较好[41]。

　　IPMN 在性别分布上一致,好发于 60~70 岁人群[42-44]。迄今为止,最大的胰腺囊性病变外科切除病例的连续性队列研究发现,IPMN(38%)是最常见的胰腺囊性病变[36]。此外,流行病学数据表明,IPMN 的发现率在 1985 年至 2005 年期间增加了 14 倍[45]。这可能反映了近年来随着横断成像的普及,偶然发现的胰腺囊性病变明显增加。虽然大多数 IPMN 出现在胰头,但是它们可以出现在胰腺的任何位置,并且偶尔可累及整个胰管系统[46]。当用超声内镜发现胰腺囊性病变且存在胰管扩张时,在不存在慢性胰腺炎典型的实质变化情况下,应考虑 IPMN[47]。多发性胰腺囊性病变,即多发性分支胰管疾病,可支持 IPMN 的诊断。EUS 引导下的抽吸物可以从囊性分支胰管或主胰管本身获得,来自扩张的主胰管的黏液吸出物具有重要的诊断意义。胰液和囊液的细胞学分析可以揭示肿瘤上皮细胞特征,但在既往的经验中,该检查敏感性较低。但无论如何,主胰管或分支胰管的吸出物应当行细胞学检查,并送检 CEA。如果细胞学和 CEA 是非诊断性的,那么还应当考虑进行囊液分子标志物的评估,如 KRAS 或 GNAS 突变。尽管 KRAS 对黏液性囊性病变的诊断是特异性的,但其对 IPMN 的敏感性仅为 45%~67%。另一方面,GNAS 仅在 IPMN 中发现并且具有 100% 的特异性,但它对 IPMN 的敏感性(44%~66%)与 KRAS 的敏感性相似[11,12,14,16]。

　　经修订的 2012 年 IPMN 国际共识指南详细列出了与恶性风险相关的几个特征,分为"高危组"和"可疑危险组"。高危组定义为:梗阻性黄疸伴胰头囊性病变、主胰管扩张≥10mm(图 19.2A)或影像学发现存在增强的壁结节。这些高危特征与并发恶性肿瘤相关。可疑危险特征包括:与临床胰腺炎相关的 IPMN、囊肿≥3cm、囊壁增厚或强化、主胰管直径 5~9mm,无强化壁结节(图 19.2B),以及陡然变化的主胰管直径伴随远端胰管萎缩。超过 800 例手术切除的主胰管型 IPMN 的合并数据分析显示 62% 为恶

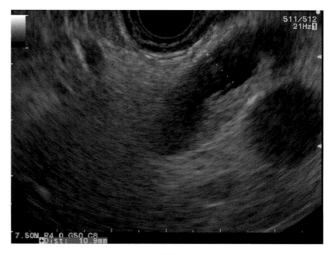

(A)

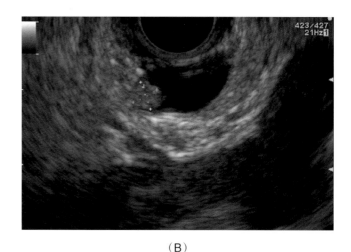

(B)

图 19.2 (A)导管上皮局部增厚伴分叶状乳头样隆起的主胰管型 IPMN。(B)管腔内可见 4mm 结节的分支胰管型 IPMN。

性的,其中 43% 是侵袭性的[38]。因此,对于具有良好预期寿命且适合手术的患者,应该建议外科切除主胰管型和混合型 IPMN。另一方面,小的偶发性分支胰管病变通常表现惰性,在短期内恶性进展的风险低。最近的流行病学研究已经显示 IPMN,主要是分支胰管型的发病率显著增加,而 IPMN 相关或胰腺癌相关的死亡率并没有相应增加[36,45]。修订的共识指南建议,对于没有可疑危险或高危特征的分支型 IPMN,即使在囊肿≥3cm 时,也可采取随访监测方式。在监测期间若检测到 >2mm/ 年的囊肿生长率,则可能预示着恶变的风险增加,因此应该建议这部分患者中能耐受手术者采取手术治疗[38,48]。

浆液性囊腺瘤

浆液性囊腺瘤是一类没有显著恶性潜能的囊性肿瘤。这类囊性肿瘤最常见于女性（65%~80%），好发于 70 岁人群，但它们在年轻患者中越来越多地被偶然发现[49-51]。SCA 通常包含多个具有纤维分隔的小囊腔，形成蜂窝状或海绵状外观（图 19.3）[52]。在约 10% 的患者中可看到中心性瘢痕或钙化，尤其在大的病变中更常见，而这一征象被认为是病理性的[28,53]。SCA 也可表现为大囊性或寡囊性病变，这类病变一般含有较大（>2cm）的囊腔[54,55]。此外，也可看到微囊性病变，这在 CT 上常表现为实性肿块。囊腔的特性，如后方增强现象是 EUS 检查诊断的线索。

在这类病变中，EUS-FNA 的细胞学诊断具有挑战性。只有穿刺一个较大（≥1cm）的囊腔，才能获得足够的囊液用于相应的肿瘤标志物分析。吸出物呈清亮、稀薄状，且 CEA 水平较低（<5ng/mL）[6,33]。根据我们的经验，由于细胞不足，细胞学分析很少有帮助。然而，立方糖原染色上皮细胞的存在有助于明确诊断[56,57]。鉴于 SCA 的富血供特点，当没有大的囊性病变时，EUS-FNA 通常获得血性浆液性吸出物。在具有典型蜂窝状或海绵状外观的无症状病变中，考虑到细胞获取量低，建议避免进行 FNA 操作。在大囊性病变和团块样的微囊性病变中推荐行 FNA 检查，以分别排除 MCN 和其他肿瘤。除非有症状，否则 SCA 不需要手术切除。

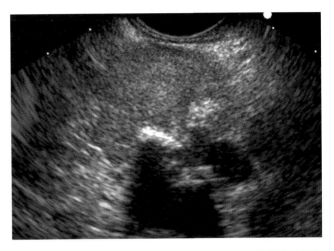

图 19.4　1 例位于胰尾的大小为 2cm 的实性假乳头状瘤，该肿块具有微囊性囊腔，钙化阴影的边界明确。

实性假乳头状瘤

实性假乳头状瘤是罕见的胰腺上皮性肿瘤，主要发生于年轻女性，通常是偶然发现的[58,59]。在确诊之前这些囊性病变体积通常较大建议行手术切除，因为这些惰性肿瘤具有恶性转化潜能。它们可表现为实性、实性囊性混合、纯囊性。囊内出血坏死常见，从而导致囊腔形成。还可见内部和外周囊壁钙化（图 19.4）。EUS-FNA 吸出物通常是血性的，但是在 3 层乳头状结构（中央毛细血管、黏液样基质的中间层和肿瘤细胞外层）中发现具有圆形细胞核的单形细胞的典型细胞学特征提示诊断正确[60,61]。免疫染色（波形蛋白、α1-抗胰蛋白酶、β-连环蛋白、CD10 和 CD56）也有助于明确诊断[61-63]。

非肿瘤性胰腺囊肿

胰腺淋巴上皮囊肿（LEC）是罕见的良性非肿瘤性囊肿，可在临床上和影像学上表现为实体瘤或囊性肿瘤[64,65]。它们在超声内镜上主要表现为实性、多腔或微囊肿（图 19.5）。淋巴上皮囊肿患者的 EUS-FNA 囊腔吸出物常常呈现为厚乳状、灰色或泡沫状，当出现这种外观时需要怀疑上皮囊肿[66]。细胞学涂片显示为鳞状物质[有核/无核鳞状细胞和（或）角质碎片]、无定形碎片和淋巴组织[66,67]。组织学上，这些病变有成熟的分层鳞状上皮内衬，由具有突出滤泡的致密淋巴组织包围[64]。考虑到淋巴上皮囊肿为良性，因此只有在出现症状时才推荐行外科切除。

其他的非肿瘤性胰腺囊性病变包括潴留性囊肿、

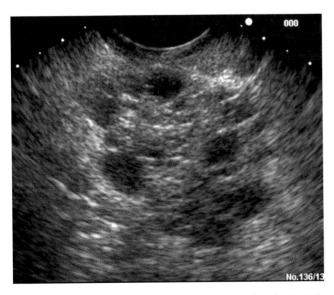

图 19.3　1 例位于胰体的大小为 3cm 的浆液性囊腺瘤，呈现典型的蜂窝状外观。

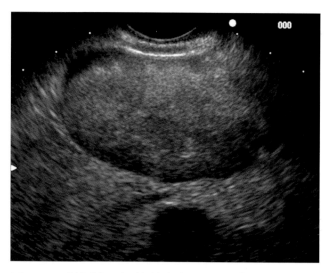

图 19.5　1 例起源于胰颈部的大小为 6cm 的非均一性但边界清晰的淋巴上皮囊肿，病变下方可看到胰管。

黏液性非肿瘤性囊肿、皮样囊肿和良性上皮囊肿（真性囊肿）。

炎性胰腺积液

之前这一类炎性胰腺积液统称为"假性囊肿"，现在已被重新分类为急性胰周积液（APFC）、假性囊肿、急性坏死性积聚（ANC）以及包裹性坏死（WON）[68]。它们是急性胰腺炎（AP）的并发症，而不是真正的囊肿，因为它们没有内衬的上皮存在。AFPC 在急性胰腺炎早期很常见；形成时间 <4 周且没有明确的囊壁。大多数 AFPC 可自行吸收，而那些未被吸收的则称为"假性囊肿"。假性囊肿是包裹性胰腺积液积聚的结果，其所谓的"囊壁"是由纤维和肉芽组织组成，通常需要 4 周左右形成[68]。在超声内镜下，尽管可以看到细小的内部碎片，但是假性囊肿通常没有分隔和实性成分（图 19.6）。假性囊肿和黏液性囊性肿瘤有时难以鉴别，因此基于诊断目的，有时会对考虑诊断为假性囊肿的病变行 EUS-FNA[69,70]。当进行该操作时，如果假性囊肿不与胰管相通，应当尝试尽量抽空整个假性囊肿。如果该假性囊肿已引起症状，则该操作就是治疗性的。当需要抽吸较大的假性囊肿时，可以使用 19G 穿刺针。囊液通常是稀薄、棕色的。若吸出脓性囊液，则可诊断假性囊肿伴感染或脓肿形成。囊液淀粉酶含量是升高的（>5000）[33]。然而，与胰管不相通的假性囊肿可能随时间推移而失去淀粉酶活性。囊液细胞学常常呈现不同的炎性成分，包括急性和慢性炎症细胞、组织细胞、巨噬细胞和颗粒状碎片[71]。仅凭超声内镜和囊液外观比较，出血性单发的黏液性囊性肿瘤和假性囊肿常难

以鉴别，因此应常规检查 CEA 以排除黏液性囊性肿瘤。

ANC 发生在坏死性胰腺炎中且缺乏明确的囊壁。WON 是封闭的坏死物集合，通常需要超过 4 周才能成熟。典型的两者均包含液性和实性成分[68]。在 ANC 和 WON 存在的情况下，应避免超声内镜引导下的抽吸，以免感染形成。对于有症状的 WON，通常需要侵入性的引流（即内镜 / 超声内镜引导下的坏死物清创术或外科手术）。

表现为胰腺囊肿的实性肿瘤

囊性胰岛细胞瘤非常罕见，在既往经验中其在胰腺内分泌肿瘤中占比 <10%[72]。它们可以表现为单发性单纯囊肿或厚壁"牛眼征"病变（图 19.7）。后者的外观提醒超声内镜医生应当将胰岛细胞瘤纳入鉴别诊断中，虽然以前这些被认为是比较困难的术前诊断[73]，但目前 EUS-FNA 可提供有助诊断的样本。

实性胰腺导管腺癌也可出现囊性病变，并和真正的囊性病变类似。其在超声内镜下通常表现为在囊性病变区域围绕着明显的不规则实性肿块（图 19.8）。应采用 EUS-FNA 对实性成分进行穿刺，以进一步明确诊断。

EUS-FNA 技术

目前评估胰腺囊性病变的超声内镜方式已发展为可单独使用线阵超声内镜，因其具备可同时行 FNA 的功能。在区分黏液性和非黏液性囊性病变中，组织取样量（或囊液取样量）是需要解决的关键问题，因此

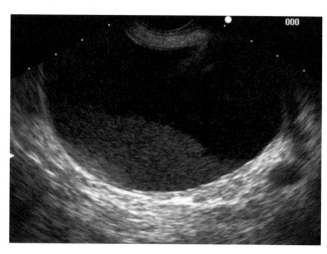

图 19.6　1 例位于胰尾的大小为 8cm 的假性囊肿，内部可见分层的细小碎片。

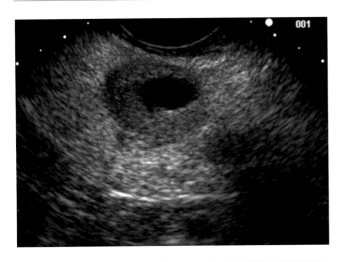

图 19.7　1 例位于胰体的大小为 2cm 的边界清晰的圆形囊性胰岛细胞肿瘤,该病变表现为"牛眼"征。

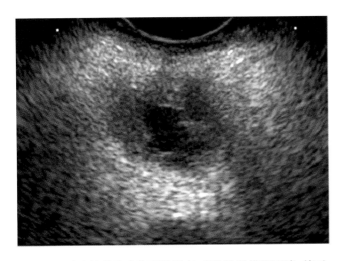

图 19.8　胰腺导管腺癌伴囊性病变,病灶边界模糊不清,并可见不规则的囊腔。

录相关主要血管的位置。特别需要注意的是,病灶与门静脉的关系很重要,因为如果有必要,那些位于门静脉左侧的病变适于腹腔镜手术切除。还需要关注囊性病变的形态,特别是是否存在厚壁、分隔、钙化或壁结节。然后调整穿刺方向,定位囊性病变,以便穿刺针在到达囊肿之前尽可能少地穿过正常的胰腺组织,以期尽可能减少 FNA 相关并发症,特别是胰腺炎的发生。胰头和胰颈部病变最好从十二指肠球部穿刺,而位于钩突部分的一些病变可能需要从十二指肠降部进行穿刺,后者的这一操作更具挑战性。胰体和胰尾病变则可从胃壁穿刺。

　　病变定位合适后,利用多普勒成像确保预期穿刺针道上不存在血管结构。如果存在血管,则可能需要重新调整穿刺方向以再次定位病变,找到适合 FNA 穿刺窗。如果有实性成分或壁结节存在,FNA 应首先靶向它们,因为它们是恶变的预兆。如果二者均不存在,那么穿刺囊性病变后应尝试尽量完全吸出内容物。在这样做时,穿刺针应轻柔地多次来回抽吸以期接触所有的分隔和(或)面对的囊壁,以便增加细胞学获取量(图 19.9)。与单独的囊液分析相比,在行囊液抽吸后用 FNA 针专门穿刺囊壁,可增加囊性病变的癌前病灶和癌变病灶的诊断效能[74]。为了在理论上降低并发症发生率,最佳状态为仅使用一个细针抽吸道。然而一些囊性病变包含非常黏稠的囊液,这些囊液不能通过 EUS 穿刺针抽吸,因此可能需要通过另外的穿刺针以获得合适的样本。我们常规将囊液送检细

我们推荐抽吸术[33]。此外,使用线阵超声内镜可达到扫查和穿刺的双重目的,而不需要中途更换超声内镜,因而它是更高效的评估胰腺囊性病变的方式,节约了重置设备和操作的时间。

　　建议使用线阵超声内镜对胰腺进行全面而标准的扫查,以此来评估胰腺实质变化、胰管特征和囊性病变数目,这些信息均可以为囊性病变类型的确定提供线索。如果明确为胰腺囊性病变,在为 EUS-FNA 做术前准备前,应给患者静脉内使用抗生素,通常是喹诺酮类,以减少感染的发生。因为在该操作中使用的是非无菌的穿刺针进入无菌的囊性病变内。在行 FNA 之前,需测量和记录囊性病变的大小,获取图像,并记

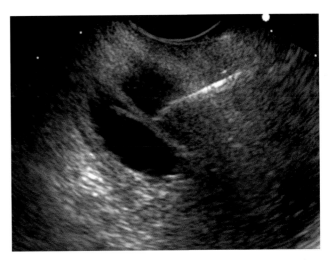

图 19.9　对 1 例具有分隔的黏液性囊腺瘤进行 EUS-FNA 操作。在抽吸囊液时,穿刺针来回移动以充分接触分隔,以便增加细胞学获取量。

胞学和 CEA 水平检测，但仅选择性地将囊液用于 KRAS 和 GNAS 分析。只有不确定囊性病变的起源(即胰源性 vs. 非胰源性)，才检测淀粉酶水平。同时将一滴囊液滴于载玻片上做细胞学涂片，并关注囊液的总体黏稠度。最后 FNA 穿刺针道内的内容物经乙醇或其他介质固定后，进行后续细胞学分析。如果仅获得少量的囊液，则优先行 CEA 水平检测，因为已经证实 CEA 可有助诊断黏液性囊性病变，而测量 CEA 需要至少 $200 \mu L$ 的囊液量。

何种尺寸的囊性病变有必要行 EUS-FNA，目前是存在争议的。纵向放射学研究表明小的囊性病变是惰性的[75,76]，然而在 Fernandez-del Castillo 等手术队列研究中发现，<2cm 的囊性病变中有 20% 是恶性的[13]，且这些恶变的小的囊性病变绝大多数是有临床症状的。通常情况下应该避免穿刺 <10mm 的囊性病变，而对较大的囊性病变行穿刺的目的是明确诊断。对于黏液性囊性肿瘤，建议所有能耐受手术的患者均进行外科手术切除。对于一个没有可疑危险或高危特征的疑似或已确诊的分支型 IPMN，可以基于囊肿大小进行随访监测。正如修订的共识指南所概述的：对于囊肿 <1cm 的患者，可每 2~3 年行 CT 或磁共振胰胆管成像(MRCP)检查；对于囊肿在 1~2cm 的患者至少在两年内每年行 CT / MRCP 检查；对于囊肿在 2~3cm 的患者，每 3~6 个月 EUS 和 MRCP 交替检查，后续可适当延长检查间隔；对于囊肿 > 3cm 的患者，每 3~6 个月 EUS 和 MRCP 交替检查[38]。在随访监测过程中，如果出现病灶的增大或者出现壁结节，建议再次行 EUS-FNA 检查。由于 MRCP 可避免累积辐射暴露，所以相比用 CT 监测，更推荐行 MRCP 随访。

关于 EUS-FNA 穿刺针，所有尺寸都可用于囊肿抽吸(25G、22G、19G)。根据囊肿的大小，通常使用 25G 或 22G 穿刺针(22G 适合较大的囊肿)。目前还不明确是否较小的穿刺针可降低并发症的发生率。

为防止囊肿穿刺后感染，推荐患者术后接受 3 天抗生素治疗(口服喹诺酮类药物)[71]。幸运的是，预防性使用抗生素的患者感染风险低(<1%)[77,78]。但是不管是否预防性使用抗生素，患者感染率都很低，那么抗生素的使用是否真的有必要，这一问题目前尚存在争议[79]。术后并发胰腺炎比较常见，发生率为 1%~2%[80]。可建议患者在 EUS-FNA 后的 24 小时内行无渣清流质饮食，这一做法虽然未经证实，但是理论上该做法可通过使胰腺休息而降低胰腺炎的风险。在 EUS-FNA 手术后，允许患者行低脂饮食并根据患者的耐受度逐渐过渡食谱。

新技术

用于提高胰腺囊性病变诊断率的新技术仍有待发展，目前这些新技术都直接与 EUS 相关。分子学研究仍在继续寻找基因、蛋白质组学和生化标志物以期提高诊断率。目前 MicroRNA(MiR)已得到了广泛关注，其中某些 MiR 与囊性病变恶性转化相关，特别是 MiR-21 和 MiR-221 的差异表达[81-84]。预计进一步的研究将着重评估新的囊液生物标志物以提高诊断的准确性，更重要的目的是预测囊性病变的生物学行为。

超声内镜引导下的光学活检技术也正在兴起，这一技术以基于细针抽吸的共聚焦激光显微内镜为核心[85]。市售的共聚焦微型探针(AQ-Flex 19，Mauna Kea Technologies，巴黎，法国)可通过 19G EUS 穿刺针直接观察囊壁上皮。初步数据表明该技术对胰腺囊性肿瘤检测具有高度特异性，但是敏感性可能偏低[86]。我们还预计超声内镜引导下的光学相干断层扫描技术(OCT)将很快获得应用。与前相似，OCT 光纤可通过 EUS 穿刺针进入囊腔，进行囊壁成像[87,88]。超声内镜辅助下的 SpyGlass(Boston Scientific Corp，纳提克，马萨诸塞州)也可用于评估假性囊肿[89]。此外，亦可将 SpyGlass 系统的光纤可视化探头通过 19G 穿刺针进入囊腔来直接观察囊壁情况。因 19G 穿刺针较粗，其穿刺并发症发生率较高，因此是否使用 19G 穿刺针用于囊肿穿刺，进而进行较理想的光学活检，目前仍存在争议。这些新兴的超声内镜引导下的光学活检技术仍有待进一步研究，希望未来探针和光纤可缩小尺寸，从而能够通过较小孔径的 EUS 穿刺针。

结论

由于肿瘤性黏液性囊性病变最为常见，因此需要对胰腺囊性病变进一步评估[2]。建议对于 > 1cm 的囊性病变行 EUS-FNA 检查，且囊液行细胞学和 CEA 检测。目前，升高的 CEA 水平为黏液性囊性病变提供了最好的诊断准确性[6,8]。关于囊液分子学分析，KRAS 突变对于黏液性囊性病变的诊断具有特异性，而 GNAS 突变则是 IPMN 特异性诊断指标。除非用于研究，否则囊液分子学分析应选择性地应用于临床诊断。治疗措施必须综合考虑临床表现和横断层面成像(CT、MRI / MRCP)的结果，且最终的治疗方案取决于患者是否能够耐受外科手术。当前更新的共识指南推荐对于 MCN 和主胰管型 IPMN，在适合手术的患者中均应建议手术切除,而随访监测则适用于没有可疑危险或高危特征的分支型 IPMN 患者。

(沈珊珊 译　王雷 校)

参考文献

1 Laffan TA, Horton KM, Klein AP, et al. Prevalence of unsuspected pancreatic cysts on MDCT. AJR Am J Roentgenol 2008; 191(3):802–807.

2 Farrell JJ, Fernandez-del Castillo C. Pancreatic cystic neoplasms: management and unanswered questions. Gastroenterology 2013;144:1303–1315.

3 Fernandez-del Castillo C, Targarona J, Thayer SP, et al. Incidental pancreatic cysts: clinicopathologic characteristics and comparison with symptomatic patients. Arch Surg 2003;138(4): 427–434, disc. 433–434.

4 Ahmad NA, Kochman ML, Lewis JD, Ginsberg GG. Can EUS alone differentiate between malignant and benign cystic lesions of the pancreas? Am J Gastroenterol 2001;96:3295–3300.

5 Ahmad NA, Kochman ML, Brensinger C, et al. Interobserver agreement among endosonographers for the diagnosis of neoplastic versus non-neoplastic pancreatic cystic lesions. Gastrointest Endosc 2003;58:59–64.

6 Brugge WR, Lewandrowski K, Lee-Lewandrowski E, et al. Diagnosis of pancreatic cystic neoplasms: a report of the cooperative pancreatic cyst study. Gastroenterology 2004;126: 1330–1336.

7 Khalid A, McGrath KM, Zahid M, et al. The role of pancreatic cyst fluid molecular analysis in predicting cyst pathology. Clin Gastroenterol Hepatol 2005;3(10):967–973.

8 Cizginer S, Turner BG, Bilge AR, et al. Cyst fluid carcinoembryonic antigen is an accurate diagnostic marker of pancreatic mucinous cysts. Pancreas 2011;40(7):1024–1028.

9 Linder JD, Geenen JE, Catalano MF. Cyst fluid analysis obtained by EUS-guided FNA in the evaluation of discrete cystic neoplasms of the pancreas: a prospective single-center experience. Gastrointest Endosc 2006;64:697–702.

10 Brugge WR. The mistletoe and cyst-fluid analysis: a sticky insight. Gastrointest Endosc 2006;64:703–704.

11 Khalid A, Zahid M, Finkelstein SD, et al. Pancreatic cyst fluid DNA analysis in evaluating pancreatic cysts: a report of the PANDA study. Gastrointest Endosc 2009;69(6):1095–1102.

12 Nikiforova MN, Khalid A, Fasanella KE, et al. Integration of KRAS testing in the diagnosis of pancreatic cystic lesions: a clinical experience of 618 pancreatic cysts. Mod Pathol 2013; 26(11):1478–1487.

13 Rockacy MJ, Zahid M, McGrath KM, et al. Association between KRAS mutation, detected in pancreatic cyst fluid, and long-term outcomes of patients. Clin Gastroenterol Hepatol 2013;11(4):425–429.

14 Wu J, Matthaei H, Maitra A, et al. Recurrent GNAS mutations define an unexpected pathway for pancreatic cyst development. Sci Transl Med 2011;3(92):92ra66.

15 Furukawa T, Kuboki Y, Tanji E, et al. Whole-exome sequencing uncovers frequent GNAS mutations in intraductal papillary mucinous neoplasms of the pancreas. Sci Rep 2011;1:161.

16 Siddiqui AA, Kowalski TE, Kedika R, et al. EUS-guided pancreatic fluid aspiration for DNA analysis of KRAS and GNAS mutations for the evaluation of pancreatic cystic neoplasia: a pilot study. Gastrointest Endosc 2013;77(4):669–670.

17 Al-Haddad M, Dewitt J, Sherman S, et al. Performance characteristics of molecular (DNA) analysis for the diagnosis of mucinous pancreatic cysts. Gastrointest Endosc 2014;79 (1):79–87.

18 Levy MJ, Smyrk TC, Reddy RP, et al. Endoscopic ultrasound-guided trucut biopsy of the cyst wall for diagnosing cystic pancreatic tumors. Clin Gastroenterol Hepatol 2005;3 (10):974–979.

19 Al-Haddad M, Raimondo M, Woodward T, et al. Safety and efficacy of cytology brushings versus standard FNA in evaluating cystic lesions of the pancreas: a pilot study. Gastrointest Endosc 2007;65(6):894–898.

20 Bruno M, Bosco M, Carucci P, et al. Preliminary experience with a new cytology brush in EUS-guided FNA. Gastrointest Endosc 2009;70(6):1220–1224.

21 Sendino O, Fernández-Esparrach G, Solé M, et al. Endoscopic ultrasonography-guided brushing increases cellular diagnosis of pancreatic cysts: a prospective study. Dig Liver Dis 2010;42 (12):877–881.

22 Thomas T, Bebb J, Mannath K, et al. EUS-guided pancreatic cyst brushing: a comparative study in a tertiary referral centre. JOP 2010;11(2):163–169.

23 Zamboni G, Scarpa A, Bogina G, et al. Mucinous cystic tumors of the pancreas: clinicopathologicalfeatures, prognosis, and relationship to other mucinous cystic tumors. Am J Surg Pathol 1999;23(4):410–422.

24 Thompson LD, Becker RC, Przygodzki RM, et al. Mucinous cystic neoplasm (mucinous cystadenocarcinoma of low-grade malignant potential) of the pancreas: a clinicopathologic study of 130 cases. Am J Surg Pathol 1999;23(1):1–16.

25 Buetow PC, Rao P, Thompson LD. From the Archives of the AFIP. Mucinous cystic neoplasms of the pancreas: radiologic-pathologic correlation. Radiographics 1998;18(2):433–449.

26 Wilentz RE, Albores-Saavedra J, Hruban RH. Mucinous cystic

neoplasms of the pancreas. Semin Diagn Pathol 2000;17:31-42.

27 Grogan JR, Saeian K, Taylor AJ, et al. Making sense of mucin-producing pancreatic tumors. AJR Am J Roentgenol 2001;176 (4):921-929.

28 Levy MJ, Clain JE. Evaluation and management of cystic pancreatic tumors: emphasis on the role of EUS-FNA. Clin Gastroenterol Hepatol 2004;2:639-653.

29 Albores-Saavedra J, Angeles-Angeles A, Nadji M, et al. Mucinous cystadenocarcinoma of the pancreas: morphologic and immunocytochemical observations. Am J Surg Pathol 1987;11(1): 11-20.

30 Sarr MG, Carpenter HA, Prabhakar LP, et al. Clinical and pathologic correlation of 84 mucinous cystic neoplasms of the pancreas: can one reliably differentiate benign from malignant (or premalignant) neoplasms? Ann Surg 2000;231 (2):205-212.

31 Johnson CD, Stephens DH, Charboneau JW, et al. Cystic pancreatic tumors:CT and sonographic assessment.Am J Roentgenol 1988;151(6):1133-1138.

32 Scott J, Martin I, Redhead D, et al. Mucinous cystic neoplasms of the pancreas: imaging features and diagnostic difficulties. Clin Radiol 2000;55:187-192.

33 Brugge WR. Evaluation of pancreatic cystic lesions with EUS. Gastrointest Endosc 2004;59:698-707.

34 Zamboni G, Klöppel G, Hruban RH, et al. Mucinous cystic neoplasms of the pancreas. In: Hamilton SR, Aaltonen LA (eds.). Pathology and Genetics of Tumours of the Digestive System. Lyon: IARC Press, 2000: 234-236.

35 Tanaka M, Chari S, Adsay V, et al. International consensus guidelines for management of intraductal papillary mucinous neoplasms and mucinous cystic neoplasms of the pancreas. Pancreatology 2006;6(1-2):17-32.

36 Valsangkar NP, Morales-Oyarvide V, Thayer SP, et al. 851 resected cystic tumors of the pancreas: a 33-year experience at the Massachusetts General Hospital. Surgery 2012;152 (3 Suppl. 1):S4-S12.

37 Crippa S, Salvia R, Warshaw AL, et al. Mucinous cystic neoplasm of the pancreas is not an aggressive entity: lessons from 163 resected patients. Ann Surg 2008;247(4):571-579.

38 Tanaka M, Fernandez-del Castillo C, Adsay V, et al. International consensus guidelines 2012 for the management of IPMN and MCN of the pancreas. Pancreatology 2012;12(3):183-197.

39 Longnecker DS, Hruban RH, Adler G, Kloppel G. Tumours of the exocrine pancreas: intraductal papillary-mucinous neoplasms of the pancreas. In: Bosman FT, Carneiro F, Hruban RH, Theise ND (eds.). WHO Classification of Tumours of the Digestive System, 4th edn. Geneva: WHO Press, 2010: 237-240.

40 Al-Haddad M, Schmidt MC, Sandrasegaran K, Dewitt J. Diagnosis and treatment of cystic pancreatic tumors. Clin Gastroenterol Hepatol 2011;9:635-648.

41 Yopp AC, Katabi N, Janakos M, et al. Invasive carcinoma arising in intraductal papillary mucinous neoplasms of the pancreas: a matched control study with conventional pancreatic ductal adenocarcinoma. Ann Surg 2011;253(5):968-974.

42 Loftus EV Jr. Olivares-Pakzad BA, Batts KP, et al. Intraductal papillary-mucinous tumors of the pancreas: clinicopathologic features, outcome, and nomenclature. Gastroenterology 1996; 110(6):1909-1918.

43 Yamaguchi K, Tanaka M. Intraductal papillary-mucinous tumor of the pancreas: a historical review of the nomenclature and recent controversy. Pancreas 2001;23:12-19.

44 Cellier C, Cuillerier E, Palazzo L, et al. Intraductal papillary and mucinous tumors of the pancreas: accuracy of preoperative computed tomography, endoscopic retro grade pancreatography and endoscopic ultrasonography, and long-term outcome in a large surgical series. Gastrointest Endosc 1998;47(1):42-49.

45 Klibansky DA, Reid-Lombardo KM, Gordon SR, Gardner TB. The clinical relevance of the increasing incidence of intraductal papillary mucinous neoplasm. Clin Gastroenterol Hepatol 2012; 10:555-558.

46 Adsay NV, Conlon KC, Zee SY, et al. Intraductal papillary-mucinous neoplasms of the pancreas: an analysis of in situ and invasive carcinomas in 28 patients. Cancer 2002;94(1):62-77.

47 Aithal GP, Chen RY, Cunningham JT, et al. Accuracy of EUS for detection of intraductal papillary mucinous tumor of the pancreas. Gastrointest Endosc 2002;56(5):701-707.

48 Kang MJ, Jang JY, Kim SJ, et al. Cyst growth rate predicts malignancy in patients with branch duct intraductal papillary mucinous neoplasms. Clin Gastroenterol Hepatol 2011;9 (1):87-93.

49 Pyke CM, van Heerden JA, Colby TV, et al. The spectrum of serous cystadenoma of the pancreas: clinical, pathologic, and surgical aspects. Ann Surg 1992;215(2):132-139.

50 Fernandez-del Castillo C, Warshaw AL. Cystic tumors of the pancreas. Surg Clin North Am 1995;75:1001-1016.

51 Le Borgne J, de Calan L, Partensky C. Cystadenomas and cystadenocarcinomas of the pancreas: a multi-institutional retrospective study of 398 cases. French Surgical Association. Ann Surg 1999;230:152-161.

52 Albores-Saavedra J, Gould EW, Angeles-Angeles A, Henson DE. Cystic tumors of the pancreas. Pathol Ann 1990;25:19-50.

53 Procacci C, Graziani R, Bicego E, et al. Serous cystadenoma of the pancreas: report of 30 cases with emphasis on the imaging findings. J Comput Assist Tomogr 1997;21(3):373-382.

54 Lewandrowski K, Warshaw A, Compton C. Macrocystic serous

cystadenoma of the pancreas: a morphologic variant differing from microcystic adenoma. Hum Pathol 1992;23:871–875.

55 Gouhiri M, Soyer P, Barbagelatta M, Rymer R. Macrocystic serous cystadenoma of the pancreas: CT and endosonographic features. Abdom Imaging 1999;24:72–74.

56 Carlson SK, Johnson CD, Brandt KR, et al. Pancreatic cystic neoplasms: the role and sensitivity of needle aspiration and biopsy. Abdom Imaging 1998;23(4):387–393.

57 Centeno BA, Lewandrowski KB, Warshaw AL, et al. Cyst fluid cytologic analysis in the differential diagnosis of pancreatic cystic lesions. Am J Clin Pathol 1994;101(4):483–487.

58 Solcia E, Capella C, Kloppel G. Tumors of the pancreas. In: Atlas of Tumor Pathology, 3rd series, Fascicle 20. Washington, DC: US Armed Forces Institute of Pathology, 1997:120–144.

59 Lam KY, Lo CY, Fan ST. Pancreatic solid-cystic-papillary tumor: clinicopathologic features in eight patients from Hong Kong and review of the literature. World J Surg 1999;23:1045–1050.

60 Bardales RH, Centeno B, Mallery JS, et al. Endoscopic ultrasound-guided fine-needle aspiration cytology diagnosis of solid-pseudopapillary tumor of the pancreas. Am J Clin Pathol 2004;121(5):654–662.

61 Liu X, Rauch TM, Siegal GP, Jhala N. Solid-pseudopapillary neoplasm of the pancreas: three cases with a literature review. Appl Immunohistochem Mol Morphol 2006;14:445–453.

62 Nishimori I, Kohsaki T, Tochika N, et al. Non-cystic solid-pseudopapillary tumor of the pancreas showing nuclear accumulation and activating gene mutation of beta-catenin. Pathol Int 2006;56(11):707–711.

63 Jani N, Dewitt J, Eloubeidi M, et al. Endoscopic ultrasound-guided fine-needle aspiration for diagnosis of solid pseudopapillary tumors of the pancreas: a multicenter experience. Endoscopy 2008;40(3):200–203.

64 Adsay NV, Hasteh F, Cheng JD, et al. Lymphoepithelial cysts of the pancreas: a report of 12 cases and a review of the literature. Mod Pathol 2002;15(5):492–501.

65 Policarpio-Nicolas ML, Shami VM, Kahaleh M, et al. Fine-needle aspiration cytology of pancreatic lymphoepithelial cysts. Cancer 2006;108(6):501–506.

66 Nasr J, Sanders M, Fasanella K, et al. Lymphoepithelial cysts of the pancreas: an EUS case series. Gastrointest Endosc 2008;68(1):170–173.

67 Barbaros U, Erbil Y, Kapran Y, et al. Lymphoepithelial cyst: a rare cystic tumor of the pancreas which mimics carcinoma. J Pancreas 2004;5(5):392–394.

68 Banks PA, Bollen TL, Dervenis C, et al. Classification of acute pancreatitis—2012: revision of the Atlanta classification and definitions by international consensus. Gut 2013;62(1):102–111.

69 Fockens P, Johnson TG, van Dullemen HM, et al. Endosonographic imaging of pancreatic pseudocysts before endoscopic transmural drainage. Gastrointest Endosc 1997;46(5):412–416.

70 Norton ID, Clain JE, Wiersema MJ, et al. Utility of endoscopic ultrasonography in endoscopic drainage of pancreatic pseudocysts in selected patients. Mayo Clin Proc 2001;76(8):794–798.

71 Jacobson BC, Baron TH, Adler DG, et al. ASGE guideline: the role of endoscopy in the diagnosis and the management of cystic lesions and inflammatory fluid collections of the pancreas. Gastrointest Endosc 2005;61(3):363–370.

72 Jani N, Khalid A, Kaushik N, et al. EUS-guided FNA diagnosis of pancreatic endocrine tumors: new trends identified. Gastrointest Endosc 2008;67(1):44–50.

73 Ahrendt SA, Komorowski RA, Demeure MJ, et al. Cystic pancreatic neuroendocrine tumors: is preoperative diagnosis possible? J Gastrointest Surg 2002;6(1):66–74.

74 Hong SK, Loren DE, Rogart JN, et al. Targeted cyst wall puncture and aspiration during EUS-FNA increases the diagnostic yield of premalignant and malignant pancreatic cysts. Gastrointest Endosc 2012;75(4):775–782.

75 Megibow AJ, Lombardo FP, Guarise A, et al. Cystic pancreatic masses: cross-sectional imaging observations and serial follow-up. Abdom Imaging 2001;26(6):640–647.

76 Handrich SJ, Hough DM, Fletcher JG, Sarr MG. The natural history of the incidentally discovered small simple pancreatic cyst: long-term follow-up and clinical implications. Am J Roentgenol 2005;184:20–23.

77 ASGE Standards of Practice Committee, Early DS, Acosta RD, et al. Adverse events associated with EUS and EUS with FNA. Gastrointest Endosc 2013;77(6):839–843.

78 Frossard JL, Amouyal P, Amouyal G, et al. Performance of endosonography-guided fine needle aspiration and biopsy in the diagnosis of pancreatic cystic lesions. Am J Gastroenterol 2003;98(7):1516–1524.

79 Guarner-Argente C, Shah P, Buchner A, et al. Use of antimicrobials for EUS-guided FNA of pancreatic cysts: a retrospective, comparative analysis. Gastrointest Endosc 2011;74(1):81–86.

80 Lee LS, Saltzman JR, Bounds BC, et al. EUS-guided fine needle aspiration of pancreatic cysts: a retrospective analysis of complications and their predictors. Clin Gastroenterol Hepatol 2005;3(3):231–236.

81 Ryu JK, Matthaei H, Dal Molin M, et al. Elevated microRNA miR-21 levels in pancreatic cyst fluid are predictive of mucinous precursor lesions of ductal adenocarcinoma. Pancreatology 2011;11(3):343–350.

82 Matthaei H, Wylie D, Lloyd MD, et al. miRNA biomarkers in cyst fluid augment the diagnosis and management of pancreatic cysts. Clin Cancer Res 2012;18(17):4713-4724.

83 Farrell JJ, Toste P, Wu N, et al. Endoscopically acquired pancreatic cyst fluid microRNA 21 and 221 are associated with invasive cancer. Am J Gastroenterol 2013;108(8):1352-1359.

84 Frampton AE, Gall TM, Giovannetti E, et al. Distinct miRNA profiles are associated with malignant transformation of pancreatic cystic tumors revealing potential biomarkers for clinical use. Expert Rev Mol Diagn 2013;13(4):325-329.

85 Konda VJ, Aslanian HR, Wallace MB, et al. First assessment of needle-based confocal laser endomicroscopy during EUS-FNA procedures of the pancreas (with videos). Gastrointest Endosc 2011;74(5):1049-1060.

86 Konda VJ, Meining A, Jamil LH, et al. A pilot study of in vivo identification of pancreatic cystic neoplasms with needle-based confocal laser endomicroscopy under endosonographic guidance. Endoscopy 2013;45(12):1006-1013.

87 Iftimia N, Cizginer S, Deshpande V, et al. Differentiation of pancreatic cysts with optical coherence tomography (OCT) imaging: an ex vivo pilot study. Biomed Opt Express 2011;2(8):2372-2382.

88 Iftimia N, Yoon WJ, Brugge WR. Cystic lesions of the pancreas: more reliable differentiation with in situ high-resolution optical imaging? Expert Rev Gastroenterol Hepatol 2012;6:125-127.

89 Antillon MR, Tiwari P, Bartalos CR, Marshall JB. Taking SpyGlass outside the GI tract lumen in conjunction with EUS to assist in the diagnosis of a pancreatic cystic lesion (with video). Gastrointest Endosc 2009; 69:591-593.

第 20 章

超声内镜在胰腺炎性疾病中的应用

Amy Tyberg,Shireen Pais

超声内镜(EUS)目前已成为评估胰腺疾病的重要工具。经腹超声(TUS)往往因肠腔气体和腹腔脂肪的干扰而使得观察受限,EUS 通过在胃肠腔内放置超声探头有效地克服了这一限制。超声探头越接近胰腺,原始图像的分辨率就越高。EUS 检查胰腺时,首先将超声内镜前端置于十二指肠的第三部分来显示胰腺钩突部,再将内镜探头后撤到十二指肠第二部分并置于主乳头的对侧, 在这个位置可扫查到胰腺头部,追踪末端胆管和主胰管可见二者共同汇入壶腹部。有 45%~75%的人可在这个部位扫查到由胚胎时期的腹侧胚芽演变而来的腹侧胰腺,呈现为一个三角形的低回声区域[1]。在胰腺分裂的患者中,可以看到主胰管汇入副乳头形成的"交叉征"(主胰管和胆总管相交叉)。随着超声探头进一步后撤到十二指肠球部,剩余的胰腺头部、近端胆总管及胆囊均可被扫查到。在胃底和胃体,可通过调整超声探头观察胰腺的颈部、体部及尾部, 主胰管表现为贯穿胰腺的线型无回声管状结构。普遍认为主胰管的直径在胰头为 3mm,在胰体为 2mm,在胰尾为 1mm。主胰管的分支在超声内镜下偶尔可见,有报道显示,每 25 个正常人中有 17 人可见分支胰管[2]。

由于良好的显像能力,EUS 目前已广泛应用于胰腺炎的诊断和评估。本章主要是概括 EUS 在急性胰腺炎(AP)的诊断和处理、复发性急性胰腺炎(RAP)和慢性胰腺炎(CP)中的作用。

急性胰腺炎(AP)

AP 即胰腺的急性炎症过程,80%~85%的患者由乙醇或胆总管结石诱发。AP 的其他诱因包括高钙血症、高脂血症、遗传性疾病、恶性肿瘤、药物、外伤、自身免疫性疾病以及特发因素。急性胰腺炎的 EUS 表现无明显特异性。胰腺的前后径可正常,也可因水肿表现为弥漫性肿胀。胰腺实质的部分区域可表现为低回声,也可见到小的囊肿以及扩张的分支胰管。除了胰管结石和可能的实质钙化外,所有慢性胰腺炎的声像特征也均可在急性胰腺炎中见到[3]。有研究还评估了 EUS 对于预测急性胰腺炎严重程度的作用, 其中一项研究显示,重症胰腺炎患者比轻症患者更有可能出现散在分布的高回声区域(OR=2.9)[4]。另有研究提出,胰周水肿与重症胰腺炎(亚特兰大分级)具有相关性[5]。目前,多层螺旋 CT 联合血管增强是急性胰腺炎严重度分级和评估胰腺坏死程度的有效手段。EUS 可能对急性胰腺炎的严重程度具有预测作用,但在其广泛应用前仍需进一步的研究加以证实。

在胰腺炎急性期,局灶性水肿的声像特征往往难以与胰腺包块鉴别,因此在这一阶段肿瘤的诊断较为困难。在无慢性胰腺炎的患者中,胰腺的超声表现通常会在急性胰腺炎一段时间后逐渐恢复到原来状态,然而,具体需要的时间仍不清楚。目前认为,在急性胰腺炎发作 1 个月后再进行 EUS 检查来判断是否合并胰腺恶性肿瘤更为合理。

在疑似急性胆源性胰腺炎的患者中,如表现为重症胰腺炎或存在急性胆管炎证据,推荐早期进行经内镜胰管造影(ERP)以及括约肌切开术[6,7]。在这种情况下, 由于肠麻痹所致的肠腔气体积聚,TUS 诊断胆总管结石的敏感性显著下降[8-10]。同样,CT 也无法可靠地显示胆总管末端的微小结石[11]。因此,对于低 – 中度胆总管结石风险又疑似胆源性胰腺炎的患者,先于 ERP 进行 MRCP 或 EUS 检查可能更有帮助,将这些方法分别与 ERP 进行了对照研究, 均获得了肯定的结果[12]。MRCP 虽然是一种非侵入性且敏感性、特

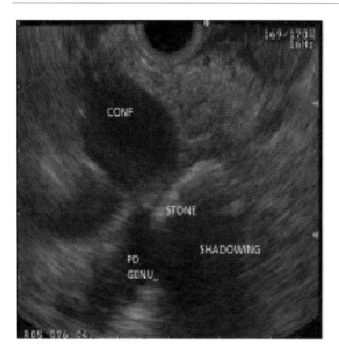

图 20.1 在十二指肠扫查胰腺头部声像图:结石阻塞主胰管伴远端胰管扩张。

异性较高的检查[13],但要求患者高配合度,并有超过5%的患者由于幽闭恐惧症无法接受该检查[14]。EUS 可检测出小到 1~2mm 的结石,并且能够发现 MRCP 无法显示的胆总管微小结石和胆泥[15]。EUS 诊断胆总管结石的敏感性可达 88%~97%,特异性高达 96%~100%(图 20.1)[16-25]。然而,EUS 毕竟是一项需要镇静麻醉的侵入性检查。对于急性胆源性胰腺炎患者,EUS 和 MRCP 均是可接受的诊断方法。

复发性急性胰腺炎

急性胰腺炎发作超过一次则考虑为复发性急性胰腺炎(RAP)。在 RAP 患者中 50%会发展为慢性胰腺炎(CP)。RAP 的病因包括微小结石[26,27]、胰腺肿瘤或囊肿、胰腺分裂症、Oddi 括约肌功能障碍[28,29]、药物、病毒感染以及特发性因素。

诸多研究已报道了 EUS 在 RAP 病因评估中的作用(表 20.1)[31-35]。这些研究包括急性期特发性胰腺炎(单次发作)或 RAP 的不同人群,并且急性发作和EUS 检查二者时间间隔不一。然而,所有的结果均显示 EUS 对于 RAP 患者的评估具有重要价值。

MRCP 在 RAP 的病因学诊断中也很有作用,虽然研究表明 EUS 相较于 MRCP,对于胆源性病因和小肿瘤的诊断更具敏感性。Zhan 等[30]对 33 例疑似胆源性胰腺炎但 TUS、CT 及 MRCP 结果均为阴性的患者实施EUS,发现其中 14 例(42%)有胆管结石($n=11$)、胆泥($n=2$)和壶腹部腺癌($n=1$),随后 ERP 确认,十二指肠收集胆汁进行晶体分析,可有效提高微结石的诊断率和敏感性。在 80 例单次发作或反复发作特发性胰腺炎的患者中,即使 EUS 没有发现明显的胆泥或结石,仍有 38 例在十二指肠收集的胆汁中检测出微结石[31]。

目前尚不能确定 EUS 是否适用于 40 岁以下仅发作一次的特发性胰腺炎患者,或者是否应该对反复发作的患者进行 EUS 检查。Ballinger 等[36]对 32 例特发性胰腺炎的患者进行了中位期为 36 个月的随访,结

表 20.1 EUS 在 RAP 患者中的评估作用研究汇总

参考文献	例数	结果	注释
Zhan 等[30]	37	EUS 在 42%TUS、CT 和 MRCP 阴性的患者发现潜在病因:33%胆管结石、6%泥沙样结石、3%壶腹部腺瘤	
Yusoff 等[31]	370	EUS 在29.2%的病例中发现潜在病因	这项研究包括 14 天以上饮酒大于 120g 的病例
Frossard 等[32]	168	EUS 在急性发作 18 天后施行,80%的病例找到病因:61%胆道疾病、7%慢性胰腺炎、2%胰腺癌	仅用一种方法来明确胰腺炎病因
Norton 等[33]	44	50%胆石症、9%胆总管结石、2%胰腺分裂、2%胰腺肿块、9%慢性胰腺炎	
Liu 等[34]	89	EUS 在 14/18 患者中证实胆囊结石	

果显示仅有 1 例再次发作。另有研究显示 20%~50% 的急性胰腺炎患者会出现反复发作[37-39]。一项系统性回顾建议,对二次发作的特发性胰腺炎患者进行侵入性临床评估,因为 38%~76% 的患者可借此发现病因[40]。另有研究显示,对特发性胰腺炎的初发患者进行 EUS 检查,21% 的患者可发现胆管内结石或胆泥[31]。鉴于对泥沙性结石的高度敏感性,EUS 是 TUS 检查阴性的特发性胰腺炎患者用于鉴别胆囊结石、胆泥或胆总管结石的理想选择,即使是首次发作[40]。

慢性胰腺炎

慢性胰腺炎(CP)作为胰腺的慢性炎症过程,可导致脏器结构永久性损伤。虽然胰腺的组织病理学评估仍为诊断的金标准,但为此获取胰腺组织通常不切实际。另外,慢性胰腺炎是一种散在分布的疾病,单次活检容易造成假阴性[41]。对于慢性胰腺炎患者,影像学检查如腹部平片、TUS、CT 或 MRCP 可表现为胰腺钙化、胰管扩张或扭曲、胰液积聚和(或)胰腺内囊性病变。然而,这些检查仅适用于中 - 重度慢性胰腺炎的诊断[42,43]。

由十二指肠或胰管采集促胰液素刺激分泌的胰液,被认为是检测胰腺外分泌功能的敏感方法。虽然一项研究显示,该检查对于早期慢性胰腺炎的诊断敏感性低于 40%[44],但最近更多的研究得出了肯定的结论。Conwell 等[45]分别评估了合并或不合并慢性胰腺炎危险因素的慢性腹痛患者和晚期慢性胰腺炎患者的症状,所有患者均注射促胰液素,随后通过内镜收集十二指肠积聚的胰液并分析其碳酸氢盐浓度。慢性胰腺炎患者的碳酸氢盐分泌量明显减少,由此认为该方法对于放射学检查正常的腹痛患者具有一定的诊断价值。该团队还比较了内镜下胰腺功能测试(ePFT)和传统的 Dreiling 管收集碳酸氢盐这两种方法,结果显示当碳酸氢盐临界值为 80mEq/L 时,二者一致率为 100%[46]。对于腹痛患者,在 30 分钟和 45 分钟时分别进行十二指肠液抽吸,可更有效地检测到胰腺外分泌功能不全。然而,这些 ePFT 检查费时、费力,很难在特定的三级转诊中心或研究中心以外的机构开展[47]。

当缺少慢性胰腺炎组织病理学和影像学证据时,ERP 可作为诊断慢性胰腺炎的金标准。ERP 对慢性胰腺炎严重程度的分期广泛使用 Cambridge 分期系统[48],该系统根据主胰管或分支胰管的畸形程度,将胰管造影结果分为正常、轻度、中度和重度。虽然 Cambridge 分期的作用在大量研究中得到证实,但由于 ERP 的风险(包括 ERP 术后胰腺炎)以及更安全检查方法的出现,ERP 对于早期慢性胰腺炎的诊断既不常规使用也不作推荐。因疾病初期炎症仅累及胰腺实质,患者即使有症状,其胰管造影结果仍为正常。促胰液素刺激联合 MRCP 检查,可在非侵入的情况下提供高质量的胰管影像,且造成胰腺炎的风险极小。最近,有研究通过 EUS 观察促胰液素刺激后胰管直径变化来评估胰腺外分泌功能,结果显示胰管直径最大值与十二指肠碳酸氢盐测量值之间存在显著的相关性[49]。

CP 的 EUS 特征及重复性

EUS 用以评估疑似慢性胰腺炎患者已经有超过 20 年的历史[50]。慢性胰腺炎的超声影像诊断标准最早由 Jones 等提出[51],并由 Wiesema 等进一步完善[50]。EUS 通过发现胰腺实质(包括点状高回声、点状高回声伴声影、高回声条索、低回声小叶和囊肿)(图 20.2)及导管系统(包括主胰管扩张、主胰管不规则、分支胰管扩张、高回声管壁和胰管结石)(图 20.3 至图 20.5)的异常,来对慢性胰腺炎进行诊断。国际共识使用最低标准术语(MST),为鉴别胰腺炎性疾病定义了 9 项 EUS 标准[52],并被后续的研究证实有效。

这 9 项特征中每一项都具有相同的权重,没有孰轻孰重,也未确定符合几项作为慢性胰腺炎的诊断标准。因此,着眼于诊断慢性胰腺炎需要几项标准的研究具有较大的异质性,平均值从 1 到 6 不等。Wiersema 等[50]通过 ROC 曲线证实超过 3 项标准可达到 100% 的敏感性和 79% 的特异性。Sahai 等[53]研究认为仅满足 1~2 项 EUS 标准可有效地排除中 - 重度慢性胰腺炎(Cambridge 分期 3 和 4),而满足 5 项以上标准则考虑为慢性胰腺炎。Rajan 等[54]认为除了男性及高龄患者,超过 3 项标准对于诊断慢性胰腺炎具有较高特异性。超过 2 项标准这样的低门槛导致了较高的敏感性和较低的特异性,而超过 5 ~ 6 项标准这样的高门槛,则造成较高的特异性和阳性预测值(PPV),反之敏感性和阴性预测值(NPV)较低。大多数超声内镜医生通过满足 5 项以上标准来确诊慢性胰腺炎,而满足少于 4 项标准则认为临床未确定[55,56]。有些医生认为满足 1~2 项特征可考虑为正常腺体,而满足 3~4 项特征则提示早期或轻度慢性胰腺炎。随着慢性胰腺炎的炎症进展,EUS 和其他检查方法所发现的异常征象相应增加,这一推测为上述诊断标准提供了依据。然而,某些其他因素如年龄、性别、肥胖程度、吸烟习惯及糖尿病,均可造成 EUS 检查结果的异常。因此,EUS 在诊断轻度 / 早期慢性胰腺炎

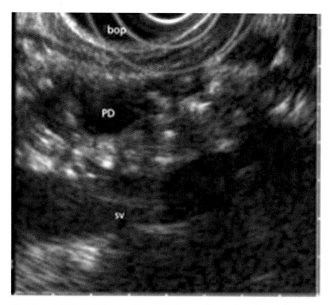

图 20.2 胰腺体部钙化型慢性胰腺炎环扫超声内镜图像：点状高回声、胰管扩张。

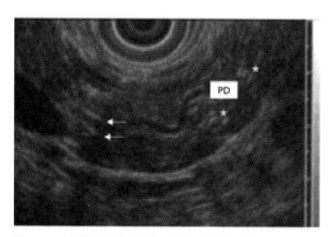

图 20.3 慢性胰腺炎胰腺体部环扫超声内镜图像：胰管扭曲、管壁高回声、高回声条索、点状高回声。

富的超声内镜医生对 EUS 结果的判读差异[58]，其中对于胰管扩张（κ=0.6）和胰腺小叶（κ=0.51）的判断一致性较高，而对于其他特征（κ<0.4）的判断一致性较差。在慢性胰腺炎的诊断中，结石是最具预测价值的特征，然而用来最终诊断慢性胰腺炎的总体一致率仅仅是中等（κ=0.45）。另一项对 2 位超声内镜医生进行的前瞻性背对背双盲研究显示，高回声条索（κ=0.62）和胰腺实质囊肿（κ=1）的判断具有较好的相关性，而实质小叶（κ=0.43）、胰管扩张（κ=0.53）及点状高回声（κ=0.38）这三者判读的相关性一般[73]。因此，观察者之间的差异性成为 EUS 诊断慢性胰腺炎

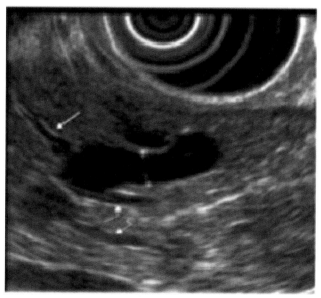

图 20.4 慢性胰腺炎线阵超声内镜图像：主胰管和分支胰管扩张。

之前，有必要综合考虑患者的临床病史特点以及其他结构、功能性检查结果[53,57]。

EUS 诊断 CP 在检查者自身和检查者之间的差异

目前检查者之间诊断慢性胰腺炎的差异性具有不同的结论。一项早期研究结果显示，3 位经验丰富的超声内镜医生对于不规则的胰腺小叶（κ=0.51）和导管（κ=0.6）的判断具有高度一致性。但对于点状高回声和高回声管壁的判断仅具有中等的一致性（κ<0.4）[50]。一个类似设计的实验比较了 11 位经验丰

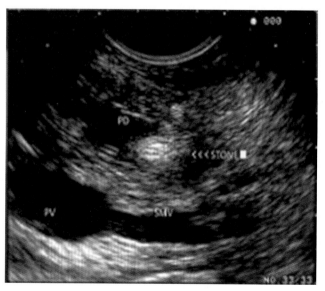

图 20.5 线阵超声内镜显示胰头部胰管结石。

的限制因素。

关于检查者自身的差异性曾以摘要的形式进行过报道。根据可用数据,检查者使用个体化标准诊断慢性胰腺炎的 κ 值为 0.77[59],据此可知,超声内镜医生自身体现出较高的一致性。

Rosemont 标准

为了减少分歧,标准化操作技术和专业术语,量化诊断标准,国际共识提出 Rosemont 分类用作慢性胰腺炎的诊断(表 20.2)[60,61]。Rosemont 分类主要的改变在于赋予慢性胰腺炎实质和导管 EUS 特征不同的权重,提出了主要和次要的评估标准。Rosemont 标准的改进有望缩小检查者之间的差异,然而,对照研究显示检查者之间的差异并没有得到显著改善。一项前瞻性双盲研究显示,超声内镜医生对于点状高回声和高回声条索的判断仅有中等的一致性(κ 分别为 0.48 和 0.55),而对于小叶、结石、囊肿和导管畸形的判断具有高度的一致性(κ 分别为 0.75、1、0.66 和 1)[62]。传统标准和 Rosemont 标准诊断慢性胰腺炎的总体一致率并未显示出明显差异(κ = 0.53 vs. 0.46)。Klamin 等人[63]选取了 36 例因腹痛进行 EUS 检查患者的超声图像,由 3 位超声内镜医生根据传统和 Rosemont 标准进行评估。根据传统标准做出慢性胰腺炎阳性诊断的一致率为 86.1%, κ =0.47,而 Rosemont 标准的一致率为 80.6%, κ =0.47。一项类似的多中心研究同样认为,Rosemont 标准对于观察者之间的差异相较于标准评分系统并没有明显改善[64]。然而,检查者之间的一致性在这项研究中相对较高 (标准评分系统 κ =0.54 vs.

Rosemont 标准 κ =0.65)。

影响 CP 诊断的其他因素

很多临床因素都可能影响胰腺的超声内镜显像,从而干扰慢性胰腺炎的诊断。Rajan 等人[54]的前瞻性研究,对 120 例不是以检查胰腺为目的的 EUS 结果进行分析,结果发现,38%无饮酒史且无症状的患者中至少可以发现一项慢性胰腺炎的超声内镜特征。大于 60 岁人群相对于年轻人群具有更多的 EUS 异常表现,并且男性是异常 EUS 具有统计学差异的预测因子(OR= 2.9)。Yusoff 等[65]将 1157 例患者纳入研究,结果显示大量乙醇摄入(OR=5.1)、男性(OR=1.8)、临床可疑胰腺疾病(OR=1.7)及大量吸烟(OR=1.7)都是胰腺 EUS 异常的独立危险因素。一项小范围研究显示,相对于非饮酒患者(31%),EUS 特征更多出现在饮酒患者中(70%)(P < 0.001)[66]。这些研究提示,无内外分泌功能紊乱且无症状的胰腺纤维化可出现在酗酒、高龄、男性、肥胖和吸烟的患者中。因此,对于这类人群,慢性胰腺炎诊断前有必要仔细回顾患者的临床病史特点。

技术性因素对慢性胰腺炎的诊断同样具有干扰作用。不同类型的超声内镜——环扫或是线阵,尽管在直接比较中并没有影响到 EUS 的诊断结果[67,68],然而纵观历史,大多数关于慢性胰腺炎的 EUS 研究使用的都是机械环扫超声内镜。随着技术的革新,譬如线阵超声内镜的使用、数字化影像以及处理器的升级,观察者自身及观察者间的差异仍需更多的研究加以评估。

表 20.2　慢性胰腺炎 Rosemont 标准

选项	高度符合 CP	可疑 CP	不确定	正常
A	1 项主要 A 特征 +3 项以上次要特征	1 项主要 A 特征 +3 项以上次要特征	2~5 项次要特征	2项以下次要特征
B	1 项主要 A 特征 +1 项主要 B 特征	主要 B 特征+3 项次要特征	仅主要 B 特征	–
C	2 项主要 A 特征	5 项以上次要特征	–	–

2 项主要 A 标准:高回声点伴声影、主胰管结石。1 项主要 B 标准:实质蜂窝状小叶。次要标准:囊肿、胰管扩张≥3.5mm、胰管形态不规则、分支胰管扩张≥1mm、管壁高回声、条索影、点状高回声不伴声影、非连续的小叶结构。

在缺乏临床症状、影像学正常和(或)胰管造影正常的患者中存在的异常 EUS 表现

EUS 在具有临床症状但影像学、胰管造影正常患者中的应用

很多患者 EUS 表现为慢性胰腺炎,但胰管造影可能正常[9,69,70],因此检查前了解患者的自然病史及临床、影像学特点显得尤为重要,这对他们将来是否会出现慢性胰腺炎的症状或影像学表现具有预判作用。Kahl 等[71]的研究包括了 130 例患者,均由不同的超声内镜医生仅通过 ERP 和 EUS 诊断为慢性胰腺炎(n=51)或疑似慢性胰腺炎(n=79),结果发现 38 例胰管造影正常的患者中有 32 例存在一到多项慢性胰腺炎的 EUS 特征。通过 18 个月的中位随访期,32 例胰管造影正常的患者中有 22 例(68.8%)经再次 ERP 确诊为慢性胰腺炎。另一项研究观察了 16 例传统影像学检查(CT 或 MRCP)正常的患者,随后进行慢性胰腺炎的 EUS 评估。在这些患者中,13 例具有慢性胰腺炎的 EUS 变化,并且这 13 例患者在随后的影像学检查中全部出现了疾病进展[72]。Mainie 等[73]的摘要回顾性地观察了 240 例同时进行 EUS 和 ERP 的患者,结果发现,55%具有正常 ERP 但异常 EUS 的患者在 8.4 年(中位随访时间)的随访中被临床诊断为慢性胰腺炎。这些研究表明,EUS 可成为其他影像学检查无法发现的早期慢性胰腺炎患者的有效检查方法,然而,并非所有的患者随后都会出现慢性胰腺炎的临床证据,这表明 EUS 有时也会出现假阳性的结果。

EUS 在非典型或无临床症状患者中的应用

超声内镜检查可在没有典型临床症状的患者中发现慢性胰腺炎的特征,那么这些患者该不该被贴上慢性胰腺炎的标签呢?Hastier 等[74]对 72 例酒精性肝硬化患者分别进行了 EUS 和 ERP 检查,比较二者评估慢性胰腺炎和其他胰腺病变的能力。初始 EUS 提示轻微实质病变的患者,经过临床随访、EUS 和(或)ERP 复查来监测这些病变的出现、消失或进展,14 例患者(19%)通过 EUS 和 ERP 两种方法独立地诊断为慢性胰腺炎。18 例患者仅有 EUS 检查发现独立的实质病灶,其在 22 个月的中位随访期内无任何进展。在这 18 例患者中,10 例进行了 ERP 随访,结果全部正常。因此,大约 19%的酒精性肝硬化患者合并慢性胰腺炎。然而,25%的患者通过 EUS 发现孤立的胰腺实质病变,但在随访期间无任何进展。

Sahai 等[53]招募了 156 例消化不良的患者和 27 例对照组患者,比较超声内镜下的胰腺异常的发生情况。超声内镜异常在消化不良患者中明显高于对照组。超声内镜严重异常(定义为≥5 项异常)的最强预测因素是可疑的胰腺疾病(OR=7.29)和消化不良(OR=7.21)。50%的消化不良患者具有 4 项以上的 EUS 标准,而 39%则超过了 5 项标准。在对照组中,34%的患者具有 3 项以上异常,而 19%具有超过 4 项的 EUS 特征。这些结果显示,慢性胰腺炎高发人群中的有些患者被错误贴上了消化不良的标签,或是说慢性胰腺炎的 EUS 诊断标准具有非特异性。这些研究强调了临床症状与 EUS 特征共同用于诊断慢性胰腺炎的必要性。

EUS 与其他方法诊断 CP 的比较

以下将 EUS 和组织病理学、促胰液素刺激的十二指肠液抽吸、ERP、CT、TUS 及 MRCP 诊断慢性胰腺炎的准确性进行了比较(表 20.3)。

对照病理

组织学研究证实,症状提示有慢性胰腺炎但胰管造影和其他影像学检查均正常的患者,可能存在慢性胰腺炎的 EUS 特征以及轻度慢性胰腺炎症[69,75,76]。Walsh 等[69]随访了 43 例存在胰腺疾病症状但 ERP、CT 或 TUS 结果正常或不确定的患者,16 例药物治疗失败并进行了胰腺切除,术后胰腺病理证实存在轻微但确切的慢性胰腺炎表现。Lees 等[75]将 EUS 表现和胰腺切除术后病理进行了比较,7 例具有 EUS 改变的患者中,6 例病理证实为慢性胰腺炎。另一项研究随访了 EUS 后进行胰腺切除或开腹活检的患者,组织病理学提示 68%的患者有慢性胰腺炎[76]。目前认为满足 4 项或以上 EUS 标准是诊断慢性胰腺炎的最佳方法。Furukawa 等[77]比较了 15 例 CP 患者新鲜离体胰腺的 IDUS 表现和组织病理学,IDUS 提示 11 例患者存在慢性胰腺炎表现。

最近多项研究又重新评估了 EUS 表现与组织学样本之间的相关性。一项小样本前瞻性研究纳入了 EUS 检查后进行胰腺切除的患者,结果显示,满足 4 项及以上 EUS 标准是非钙化慢性胰腺炎的最佳诊断依据[78]。一项大规模的回顾性研究分析了 71 例组织纤维化评分中位值为 7 分的患者,他们随后又进行了 EUS 检查和外科手术[79]。这项研究包含了钙化型慢性胰腺炎的患者,结果显示超过 3 项 EUS 标准可以为慢性胰腺炎的诊断提供最佳的敏感性和特异性。另外,

表 20.3　EUS 与其他方法诊断慢性胰腺炎(CP)的比较

参考文献	例数	研究设计	结果
Lees 等[75]	7	EUS 检查的患者	7 例 EUS 改变的患者中有 6 例病理证实为 CP
Zimmerman 等[76]	34	EUS 检查后行胰腺切除或活检的患者	当超过 4 项 EUS 标准时,68% 的患者病理提示 CP
Furukawa 等[77]	15	管腔内超声(IDUS)对照离体胰腺组织病理	IDUS 识别出 11/15 的 CP 患者
Varadarajulu 等[78]	42	EUS 检查后外科手术	当超过 4 项 EUS 标准时,EUS 诊断 CP 敏感性为 91%,特异性为 86%
Chong 等[79]	71	EUS 检查后外科手术	当超过 3 项的 EUS 标准时,EUS 诊断 CP 敏感性为 83%,特异性为 80%
Bhutani 等[80]	18	全因死亡患者 EUS vs. 胰腺组织尸检	超过 3 项慢性胰腺炎 EUS 标准的全部患者病理均证实为 CP
Albashir 等[81]	25	楔形切除 12 个月内进行 EUS 的患者	EUS 的敏感性为 86%,特异性为 100%
Sahia 等[53]	126	进行 EUS 和 ERCP 的患者	当超过 5 项标准时 EUS 的敏感性为 85%
Catalano 等[82]	80	EUS 后行 ERCP 和促胰液素刺激检测的患者	超过 5 项 EUS 标准可确诊,EUS 正常可排除 CP 诊断
Nattermann 等[83]	114	EUS 和 ERCP 评估 94 例疑似 CP 患者和 20 例对照患者	所有 ERCP 异常的病例,EUS 提示 CP;部分 ERCP 正常的病例,EUS 也提示 CP
Wiersema 等[50]	20	EUS 和 ERCP 评估 69 例疑似 CP 的患者和 20 例无症状志愿者;16 例行促胰液素刺激的胰液收集	当超过 3 项 EUS 标准时,EUS 的敏感性为 80%,特异性为 86%
Stevens 等[84]	83	行 EUS、ERCP 和促胰液素胰腺功能检测的患者	与胰腺功能检测相比,EUS 和 ERCP 的敏感性和特异性无显著差异
Albashir 等[85]	25	胰腺切除的 12 个月内进行 EUS 的患者	与胰腺功能检测相比,EUS 的敏感性为 84%,特异性为 67%
Buscail 等[86]	81	EUS、TUS 和 CT 检查的患者;55 例行 ERCP	EUS 的敏感性为 88%,特异性为 100%
Pungpapong 等[87]	99	疑似 CP 患者进行 EUS 和 MRCP 检查;40 例患者确诊为 CP,59 例对照	当超过 4 项标准时,EUS 的敏感性为 93%,特异性为 93%

研究者还发现 EUS 可发现其他影像学检查无法识别的钙化。Bhutani 等[80]对全因死亡患者的尸检胰腺病理和体外 EUS 特点进行了对比分析。在这些患者中,10 例病理证实为慢性胰腺炎,EUS 均发现超过 3 项慢性胰腺炎的诊断标准。另一项回顾性研究分析了 12 个月内进行过 EUS 检查的胰腺楔形切除患者,结果发现 EUS 标准和组织纤维化之间存在显著的相关性[81]。相较于组织病理学结果,EUS 可达到 86% 的敏感性和

100% 的特异性。总而言之,满足超过 3 项慢性胰腺炎的 EUS 标准时,EUS 对于慢性胰腺炎的诊断与最终的病理结果体现了良好的相关性。

与 ERCP 及促胰液素刺激的十二指肠液抽吸检测的比较

目前已有 EUS 与 ERP、促胰液素刺激的十二指肠液抽吸检测的比较研究。Sahai 等[53]设计了一项双盲的

前瞻性研究来比较 EUS 和 ERP 对慢性胰腺炎诊断、排除及严重性评估方面的准确性。当诊断标准低于 3 项时,EUS 对慢性胰腺炎的诊断敏感性高于 85%,而超过 5 项时,其诊断特异性高于 85%。Catalano 等[82]回顾了复发性胰腺炎发病 6 周后进行 EUS、ERP 和促胰液素刺激相关检测的连续病例,结论为正常的 EUS 表现可基本排除慢性胰腺炎,超过 5 项的 EUS 标准可确诊慢性胰腺炎。

Nattermann 等[83]将胰腺实质和导管的 EUS 改变与 ERP 表现进行了关联性分析,发现 ERP 提示慢性胰腺炎的所有患者在 EUS 检查均表现为炎性改变。EUS 同样在很多 ERP 正常但具有胰腺炎临床依据的患者中表现出异常(图 20.6)。Wiersema 等[50]开展了 EUS 和 ERP 在无症状志愿者和疑似胆胰来源的慢性腹痛患者之间的比较研究。在所有患者中,EUS 对慢性胰腺炎诊断的敏感性、特异性及准确性分别为 80%、86% 和 84%。ROC 曲线显示,超过 3 项胰腺实质和(或)胰管征象时,可获得最佳的诊断敏感性和特异性。这些研究证实,在慢性胰腺炎的诊断中,EUS 不仅诊断效能不低于 ERP,而且在早期病例中更具敏感性。

近期一项研究将 EUS、ERP 和促胰液素 ePFT 进行了对比,发现 EUS 和 ERP 的敏感性(72% vs. 68%)和特异性(76% vs. 79%)无明显差异[84]。Albashir 等[85]将 EUS、ePFT 和组织病理进行对比,结果显示 EUS 的敏感性为 84%,特异性为 67%,而 ePFT 的敏感性为 86%,特异性为 67%,若二者联合敏感性高达 100%。

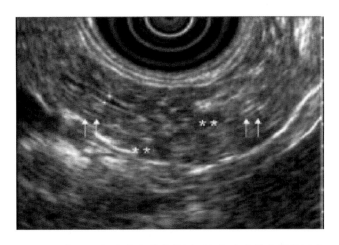

图 20.6 在 ERP 正常的患者中使用环扫超声内镜获得的轻度慢性胰腺炎的 EUS 图像:胰腺导管壁高回声改变、点状和条索状高回声。

与 CT 及 TUS 的比较

EUS 已被证实对慢性胰腺炎的诊断效果优于 CT 和 TUS。在一项前瞻性研究中,患者均进行 ERP、EUS、TUS 和 CT 检查,EUS 诊断慢性胰腺炎的敏感性为 88%,TUS 为 58%,ERP 为 74%,CT 为 75%,而 ERCP 和 EUS 的特异性均为 100%,CT 为 95%,TUS 为 75%[86]。该研究的局限包括尚缺乏标准化的 EUS 诊断标准以及不确定诊断慢性胰腺炎使用的标准数目。不过,显而易见的是,EUS 诊断慢性胰腺炎较 CT 和 TUS 具有更高敏感性和特异性。

与 MRCP 的比较

一项 MRCP 和 EUS 诊断慢性胰腺炎的随机对照研究,同时将二者与 ERP 进行比较[87]。结果显示,EUS 比 MRCP 具有更高的敏感性(93% vs. 65%)和相似的特异性(93% vs. 90%)。

EUS 引导组织活检用于慢性胰腺炎的诊断

早前认为增加组织活检可进一步提高 EUS 对慢性胰腺炎的诊断率。Hollerbach 等[88]发现在 EUS 检查中增加 EUS-FNA 相对安全并且可提高 NPV,但并没有增加诊断慢性胰腺炎的特异性。然而,细胞学仅仅提供了用于显微镜检查的细胞材料,其与组织病理学之间的确切相关性仍不明确。希望不经外科手术而获得胰腺组织学样本往往是不切实际的。最近有人发现 19G 组织活检针对胰腺肿块的组织获取具有一定作用。DeWitt 等[89]发现可通过 EUS-FNA 对疑似非局灶性慢性胰腺炎患者进行组织学取样。这项研究显示,在 9 例获得胰腺穿刺样本的临床疑似病例中,仅有 1 例组织病理学证实为慢性胰腺炎。在 15 例可获取组织的患者中,6 例活检标本无法实现诊断。由于潜在的并发症和有限的诊断率,作者们并不推荐该技术用于这类患者的常规评估。

EUS 在慢性胰腺炎和胰腺癌中的应用

EUS-FNA 在胰腺癌的诊断中具有重要作用,其敏感性可达 85%~90%,特异性将近 100%[90-92]。然而,在合并慢性胰腺炎的情况下,EUS-FNA 诊断胰腺癌的敏感性降至 54%~74%,而特异性不变[93,94]。胰腺癌的表现通常在慢性胰腺炎中也能看到,使得这两类疾病难以区分,因此,往往需要多次行 EUS-FNA 来证实恶性诊断。新技术的出现可为这两种疾病的鉴别提供帮助（见下一节）。

EUS 诊断慢性胰腺炎的技术发展

弹性成像

弹性成像是一种新的成像技术,利用声波在组织传播过程中的差异来确定组织的硬度,最终得到一个叫作"应变率"的数值[95]。这项技术基于实体瘤具有比炎症组织更高的弹性应变率的假设,被认为是区分胰腺炎性假瘤和胰腺癌的潜在手段。一项研究比较了对照组、慢性胰腺炎组和胰腺肿块组的弹性成像特征,发现绝大多数慢性胰腺炎和胰腺肿块的弹性成像呈"蜂窝状",而在对照组中鲜有发现[96]。这些结果显示弹性成像对于区分正常胰腺和慢性胰腺炎具有一定作用,但对于良恶性肿块的鉴别帮助不大。然而,另有研究对上述观点进行了反驳。Săftoiu 等[97]将计算机图像分析技术应用于 EUS 弹性成像,通过对照组、炎性肿块组和恶性肿块组弹性成像的特定区域计算平均色度直方图,ROC 分析得出平均色度直方图切点,结果显示其诊断良恶性肿块的敏感性为 91.4%,特异性为 89.9%。

有研究将 EUS 弹性成像看作慢性胰腺炎的诊断工具。新近的一项前瞻性试验对上腹部疼痛或已知慢性胰腺炎的患者进行 EUS 弹性成像检查,并根据 Rosemont 分类进行标准的 EUS 检查,结果显示慢性胰腺炎的 EUS 标准数目与弹性成像的应变率呈线性相关(P <0.0001)[98]。另一项研究显示,弹性成像可缩小观察者之间的差异性,因为它能够提供组织弹性的定量值[99]。这项研究发现超声内镜医生之间具有较好的一致性（κ =0.72）,敏感性和特异性分别为 93.4% 和 66.0%。虽然有关弹性成像的初步结果令人振奋,但仍需更多的研究来阐明它在慢性胰腺炎诊断中的作用。

对比增强 EUS

Kato 等在 1995 年首次证明了胰腺恶性肿瘤和炎性疾病存在不同的血管分布形态[100]。研究者们对 40 例疑似胰腺病灶的患者进行 EUS 血管造影术,结果发现胰腺癌性病灶仅轻度增强或不增强,而胰腺炎性病灶可获得同等增强。

"增强超声内镜(CEUS)"作为 EUS 的新技术,可通过多普勒分析来显示胰腺组织不同的血管构成。这项技术已被证实可有效区分慢性胰腺炎和胰腺恶性肿瘤。Hocke 等的一项研究[101]对 194 例患者进行单独

的 EUS 和 CEUS,其中包括 73 例慢性胰腺炎和 121 例胰腺癌患者。CEUS 诊断胰腺恶性肿瘤和胰腺炎性疾病的敏感性分别为 92% 和 96%,而单独使用 EUS 的敏感性分别为 80% 和 82%。这个结论被另一项纳入 51 例患者的研究重复证实,该研究显示 CEUS 鉴别胰腺恶性肿瘤和炎性疾病的敏感性和特异性分别为 93% 和 89%[102]。

数字影像分析

数字影像分析(DIA)是通过对标准 EUS 图像的像素分布进行数学和统计学的参数计算实现的数字影像技术,这项技术于 2001 年首次应用于 EUS。在 Norton 等[103]的一项研究中,21 例胰腺癌患者和 14 例胰腺炎患者的 EUS 图像被用于生成计算分析,结果显示区分胰腺癌和慢性胰腺炎的敏感性为 89%,但特异性仅为 50%。Das 等[104]将 DIA 应用于慢性胰腺炎(n=12)、胰腺恶性肿瘤(n=22)及对照组(n=22)患者的 EUS 图像中,他们报道区分三者的敏感性和特异性分别为 93% 和 92%,而区分正常胰腺和慢性胰腺炎二者的敏感性和特异性均达到了 100%。然而,他们总结这么高的敏感性是在预料之中的,因为这项研究中所有患者都具有较严重的慢性胰腺炎。最近,Săftoiu 等[105]对 258 例患者的 EUS 弹性成像进行了神经网络分析,其中包括 47 例慢性胰腺炎患者和 211 例胰腺恶性肿瘤患者,结果得到了 87.6% 的敏感性和 82.94% 的特异性。综上所述,这项技术有望用于鉴别慢性胰腺炎和胰腺恶性肿瘤,同时还可以帮助区分慢性胰腺炎和正常胰腺,但仍需更多的临床研究加以证实。

结论

EUS 是诊断和处理胰腺炎的重要工具。对于急性和复发性胰腺炎患者,EUS 可识别其他诊断方法漏诊的胆管小结石和胆泥,同时 EUS 还可提高作为病因之一的微结石的诊断敏感性。

EUS 在慢性胰腺炎的诊断中同样具有重要作用。由于 EUS 诊断慢性胰腺炎缺乏统一的标准,历来超声内镜医生之间存在争议。然而,随着 Rosemont 分类的发展,这种情况已得到改善。该分类确立了诊断的主要标准和次要标准,并根据满足主、次要标准的数量将患者划分为"高度符合慢性胰腺炎""疑似慢性胰腺炎"和"不确定慢性胰腺炎"或"正常"。不过,观察者之间的可靠性以及 EUS 的特异性仍然有待提升。

吸烟、男性、年龄、肥胖、糖尿病及酗酒等因素都

会造成类似慢性胰腺炎的超声内镜改变,从而产生假阳性的检查结果。对于这类患者,判断超声内镜图像时需要参考临床病史以及辅助的影像学检查。

EUS 领域的新技术可帮助超声内镜医生克服这些局限性,然而,还需要更多的研究才能使它被广泛接受。

（张松 译 王雷 校）

参考文献

1 Savides TJ, Gress FG, Zaidi SA, et al. Detection of embryologic ventral pancreatic parenchyma with endoscopic ultrasound. Gastrointest Endosc 1996;43(1):14-19.

2 Catalano MF, Lahoti S, Geenen JE, Hogan WJ. Prospective evaluation of endoscopic ultrasonography, endoscopic retrograde pancreatography, and secretin test in the diagnosis of chronic pancreatitis. Gastrointest Endosc 1998;48(1):11-17.

3 Sugiyama M, Wada N, Atomi Y, et al. Diagnosis of acute pancreatitis: value of endoscopic sonography. Am J Roentgenol 1995;165(4):867-872.

4 Cho JH, Jeon TJ, Choi JS, Kim HM, et al. EUS finding of geographic hyperechoic area is an early predictor for severe acute pancreatitis. Pancreatology 2012;12(6):495-501.

5 Sotoudehmanesh R, Hooshyar A, Kolahdoozan S, et al. Prognostic value of endoscopic ultrasound in acute pancreatitis. Pancreatology 2010;10(6):702-706.

6 Fogel EL, Sherman S. Acute biliary pancreatitis: when should the endoscopist intervene? Gastroenterol 2003;125:229-235.

7 Sharma VK, Howden CW. Metaanalysis of randomized controlled trials of endoscopic retrograde cholangiography and endoscopic sphincterotomy for the treatment of acute biliary pancreatitis. Am J Gastroenterol 1999;94:3211-3214.

8 Dong B, Chen M. Improved sonographic visualization of choledocholithiasis. J Clin Ultrasound 1987;15:185-190.

9 Stott MA, Farrands PA, Guyer PB, et al. Ultrasound of the common bile ducts in patients undergoing cholecystectomy. J Clin Ultrasound 1991;19(2):73-76.

10 Pedersen OM, Nordgard K, Kvinnsland S. Value of sonography in obstructive jaundice: limitations of bile duct caliber as an index of obstruction. Scand J Gastroenterol 1987;22:975-981.

11 Neitlich JD, Topazian M, Smith RC, et al. Detection of choledocholithiasis: comparison of unenhanced helical CT and endoscopic retrograde cholangiopancreatography. Radiology 1997;203(3):753-757.

12 Griffin N, Wastle ML, Dunn WK, et al. Magnetic resonance cholangiopancreatography versus endoscopic retrograde cholangiopancreatography in the diagnosis of choledocholithiasis. Eur J Gastroenterol Hepatol 2003;15(7):809-813.

13 Mendler MH, Bouillet P, Sautereau P, et al. Value of MR cholangiography in the diagnosis of obstructive disease of the biliary tree: a study of 58 cases. Am J Gastroenterol 1998;93(12):2482-2490.

14 Menon K, Barkun AN, Romagnuolo J, et al. Patient satisfaction after MRCP and ERCP. Am J Gastroenterol 2001;96(9):2646-2650.

15 Chan WL, Chan AC, Lam WW, et al. Choledocholithiasis comparison of MR cholangiography and endoscopic retrograde cholangiography. Radiology 1996;200(1):85-89.

16 Amouyal P, Amouyal G, Lévy P, et al. Diagnosis of choledocholithiasis by endoscopic ultrasonography. Gastroenterol 1994;106(4):1062-1067.

17 Prat F, Amouyal P, Amouyal G, et al. Prospective controlled study of endoscopic ultrasonography and endoscopic retrograde cholangiography in patients with suspected bile duct lithiasis. Lancet 1996;347(8994):75-79.

18 Norton SA, Alderson D. Prospective comparison of endoscopic ultrasonography and endoscopic retrograde cholangiopancreatography in the detection of bile duct stones. Br J Surg 1997;84:1366-1369.

19 Kohut M, Nowakowska-Dulawa E, Marek T, et al. Accuracy of linear endoscopic ultrasonography in the evaluation of patients with suspected common bile duct stones. Endoscopy 2002;34(4):299-303.

20 Canto MI, Chak A, Stellato T, Sivak MV Jr. Endoscopic ultrasonography versus cholangiography for the diagnosis of choledocholithiasis. Gastrointest Endosc 1998;47(6):439-448.

21 Buscarini E, Tansini P, Vallisa D, et al. EUS for suspected choledolithiasis: do benefits outweigh costs? A prospective, controlled study. Gastrointest Endosc 2003;57(4):510-518.

22 Verma D, Kapadia A, Eisen GM, Adler DG. EUS vs. MRCP for detection of choledocholithiasis. Gastrointest Endosc 2006;64:248-254.

23 Sugiyama M, Wada N, Atomi Y, et al. Diagnosis of acute pancreatitis: value of endoscopic sonography. AJR Am J Roentgenol 1995;165(4):867-872.

24 de Lédinghen V, Lecesne R, Raymond JM, et al. Diagnosis of choledocholithiasis: EUS or magnetic resonance cholangiography? A prospective controlled study. Gastrointest Endosc 1999;49(1):26-31.

25 Kondo S, Isayama H, Akahane M, et al. Detection of common bile duct stones: comparison between endoscopic ultrasonography, magnetic resonance cholangiography, and helical-computed-tomographic cholangiography. Eur J Radiol 2005;54(2):271-275.

26 Block MA, Priest RJ. Acute pancreatitis related to grossly minute stones in a radiographically normal gallbladder. Am J Dig Dis 1967;12:934–938.

27 Freund H, Pfeffermann R, Durst AL, Rabinovici N. Gallstone pancreatitis. Exploration of the biliary system in acute and recurrent pancreatitis. Arch Surg 1976;111(10):1106–1107.

28 Sherman S, Jamidar P, Reber H. Idiopathic acute pancreatitis: endoscopic approach to diagnosis and treatment [abstract]. Am J Gastroenterol 1993;88:1541.

29 Catalano MF, Sivak MV, Falk GW, et al. Idiopathic pancreatitis: diagnostic role of sphincter of Oddi manometry and response to endoscopic sphincterotomy [abstract]. Gastrointest Endosc 1993;39:310A.

30 Zhan X, Guo X, Chen Y, et al. EUS in exploring the etiology of mild acute biliary pancreatitis with a negative finding of biliary origin by conventional radiological methods. J Gastro and Hep 2011;26(10):1500–1503.

31 Yusoff IF, Raymond G, Sahai AV. A prospective comparison of the yield of EUS in primary vs. recurrent idiopathic acute pancreatitis. Gastrointest Endosc 2004;60:673–678.

32 Frossard JL, Sosa-Valencia L, Amouyal G, et al. Usefulness of endoscopic ultrasonography in patients with "idiopathic" acute pancreatitis. Am J Med 2000;109:196–200.

33 Norton SA, Alderson D. Endoscopic ultrasonography in the evaluation of idiopathic acute pancreatitis. Br J Surg 2000;87:1650–1655.

34 Liu CL, Lo CM, Chan JK, et al. EUS for detection of occult cholelithiasis in patients with idiopathic pancreatitis. Gastrointest Endosc 2000;51(1):28–32.

35 Coyle WJ, Pineau BC, Tarnasky PR, et al. Evaluation of unexplained acute and acute recurrent pancreatitis using endoscopic retrograde cholangiopancreatography, sphincter of Oddi manometry and endoscopic ultrasound. Endoscopy 2002;34(8):617–623.

36 Ballinger AB, Barnes E, Alstead EM, Fairclough PD. Is intervention necessary after first episode of idiopathic acute pancreatitis? Gut 1996;38(2):293–295.

37 Gislason H, Horn A, Hoem D, et al. Acute pancreatitis in Bergen, Norway. A study on incidence, etiology and severity. Scand J Surg 2004;93(1):29–33.

38 Andersson R, Andersson B, Haraldsen P, et al. Incidence, management and recurrence rate of acute pancreatitis. Scand J Gastroenterol 2004;39(9):891–894.

39 Gullo L, Migliori M, Pezzilli R, et al. An update on recurrent acute pancreatitis: data from five European countries. Am J Gastroenterol 2002;97:1959–1962.

40 Wilcox CM, Varadarajulu S, Eloubeidi M. Role of endoscopic evaluation in idiopathic pancreatitis: a systematic review. Gastrointest Endosc 2006;63:1037–1045.

41 Kloppel G, Maillet B. The morphological basis for the evolution of acute pancreatitis into chronic pancreatitis. Virchows Arch A Pathol Anat Histopathol 1992;420:1–4.

42 Bolondi L, Li Bassi S, Gaiani S, Barbara L. Sonography of chronic pancreatitis. RadiolClin North Am 1989;27(4):815–833.

43 Luetmer PH, Stephens DH, Ward EM. Chronic pancreatitis: reassessment with current CT. Radiology 1989;171:353–357.

44 Clain JE, Pearson RK. Diagnosis of chronic pancreatitis. Is a gold standard necessary? SurgClin North Am 1999;79:829–845.

45 Conwell DL, Zuccaro G, Vargo JJ, et al. An endoscopic pancreatic function test with synthetic porcine secretin for the evaluation of chronic abdominal pain and suspected chronic pancreatitis. Gastrointest Endosc 2003;57(1):37–40.

46 Stevens T, Conwell DL, Zuccaro G Jr. et al. A randomized crossover study of secretin-stimulated endoscopic and Dreiling tube pancreatic function test methods in healthy subjects. Am J Gastroenterol 2006;101(2):351–355.

47 Stevens T, Conwell DL, Zuccaro G Jr. et al. The efficiency of endoscopic pancreatic function testing is optimized using duodenal aspirates at 30 and 45 minutes after intravenous secretin. Am J Gastroenterol 2006;102(2):297–301.

48 Axon AT, Classen M, Cotton PB, et al. Pancreatography in chronic pancreatitis: international definitions. Gut 1984;25(10):1107–1112.

49 Gardner TB, Purich ED, Gordon SR. Pancreatic ductal compliance following secretin stimulation: a novel EUS diagnostic tool for chronic pancreatitis. Pancreas 2012;41(2):290–294.

50 Wiersema MJ, Hawes RH, Lehman GA, et al. Prospective evaluation of endoscopic ultrasonography and endoscopic retrograde cholangiopancreatography in patients with chronic abdominal pain of suspected pancreatic origin. Endoscopy 1993;25(9):555–564.

51 Jones SN, Lees WR, Frost RA. Diagnosis and grading of chronic pancreatitis by morphological criteria derived by ultrasound and pancreatography. Clin Radiol 1988;39:43–48.

52 International Working Group for Minimum Standard Terminology for Gastrointestinal Endosonography. Reproduction of minimal standard terminology in gastrointestinal endosonography. Dig Endosc 1998;10:158–188.

53 Sahai AV, Zimmerman M, Aabakken L, et al. Prospective assessment of the ability of endoscopic ultrasound to diagnose, exclude, or establish the severity of chronic pancreatitis found by endoscopic retrograde cholangiopancreatography. Gastrointest Endosc 1998;48(1):18–25.

54 Rajan E, Clain E, Levy MJ, et al. Age-related changes in the

pancreas identified by EUS: a prospective evaluation. Gastrointest Endosc 2005;61(3):401-406.

55 Stevens T, Dumot J, Zuccaro G Jr. Vargo J et al. Evaluation of duct-cell and acinar-cell function and endosonographic abnormalities in patients with suspected chronic pancreatitis. Clin Gasto Hepatol 2009;7(1):114-119

56 Conwell DL, Zuccaro G, Purich E, et al. Comparions on endoscopic ultrasound chronic pancreatitis criteria to the endoscopic secretin-stimulated pancreatic function test. Dig Dis Sci207; 52(5):1206-1210.

57 Gordon S, Gardner T. Interobserver agreement for pancreatic EUS determined by back-to-back examinations. Gastrointest Endoscp 2010;71(5):AB278.

58 Wallace MB, Hawes RH, Durkalski V, et al. The reliability of EUS for the diagnosis of chronic pancreatitis: interobserver agreement among experienced endosonographers. Gastrointest Endosc 2001;53:294-299.

59 Lieb JG 2nd Palma DT, Garwan CW, et al. Intraobserver agreement among endosonographers for endoscopic ultrasound features of chronic pancreatitis: a blinded multicenter study. Pancreas 2011;40(2):177-180.

60 Hernandez LV, Sahai A, Brugge WR, et al. Standardized weighted criteria for EUS features of chronic pancreatitis: the Rosemont classification. Gastrointest Endosc 2008;67:AB96.

61 Catalano M, Sahai A, Levy M, et al. EUS-based criteria for the diagnosis of chronic pancreatitis: the Rosemont classification. GIE 2007;69(7):1251-1261

62 Del Pozo D, Poves E, Tabernero S, et al. Conventional versus Rosemont endoscopic ultrasound criteria for chronic pancreatitis: interobserver agreement in same day back-to-back procedures. Pancreatology 2012;12:284-287.

63 Klamin B, Hoffman B, Hawes R, Romagnuolo J. Conventional versus Rosemont endoscopic ultrasound criteria for chronic pancreatitis: comparing interobserver reliability and intertest agreement. Can J Gastroenterol 2011;25(5):261-264.

64 Stevens T, Lopez R, Adler DG, et al. Multicenter study of interobserver agreement of standard endoscopic ultrasound scoring and Rosemont classification for diagnosis of chronic pancreatitis. Gastrointest Endosc 2010;71(3):519-526.

65 Yusoff IF, Sahai AV. A prospective, quantitative assessment of the effect of ethanol and other variables on the endosonographic appearance of the pancreas. Clin Gast Hepatol 2004;2 (5):405-409

66 Thuler FP, Costa PP, Paulo GA et al. Endoscopic ultrasonography and alcoholic patients: can one predict early pancreatic tissue abnormalities? JOP 2005;10(6):568-574.

67 Catalano MF, Kaul V, Hernandez LV, et al. Diagnosis of chronic pancreatitis (CP) by endoscopic ultrasound (EUS)-

radial vs. linear endosonography [abstract]. Gastrointest Endosc 2008;67(5):AB208.

68 Stevens T, Zuccaro G Jr. Dumot JA, et al. Prospective comparison of radial and linear endosonographic ultrasound for diagnosis of chronic pancreatitis. Endoscopy 2009;41 (10):836-841.

69 Walsh TN, Rode J, Theis BA, Russell RC. Minimal change chronic pancreatitis. Gut 1992;33(11):1566-1571.

70 Hayakawa T, Kondo T, Shibata T, et al. Relationship between pancreatic exocrine function and histological changes in chronic pancreatitis. Am J Gastroenterol 1992;87 (9):1170-1174.

71 Kahl S, Glasbrenner B, Leodolter A, et al. EUS in the diagnosis of early chronic pancreatitis: a prospective follow-up study. Gastrointest Endosc 2002;55(4):507-511.

72 Morris-Stiff G, Webster P, Frost B, et al. Endoscopic ultrasound reliably identifies chronic pancreatitis when other imaging modalities have been non-diagnostic. JOP 2009;10:280-283.

73 Mainie I, Faias S, Vaughan R, et al. Endoscopic ultrasonography for the diagnosis of chronic pancreatitis. Endoscopy 2006; 39:WE20.

74 Hastier P, Buckley MJ, Francois E, et al. A prospective study of pancreatic disease in patients with alcoholic cirrhosis: comparative diagnostic value of ERCP and EUS and long- term significance of isolated parenchymal abnormalities. Gastrointest Endosc 1999;49(6):705-709.

75 Lees WR. Endoscopic ultrasonography of chronic pancreatitis and pancreatic pseudocysts. Scand J Gastroenterol 1986;123 (Suppl.):123-129.

76 Zimmerman MJ, Mishra G, Lewin DN, et al. Comparison of EUS findings with histopathology in chronic pancreatitis [abstract]. Gastrointest Endosc 1997;45:AB185.

77 Furukawa T, Tsukamoto Y, Naitoh Y, et al. Differential diagnosis of pancreatic diseases with an intraductal ultrasound system. Gastrointest Endosc 1994;40(2 Pt. 1):213-219.

78 Varadarajulu S, Eltoum I, Tamhane A, Eloubeidi MA. Histopathologic correlates of noncalcific chronic pancreatitis by EUS: a prospective tissue characterization study. Gastrointest Endosc 2007;66(3):501-509.

79 Chong AK, Hawes RH, Hoffman BJ, et al. Diagnostic performance of EUS for chronic pancreatitis: a comparison with histopathology. Gastrointest Endosc 2007;65(6):808-814.

80 Bhutani MS, Arantes VN, Verma D, et al. Histopathologic correlation of endoscopic ultrasound findings of chronic pancreatitis in human autopsies. Pancreas 2009;38(7):820-824.

81 Albashir S, Bronner MP, Parsi MA, et al. Endoscopic ultrasound, secretin endoscopic pancreatic function test, and histology: correlation in chronic pancreatitis. Gastroenterol 2010;

105(11):2498-2503.

82 Catalano MF, Lahoti S, Geenen JE, Hogan WJ. Prospective evaluation of endoscopic ultrasonography, endoscopic retrograde pancreatography, and secretin test in the diagnosis of chronic pancreatitis. Gastrointest Endosc 1998;48(1):11-17.

83 Nattermann C, Goldschmidt AJ, Dancygier H. Endosonography in chronic pancreatitis: a comparison between endoscopic retrograde pancreatography and endoscopic ultrasonography. Endoscopy 1993;25:565-570.

84 Stevens T, Conwell DL, Zuccaro G Jr. et al. Comparison of endoscopic ultrasound and endoscopic retrograde pancreatography for the prediction of pancreatic exocrine insufficiency. Dig Dis Sci 2008;53(4):1146-1151.

85 Albashir S, Bronner M, Parsi M, et al. Endoscopic ultrasound, secretin endoscopic pancreatic function test, and histology: correlation in chronic pancratitis. Am J Gastroenterol2010;105(11):2498-2503.

86 Buscail L, Escourrou J, Moreau J, et al. Endoscopic ultrasonography in chronic pancreatitis: a comparative prospective study with conventional ultrasonography, computed tomography, and ERCP. Pancreas 1995;10(3):251-257.

87 Pungpapong S, Wallace M, Woodward T, et al. Accuracy of endoscopic ultrasonography and magnetic resonance cholangiopancreatography for the diangosis of chronic pancreatitis: a prospective comparison study. J Clin Gastroenterol 2007;41(1):88-93.

88 Hollerbach S, Klamann A, Topalidis T, Schmiegel WH. Endoscopic ultrasonography (EUS) and fine-needle aspiration cytology for diagnosis of chronic pancreatitis. Endoscopy 2001;33:824-831.

89 DeWitt J, McGreevy K, LeBlanc J, et al. EUS-guided Trucut biopsy of suspected nonfocal chronic pancreatitis. Gastrointest Endosc 2005;62(1):76-84.

90 Eloubeidi MA, Jhala D, Chhieng C, et al. Yield of endoscopic ultrasound-guided fine- needle aspiration biopsy in patients with suspected pancreatic carcinoma. Cancer 2003;99(5):285-292.

91 Gress F, Gottlieb K, Sherman S, Lehman G. Endoscopic ultrasonography guided fine-needle aspiration biopsy of suspected pancreatic cancer. Ann Intern Med 2001;134(6):459-464.

92 Harewood GC, Wiersema MJ. Endosonography-guided fine needle aspiration biopsy in the evaluation of pancreatic masses. Am J Gastroenterol 2002;97:1386-1391.

93 Fritscher-Ravens A, Brand L, Knöfel T, et al. Comparison of endoscopic ultrasound-guided fine needle aspiration of focal pancreatic lesions in patients with normal parenchyma and chronic pancreatitis. Am J Gastroenterol 2002;97(11):2768-

2775.

94 Varadarajulu S, Tamhane A, Eloubeidi MA. Yield of EUS-guided FNA of pancreatic masses in the presence or the absence of chronic pancreatitis. Gastrointest Endosc 2005;62:728-736.

95 Cote G, Smith J, Sherman S, Kelly K. Technologies for imaging the normal and diseased pancreas. Gastroenterology 2013;144:1262-1271.

96 Janssen J, Schlorer E, Greiner L. EUS elastography of the pancreas: feasibility and pattern description of the normal pancreas, chronic pancreatitis, and focal pancreatic lesions. Gastrontest Endosc 2007;65:971-978

97 Săftoiu A, Vilmann P, Gorunescu F, et al. Neural network analysis of dynamic sequences of EUS elastography used for the differential diagnosis of chronic pancreatitis and pancreatic cancer. Gastrointest Endos 2008;68(6):1086-1094.

98 Iglesias-Garcia J, Domínguez-Muñoz JE, Castiñeira-Alvariño M, et al. Quantitative elastography associated with endoscopic ultrasound for the diagnosis of chronic pancreatitis. Endoscopy 2013;45(10):781-788.

99 Săftoiu A, Vilman P, Gorunescu F, et al. Accuracy of endoscopic ultrasound elastography used for differential diagnosis of focal pancreatic masses: a multicenter study. Endoscopy 2011;43(7):596-603.

100 Kato T, Tsukamoto Y, Naitoh Y, et al. Ultrasonographic and endoscopic ultrasonographic angiography in pancreatic mass lesions. Acta Radiol 1995;36(4):381-387.

101 Hocke M, Schmidt C, Zimmer B, et al. [Contrast enhanced endosonography for improving differential diagnosis between chronic pancreatitis and pancreatic cancer.] Dtsch Med Wochenschr 2008;133(38):1888-1892.

102 Gheonea D, Streba CT, Ciurea T, Săftoiu A. Quantitative low mechanical index contrast- enhanced ultrasound for the differential diagnosis of chronic pseudotumoral pancreatitis and pancreatic cancer. BMC Gastro 2013;13(2).

103 Norton ID, Zheng Y, Wiersema MS, et al. Neural network analysis of EUS images to differentiate between pancreatic malignancy and pancreatitits. Gastrointest Endosc 2001;54(5):625-629.

104 Das A, Nguyen C, Li F, Li B. Digistal image analysis of EUS images accurately differentiates pancreatic cancer from chronic pancreatitis and normal tissue. Capsule summary. Gastrointest Endoscop 2008;67(6):861-867.

105 Săftoiu A, Vilmann P, Gorunescu F, et al. Efficacy of an artificial neural network-based approach to endoscopic ultrasound elastography in diagnosis of focal pancreatic masses. Clinical Gastro Hepatol 2012;10(1):84-90.

第 21 章

自身免疫性胰腺炎

Larissa L. Fujii, Suresh T. Chari, Thomas C. Smyrk, Naoki Takahashi, Michael J. Levy

自身免疫性胰腺炎(AIP)是一种少见的疾病,随着对其多样性的了解和诊断标准的逐渐明确,该病越来越多地被认识。目前国际诊断标准共识 (ICDC)对 AIP 的诊断需要至少满足以下 5 项中的 1 项:胰腺组织和导管特征性影像学改变、血清学指标、其他器官受累、胰腺病理、对激素应答[1]。尽管有诊断标准共识,但是诊断 AIP 仍然比较困难[2-4]。更重要的是,目前诊断标准里的影像学检查方法包含 CT、MRI、MRCP、ERCP,但不包括 EUS。因此还需要细化诊断标准。本章中,我们对 AIP 及其 EUS 诊断做一综述,EUS 除了提供高质量影像图像外,还能通过细针抽吸术(FNA)、Trucut 活检(TCB)及 ProCore 活检获取组织[5-9]。

AIP 的分型

AIP 有两个独立的亚型:1 型和 2 型。世界范围内,1 型较 2 型更多见,且 1 型是亚洲国家独有的亚型[10]。两个亚型有不同的临床表现、病理特征和预后(表 21.1)。1 型又称"淋巴浆细胞性硬化性胰腺炎(LPSP)",是 IgG_4 相关疾病的胰腺表现;2 型又称"特发性导管中心性胰腺炎(IDCP)"。

AIP 的临床表现

AIP 最常见的临床表现是梗阻性黄疸伴或不伴胰腺肿大,少见的表现包括急性胰腺炎或腹痛,这些症状更常见于 2 型 AIP[10]。当患者表现为急性胰腺炎时,往往合并梗阻性黄疸[11]。如有腹痛,则往往为轻度疼痛。如果患者有明显体重下降、剧烈腹痛需要麻醉剂缓解、厌食,则 AIP 诊断可能性小,需要排除胰腺癌[1]。AIP 也可表现为类似慢性胰腺炎的症状,但是疼痛不是主要表现。尽管 AIP 被认为是急性胰腺炎的非常见原因(4%),但在一个队列研究中,有 24%初始诊断急性胰腺炎和 11%初始诊断慢性胰腺炎患者最终诊断为 AIP[12]。

AIP 的诊断

AIP 的诊断通常会给消化科医生带来挑战,其发生率低,临床表现多样化,酷似胰腺癌的临床和影像学表现使其诊断更加困难。更重要的是,世界范围内多样的临床诊断方法 (比如亚洲国家对于梗阻性黄疸要求行 ERP 诊断)使 AIP 诊断变得更加复杂。为了打破这些限制,制定了 ICDC,形成了统一的 AIP 诊断方法[1]。

1 型 AIP 的诊断

ICDC 包含 5 个核心标准以诊断 1 型 AIP:胰腺实质(P)或导管(D)影像学表现、血清学指标(S)、其他器官受累(OOI)、胰腺病理(H)、对激素治疗反应(Rt)[1]。

1 型 AIP 胰腺实质典型的 CT 或 MRI 表现性改变为弥漫性胰腺增大,伴随延迟或边缘增强,不常见表现包括胰腺节段性增大和强化、低密度肿块、主胰管扩张和胰尾萎缩。在 ERP 上,1 型 AIP 胰管表现为长的(超过 1/3)或多发狭窄而不伴上段胰管扩张(胰管直径 <5mm)。

血清 IgG_4 作为诊断 AIP 最好的指标,有 80%的患者升高,而且是 ICDC 采纳的唯一的血清检查[13]。阳性的 IgG_4 为正常上限的 2 倍及以上。IgG_4 升高 1~2 倍诊断 AIP 证据较弱,升高 2 倍及以上为阳性诊断指标。

表 21.1　1 型和 2 型 AIP 特征区分

	1 型 AIP	2 型 AIP
别称	LPSP,IgG$_4$ 相关性胰腺炎	IDCP,AIP 伴粒细胞性上皮损伤
流行病学	老年人(70 岁以上),男性,亚洲和西方国家	50 岁以上,无性别差异,西方多见
临床表现	梗阻性黄疸(75%),腹痛(41%),急性胰腺炎(5%)	梗阻性黄疸(47%),腹痛(68%),急性胰腺炎(34%)
其他器官受累	常见(60%)	无(胰腺特异性)
合并炎性肠病	2%~6%	30%
IgG$_4$	血清升高>2 倍正常上限,组织染色阳性(≥10 个/HP)	通常正常
诊断	不需要病理组织	需要病理组织
病理组织学	淋巴细胞浆细胞浸润,席纹状纤维化	粒细胞性上皮损伤
自然史	经常复发	无复发

作为 IgG$_4$ 相关疾病的胰腺表现,1 型 AIP 通常伴随胰腺外累及,包括胆管狭窄(类似于 PSC)、腮腺或泪腺受累(类似干燥综合征)、纵隔淋巴结肿大、腹膜后纤维化、间质性肾炎[14,15]。除有些器官外(例如淋巴结和肾脏),所有受累区域具有共同的病理特点:淋巴浆细胞浸润、席纹状纤维化、闭塞性静脉炎(图 21.1)。组织则几乎均具有 IgG$_4$ 阳性浆细胞增多。

胰腺活检对于诊断 1 型 AIP 并非必需,如果出现其他典型诊断标准,即可确立诊断。如果取得活检,活检病理需满足图 21.1 所示的 3 个特征之一,加上组织 IgG$_4$ 阳性浆细胞增加(图 21.2)。静脉炎在活检组织或 FNA 细胞团上很少出现,但如果出现,对诊断非常有帮助(图 21.3)。

如果对怀疑 AIP 的患者使用激素试验性治疗,应该在短期内(2 周内)观察到影像学改变,伴随胰腺本身和胰腺外器官的改善。激素试验性治疗应该谨慎使用,以防耽误其他疾病的治疗,比如胰腺癌,及时诊断可能影响预后。仅仅对于具有典型影像学特征、肿瘤检查结果阴性、无其他器官受累的患者才考虑使用激素试验性治疗[11]。

2 型 AIP 的诊断

使用 ICDC 标准诊断 2 型 AIP 与 1 型类似,除外以下情况:①缺少血清学和其他器官受累;②需要活检确认;③存在不同病理组织学发现。2 型 AIP 组织病理与 1 型有一些重叠,即淋巴浆细胞浸润性炎和席纹状纤维化,但是席纹状改变通常不显著,且闭塞性静脉炎罕见。最重要的是,2 型 AIP 具有中性粒细胞浸润,典型损伤是导管上皮粒细胞性炎症,即所谓的"粒细胞性上皮损伤(GEL)",但是粒细胞浸润在腺泡周围也较多见,这一点与 1 型 AIP 有明显差异(图

21.4 和图 21.5)。2 型 AIP 通常仅有少量或无组织内 IgG$_4$ 表达(<10 个 IgG$_4$ 阳性细胞/高倍视野)。鉴于 2 型 AIP 需要胰腺活检,该型诊断存在偏差。

AIP 与胰腺癌的鉴别

AIP 在临床表现和影像学特征上与胰腺癌相似。因此,诊断 AIP 最重要的是与胰腺癌鉴别,这关系到患者的诊断、治疗和预后。

高度支持 AIP 诊断的特征包括胰腺弥漫性肿大伴延迟强化和(或)环周轮廓,血清 IgG$_4$ 水平 >2ULN,活检病理典型的胰腺组织或胰腺外器官受累表现,激素治疗后症状和影像学显著改善[16]。在一项研究中,一些可能诊断为 AIP 的特征为 IgG$_4$ 水平增高 <2ULN,影像学而非活检证实胰腺外器官受累(尤其是腹膜后纤维化、胆管狭窄、肾脏累及、腮腺、泪腺肿大),或者血清 IgG$_4$ 阴性病变中器官 IgG$_4$ 染色阳性、出现炎性肠病[16]。

胰腺癌诊断基于以下几条:①低密度肿块,主胰管截断,进行性胰腺实质萎缩;②无胆道梗阻情况下 CA19-9>150 IU/mL;③肝脏提示或证实存在转移灶病变;④对激素治疗无反应。应用这些鉴别诊断特征来区分 AIP 和胰腺癌,诊断正确率能够达到 70%[16]。

AIP 的其他检查

CT 和 MRI

24%~73% 的 AIP 患者 CT 和 MRI 典型表现是胰腺弥漫性肿大导致边缘小叶结构消失("腊肠样胰腺")(图 21.6)[17-21]。18%~40% 的患者出现胰头部肿大[18,20-23],通常表现为同步衰减的肿块,与胰腺癌不同,病变与非受累区域有明确分界,且缺乏进行性实

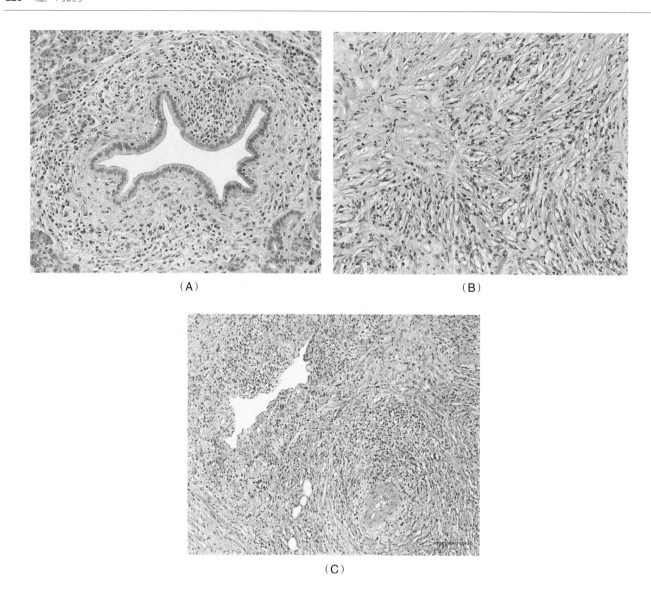

（A）　　　　　　　　　　　（B）

（C）

图 21.1　1 型 AIP 的病理特征。(A)导管周围淋巴细胞浆细胞浸润伴上皮损伤。(B)席纹状纤维化。(C)静脉壁浸润伴管腔内压迫。(见彩图)

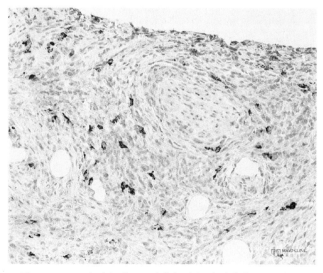

图 21.2　IgG₄ 免疫组化,显示浆细胞细胞质染色。(见彩图)

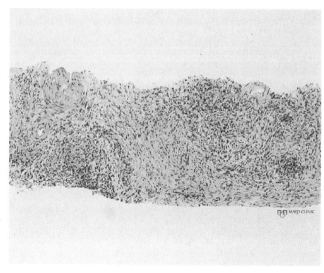

图 21.3　1 型 AIP 条状活检组织。右边呈现席纹状纤维化,左边出现闭塞性静脉炎。(见彩图)

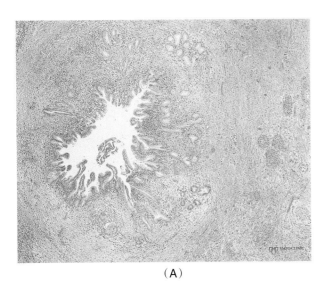

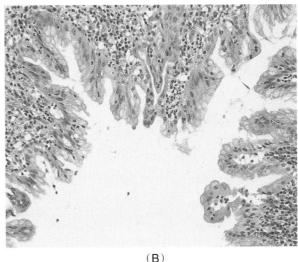

（A）　　　　　　　　　　　　　　（B）

图 21.4　与 1 型 AIP 相似，2 型 AIP 具有图 A 中导管周围淋巴细胞炎，但伴有图 B 的上皮中性粒细胞浸润。（见彩图）

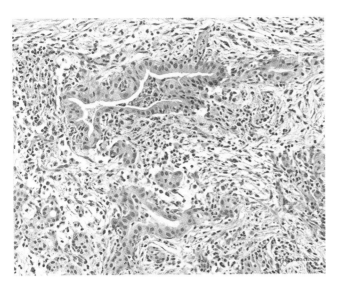

图 21.5　2 型 AIP 活检可能不包含导管，但是腺泡中性粒细胞增加。（见彩图）

质萎缩。

14%~48% 的患者可见胶囊样边缘强化，系 AIP 高度特异性表现[17,18,20,21]。这一界限在增强 CT 上通常表现为低衰减，在 MRI T1 和 T2 加权像上表现为延迟强化的低信号，可广泛或灶性影响胰腺，代表炎性细胞浸润胰周扩大[17]。

磁共振胰管造影（MRP）单独应用对 AIP 诊断有局限性。许多研究发现 MRP 图像质量不足以显示主胰管狭窄[24,25]。另一研究发现 MRP 与 ERP 诊断符合率在 65% 左右[26]。MRP 诊断不准确的原因多数是因其高估了主胰管狭窄的存在或长度。尽管存在这些缺陷，但 MRP 发现的导管穿透征（肿块内可见导管）或多灶性狭窄对 AIP 与胰腺癌鉴别诊断仍然有益[27,28]。总之，MRP 在诊断 AIP 中的作用还存在争议，其应用主要局限在行腹部 MRI 的患者或 ERP 不成功的患者。

CT 和 MRI 对发现 IgG$_4$ 相关疾病胰腺外器官受累有益，尤其是胆管受累的 IgG$_4$ 相关性胆管炎（IgG$_4$-SC）。受累的胆管通常表现为局限性或弥漫性管壁增厚（图 21.7）。

ERCP

东方国家应用 ERP 诊断 AIP 较西方国家更加频繁。一项国际研究确立了 AIP 的 4 个主胰管特征：长节段（>1/3 段胰管）狭窄；狭窄段上方无扩张（<5mm）；多发狭窄；狭窄段发出侧支[29]。具备全部 4 个特征的诊断特异性达 91%，敏感性只有 52%。多发狭窄和狭窄段上方无扩张诊断 AIP 的敏感性和特异性均高，达到 89% 和 91%。由于亚洲医生具有经验较多，其对 AIP 的诊断敏感性明显高于欧美医生。

一项研究发现 ERP 仅对 CT 检查阴性的 AIP 有意义[30]。ERP 不能改变 CT 检查阳性患者的诊断，因此对这类患者并不推荐 ERP。ERP 仅限于由 AIP 诊断经验丰富的内镜医生执行。在我们的实践中，很少需要用到 ERCP 技术。

内镜逆行胰胆管造影术（ERC）有助于诊断伴有 IgG$_4$ 相关性胆管炎的 1 型 AIP 患者，尤其是与胰腺癌、PSC 及胆管癌鉴别时（图 21.8）。ERC 下胰腺癌患者不会出现近端胆管狭窄[16]。ERP 下局灶性狭窄、多灶

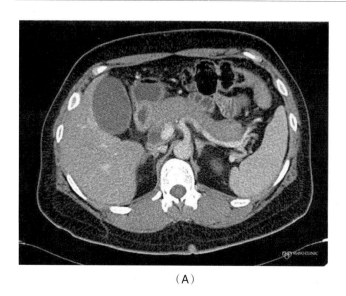

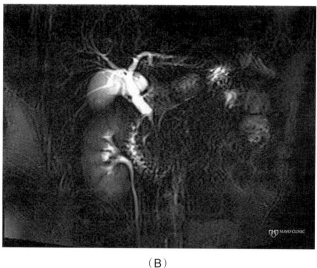

图 21.6 （A)增强 CT 静脉期弥漫性胰腺肿大。（B)MRCP 显示相关胰胆管树受压迫。

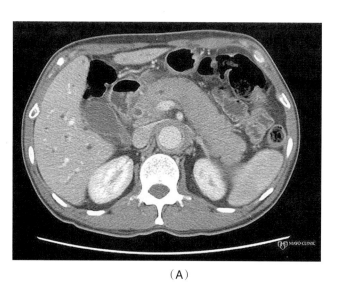

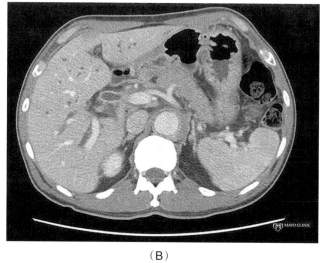

图 21.7 （A)胰腺内和(B)胰腺外 IgG₄-SC 多灶性狭窄。

性肝内胆管狭窄、串珠样、枯树枝样及憩室样改变等表现更倾向诊断 PSC 而非 IgG₄-SC[31,32]。相反，一段或长的狭窄伴随上段扩张及末端胆总管狭窄更多见于 IgG₄-SC。与胆管癌相比，ERP 下 IgG₄-SC 通常表现为边缘光滑、逐渐的、对称的狭窄，多灶受累及沙漏样改变[33]。另外，IDUS 可以在 ERC 时应用以帮助鉴别 IgG₄-SC 和胆管癌。非狭窄胆管管壁厚度大于 1mm,管壁增厚均匀，侧向黏膜损伤一直延续到中间更多见于 IgG₄-SC,而 PSC 和胆管癌少见。

壶腹部活检

从壶腹部取活检行 IgG₄ 染色可为 AIP 诊断提供支持。一些研究发现，出现 IgG₄ 阳性细胞 >10 个每高倍视野，与胰头部 IgG₄ 染色具有相关性，即便在血 IgG₄ 不升高时[35-38]。壶腹部活检也可应用于胰头受累且活检不成功的临床高度怀疑 AIP 的患者。

AIP 超声内镜图像的特点

胰腺 EUS 图像

AIP 缺乏特征性 EUS 图像特点，但是其典型的 EUS 表现包括胰腺实质弥漫性不均匀低回声肿大(图 21.9)[5,39,40]。以我们的经验，当上述特点全部出现时，应高度怀疑 AIP,可能有 57% 的患者具备上述特点[5,40]。当患者不具备全部特点，EUS 表现仍然可以做出诊

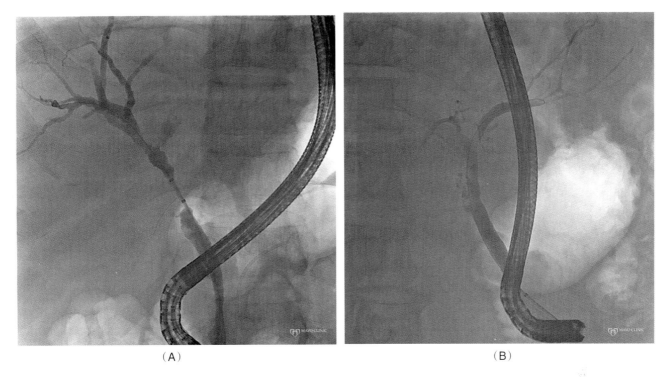

图 21.8　激素治疗前（A）、后（B）IgG4-SC 胰腺外胆管狭窄的 ERC 图像。

断，即使非 EUS 诊断方法，包括 CT 和 MRI 的检查结果为阴性。

　　AIP 在超声内镜上也可能显示为局灶性孤立的肿块，通常直观表现为胰头部低回声病变（图 21.10），肿块有时像进展期胰腺癌一样累及胰周血管（图 21.11），导致主胰管狭窄、管壁增厚、上段导管扩张及胰周淋巴结肿大[5,39,40]。此外，EUS 可发现类似慢性胰腺炎的实质改变，包括出现强回声灶、强回声线和分叶。在一项对应用糖皮质激素治疗的 AIP 患者的研究中，患者胰腺实质增厚；分叶和小叶外边缘随着治疗而缩小，而强回声灶和线保留不变，AIP 在 EUS 中还可能显示为正常胰腺（图 21.12）。

　　区别局灶 AIP 与胰腺癌非常重要。EUS 下出现弥漫性低回声区域、弥漫性胰腺肿大、胆管壁增厚、胰周低回声边缘更倾向于最终诊断为 AIP[42]，而局灶低回声和局灶肿大更常出现在胰腺癌患者。尽管它们的差别达到了统计学意义，但是上述特征在两种疾病中均可见到。

其他器官受累的 EUS 表现

　　胆道系统是 AIP 最常受累的胰腺外器官，当怀疑 1 型 AIP 行 EUS 时应重点扫查胆管。在一项研究中，38% 行 EUS 的 AIP 患者肝外胆管和胆囊壁增厚（图 21.13）[43]。胆管壁增厚有两种类型：①"三层型"，具有

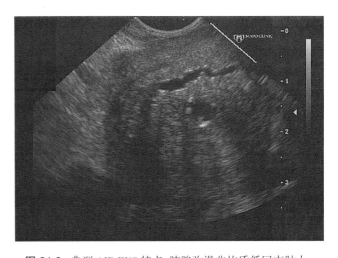

图 21.9　典型 AIP EUS 特点：胰腺弥漫非均质低回声肿大。

高低高回声表现；②"实质回声"型，全胆管壁增厚呈实质回声改变。不同的队列研究中 EUS 下胆管壁都出现类似于"三层型"的表现：增厚的高低高回声（三明治型）[40]。研究中胆管受累者还存在胆管扩张。这一 EUS 表现不同于常见的胰胆管癌表现，胰胆管癌胆管树通常更规则。我们也发现 IgG4-SC 患者具有均匀增厚的胆管壁，并具有光滑的内外壁。受累的胆管和狭窄段通常为节段性或长段，并延伸至胆囊管和胆囊。当出现短节段的带状狭窄、串珠样、胆管憩室、近端胆

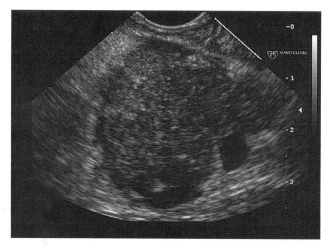

图 21.10　EUS 下 AIP 呈现为低回声团块。

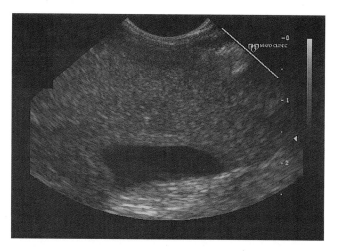

图 21.12　EUS 下呈现为正常胰腺图像表现的 1 型 AIP。

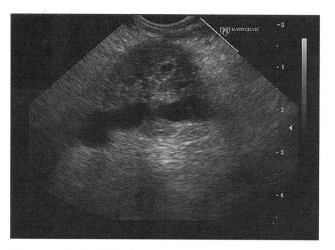

图 21.11　局灶团块伴胰周血管累及，经 EUS-TCB 确认为 AIP。

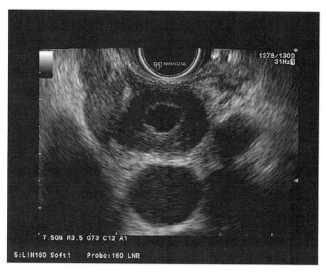

图 21.13　典型 IgG₄-SC EUS 表现。

管扩张、胰管扩张、胰腺萎缩及其他部位恶性证据表现时不能排除 IgG₄-SC，但也可能提示其他病变。但是这些表现可以重叠在多种疾病过程中，受起病时间、治疗、内支架、疾病进程等影响。

EUS 影像增强技术

鉴于 AIP 缺乏典型 EUS 特征和 EUS 表现多样性，也探索了许多影像增强技术的诊断价值。这些影像增强技术尚处在实验阶段，现阶段还不能常规应用。此外，下面这些研究结果需要谨慎看待，并需要进一步研究证实。

当稍微压迫一个包含异常和正常组织的区域，EUS 可以使用弹性成像基于组织张力来区分组织性质[44]。5 例局灶 AIP 患者具有均质硬度（蓝色），与胰腺癌或正常胰腺所呈现的中间硬度（绿色）不同[45]。

对比增强 EUS 通过静脉注射超声造影剂［Sonovue（六氟化硫 MBs；Bracco Interventional BV，阿姆斯特丹，荷兰），Levovist（Bayer AG，勒沃库森，德国），Son-azoid（全氟丁烷，GE 医疗集团，小查尔方特，英国）］产生微泡来形象显示结构内血管形态[44]。在 10 例使用 Sonovue 的双色多普勒模式 EUS 检查患者中，AIP 累及区域出现血管密度增高[46]，这与表现为乏血供的胰腺癌不同。

同样，对比增强谐波 EUS 使用超声造影剂，但是与图像化的多普勒模式不同，其使用专用对比谐波模式，其增强谐波影像能够减少多普勒伪影（例如气泡和复绘)[44]。在一项研究中,对比 8 例局灶 AIP 和 22 例胰腺癌患者[47],所有 AIP 患者和 1 例胰腺癌患者超声分布为单独加强和均质。大多数胰腺癌患者则表现为低增强分布。需要积累更多的数据以验证这些新技术的应用价值。

EUS 引导下的活检

EUS-FNA

除了提供胰腺影像,EUS 还可以通过获取组织学样本来协助诊断 AIP。EUS 引导下的组织获取非常重要,尤其是诊断 2 型 AIP,因为胰腺病理是 ICDC 诊断标准之一。FNA 通常使用 22G 穿刺针获得小样本以供细胞学检查,大多数无法获得组织学样本。有少量报道介绍仅通过 FNA 诊断 AIP,但是对于细胞学诊断 AIP 尚没有广泛共识,多数病理学家不愿仅凭 FNA 片段做出诊断[48-52]。即使应用 19G 穿刺针也仅能诊断 43% 的患者[53]。

有人建议 EUS-FNA 主要用于排除胰腺癌,而不是诊断 AIP[9,54,55]。然而,由于具有 10%~40% 的假阴性率,并不推荐将 EUS-FNA 阴性作为排除胰腺肿瘤的依据[56-60]。

EUS-TCB

为了克服 EUS-FNA 的局限性,大口径活检针应运而生,其能够在活检时保存组织结构,以进行病理学评估[61-68]。EUS-TCB 使用带组织托盘和滑动鞘的 19G 穿刺针以获取组织学样本。这一装置对于细胞学诊断困难的肿瘤有效(例如间质瘤和淋巴瘤等需要免疫组化诊断的肿瘤和吸引困难的间质增生性肿瘤)[69-76]。更重要的是,由于能取得大块组织和保存组织结构,TCB 能够用于鉴别 AIP 与慢性胰腺炎和胰腺癌[4,77]。

梅奥诊所评估 48 例诊断为 AIP 患者中 EUS-TCB 的敏感性和安全性,其中仅有 23% 的患者血清 IgG₄>2ULN。35 例(73%)患者依靠 EUS-TCB 获得病理检查。5 位内镜医生的诊断敏感性从 33%~90% 不等。未诊断病例中,8 例为慢性胰腺炎,3 例未能获取组织学样本,2 例不能确定诊断。并发症包括轻度短暂腹痛(n=3)和自限性出血(n=1),没有患者需要住院和特殊干预。平均随访 2.6 年,未发现诊断为 AIP 的假阴性胰腺癌。而在行 EUS 之前,仅有 14 例患者通过临床、实验室检查和影像学诊断为 AIP。最近,有研究考察了

EUS-TCB 对于疑诊 AIP 的诊断价值[78],87% 的患者诊断依赖于 EUS-TCB,所有患者最后诊断为 2 型 AIP。

EUS-TCB 被认为是安全的,并能为 AIP 诊断提供足够的组织学样本,还能指导治疗和避免外科干预。有人建议将 EUS-TCB 作为 FNA 失败的拯救措施[7,51]。目前 ICDC 指南推荐对排除胰腺癌的诊断困难的局部肿块和梗阻性黄疸进行胰腺活检[1]。我们对有临床表现诊断不明确的患者进行 EUS-TCB,通过 EUS-TCB 可排除胰腺癌和避免不必要的外科干预。

AIP 的治疗和预后

激素仍然是 AIP 的主要治疗方案。通常 40mg 泼尼松维持 4 周,然后每 1~2 周减量 5~10mg[79,80]。因为激素应答是 AIP 诊断标准之一,大多数患者能迅速对激素应答,包括临床和影像学表现。

初始激素治疗的 1 型 AIP 患者复发率在 25%~47% 之间[13,79,80]。大多数复发患者发生在激素停用后,累及和胰腺和(或)肝外胆道系统。虽然没有持续报道,一些复发的危险因素包括高血清 IgG₄ 水平、以腹痛为主要症状的 AIP(vs.急性胰腺炎)、伴其他器官累及(尤其是累及末段肝外胆管的 IgG₄-SC)、诊断时出现胰腺内外分泌功能不足、影像学提示弥漫性胰腺肿大。复发时通常再次使用激素,临床应答一般很好。然而,对于激素抵抗和依赖的患者,需要使用免疫抑制剂如硫唑嘌呤等[79]。其他少见的情况下,也使用麦考酚吗乙酯、环磷酰胺、甲氨蝶呤、环孢素或利妥昔单抗[80]。长期后遗症包括胰管结石(7%)和糖尿病(39%)。发展为胰腺并发症的危险因素包括女性、老年、胰腺影像学异常、1 型 AIP[79]。

大多数 2 型 AIP(>75%)不复发[13,79,80]。如果复发则局限于胰腺。

结论

在排除胰腺癌后,越来越多的 AIP 被认识和诊断。AIP 的两种类型在临床上有所差别,包括不同的诊断标准和临床结局。超声内镜目前还未包括在 AIP 诊断标准里,但是由于其能够提供高质量图像和通过 FNA 或 TCB 获取组织,故在这一疾病诊断中扮演重要角色。图像增强技术包括弹性成像和对比增强 EUS 仍有待进一步研究。

(窦晓坛 译 王雷 校)

参考文献

1 Shimosegawa T, Chari ST, Frulloni L, et al. International consensus diagnostic criteria for autoimmune pancreatitis: guidelines of the International Association of Pancreatology. Pancreas 2011;40(3):352–358.

2 Kamisawa T, Egawa N, Nakajima H, et al. Clinical difficulties in the differentiation of autoimmune pancreatitis and pancreatic carcinoma. Am J Gastroenterol 2003;98(12):2694–2699.

3 Taniguchi T, Tanio H, Seko S, et al. Autoimmune pancreatitis detected as a mass in the head of the pancreas without hypergammaglobulinemia, which relapsed after surgery: case report and review of the literature. Dig Dis Sci 2003;48 (8):1465–1471.

4 Yadav D, Notahara K, Smyrk TC, et al. Idiopathic tumefactive chronic pancreatitis: clinical profile, histology, and natural history after resection. Clin Gastroenterol Hepatol 2003;1(2):129–135.

5 Farrell JJ, Garber J, Sahani D, Brugge WR. EUS findings in patients with autoimmune pancreatitis. Gastrointest Endosc 2004;60(6):927–936.

6 Finkelberg DL, Sahani D, Deshpande V, Brugge WR. Autoimmune pancreatitis. N Engl J Med 2006;355(25):2670–2676.

7 Levy MJ, Reddy RP, Wiersema MJ, et al. EUS-guided trucut biopsy in establishing autoimmune pancreatitis as the cause of obstructive jaundice. Gastrointest Endosc 2005;61 (3):467–472.

8 Levy MJ, Wiersema MJ, Chari ST. Chronic pancreatitis: focal pancreatitis or cancer? Is there a role for FNA/biopsy? Autoimmune pancreatitis. Endoscopy 2006;38(Suppl. 1):S30–S35.

9 Moon SH, Kim MH. The role of endoscopy in the diagnosis of autoimmune pancreatitis. Gastrointest Endosc 2012;76 (3):645–656.

10 Kamisawa T, Chari ST, Giday SA, et al. Clinical profile of autoimmune pancreatitis and its histological subtypes: an international multicenter survey. Pancreas 2011;40(6):809–814.

11 Sah RP, Chari ST. Autoimmune pancreatitis: an update on classification, diagnosis, natural history and management. Curr Gastroenterol Rep 2012;14(2):95–105.

12 Sah RP, Pannala R, Chari ST, et al. Prevalence, diagnosis, and profile of autoimmune pancreatitis presenting with features of acute or chronic pancreatitis. Clin Gastroenterol Hepatol 2010;8(1):91–96.

13 Sah RP, Chari ST, Pannala R, et al. Differences in clinical profile and relapse rate of type 1 versus type 2 autoimmune pancreatitis. Gastroenterology 2010;139 (1):140–148, quiz e12–e13.

14 Chari ST. Diagnosis of autoimmune pancreatitis using its five cardinal features: introducing the Mayo Clinic's HISORt criteria. J Gastroenterol 2007;42(Suppl. 18):39–41.

15 Chari ST, Smyrk TC, Levy MJ, et al. Diagnosis of autoimmune pancreatitis: the Mayo Clinic experience. Clin Gastroenterol Hepatol 2006;4(8):1010–1016, quiz 934.

16 Chari ST, Takahashi N, Levy MJ, et al. A diagnostic strategy to distinguish autoimmune pancreatitis from pancreatic cancer. Clin Gastroenterol Hepatol 2009;7(10):1097–1103.

17 Irie H, Honda H, Baba S, et al. Autoimmune pancreatitis: CT and MR characteristics. AJR Am J Roentgenol 1998;170(5):1323–1327.

18 Sahani DV, Kalva SP, Farrell J, et al. Autoimmune pancreatitis: imaging features. Radiology 2004;233(2):345–352.

19 Church NI, Pereira SP, Deheragoda MG, et al. Autoimmune pancreatitis: clinical and radiological features and objective response to steroid therapy in a UK series. Am J Gastroenterol 2007;102(11):2417–2425.

20 Takahashi N, Fletcher JG, Fidler JL, et al. Dual-phase CT of autoimmune pancreatitis: a multireader study. AJR Am J Roentgenol 2008;190(2):280–286.

21 Suzuki K, Itoh S, Nagasaka T, et al. CT findings in autoimmune pancreatitis: assessment using multiphase contrast-enhanced multisection CT. Clin Radiol 2010;65(9):735–743.

22 Wakabayashi T, Kawaura Y, Satomura Y, et al. Clinical and imaging features of autoimmune pancreatitis with focal pancreatic swelling or mass formation: comparison with so-called tumor-forming pancreatitis and pancreatic carcinoma. Am J Gastroenterol 2003;98(12):2679–2687.

23 Van Hoe L, Gryspeerdt S, Ectors N, et al. Nonalcoholic duct-destructive chronic pancreatitis: imaging findings. AJR Am J Roentgenol 1998;170(3):643–647.

24 Kamisawa T, Chen PY, Tu Y, et al. MRCP and MRI findings in 9 patients with autoimmune pancreatitis. World J Gastroenterol 2006;12(18):2919–2922.

25 Kamisawa T, Tu Y, Egawa N, et al. Can MRCP replace ERCP for the diagnosis of autoimmune pancreatitis? Abdom Imaging 2009;34(3):381–384.

26 Park SH, Kim MH, Kim SY, et al. Magnetic resonance cholangiopancreatography for the diagnostic evaluation of autoimmune pancreatitis. Pancreas 2010;39(8):1191–1198.

27 Ichikawa T, Sou H, Araki T, et al. Duct-penetrating sign at MRCP: usefulness for differentiating inflammatory pancreatic mass from pancreatic carcinomas. Radiology 2001;221 (1):107–116.

28 Muhi A, Ichikawa T, Motosugi U, et al. Mass-forming autoimmune pancreatitis and pancreatic carcinoma: differential diagnosis on the basis of computed tomography and magnetic reso-

nance cholangiopancreatography, and diffusion-weighted imaging findings. J Magn Reson Imaging 2012;35(4):827–836.

29 Sugumar A, Levy MJ, Kamisawa T, et al. Endoscopic retrograde pancreatography criteria to diagnose autoimmune pancreatitis: an international multicentre study. Gut 2011;60(5):666–670.

30 Kim JH, Kim MH, Byun JH, et al. Diagnostic strategy for differentiating autoimmune pancreatitis from pancreatic cancer: is an endoscopic retrograde pancreatography essential? Pancreas 2012. Epub ahead of print. PMID: 22228050.

31 Nakazawa T, Ohara H, Sano H, et al. Cholangiography can discriminate sclerosing cholangitis with autoimmune pancreatitis from primary sclerosing cholangitis. Gastrointest Endosc 2004; 60(6):937–944.

32 Kim JH, Byun JH, Kim SY, et al. Sclerosing cholangitis with autoimmune pancreatitis versus primary sclerosing cholangitis: comparison on endoscopic retrograde cholangiography, MR cholangiography, CT, and MRI. Acta Radiol 2013;54 (6):601–607.

33 Kim JH, Byun JH, Lee SJ, et al. Differential diagnosis of sclerosing cholangitis with autoimmune pancreatitis and periductal infiltrating cancer in the common bile duct at dynamic CT, endoscopic retrograde cholangiography and MR cholangiography. Eur Radiol 2012;22(11):2502–2513.

34 Kubota K, Kato S, Uchiyama T, et al. Discrimination between sclerosing cholangitis-associated autoimmune pancreatitis and primary sclerosing cholangitis, cancer using intraductal ultrasonography. Dig Endosc 2011;23(1):10–16.

35 Moon SH, Kim MH, Park do H, et al. IgG4 immunostaining of duodenal papillary biopsy specimens may be useful for supporting a diagnosis of autoimmune pancreatitis. Gastrointest Endosc 2010;71(6):960–966.

36 Kamisawa T, Tu Y, Egawa N, et al. A new diagnostic endoscopic tool for autoimmune pancreatitis. Gastrointest Endosc 2008;68(2):358–361.

37 Kamisawa T, Tu Y, Nakajima H, et al. Usefulness of biopsying the major duodenal papilla to diagnose autoimmune pancreatitis: a prospective study using IgG4-immunostaining. World J Gastroenterol 2006;12(13):2031–2033.

38 Sepehr A, Mino-Kenudson M, Ogawa F, et al. IgG4+ to IgG+ plasma cells ratio of ampulla can help differentiate autoimmune pancreatitis from other "mass forming" pancreatic lesions. Am J Surg Pathol 2008;32(12):1770–1779.

39 Buscarini E, Lisi SD, Arcidiacono PG, et al. Endoscopic ultrasonography findings in autoimmune pancreatitis. World J Gastroenterol 2011;17(16):2080–2085.

40 De Lisi S, Buscarini E, Arcidiacono PG, et al. Endoscopic ultrasonography findings in autoimmune pancreatitis: be aware of

the ambiguous features and look for the pivotal ones. JOP 2010;11(1):78–84.

41 Okabe Y, Ishida Y, Kaji R, et al. Endoscopic ultrasonographic study of autoimmune pancreatitis and the effect of steroid therapy. J Hepatobiliary Pancreat Sci 2012;19(3):266–273.

42 Hoki N, Mizuno N, Sawaki A, et al. Diagnosis of autoimmune pancreatitis using endoscopic ultrasonography. J Gastroenterol 2009;44(2):154–159.

43 Koyama R, Imamura T, Okuda C, et al. Ultrasonographic imaging of bile duct lesions in autoimmune pancreatitis. Pancreas 2008;37(3):259–264.

44 Fusaroli P, Săftoiu A, Mancino MG, et al. Techniques of image enhancement in EUS (with videos). Gastrointest Endosc 2011; 74(3):645–655.

45 Dietrich CF, Hirche TO, Ott M, Ignee A. Real-time tissue elastography in the diagnosis of autoimmune pancreatitis. Endoscopy 2009;41(8):718–720.

46 Hocke M, Ignee A, Dietrich CF. Contrast-enhanced endoscopic ultrasound in the diagnosis of autoimmune pancreatitis. Endoscopy 2011;43(2):163–165.

47 Imazu H, Kanazawa K, Mori N, et al. Novel quantitative perfusion analysis with contrast-enhanced harmonic EUS for differentiation of autoimmune pancreatitis from pancreatic carcinoma. Scand J Gastroenterol 2012;47(7):853–860.

48 Chari ST, Kloeppel G, Zhang L, et al. Histopathologic and clinical subtypes of autoimmune pancreatitis: the Honolulu consensus document. Pancreas 2010;39(5):549–554.

49 Deshpande V, Mino-Kenudson M, Brugge WR, et al. Endoscopic ultrasound guided fine needle aspiration biopsy of autoimmune pancreatitis: diagnostic criteria and pitfalls. Am J Surg Pathol 2005;29(11):1464–1471.

50 Kanno A, Ishida K, Hamada S, et al. Diagnosis of autoimmune pancreatitis by EUS-FNA by using a 22-gauge needle based on the International Consensus Diagnostic Criteria. Gastrointest Endosc 2012;76(3):594–602.

51 Mizuno N, Bhatia V, Hosoda W, et al. Histological diagnosis of autoimmune pancreatitis using EUS-guided trucut biopsy: a comparison study with EUS-FNA. J Gastroenterol 2009;44(7): 742–750.

52 Ishikawa T, Itoh A, Kawashima H, et al. Endoscopic ultrasound-guided fine needle aspiration in the differentiation of type 1 and type 2 autoimmune pancreatitis. World J Gastroenterol 2012;18(29):3883–3888.

53 Iwashita T, Yasuda I, Doi S, et al. Use of samples from endoscopic ultrasound-guided 19-gauge fine-needle aspiration in diagnosis of autoimmune pancreatitis. Clin Gastroenterol Hepatol 2012;10(3):316–322.

54 Naitoh I, Nakazawa T, Hayashi K, et al. Clinical differences

between mass-forming autoimmune pancreatitis and pancreatic cancer. Scand J Gastroenterol 2012;47(5):607–613.

55 Takuma K, Kamisawa T, Gopalakrishna R, et al. Strategy to differentiate autoimmune pancreatitis from pancreas cancer. World J Gastroenterol 2012;18(10):1015–1020.

56 Chen J, Yang R, Lu Y, et al. Diagnostic accuracy of endoscopic ultrasound-guided fine-needle aspiration for solid pancreatic lesion: a systematic review. J Cancer Res Clin Oncol 2012;138 (9):1433–1441.

57 Eloubeidi MA, Tamhane A. EUS-guided FNA of solid pancreatic masses: a learning curve with 300 consecutive procedures. Gastrointest Endosc 2005;61(6):700–708.

58 Mitsuhashi T, Ghafari S, Chang CY, Gu M. Endoscopic ultrasound-guided fine needle aspiration of the pancreas: cytomorphological evaluation with emphasis on adequacy assessment, diagnostic criteria and contamination from the gastrointestinal tract. Cytopathology 2006;17(1):34–41.

59 Turner BG, Cizginer S, Agarwal D, et al. Diagnosis of pancreatic neoplasia with EUS and FNA: a report of accuracy. Gastrointest Endosc 2010;71(1):91–98.

60 Voss M, Hammel P, Molas G, et al. Value of endoscopic ultrasound guided fine needle aspiration biopsy in the diagnosis of solid pancreatic masses. Gut 2000;46(2):244–249.

61 Ball AB, Fisher C, Pittam M, et al. Diagnosis of soft tissue tumours by Tru-Cut biopsy. Br J Surg 1990;77(7):756–758.

62 Brandt KR, Charboneau JW, Stephens DH, et al. CT- and US-guided biopsy of the pancreas. Radiology 1993;187(1):99–104.

63 Harrison BD, Thorpe RS, Kitchener PG, et al. Percutaneous Trucut lung biopsy in the diagnosis of localised pulmonary lesions. Thorax 1984;39(7):493–499.

64 Ingram DM, Sheiner HJ, Shilkin KB. Operative biopsy of the pancreas using the Trucut needle. Aust N Z J Surg 1978;48 (2):203–206.

65 Kovalik EC, Schwab SJ, Gunnells JC, et al. No change in complication rate using spring-loaded gun compared to traditional percutaneous renal allograft biopsy techniques. Clin Nephrol 1996;45(6):383–385.

66 Lavelle MA, O'Toole A. Trucut biopsy of the prostate. Br J Urol 1994;73(5):600.

67 Piccinino F, Sagnelli E, Pasquale G, Giusti G. Complications following percutaneous liver biopsy. A multicentre retrospective study on 68 276 biopsies. J Hepatol 1986;2(2):165–173.

68 Welch TJ, Sheedy PF 2nd Johnson CD, et al. CT-guided biopsy: prospective analysis of 1000 procedures. Radiology 1989; 171(2):493–496.

69 DeWitt J, Emerson RE, Sherman S, et al. Endoscopic ultrasound-guided Trucut biopsy of gastrointestinal mesenchymal tumor. Surg Endosc 2011;25(7):2192–2202.

70 Gines A, Wiersema MJ, Clain JE, et al. Prospective study of a Trucut needle for performing EUS-guided biopsy with EUS-guided FNA rescue. Gastrointest Endosc 2005;62(4):597–601.

71 Lee JH, Choi KD, Kim MY, et al. Clinical impact of EUS-guided Trucut biopsy results on decision making for patients with gastric subepithelial tumors ≥2 cm in diameter. Gastrointest Endosc 2011;74(5):1010–1018.

72 Levy MJ, Jondal ML, Clain J, Wiersema MJ. Preliminary experience with an EUS-guided trucut biopsy needle compared with EUS-guided FNA. Gastrointest Endosc 2003;57(1):101–106.

73 Levy MJ, Smyrk TC, Reddy RP, et al. Endoscopic ultrasound-guided trucut biopsy of the cyst wall for diagnosing cystic pancreatic tumors. Clin Gastroenterol Hepatol 2005;3 (10):974–979.

74 Levy MJ, Wiersema MJ. EUS-guided Trucut biopsy. Gastrointest Endosc 2005;62(3):417–426.

75 Wiersema MJ, Levy MJ, Harewood GC, et al. Initial experience with EUS-guided trucut needle biopsies of perigastric organs. Gastrointest Endosc 2002;56(2):275–278.

76 Săftoiu A, Vilmann P, Guldhammer Skov B, Georgescu CV. Endoscopic ultrasound (EUS)-guided Trucut biopsy adds significant information to EUS-guided fine-needle aspiration in selected patients: a prospective study. Scand J Gastroenterol. 2007;42(1):117–125.

77 Suda K, Takase M, Fukumura Y, et al. Histopathologic characteristics of autoimmune pancreatitis based on comparison with chronic pancreatitis. Pancreas 2005;30(4):355–358.

78 Fujii LL, Chari ST, El-Youssef M, et al. Pediatric pancreatic EUS-guided trucut biopsy for evaluation of autoimmune pancreatitis. Gastrointest Endosc 2013;77(5):824–828.

79 Maire F, Le Baleur Y, Rebours V, et al. Outcome of patients with type 1 or 2 autoimmune pancreatitis. Am J Gastroenterol 2011;106(1):151–156.

80 Hart PA, Kamisawa T, Brugge WR, et al. Long-term outcomes of autoimmune pancreatitis: a multicentre, international analysis. Gut 2013;62(12):1771–1776.

第 **22** 章

超声内镜在胆管疾病中的应用

Nikola Panic，Fabia Attili，Alberto Larghi

自 20 世纪 80 年代早期以来，超声内镜（EUS）已成为评估胆管疾病不可替代的工具，磁共振胰胆管成像（MRCP）应用也越来越广泛，诊断性 ERCP 逐渐被替代。而其后实时 EUS 引导下细针抽吸术（EUS-FNA），进一步扩展了 EUS 在这方面的作用，并为内镜医生提供了获取可靠诊断及正确淋巴结分期的途径，这对制订胆管疾病的合理治疗方案是至关重要的。除此之外，由于 EUS 对邻近靶器官扫查的精确度，并且 EUS-FNA 时可以判断穿刺针是否进入靶器官，近年来促使内镜医生考虑 EUS 不仅可用于获取组织学样本，而且可以用于更多的介入性治疗。EUS 引导下胆道系统引流正在成为具有吸引力的、侵入性小的 ERCP 治疗失败后的备选方案。由于其为患者带来生活质量上的优势，很有可能取代经皮引流，尤其是对于有进展期疾病、生存期很短的患者。同样，EUS 引导下胆囊引流已被成功应用于急性胆囊炎患者，并有可能成为不适合手术患者的可靠治疗方式。

本章我们将回顾 EUS 在胆管疾病中的临床应用和结果，着重于已出现和发展的适应证，并提供未来展望。

胆总管结石

EUS 作为安全、微创的检查措施，可用来评估胆总管结石是否存在[1-3]，并可排除其他原因引起的胆管梗阻，包括胆管腺癌、壶腹部肿瘤、胆管炎、先天性解剖异常等。两项 2007 年之前发表的荟萃分析报道，EUS 诊断胆总管结石的敏感性和特异性分别为 85%~94% 和 94%~95%[4,5]。上述结果在近期的研究中被进一步证实（表 22.1）[6-14]。有趣的是，其中一项研究里，Karakan 等[6]报道 EUS 与 ERCP 相比，诊断胆总管结石的敏感性更高（91% vs. 75%），主要是由于 EUS 诊断小胆总管结石（<4mm）的敏感性显著高于 ERCP（90% vs. 23%，$P<0.01$）（图 22.1）。这一发现与前述观察结果一致，即 EUS 诊断胆总管结石的效果至少与 ERCP 相当[1]，提示我们在安排患者行 ERCP 之前需要进行合适、全面的评估。

对于疑诊胆总管结石的患者，EUS 的作用在于甄别出确有结石、需要行治疗性 ERCP 的患者，从而使那些没有结石的患者避免承受 ERCP 这一有着高风险并发症的侵入性操作，这种方法被称为"EUS 引导下的 ERCP"，可根据患者的临床表现进行危险分层（表 22.2）。从该方法中获益最多的是中低危，特别是中危险度的患者，这些患者检查前考虑胆总管结石的可能性分别为 2%~3% 及 20%~50%。Arguedas 等[15]证明，当胆管结石的风险在 7%~45% 时，EUS 引导下的 ERCP 是有成本效益的。类似地，Buscarini 等[16]发现该法对风险低于 61% 的胆总管结石患者都具有成本效益，而当风险高于 61% 时，直接行 ERCP 更加经济。

一项荟萃分析以随机方式比较了"EUS 引导下的 ERCP"与单纯 ERCP 治疗可疑胆管结石的价值，证实前者更为有效[17]。这项研究中有 4 个随机研究比较了 213 例 EUS 引导下的 ERCP 患者与 210 例单独行 ERCP 的患者，前组 213 例中有 143 例患者（67.1%）避免了 ERCP，使得总体并发症发生率（RR=0.35，95% CI 0.20~0.62，$P<0.001$）及 ERCP 术后胰腺炎发生率（RR=0.21，95% CI 0.06~0.83，$P<0.003$）均显著下降。EUS 引导下的 ERCP 组的术后并发症发生率下降是以内镜操作步骤的显著增加为代价的（RR=2.46，95% CI 1.34~4.52），$P=0.004$）。这也引起人们对费用方面的关注。但是，ERCP 组中由于并发症产生的住院费用并未被顾及。此外，有研究显示，如果 ERCP 紧随

229

表 22.1　评估 EUS 诊断胆总管结石效果的研究

参考文献	例数	胆总管结石的发生风险[a]	EUS 敏感性（%）	EUS 特异性（%）	EUS 内镜种类
Polkowski 等,2007[7]	50	中危	85.7	94.7	环扫
Aljebreen 等,2007[8]	60	低到中危	89	97	环扫
Stabuc 等,2008[9]	30	高危	96	85	环扫
Karakan 等,2009[6]	60	中危	91	100	环扫
Fabbri 等,2009[10]	80	低到中危	100	96	线阵
Vazquez-Sequeiros 等,2011[11]	76	中危	100	NR	环扫
Lin 等,2012[12]	30	中到高危	100	94.7	线阵
Kim 等,2013[13]	72	中危	87	100	环扫
Chen 等,2013[14]	30	中危	100	90	线阵

[a]，对风险分层参见表 22.2。NR，未报道。

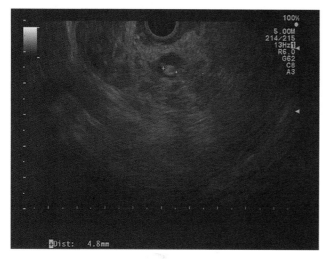

图 22.1　线阵 EUS 下所见的数毫米大的胆总管结石，后方伴声影。

EUS 之后实施，其平均住院时间、操作所需时间与不同时间实施 EUS、ERCP 相比较，有着显著下降，并且明显节省了费用[10]。

关于选择 EUS 还是 MRCP 作为评估胆管结石的首选诊断手段，两项不同的荟萃分析[18,19]及一项系统回顾[20]报道了相似的敏感性、特异性及准确性。因此，选择其中哪一种方法还需考虑其他因素，比如检查资源的可获得性、经验、费用等。不过，MRCP 诊断 <6mm 的胆总管结石的敏感性有所下降，EUS 用来诊断这类患者可能更加有效[21]。

急性胆源性胰腺炎

急性胰腺炎可很快发展至威胁生命的状态，总体死亡率大约为 10%，在重症患者中的死亡率可达 30%[22]。胆总管结石占急性胰腺炎病因的 35%~40%[23]。多年来，ERCP 及内镜下乳头括约肌切开术被认为是判断急性胰腺炎患者胆管情况唯一有效的方法。但是该方法并发症发生率（7%~10%）[24]和死亡率较高（最高达 2.2%）[25]。另外，该方法包含了许多不必要的风险性操作，并且在中等可能性胆总管结石患者中，只有 40% 左右通过 ERCP 发现确有结石[22]。EUS 引导下的 ERCP 则先对急性胰腺炎患者行 EUS，以明确是否存

表 22.2　基于临床及实验室结果的胆总管结石发生风险分层

风险分层	胆总管结石可能性(%)	相关临床表现	实验室检查结果	胆总管直径
低	2~3	无	正常	≤7mm
中	20~50	急性胆管炎，胰腺炎	ALT 升高（小于正常值上限 2 倍）；GGT 升高；AST 或 ALT 升高	8~10mm
高	50~80	急性胆管炎，黄疸	ALT 升高（高于正常值上限 2 倍）	≥10mm

ALT，谷丙转氨酶；GGT，谷酰转肽酶；AST，谷草转氨酶。

在胆总管结石,如有必要时再行 ERCP 及乳头括约肌切开,这已成为广泛接受的替代措施。

表 22.3 报道了一些研究数据,这些研究比较了 EUS 与 ERCP 诊断急性胰腺炎患者有无胆总管结石的能力[9,26-31]。总体来说,EUS 对胆总管结石的诊断具有高敏感性(85%~10%),可使得高达 71% 的患者避免 ERCP。在纳入患者数最多的一项研究中,Liu 等[30]将 140 例急性胆源性胰腺炎患者随机分为入院后 24 小时行 EUS 或 ERCP,他们报道 ERCP 失败率为 14%,而 EUS 成功率达 100%。EUS 与 ERCP 的诊断敏感性和特异性均为 100%,但是 ERCP 的并发症风险显著增高(14%,EUS 组为 7%)。另外,EUS 组中 65% 的患者避免了不必要的 ERCP。最近,一项纳入了 7 个研究、共 545 例患者的系统综述显示,EUS 的失败率较 ERCP 低,并且可使 71.2% 的患者避免 ERCP[22]。EUS 组无并发症发生,而乳头括约肌切开术后的出血,在接受 ERCP 的患者中高达 22%。基于上述结果,作者得出结论,EUS 引导下的方法应该在临床实践中运用于急性胆源性胰腺炎的患者[22]。

性质不明的胆管狭窄

对于性质不确定的胆管狭窄,除非已证实有其他原因,否则都应该考虑恶性的可能,其中胆管腺癌是最常见原因。但是许多良性疾病也可导致胆管狭窄,肝门部的近端胆管树狭窄中,良性病因占所有患者的 20%[32]。为了明确诊断,需要采取多种诊断措施,这对选择最适合的治疗手段至关重要。另外,对恶性病变正确的局部分期及探查有无远处淋巴结转移,还可影响治疗方案的制订,这种情况下,EUS-FNA 扮演了非常重要的角色。

EUS 可发现其他影像学方法无法探及的胆管肿物,一些 EUS 下的影像学特点有助于区分胆管狭窄的良恶性。Lee 等[33]报道 EUS 下见到胰头肿物、胆管壁边界不规则、胆管壁增厚 >3mm 等,常常提示恶性可能。最近,Alper 等[34]发现使用环扫超声内镜探查,如探及完全堵塞远端胆总管的低回声肿物,以及胆管壁增厚呈不均匀回声,均提示恶性,其敏感性及特异性分别为 75.8%、68.1%。图 22.2 举例示意了肿物堵塞远端胆总管管腔。这些表现并不能完全区别是否有癌存在,也不能用来制订治疗方案。而 EUS-FNA 可以克服这一缺陷,它可以提供明确的细胞学和(或)组织学诊断,并且必要的时候可提供累及淋巴结的客观依据(图 22.3)。

现将一些探讨了 EUS-FNA 诊断性质不明的胆管狭窄的研究总结于表 22.4[33,35-44]。除了一项研究外,其余研究均将 EUS-FNA 作为 ERCP 联合细胞刷片和(或)胆管内活检之后的第二选择。如表 22.4 所示,EUS-FNA 对所有胆管狭窄病变的诊断敏感性为 43%~100%,而对于肝门部胆管狭窄,敏感性为 25% ~ 100%。EUS-FNA 诊断肝门部胆管狭窄的敏感性差异较大,提示对肝门部进行采样的高技术要求。大部分已发表文献发现,如果样本太小,EUS-FNA 很容易诊断不足。Rösch 等[39]首先指出,EUS-FNA 的诊断敏感性在近端和远端胆管之间有显著差异,他们研究了 50 例连续的梗阻性黄疸患者,均进行了组织学诊断,发现 EUS-FNA 诊断远端胆管狭窄的敏感性为 60%,明显高于近端狭窄的 25%。作者解释这一诊断能力的差异可能与近端胆管病变远离超声内镜前端有关,它们更加靠近肝实质,使得超声探查及穿刺较远端胆管狭窄更加困难。Mohamadnejad 等[44]最近证实了类似的 EUS-FNA 诊断能力的差异,他们发现总体敏感性较前

表 22.3 评估 EUS 在急性胆源性胰腺炎中的作用的研究

参考文献	例数	EUS 敏感性 (%)	EUS 特异性 (%)	ERCP 敏感性 (%)	ERCP 特异性 (%)	免于行 ERCP 的比例 (%)
Sugiyama 等,1988[26]	35	100	100	100	100	57
Chak 等,1999[27]	36	91	100	92	87	67
Prat 等,2001[28]	123	100	100	NR	NR	63
Liu 等,2001[29]	100	97	98	97	95	66
Liu 等,2005[30]	140	100	100	100	100	65
Stabuc 等,2008[9]	38	96	85	96	92	31
Repiso 等,2008[31]	73	85	98	NR	NR	74

NR,未报道。

表 22.4　EUS 诊断性质未明的胆管狭窄的研究

参考文献	例数	EUS 下可见肿块(%)	所有胆管狭窄敏感性(%)	近端胆管狭窄敏感性(%)	远端胆管狭窄敏感性(%)
Fritscher-Ravens 等,2000[35]	10	100	80	80	NA
Fritscher-Ravens 等,2004[36]	44	98	89[a]	89[a]	NA
Eloubeidi 等,2004[37]	28	89	75	NR	NR
Byrne 等,2004[38]	35	71	86	NR	NR
Lee 等,2004[33]	40	25	47	NR	NR
Rösch 等,2004[39]	50	NR	43	25	60
Meara 等,2006[40]	46	NR	87[b]	NR	NR
Dewitt 等,2006[41]	24	96	77	77	NA
Saifuku 等,2010[42]	34	NR	94.1	NA	94.1
Ohshima 等,2011[43]	22	100	100	100	100
Mohamadnejad 等,2011[44]	81	94	73[c]	59[c]	81

NR,未报道;NA,不适用。[a],包含了参考文献[35]中报道的 10 例患者。[b],包含了参考文献[37]中报道的 28 例患者。[c],包含了参考文献[41]中报道的 24 例患者。

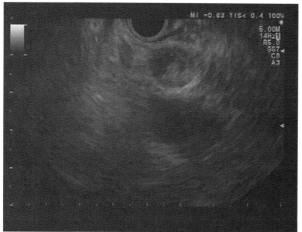

图 22.2　线阵 EUS 下见远端胆总管管腔完全被肿块堵塞,高度提示为胆管腺癌。

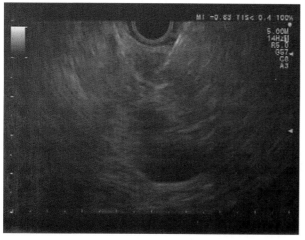

图 22.3　对疑诊为胆管腺癌的远端胆总管肿块行 EUS-FNA。

述研究[39]更高,但是诊断近端狭窄的敏感性显著低于远端胆管狭窄(59% vs. 81%,P=0.04)[44]。值得注意的是,无论病变大小,EUS-FNA 优于 ERCP 引导下的组织学诊断,有报道显示 ERCP 引导下的细胞刷片仅有 27% 的敏感性[44]。

Pavey 和 Gress[45]在对 DeWitt 等[41]的文章的述评中提出,当患者出现胆管狭窄但胆红素水平正常时,可考虑选择 EUS 的诊断流程。在这些患者中,EUS 可能发现胰腺占位或其他与慢性胰腺炎相关的改变,并且可在同一次操作中实施 FNA 以获取确切的诊断。有趣的是,新近开发出的前视治疗超声内镜在肝门部区域的显像方面与传统线阵超声内镜相比有一定的优势,操作者从此种超声内镜的运用中不断获取经验,即使是在合并黄疸的患者中,也可将 EUS-FNA 作为首选诊断方法,以获得初步结果(图 22.4)[46]。近期一项由 Tummala 等[47]发表的回顾性研究证实了 EUS 引导下的 ERCP 在远端胆管狭窄患者中的作用。在此研究中,170 例有黄疸但是 CT 未发现明确肿块的患者,只有 100 例(58.8%)被诊断为恶性。此外,这 100 例恶性患者中有 77 例为胰腺癌,只有 20 例为胆管腺癌,而这些患者在实施 EUS 前多考虑为胆管腺癌[47]。后一发现强调了前期 CT 检查未发现肿块的患者,在 ERCP 前实施 EUS 以评估病情的重要性,特别是该影像学检查是在社区医院实施的情况下。EUS 不仅可以确诊或排除肿块的存在,还可以更加高效地获取组织学诊断,以及在 ERCP 置入支架

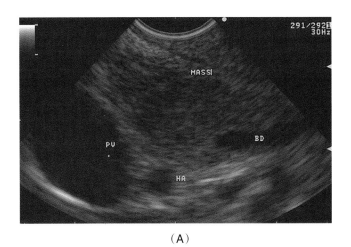

（A）

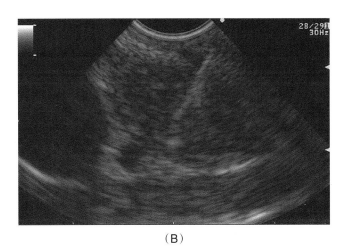

（B）

图 22.4　使用前视线阵 EUS 对肝门部胆管狭窄的患者进行扫查。（A）EUS 图像显示肝门部低回声肿块堵塞胆管，未侵犯门静脉（PV）或肝动脉（HA）。（B）对病变实施 EUS-FNA。

之前彻底、全面地评估肿瘤的分期，这一点非常重要，因为人工材料置入之后可能会使得 EUS 取材及分期的准确性降低[48]。

　　早期的研究显示，EUS 同样是评估远端和近端胆管腺癌分期的有效工具。据报道，EUS 预测门静脉侵犯的准确性为 88%~100%[49-51]。最近，Mohamadnejad 等[44]报道 EUS 预测胆管腺癌的不可切除性较 CT 的敏感性更高（53% vs.33%），当二者联合时诊断效果最佳（73%）。但是 EUS 诊断胆管腺癌分期最具有潜力的价值在于其可显示区域性淋巴结的特征。转移淋巴结的发现和诊断意味着胆管腺癌不可切除。在由于解剖关系而不可切除的肝门部胆管癌患者中，必须排除区域淋巴结转移以选择合适的候选者来实施肝移植。在一项包含 47 例等待肝移植的肝门部胆管癌患者的研究

中，Gleeson 等[52]发现 8 例（17%）患者有区域淋巴结转移，从而不能实施肝移植。22 例患者中 20 例通过 EUS 诊断无淋巴结转移，这一结果进一步被腹腔镜分期手术证实。另外，因为未发现 EUS 下淋巴结的形态学或回声特点与良恶性相关，作者建议对所有扫查到的淋巴结进行 EUS-FNA，而不论它们的特点如何。但是另一方面，印第安纳大学团队更为近期的报道[44]提示 EUS-FNA 诊断恶性淋巴结的敏感性仅有 9%。这些结果的不一致性也许与两项研究中的患者人群的差别有关。印第安纳大学的研究[44]包含的是无须进行肝移植的远端和近端性质未明的胆管狭窄患者，对这些患者而言，探查远处淋巴结可能改变患者的治疗计划。因为没有穿刺的需要，研究者并未太关注它们的存在，因此区域淋巴结累及的情况可能被低估。

　　对性质不明的胆管狭窄实施 EUS-FNA 主要顾虑为理论上存在肿瘤种植的风险，尤其是位于腹腔中央的肿瘤，穿刺针需要横跨腹膜及网膜脂肪，而它们无法通过手术切除。Heimbach 等[53]在梅奥诊所实施的回顾性研究结果提出了这一顾虑。这一研究包含了 191 例胆管腺癌患者，他们在肝移植前均行腹腔镜分期手术。总共有 16 例患者行 EUS-FNA，其中 6 例结果提示为腺癌。这 6 例患者中有 5 例发现有腹膜转移，而未行活检的患者中只有 8% 的患者（14/175）有腹膜转移。虽然作者没有排除这样的可能性，即患者的临床或肿瘤相关特点提示其为进展期疾病，会更加倾向于实施 FNA，但是梅奥诊所将原发部位肿瘤的 FNA 定为胆管腺癌拟行肝移植的禁忌证[54]。相反，近期由 El Chafic 等[55]发表的文章中，胆管腺癌患者术前实施 EUS-FNA 后并未发现术后复发率上升或生存期减少。不过，仍然需要大型、长期的前瞻性研究来评估此类患者 EUS-FNA 后肿瘤种植的风险。

胆囊息肉与胆囊癌

　　胆囊息肉包括肿瘤性（腺瘤和腺癌）和非肿瘤性（胆固醇性息肉和腺肌瘤）病变（图 22.5）。目前的推荐建议所有患有胆囊息肉并有恶变高危因素的患者进行外科胆囊切除，这些高危因素包括年龄 >50 岁、合并胆囊结石以及胆囊息肉 >10mm[56]。但是由于 <10mm 的息肉也有恶性可能，而部分 >10mm 的息肉切除后发现为良性[57]，因此需要找到一个更加敏感的诊断工具来评估这些病变。

　　两项研究报道提示，EUS 鉴别良恶性胆囊息肉[58,59]以及胆囊癌分期的能力优于经腹部超声（TUS）[60]。但

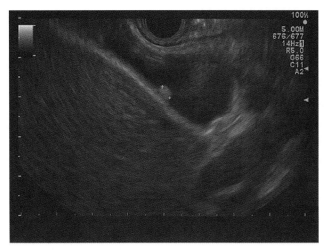

图 22.5 线阵 EUS 下显示胆囊内一枚 3mm 大的息肉。

是在许多直径 <20mm 的胆囊息肉病例中，鉴别诊断仍然困难。最近，一些作者阐述了 EUS 在诊断胆囊息肉中的作用(表 22.5)[61-68]。Cheon 等[61]研究了 94 例胆囊息肉直径 <20mm 并行手术切除的患者。他们报道 EUS 诊断非肿瘤性和肿瘤性病变的敏感性分别为 77.5% 和 66.7%，EUS 诊断 <10mm 息肉的准确性 (40%)低于 >10mm 者(88.9%)。Cho 等[62]试图发现与肿瘤性息肉相关的 EUS 特点，他们研究了 88 例息肉 <20mm 的患者，多因素回顾分析发现 EUS 呈现灶性低回声病变是诊断肿瘤性病变唯一的预测因子 (OR=55.4,95%CI 8.26~371)。敏感性和特异性分别为 90% 和 89%。另外，>15mm 的息肉恶性风险更高 (OR=21.7,95%CI 2.35~201；P=0.007)，而呈现灶性低回声病变时恶性风险同样增高 (OR=10.9,95%CI 1.01~117；P=0.049)。Jang 等[63]研究了 144 例胆囊息肉样病变 >10mm 的患者，比较了 EUS 与高敏感性腹部超声(HUAS)及 CT 的诊断价值。研究发现诊断恶性病变的敏感性分别为：HUAS 90%，EUS 86%，CT 72%。基

表 22.5　EUS 对胆囊息肉诊断价值的研究

参考文献	例数	研究人群	EUS 类型	EUS 诊断非肿瘤性病变的敏感性(%)	EUS 诊断肿瘤性病变的敏感性(%)	EUS 诊断恶性肿瘤的敏感性(%)	EUS FNA 诊断恶性肿瘤的敏感性(%)
Cheon 等,2009[62]	94	94 例胆囊息肉直径 <20mm 的外科手术患者	环扫	77.3	66.7	NA	NA
Cho 等,2009[63]	88	胆囊息肉 <20mm 的患者	环扫	胆固醇性:75[a] 腺肌瘤:83[b]	90[c]	85[d]	NA
Jang 等,2009[64]	144	>1cm 的胆囊息肉样病变	环扫	NA	NA	86	NA
Hijioka 等,2010[65]	16	15 例患者有胆囊占位性病变，实施 EUS-FNA 的连续性患者	线阵	NA	NA	NA	90
Hijioka 等,2012[61]	50	胆囊癌患者	线阵	NA	NA	NA	96[e]
Park 等,2012[66]	34	胆囊息肉患者	环扫	NA	NA	NA	NA
Kim 等,2012[67]	134	胆囊壁厚度>3mm 的患者	环扫	NA	NA	84[f]	NA
Choi 等,2013[68]	93	胆囊息肉直径>10mm 的患者	环扫	NA	NA	93.5	NA

[a],使用高回声改变作为阳性预测因子,低回声改变作为阴性预测因子。[b],使用微囊样改变作为阳性预测因子。[c],使用低回声改变作为阳性预测因子。[d],使用低回声改变以及>15mm 作为阳性预测因子。[d],当淋巴结活检结果不确定或者淋巴结无法评估时,对胆囊肿块活检。[f],用于诊断肿瘤性胆囊壁增厚。NA,不适用。

于上述结果，作者更倾向于使用 HUAS 而不是 EUS，因为行 HUAS 患者的不适感更少，并且不需要镇静。Kim 等[67]评估了 EUS 鉴别诊断胆囊壁增厚性质的临床应用价值，他们研究了 134 例胆囊壁厚度 >3mm 的患者，发现胆囊壁厚度超过 10mm、内部有低回声改变是预测肿瘤性病变的独立因素，EUS 总体敏感性为 84.6%。

使用造影剂的增强 EUS（CEUS）代表了一种新技术，它可过选择性地显示来自超声造影剂的信号，从而同时对器官微血管系统及间质灌注情况进行评估[69]。CEUS 对血管灌注的评估能力对于鉴别良恶性胆囊病变很有用处。一项来自韩国的研究报道 CEUS 鉴别诊断胆囊腺瘤和胆固醇性息肉的敏感性和特异性分别为 75% 和 66.6%[66]。最近，Choi 等[68]发现 CEUS 和 EUS 在鉴别良恶性胆囊息肉方面并无显著性差异，不过 CEUS 下的发现可改变 8.6% 患者的治疗策略。

鉴于对胆囊占位实施 EUS-FNA 的可能性，一些基于小样本量的核心研究报道，对胆囊占位进行取样以获取确切的诊断是安全、可行且有效的（图 22.6）[70,71]。这些发现近期被 Kim 等[72]证实，他们研究了 28 例胆囊占位的患者，13 例患者行胆囊占位的 EUS-FNA 操作，而剩余的 15 例则对可疑有转移的淋巴结进行取材。最终，13 例行 EUS-FNA 的患者中 10 例确诊为恶性，3 例未发现恶性肿瘤细胞，这 3 例病变中，2 例为假阴性。所有 14 例有淋巴结转移的患者均通过淋巴结的 EUS-FNA 确诊。其中 1 例患者在 EUS-FNA 术后发生胆囊炎[72]。来自日本名古屋的 2 项不同研究[64,65]探讨了 EUS-FNA 诊断胆囊病变的有效性。第一项

研究中，对 15 例胆囊占位的患者行 EUS-FNA，诊断准确性为 93.3%，敏感性和特异性分别为 90% 和 100%[65]。第二项研究纳入了 88 例患者，EUS-FNA 的取材流程为：首先穿刺腹腔内肿大的区域淋巴结，只有当未发现肿大的区域淋巴结，或该淋巴结无法穿刺，或现场病理评估为阴性时，才会选择穿刺胆囊。EUS-FNA 的结果再与经 ERCP 获取的标本诊断结果进行比较[65]。EUS-FNA 在确诊恶性病变方面的敏感性显著高于 ERCP（96.0% vs. 47.4%），并且较 ERCP 并发症更加少见（0 vs. 6.7%）[65]。

EUS 引导下胆管引流

约 10% 的 ERCP 病例由于解剖结构改变、壶腹部周围憩室、胆管扭曲、结石嵌顿或肿瘤浸润等原因，导致操作失败[73]。EUS 引导下胆管引流是一项具有吸引力的、侵入性小的技术，可取代 ERCP 失败后的经皮经肝胆管引流（PTBD）或外科手术。最近一项前瞻性对照研究比较了 EUS 引导下胆管引流与 PTBD，25 例无法手术切除的恶性胆管狭窄患者 ERCP 失败后转入三级医疗中心，他们被随机分为 EUS 引导下胆管引流组和 PTBD 组[74]。所有患者均获得了技术与临床治疗的成功，两项技术之间在不良事件的发生方面没有差异。这些结果显示 EUS 引导下胆管引流在临床有效性方面至少与 PTBD 相当，并可能给患者带来更高的生活质量，后者是需要考虑的非常重要的因素，尤其是在患者的预计生存期非常短的情况下[74]。

EUS 引导下胆管引流使用治疗性线阵超声内镜操作，工作钳道直径最小为 3.7mm，可采取肝内或肝外通路[75]。从肝内通路进入时，将超声内镜前端放置于胃内贲门小弯侧，此处可清晰探查到扩张的肝内胆管系统。从肝外通路进入时，通常可在十二指肠球部扫查到胆总管，有时也可在远端胃窦处探及。使用 19G 穿刺针穿刺目标胆管，通过注射造影剂或抽吸胆汁确认穿刺针已在胆管内，其后将 0.035 英寸的导丝置入目标胆管。在一些病例中，当操作导丝通过壶腹部进入十二指肠时，可通过会师技术或顺行性手术完成操作。如果选择会师技术，则小心退出内镜，留置导丝。其后插入十二指肠镜至乳头，使用活检钳或圈套器夹持导丝退入活检通道，从而获得标准 ERCP 所需的逆行通路以完成操作。如果内镜无法顺利到达十二指肠，则行顺行性手术，使用 6F 或 7F 的扩张探条或者球囊导管以扩张通道，以允许合适的附件（比如支架或扩张球囊）通过，从而在乳头部完成直接顺行性

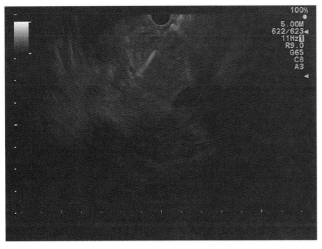

图 22.6 对一完全堵塞胆囊床的占位实施 EUS-FNA。

EUS 引导下的操作。在其他一些情况下，导丝不能通过壶腹部时，则通过造瘘来放置穿过胆管和胃肠腔的塑料或金属支架。可以使用可弯曲的针刀或囊肿切开刀造瘘，如果需要进一步扩张造瘘通道，可使用扩张导管或球囊。

自从第 1 例 EUS 引导下胆管引流被报道以来，陆续有一些研究发表，迄今为止已治疗超过 1000 例患者，总体技术和临床成功率在 90% 左右，肝内和肝外路径的成功率无明显差别[76]。表 22.6 展示了病例数大于 20 例的 EUS 引导下胆管引流研究[77-89]。Mallery 等[90] 于 2004 年最先阐述了会师技术。从那时开始，一些专业的临床中心发表的报道多数是小样本量的研究，总体临床成功率为 65%~100%，并发症发生率 4%~12%[77,86]。并发症包括气腹、胆漏、轻度胰腺炎、急性胆囊炎[79,80,86,87,91]。理论上会师技术的优势在于可避免因造瘘所致的潜在胆漏风险。另一方面，会师技术有一些不足之处：①只能应用于内镜可到达乳头的患者，胃流出道梗阻或解剖结构改变的患者可能无法实施该操作；②即使是经验丰富的专家，平均技术成功率也只在 75% 左右[79]，操作时间延长和交换内镜过程中操作路径丢失的风险均与成功率相关；③需要逆行插管，同时需对乳头实施操作，这增加了急性胰腺炎的风险，发生率与 ERCP 术后胰腺炎相似[79,80,86,91]。

Dhir 等[81] 进行了一项非常有趣的研究，他们采用非随机、回顾性方法研究了一群特别选择的患者，比较 EUS 引导下胆管会师引流术与 ERCP 失败后乳头预切开术的安全性和有效性。EUS 组的技术成功率显著高于乳头预切开组（98.3% vs. 90.3%；P =0.03）。两组的并发症发生率类似（预切开组 6.9% vs. EUS 组 3.4%；P =0.27），但是只有预切开组发生了严重的并发症（例如重症胰腺炎和出血）。这个团队后来又发表了一项回顾性研究，比较经肝内和肝外途径实施 EUS 引导下会师技术的成功率和并发症发生率，该研究纳入了 35 例远端胆总管狭窄、ERCP 失败的患者[85]。两种方法技术成功率相似，但是肝内途径组患者术后疼痛（44.1% vs. 5.5%；P =0.017）、胆漏（11.7% vs. 0；P =0.228）、膈下游离气体（11.7% vs. 0；P =0.228）以及住院时间延长（2.5 天 vs. 0.17 天；P =0.015）的发生率更高。早前由 Iwashita 等[80]发表的数据也支持了这些结果。出现这些结果的原因，可能是由于肝内途径需要穿刺入腹腔、肝包膜，而肝左叶随着呼吸运动而运动，可能增加穿刺道损伤，从而增加继发胆漏及疼痛的风险。虽然缺乏前瞻性随机研究，但是当两种途径技术上都可以完成时，选择肝外途径是比较合理的。

EUS 引导下顺行性引流可治疗需要使用支架或球囊扩张的良恶性吻合口狭窄以及治疗那些解剖结构改变使得内镜无法到达乳头的胆石症患者[78,92,93]。这一技术至今只有一些个案报道及病例系列发表。此类操作最主要的风险在于需要临时建立通路以使得附件通过，此时经由造瘘通道发生胆漏的风险非常高。包括轻症胰腺炎、腹痛和肝包膜下血肿等并发症的发生率经报道为 0~30%[78,92-94]。

EUS 引导下直接胆管引流可经由胃壁或十二指肠壁操作，从而形成肝胃和胆道十二指肠吻合。EUS

表 22.6　病例数超过 20 例的回顾性和前瞻性 EUS 引导下胆管引流研究

参考文献	研究类型	例数	技术成功率（%）	临床成功率（%）	并发症（%）
Maranki 等，2009[77]	回顾性	49	84	80	18
Park 等，2011[78]	回顾性	57	96	89	47
Shah 等，2012[79]	回顾性	68	85	85	9
Iwashita 等，2012[80]	回顾性	40	73	73	12
Dhir 等，2012[81]	回顾性	58	98	98	3
Vila 等，2012[82]	回顾性	106	70	70	23
Horaguchi 等，2012[83]	回顾性	21	100	100	10
Park 等，2013[84]	前瞻性	45	91	87	11
Dhir 等，2013[85]	回顾性	35	97	97	23
Khashab 等，2013[86]	回顾性	35	94	91	14
Gupta 等，2014[87]	回顾性	240	99	87	35
Dhir 等，2013[88]	回顾性	68	97	97	21
Kawakubo 等，2013[89]	回顾性	64	95	95	42

引导下的胆道十二指肠吻合最先由 Giovannini 等[95]在 2001 年描述，而肝胃吻合则在 2 年后由 Burmester 等[96]首先报道。至今为止已发表的最大型的相关研究是一项包含 6 家国际转诊中心的多中心、回顾性研究，他们报道了随访 10 年的结果，10 年间有 240 例患者（81% 为恶性疾病）实施了该项手术。60% 的患者为肝内途径，其中放置金属或塑料支架的患者分别占 60% 和 27%。总体成功率为 87%，肝外和肝内途径之间无显著性差别（84.3% vs. 90%；P =0.15）。需要注意的是，对恶性患者来说，肝内途径较肝外途径的表现更佳（94.9% vs. 83.8%；P =0.01），而在良性患者中未发现有区别。恶性患者的手术成功率明显更高（90.2% vs. 77.3%；P =0.02），可能是由于胆管扩张更加充分使得进一步的操作更加容易成功。超过 30% 的病例出现并发症，肝外和肝内途径之间无显著差别（32.6% vs. 35.6%；P =0.64）。据报道，最常见的并发症包括出血（11%）、胆漏 / 腹膜炎（10%）、气腹（5%）和胆管炎（5%）。使用塑料或金属支架的患者之间的并发症无区别。但是据观察，使用金属支架有预后更佳的趋势。使用塑料支架发生胆管炎的并发症更高（11% vs. 3%；P =0.02）。而胆漏的发生率在两组间无区别（9.3% vs. 9.2%；P =0.97）。高并发症的发生可能与学习曲线效应和使用技术之间的异质性有关。另外，操作所使用的附件本是为 ERCP 所设计，用于 EUS 引导下胆管引流可能并不是很适合。

最近，专为 EUS 引导下胆管引流操作设计的双法兰盘腔壁贴合型支架（AXIOS，Xlumena，山景城，加利福尼亚州）已投入使用。该支架为全覆膜，由镍钛合金制成，两端是可锚定在管壁上的法兰盘样结构，有不同规格的直径（6～15mm）。硅胶膜的覆盖可防止潜在的胆漏和组织向支架内生长，保证了支架的可移除性。支架两侧的锚定结构为并列的器官 / 管腔提供了强有力的连接，从而形成窦道和稳定的吻合。前端安装囊肿切开刀的支架推送装置（Hot-Axios）也已投入市场；这一装置可让操作更加快捷，因为快速的支架置入可降低胆漏的风险。该支架在 EUS 下可视，大部分操作过程可在 EUS 引导下实施，而 X 线透视可仅仅作为备用（图 22.7）。来自欧洲多中心临床研究的初步数据于 2013 年在柏林举办的 UEGW 发布，结果非常鼓舞人心。16 例行 ERCP 失败的恶性胆管狭窄患者行 EUS 引导下胆管引流，技术和临床成功率均为 94%（15/16）。在接下来平均 48 天（4~101 天）的随访中，93% 的患者（14/15）引流持续有效。该研究报道了 2 例与支架相关的并发症，1 例为支架放置失败导致的十二指肠壁穿孔，该例随后去除支架，并使用夹子闭合穿孔处；另 1 例为盲端综合征导致的胆管炎，最终通过经 AXIOS 支架的胆管内清理得以解决。未来还需进行多中心研究来确定支架的安全性及长期通畅率，并将这一激动人心的新技术与目前标准的治疗方法进行比较。

EUS 引导下胆囊引流

EUS 引导下胆囊引流可作为经皮经肝胆囊穿刺的替代方法。患有急性胆囊炎而不适合外科手术、对药物治疗无反应需要胆囊减压的患者是实施该操作的理想人群。使用 19G 穿刺针从远端胃窦（胃 - 胆囊吻合）或十二指肠球部（十二指肠 - 胆囊吻合）穿刺胆囊，置入 0.035 英寸导丝，使其在胆囊内成圈，随后放置 5F 鼻胆囊引流管或跨管壁的全覆膜金属支架（图 22.8）。

近期一项韩国的随机对照研究（RCT）评估了急性胆囊炎患者实施 EUS 引导下胆囊引流与经皮穿刺引流的技术可行性、安全性与有效性[97]。该研究纳入了 59 例药物治疗无效、不适合行急诊胆囊切除术的患者，他们被随机纳入 EUS 引导下胆囊引流组或经皮胆囊引流组，前组置入 5F 的鼻胆囊引流管，后组置入 8.5F 的猪尾引流管。两组的技术成功率（97% vs. 97%）、临床成功率（100% vs.96%）和并发症发生率（7% vs.3%）相似。另外，两组从引流后到实施胆囊切除术的平均时间（5~6 天），以及从腹腔镜转换为开腹胆囊切除术的比率（0 ~10%）均较为接近。重要的是，EUS 引导下引流的患者术后疼痛评分明显低于经皮引流组（1 分 vs. 5 分；P <0.001）。

这项研究清晰地显示了 EUS 引导下引流术作为一项良好、安全的技术，可作为经皮引流术的替代，或是外科术前的过渡措施。另一方面，对于手术高危无法切除胆囊的患者来说，EUS 引导下置入临时跨管壁支架是更佳的选择，该技术可避免经皮穿刺引流，并为患者提供更好的生活质量。最近，使用腔壁贴合型金属支架（AXIOS,Xlumena,山景城,加利福尼亚州）的初步经验已经发表[98,99]。目前已有 18 例急性胆囊炎患者使用此种支架治疗，总体技术成功率约为 90%，临床成功率 100%，随访中未发现复发。值得注意的是，没有 1 例并发症报道。目前 EUS 引导下胆囊引流技术仍未广泛传播，只在少数经验丰富的临床中心采用。因此，虽然已有鼓舞人心的结果报道，仍然需要大型、前瞻、多中心研究来证实该技术可替代经皮引流术，

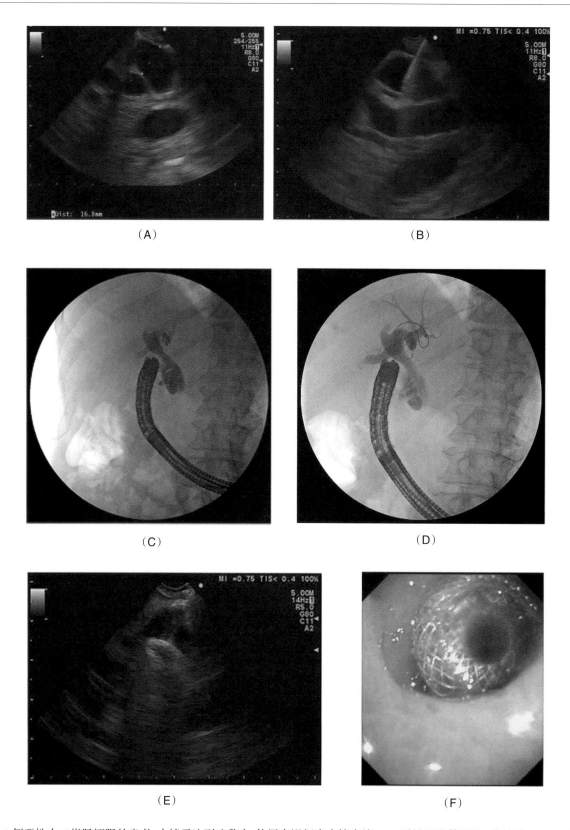

图 22.7 1 例恶性十二指肠梗阻的患者,内镜无法到达乳头,使用直视超声内镜实施 EUS 引导下胆管引流,并放置 AXIOS 全覆膜金属支架。(A)EUS 在十二指肠球部显示扩张的胆总管(17mm)。(B)使用 19G 穿刺针穿刺扩张的胆总管,同时可见腹腔积液。(C)注射造影剂显示扩张的胆总管和远端狭窄。(D)透视见胆总管内 0.035 英寸导丝。(E)EUS 下显示 AXIOS 支架远端的法兰盘,该支架放置入扩张的胆总管内,直径 6~8mm。(F)内镜下见位于十二指肠球部的 AXIOS 支架近端的法兰盘。(图 F 见彩图)

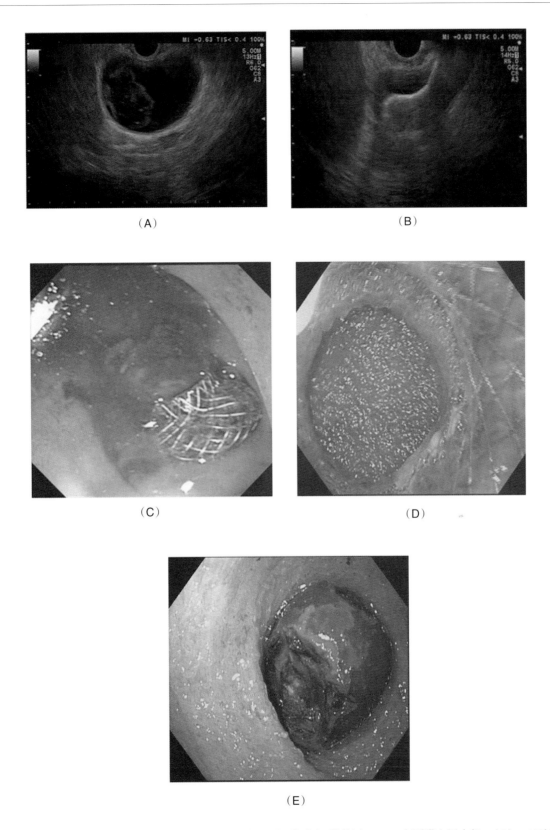

（A）　　　　　　　　（B）

（C）　　　　　　　　（D）

（E）

图 22.8　1 例急性胆囊炎无法实施手术的患者,实施 EUS 引导下胆囊引流,并放置 AXIOS 全覆膜金属支架。(A)EUS 下显示胆囊,可见胆囊壁增厚和一枚大结石。(B)EUS 显示直径 15mm 的 AXIOS 支架远端法兰盘,该支架已在胆囊内打开。(C)内镜下在十二指肠球部可见支架近端法兰盘,可见脓性胆汁流出。(D)支架放置 2 天后,可内镜下通过支架直视胆囊。(E)内镜下可见胆囊内大结石。(图 C~E 见彩图)

以治疗手术高危的急性胆囊炎患者。

结论

EUS 已成为评估胆道系统疾病不可替代的工具。尽管它已从单纯的诊断逐渐发展成一项治疗技术,但是,针对中低危胆总管结石患者确诊或排除胆总管结石的存在,以决定是否实施 ERCP,仍然是 EUS 最重要的作用之一。另一方面,对怀疑恶性胆管疾病的患者,为获取确切诊断而实施的 EUS-FNA 正呈指数式增长。崭新的、激动人心的治疗技术的不断发展,必将进一步扩大 EUS 在这一临床领域的作用及意义。

(郑汝桦 译　王雷 校)

参考文献

1 Prat F, Amouyal G, Amouyal P, et al. Prospective controlled study of endoscopic ultrasonography and endoscopic retrograde cholangiography in patients with suspected common-bileduct lithiasis. Lancet 1996;347(8994):75–79.

2 Sugiyama M, Atomi Y. Endoscopic ultrasonography for diagnosing choledocholithiasis: a prospective comparative study with ultrasonography and computed tomography. Gastrointest Endosc 1997;45(2):143–146.

3 Canto MI, Chak A, Stellato T, Sivak MV Jr. Endoscopic ultrasonography versus cholangiography for the diagnosis of choledocholithiasis. Gastrointest Endosc 1998;47(6):439–448.

4 Garrow D, Miller S, Sinha D, et al. Endoscopic ultrasound: a meta-analysis of test performance in suspected biliary obstruction. Clin Gastroenterol Hepatol 2007;5(5):616–623.

5 Tse F, Liu L, Barkun AN, et al. EUS: a meta-analysis of test performance in suspected choledocholithiasis. Gastrointest Endosc 2008;67(2):235–244.

6 Karakan T, Cindoruk M, Alagozlu H, et al. EUS versus endoscopic retrograde cholangiography for patients with intermediate probability of bile duct stones: a prospective randomized trial. Gastrointest Endosc 2009;69(2):244–252.

7 Polkowski M, Regula J, Tilszer A, Butruk E. Endoscopic ultrasound versus endoscopic retrograde cholangiography for patients with intermediate probability of bile duct stones: a randomized trial comparing two management strategies. Endoscopy 2007;39(4):296–303.

8 Aljebreen A, Azzam N, Eloubeidi MA. Prospective study of endoscopic ultrasound performance in suspected choledocholithiasis. J Gastroenterol Hepatol 2008;23(5):741–745.

9 Stabuc B, Drobne D, Ferkolj I, et al. Acute biliary pancreatitis: detection of common bile duct stones with endoscopic ultrasound. Eur J Gastroenterol Hepatol 2008;20(12):1171–1175.

10 Fabbri C, Polifemo AM, Luigiano C, et al. Single session versus separate session endoscopic ultrasonography plus endoscopic retrograde cholangiography in patients with low to moderate risk for choledocholithiasis. J Gastroenterol Hepatol 2009;24(6):1107–1112.

11 Vazquez-Sequeiros E, Gonzalez-Panizo Tamargo F, Boixeda-Miquel D, Milicua JM. Diagnostic accuracy and therapeutic impact of endoscopic ultrasonography in patients with intermediate suspicion of choledocholithiasis and absence of findings in magnetic resonance cholangiography. Rev Esp Enferm Dig 2011;103(9):464–471.

12 Lin LF, Huang PT. Linear endoscopic ultrasound for clinically suspected bile duct stones. J Chin Med Assoc 2012;75(6):251–254.

13 Kim KM, Lee JK, Bahng S, et al. Role of endoscopic ultrasonography in patients with intermediate probability of choledocholithiasis but a negative CT scan. J Clin Gastroenterol 2013;47(5):449–456.

14 Chen CH, Yang CC, Yeh YH. For biliary dilatation, a negative endosonography needs additional image studies in weight loss suggesting malignancy. Dig Dis Sci 2013;58(8):2345–2352.

15 Arguedas MR, Dupont AW, Wilcox CM. Where do ERCP, endoscopic ultrasound, magnetic resonance cholangiopancreatography, and intraoperative cholangiography fit in the management of acute biliary pancreatitis? A decision analysis model. Am J Gastroenterol 2001;96(10):2892–2899.

16 Buscarini E, Tansini P, Vallisa D, et al. EUS for suspected choledocholithiasis: do benefits outweigh costs? A prospective, controlled study. Gastrointest Endosc 2003;57(4):510–518.

17 Petrov MS, Savides TJ. Systematic review of endoscopic ultrasonography versus endoscopic retrograde cholangiopancreatography for suspected choledocholithiasis. Br J Surg 2009;96(9):967–974.

18 Verma D, Kapadia A, Eisen GM, Adler DG. EUS vs MRCP for detection of choledocholithiasis. Gastrointest Endosc 2006;64(2):248–254.

19 Ledro-Cano D. Suspected choledocholithiasis: endoscopic ultrasound or magnetic resonance cholangio-pancreatography? A systematic review. Eur J Gastroenterol Hepatol 2007;19(11):1007–1011.

20 McMahon CJ. The relative roles of magnetic resonance cholangiopancreatography (MRCP) and endoscopic ultrasound in diagnosis of common bile duct calculi: a critically appraised topic. Abdom Imaging 2008;33(1):6–9.

21 Maple JT, Ben-Menachem T, Anderson MA, et al. The role of

endoscopy in the evaluation of suspected choledocholithiasis. Gastrointest Endosc 2010;71(1):1–9.

22 De Lisi S, Leandro G, Buscarini E. Endoscopic ultrasonography versus endoscopic retrograde cholangiopancreatography in acute biliary pancreatitis: a systematic review. Eur J Gastroenterol Hepatol 2011;23(5):367–374.

23 Forsmark CE, Baillie J. AGA Institute technical review on acute pancreatitis. Gastroenterology 2007;132(5):2022–2044.

24 Freeman ML, Nelson DB, Sherman S, et al. Complications of endoscopic biliary sphincterotomy. N Engl J Med 1996;335 (13):909–918.

25 Lambert ME, Betts CD, Hill J, et al. Endoscopic sphincterotomy: the whole truth. Br J Surg 1991;78(4):473–476.

26 Sugiyama M, Atomi Y. Acute biliary pancreatitis: the roles of endoscopic ultrasonography and endoscopic retrograde cholangiopancreatography. Surgery 1998;124(1):14–21.

27 Chak A, Hawes RH, Cooper GS, et al. Prospective assessment of the utility of EUS in the evaluation of gallstone pancreatitis. Gastrointest Endosc 1999;49(5):599–604.

28 Prat F, Edery J, Meduri B, et al. Early EUS of the bile duct before endoscopic sphincterotomy for acute biliary pancreatitis. Gastrointest Endosc 2001;54(6):724–729.

29 Liu CL, Lo CM, Chan JK, et al. Detection of choledocholithiasis by EUS in acute pancreatitis: a prospective evaluation in 100 consecutive patients. Gastrointest Endosc 2001;54 (3): 325–330.

30 Liu CL, Fan ST, Lo CM, et al. Comparison of early endoscopic ultrasonography and endoscopic retrograde cholangiopancreatography in the management of acute biliary pancreatitis: a prospective randomized study. Clin Gastroenterol Hepatol 2005; 3(12):1238–1244.

31 Repiso A, Gomez-Rodriguez R, Garcia-Vela A, et al. [Endosonographic examination of the common bile duct in patients with acute biliary pancreatitis.] Rev Esp Enferm Dig 2008;100 (6):337–342.

32 Larghi A, Tringali A, Lecca PG, et al. Management of hilar biliary strictures. Am J Gastroenterol 2008;103(2):458–473.

33 Lee JH, Salem R, Aslanian H, et al. Endoscopic ultrasound and fine-needle aspiration of unexplained bile duct strictures. Am J Gastroenterol 2004;99(6):1069–1073.

34 Alper E, Arabul M, Buyrac Z, et al. The use of radial endosonography findings in the prediction of cholangiocarcinoma in cases with distal bile duct obstructions. Hepatogastroenterology 2013;60(124):678–683.

35 Fritscher-Ravens A, Broering DC, Sriram PV, et al. EUS-guided fine-needle aspiration cytodiagnosis of hilar cholangiocarcinoma: a case series. Gastrointest Endosc 2000;52(4):534–540.

36 Fritscher-Ravens A, Broering DC, Knoefel WT, et al. EUS-guided fine-needle aspiration of suspected hilar cholangiocarcinoma in potentially operable patients with negative brush cytology. Am J Gastroenterol 2004;99(1):45–51.

37 Eloubeidi MA, Chen VK, Jhala NC, et al. Endoscopic ultrasound-guided fine needle aspiration biopsy of suspected cholangiocarcinoma. Clin Gastroenterol Hepatol 2004;2 (3): 209–213.

38 Byrne MF, Gerke H, Mitchell RM, et al. Yield of endoscopic ultrasound-guided fine-needle aspiration of bile duct lesions. Endoscopy 2004;36(8):715–719.

39 Rösch T, Hofrichter K, Frimberger E, et al. ERCP or EUS for tissue diagnosis of biliary strictures? A prospective comparative study. Gastrointest Endosc 2004;60(3):390–396.

40 Meara RS, Jhala D, Eloubeidi MA, et al. Endoscopic ultrasound-guided FNA biopsy of bile duct and gallbladder: analysis of 53 cases. Cytopathology 2006;17(1):42–49.

41 DeWitt J, Misra VL, Leblanc JK, et al. EUS-guided FNA of proximal biliary strictures after negative ERCP brush cytology results. Gastrointest Endosc 2006;64(3):325–333.

42 Saifuku Y, Yamagata M, Koike T, et al. Endoscopic ultrasonography can diagnose distal biliary strictures without a mass on computed tomography. World J Gastroenterol 2010;16(2): 237–244.

43 Ohshima Y, Yasuda I, Kawakami H, et al. EUS-FNA for suspected malignant biliary strictures after negative endoscopic transpapillary brush cytology and forceps biopsy. J Gastroenterol 2011;46(7):921–928.

44 Mohamadnejad M, DeWitt JM, Sherman S, et al. Role of EUS for preoperative evaluation of cholangiocarcinoma: a large single-center experience. Gastrointest Endosc 2011;73(1):71–78.

45 Pavey DA, Gress FG. The role of EUS-guided FNA for the evaluation of biliary strictures. Gastrointest Endosc 2006;64 (3):334–337.

46 Larghi A, Lecca PG, Ardito F, et al. Evaluation of hilar biliary strictures by using a newly developed forward-viewing therapeutic echoendoscope: preliminary results of an ongoing experience. Gastrointest Endosc 2009;69(2):356–360.

47 Tummala P, Munigala S, Eloubeidi MA, Agarwal B. Patients with obstructive jaundice and biliary stricture +/– mass lesion on imaging: prevalence of malignancy and potential role of EUS-FNA. J Clin Gastroenterol 2013;47(6):532–537.

48 Fusaroli P, Manta R, Fedeli P, et al. The influence of endoscopic biliary stents on the accuracy of endoscopic ultrasound for pancreatic head cancer staging. Endoscopy 2007;39(9): 813–817.

49 Mukai H, Nakajima M, Yasuda K, et al. Evaluation of endoscopic ultrasonography in the pre-operative staging of carcinoma of the ampulla of Vater and common bile duct. Gastrointest

Endosc 1992;38(6):676-683.

50 Tio TL, Reeders JW, Sie LH, et al. Endosonography in the clinical staging of Klatskin tumor. Endoscopy 1993;25 (1):81-85.

51 Sugiyama M, Hagi H, Atomi Y, Saito M. Diagnosis of portal venous invasion by pancreatobiliary carcinoma: value of endoscopic ultrasonography. Abdom Imaging 1997;22(4):434-438.

52 Gleeson FC, Rajan E, Levy MJ, et al. EUS-guided FNA of regional lymph nodes in patients with unresectable hilar cholangiocarcinoma. Gastrointest Endosc 2008;67(3):438-443.

53 Heimbach JK, Sanchez W, Rosen CB, Gores GJ. Trans-peritoneal fine needle aspiration biopsy of hilar cholangiocarcinoma is associated with disease dissemination. HPB (Oxford) 2011; 13(5):356-360.

54 Levy MJ, Heimbach JK, Gores GJ. Endoscopic ultrasound staging of cholangiocarcinoma. Curr Opin Gastroenterol 2012;28 (3):244-252.

55 El Chafic AH, Dewitt J, Leblanc JK, et al. Impact of preoperative endoscopic ultrasound-guided fine needle aspiration on postoperative recurrence and survival in cholangiocarcinoma patients. Endoscopy 2013;45(11):883-889.

56 Boulton RA, Adams DH. Gallbladder polyps: when to wait and when to act. Lancet 1997;349(9055):817.

57 Terzi C, Sokmen S, Seckin S, et al. Polypoid lesions of the gallbladder: report of 100 cases with special reference to operative indications. Surgery 2000;127(6):622-627.

58 Sugiyama M, Xie XY, Atomi Y, Saito M. Differential diagnosis of small polypoid lesions of the gallbladder: the value of endoscopic ultrasonography. Ann Surg 1999;229(4):498-504.

59 Azuma T, Yoshikawa T, Araida T, Takasaki K. Differential diagnosis of polypoid lesions of the gallbladder by endoscopic ultrasonography. Am J Surg 2001;181(1):65-70.

60 Fujita N, Noda Y, Kobayashi G, et al. Diagnosis of the depth of invasion of gallbladder carcinoma by EUS. Gastrointest Endosc 1999;50(5):659-663.

61 Cheon YK, Cho WY, Lee TH, et al. Endoscopic ultrasonography does not differentiate neoplastic from non-neoplastic small gallbladder polyps. World J Gastroenterol 2009;15 (19):2361-2366.

62 Cho JH, Park JY, Kim YJ, et al. Hypoechoic foci on EUS are simple and strong predictive factors for neoplastic gallbladder polyps. Gastrointest Endosc 2009;69(7):1244-1250.

63 Jang JY, Kim SW, Lee SE, et al. Differential diagnostic and staging accuracies of high resolution ultrasonography, endoscopic ultrasonography, and multidetector computed tomography for gallbladder polypoid lesions and gallbladder cancer. Ann Surg 2009;250(6):943-949.

64 Hijioka S, Hara K, Mizuno N, et al. Diagnostic yield of endoscopic retrograde cholangiography and of EUS-guided fine needle aspiration sampling in gallbladder carcinomas. J Hepatobiliary Pancreat Sci 2012;19(6):650-655.

65 Hijioka S, Mekky MA, Bhatia V, et al. Can EUS-guided FNA distinguish between gallbladder cancer and xanthogranulomatous cholecystitis? Gastrointest Endosc 2010;72(3):622-627.

66 Park CH, Chung MJ, Oh TG, et al. Differential diagnosis between gallbladder adenomas and cholesterol polyps on contrast-enhanced harmonic endoscopic ultrasonography. Surg Endosc 2013;27(4):1414-1421.

67 Kim HJ, Park JH, Park DI, et al. Clinical usefulness of endoscopic ultrasonography in the differential diagnosis of gallbladder wall thickening. Dig Dis Sci 2012;57(2):508-515.

68 Choi JH, Seo DW, Choi JH, et al. Utility of contrast-enhanced harmonic EUS in the diagnosis of malignant gallbladder polyps (with videos). Gastrointest Endosc 2013;78(3):484-493.

69 Kitano M, Kudo M, Sakamoto H, Komaki T. Endoscopic ultrasonography and contrast-enhanced endoscopic ultrasonography. Pancreatology 2011;11(Suppl. 2):28-33.

70 Varadarajulu S, Eloubeidi MA. Endoscopic ultrasound-guided fine-needle aspiration in the evaluation of gallbladder masses. Endoscopy 2005;37(8):751-754.

71 Jacobson BC, Pitman MB, Brugge WR. EUS-guided FNA for the diagnosis of gallbladder masses. Gastrointest Endosc 2003; 57(2):251-254.

72 Kim HJ, Lee SK, Jang JW, et al. Diagnostic role of endoscopic ultrasonography-guided fine needle aspiration of gallbladder lesions. Hepatogastroenterology 2012;59(118):1691-1695.

73 Cotton PB, Garrow DA, Gallagher J, Romagnuolo J. Risk factors for complications after ERCP: a multivariate analysis of 11,497 procedures over 12 years. Gastrointest Endosc 2009;70 (1):80-88.

74 Artifon EL, Aparicio D, Paione JB, et al. Biliary drainage in patients with unresectable, malignant obstruction where ERCP fails: endoscopic ultrasonography-guided choledochoduodenostomy versus percutaneous drainage. J Clin Gastroenterol 2012; 46(9):768-774.

75 Perez-Miranda M, de la Serna C, Diez-Redondo P, Vila JJ. Endosonography-guided cholangiopancreatography as a salvage drainage procedure for obstructed biliary and pancreatic ducts. World J Gastrointest Endosc 2010;2(6):212-222.

76 Fabbri C, Luigiano C, Lisotti A, et al. Endoscopic ultrasound-guided treatments: are we getting evidence based? A systematic review. World J Gastroenterol 2014;20(26):8424-8448.

77 Maranki J, Hernandez AJ, Arslan B, et al. Interventional endoscopic ultrasound-guided cholangiography: long-term experience of an emerging alternative to percutaneous transhepatic cholangiography. Endoscopy 2009;41(6):532-538.

78 Park do H, Jang JW, Lee SS, et al. EUS-guided transhepatic antegrade balloon dilation for benign bilioenteric anastomotic strictures in a patient with hepaticojejunostomy. Gastrointest Endosc 2012;75(3):692–693.

79 Shah JN, Marson F, Weilert F, et al. Single-operator, single-session EUS-guided anterograde cholangiopancreatography in failed ERCP or inaccessible papilla. Gastrointest Endosc 2012; 75(1):56–64.

80 Iwashita T, Lee JG, Shinoura S, et al. Endoscopic ultrasound-guided rendezvous for biliary access after failed cannulation. Endoscopy 2012;44(1):60–65.

81 Dhir V, Bhandari S, Bapat M, Maydeo A. Comparison of EUS-guided rendezvous and precut papillotomy techniques for biliary access （with videos）. Gastrointest Endosc 2012;75(2): 354–359.

82 Vila JJ, Perez-Miranda M, Vazquez-Sequeiros E, et al. Initial experience with EUS-guided cholangiopancreatography for biliary and pancreatic duct drainage: a Spanish national survey. Gastrointest Endosc 2012;76(6):1133–1141.

83 Horaguchi J, Fujita N, Noda Y, et al. Metallic stent deployment in endosonography-guided biliary drainage: long-term follow-up results in patients with bilio-enteric anastomosis. Dig Endosc 2012;24(6):457–461.

84 Park do H, Jeong SU, Lee BU, et al. Prospective evaluation of a treatment algorithm with enhanced guidewire manipulation protocol for EUS-guided biliary drainage after failed ERCP （with video）. Gastrointest Endosc 2013;78(1):91–101.

85 Dhir V, Bhandari S, Bapat M, et al. Comparison of transhepatic and extrahepatic routes for EUS-guided rendezvous procedure for distal CBD obstruction. United European Gastroenterol J 2013;1(2):103–108.

86 Khashab MA, Valeshabad AK, Modayil R, et al. EUS-guided biliary drainage by using a standardized approach for malignant biliary obstruction: rendezvous versus direct transluminal techniques(with videos).Gastrointest Endosc 2013;78(5):734–741.

87 Gupta K, Perez-Miranda M, Kahaleh M, et al. Endoscopic ultrasound-assisted bile duct access and drainage: multicenter, long-term analysis of approach, outcomes, and complications of a technique in evolution. J Clin Gastroenterol 2014; 48(1):80–87.

88 Dhir V, Artifon EL, Gupta K, et al. Multicenter study on endoscopic ultrasound-guided expandable biliary metal stent place-ment: choice of access route, direction of stent insertion, and drainage route. Dig Endosc 2014;26(3):430–435.

89 Kawakubo K, Isayama H, Kato H, et al. Multicenter retrospective study of endoscopic ultrasound-guided biliary drainage for malignant biliary obstruction in Japan. J Hepatobiliary Pancreat Sci 2014;21(5):328–334.

90 Mallery S, Matlock J, Freeman ML. EUS-guided rendezvous drainage of obstructed biliary and pancreatic ducts: report of 6 cases. Gastrointest Endosc 2004;59(1):100–107.

91 Kim YS, Gupta K, Mallery S, et al. Endoscopic ultrasound rendezvous for bile duct access using a transduodenal approach: cumulative experience at a single center. A case series. Endoscopy 2010;42(6):496–502.

92 Weilert F, Binmoeller KF, Marson F, et al. Endoscopic ultrasound-guided anterograde treatment of biliary stones following gastric bypass. Endoscopy 2011;43(12):1105–1108.

93 Iwashita T, Yasuda I, Doi S, et al. Endoscopic ultrasound-guided antegrade treatments for biliary disorders in patients with surgically altered anatomy. Dig Dis Sci 2013;58 （8):2417–2422.

94 Nguyen-Tang T, Binmoeller KF, Sanchez-Yague A, Shah JN. Endoscopic ultrasound （EUS)-guided transhepatic anterograde self-expandable metal stent （SEMS） placement across malignant biliary obstruction. Endoscopy 2010;42(3):232–236.

95 Giovannini M, Moutardier V, Pesenti C, et al. Endoscopic ultrasound-guided bilioduodenal anastomosis: a new technique for biliary drainage. Endoscopy 2001;33(10):898–900.

96 Burmester E, Niehaus J, Leineweber T, Huetteroth T. EUS-cholangio-drainage of the bile duct: report of 4 cases. Gastrointest Endosc 2003;57(2):246–251.

97 Jang JW, Lee SS, Song TJ, et al. Endoscopic ultrasound-guided transmural and percutaneous transhepatic gallbladder drainage are comparable for acute cholecystitis. Gastroenterology 2012; 142(4):805–811.

98 Itoi T, Binmoeller KF, Shah J, et al. Clinical evaluation of a novel lumen-apposing metal stent for endosonography-guided pancreatic pseudocyst and gallbladder drainage （with videos）. Gastrointest Endosc 2012;75(4):870–876.

99 de la Serna-Higuera C, Perez-Miranda M, Gil-Simon P, et al. EUS-guided transenteric gallbladder drainage with a new fistula-forming, lumen-apposing metal stent. Gastrointest Endosc 2013;77(2):303–308.

第 23 章

超声内镜在肝病中的应用

Emmanuel C. Gorospe，Ferga C. Gleeson

超声内镜(EUS)的应用不断发展,已经不再局限于传统的胆胰成像。在很多原发或继发的肝脏疾病中,超声内镜成像能提供额外的诊断价值。例如,检测到肝转移将会导致肿瘤的分期和治疗策略升级。但是由于超声内镜在获得整个肝脏器官图像上存在技术难点,其在肝脏疾病中的应用受到一定限制。

10余年前,加州大学欧文分校发表了一项开创性的研究, 他们报道了疑有胃肠道恶性肿瘤的患者行EUS时肝转移的发现率。通过EUS引导下细针抽吸术(EUS-FNA),在574例患者中发现14例(2.4%)患者有肝转移,而这其中有11例患者(78.5%)CT未能检测到转移病灶 [1],因为CT仍有可能发现不了小于1cm的局限性病灶[2]。此后相继出现了较多的比较CT和EUS-FNA的前瞻性研究,结果表明EUS-FNA对于肝转移的检出率与CT相当或甚至高于CT[2,3]。因此,在癌症分期的标准EUS检查中, 对于肝脏的评估是重要的一环[4]。

肝脏的超声内镜评估仍具有挑战性,因为很难确定在检查期间是否已看到整个肝脏。肝左叶和部分肝右叶邻近胃和十二指肠,易于EUS成像和获取组织。但是大部分肝右叶距离超声内镜成像较远,具体取决于患者的体形、解剖情况和肝脏大小。因此,经腹超声(TUS)和断层腹部成像仍然是评估肝脏疾病的首选诊断方法。

尽管存在一些限制, 但随着我们在EUS方面积累的更多经验,肝脏疾病的一些超声内镜下表现已可识别。在本章中,我们将综述肝脏超声内镜成像的基本技术及超声内镜下肝脏弥漫性实质病变和局灶性病变的特征。

肝脏 EUS 成像

正常肝实质是均质的(图23.1)。肝实质含水量高,这使其成为超声波传播的极好介质。环形和线阵超声内镜都可用于肝脏的超声内镜检查。线阵 EUS 下可直接行 FNA、Trucut 活检(TCB)以及在实时的超声内镜图像下注射。由于线阵 EUS 在上述方面优于环扫EUS,我们更喜欢使用线阵 EUS 评估肝脏疾病,特别是在怀疑有胃肠道恶性肿瘤的情况下。

将超声内镜频率降低后,超声对肝实质的穿透力更强。使用线阵 EUS 时,在胃底观察肝左叶效果最佳。在膈肌裂孔平面,利用腹腔动脉和主动脉定位,可提供一个可靠的参考点,沿该点逆时针旋转探头可看到肝左叶。通过反复的顺时针和逆时针旋转超声内镜,可以仔细地完成检查,但检查者要确定已观察到大部分肝左叶。

把超声内镜放到胃窦,通过旋转联合前后移动扫描可以观察到部分肝左叶和肝右叶。把超声内镜放到十二指肠球部,可能会观察到肝右叶,但这取决于患者的体形和解剖情况。有时当内镜顺时针或逆时针旋转的时候,膨胀的超声内镜球囊有助于稳定位于十二指肠球部的超声内镜探头,可获得部分肝右叶图像。在同一个位置,顺时针旋转加上大小旋钮的微细调整,可协助观察到门静脉和胆总管,并有可能进行淋巴结穿刺。

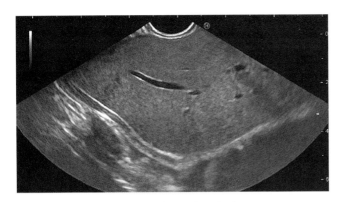

图 23.1　均质的正常肝实质。

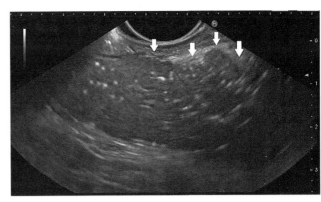

图 23.3　硬化的肝脏中可以看到不规则的结节状边界(箭头)。

EUS 下肝实质异常表现

肝硬化和门静脉高压

　　肝硬化是慢性肝病的标志。其特征是弥漫性实质损伤、纤维化和肝小叶再生结节形成[5]。肝实质的这种纤维化转变在超声内镜下可表现为弥散、粗糙、异质性的回声(图 23.2)。肝脏的轮廓可从平滑的边缘变成不规则形或结节状(图 23.3)。虽然 EUS 不是诊断肝硬化的金标准，但是 EUS 引导下的肝脏 TCB 可获得足够的汇管区、肝实质和结缔组织用于组织病理学检查[6]。TCB 获得的适当组织可看到肝硬化的特征，如桥接纤维化和再生结节 (图 23.4)。另有初步研究显示 EUS 可通过测量实质亮度和回声来评估纤维化，而无须活检。这些结果显示 EUS 在检测纤维化方面敏感性可以接受，与 Ishak 纤维化评分具有良好的相关性[7,8]。

　　肝硬化的另一个特征是腹水，在 EUS 中表现为弥漫性的无回声液体聚积或肝周和腹膜后分离的灶性袋(图 23.5)。腹水的形成有多个原因，肝脏和非肝脏

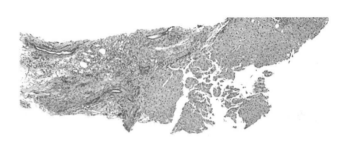

图 23.4　EUS 引导下的肝脏 TCB 可看到肝硬化特征性的桥接纤维化和再生结节。(见彩图)

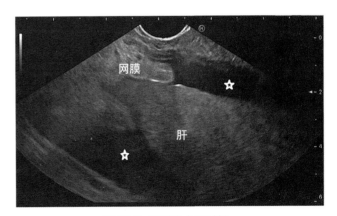

图 23.5　肝周腹水(星号)。

来源的原因都有。肝硬化可伴有大量腹水，很易观察、取样并通过超声引导下的经皮穿刺术引流治疗。在恶性腹水患者中，EUS-FNA 在检测良恶性和腹膜转移方面似乎优于其他经腹影像学方法[9-11]。

　　肝硬化也是肝细胞癌发生的危险因素。肝硬化患者因其他适应证行 EUS 时，应仔细评估肝实质。然而，TUS 仍然是肝硬化患者筛查肝细胞癌的优选方法[12]。受限于不能观察到整个肝脏，EUS 在肝细胞癌筛查中

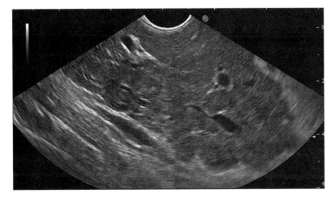

图 23.2　硬化的肝实质回声结构弥漫、粗糙和异质性。

的作用有限。

在门静脉高压患者中,EUS 可观察到食管和胃静脉曲张及食管和胃周围的交通静脉。食管和胃静脉曲张表现为邻近食管壁和胃壁的黏膜下的无回声血管结构(图 23.6)。肝硬化的另一个继发效应是门脉高压性胃病,由于门静脉压力增高,静脉和淋巴流出受阻,因此可以看到胃黏膜层和黏膜下层厚度增加[13]。不过绝大多数情况下内镜可独立诊断静脉曲张和门脉高压性胃病,无须借助超声内镜。EUS 在门静脉高压中的新应用是在 EUS 引导下的血管介入治疗、硬化剂和组织胶注射治疗胃静脉曲张[14,15]。但与标准的治疗如经颈静脉肝内门 – 体分流术或直接内镜下曲张静脉的组织胶注射相比,需要更多的研究来评估这些 EUS 介入治疗的成本效益和安全性。

脂肪肝

脂肪肝可能是因其他适应证行常规肝脏检查中最常见的实质异常[16]。非酒精性脂肪肝(NAFLD)的患病率与世界上日益流行的肥胖、代谢综合征和胰岛素抵抗一致[17]。此外,NAFLD 正成为肝硬化的常见病因,在发达国家还是肝移植的常见适应证[18,19]。

肝细胞内三酰甘油的蓄积可导致肝实质变化并可在超声内镜下观察到,与正常的肝实质相比,表现为高回声改变(图 23.7)。这种肝内脂肪蓄积通常是弥漫性的,但也可以看到局灶性的脂肪蓄积,表现为低回声肝叶、节段性或甚至是楔形肝段,周围是均匀的肝

实质[20,21]。同其他影像学方法一样,超声内镜无法区分脂肪变性的病因[22]。在 EUS 下,非酒精性脂肪肝与酒精性脂肪肝或普通的脂肪变性表现相似。很少需要经皮或甚至 EUS 引导下的肝活检来诊断脂肪肝。对于大多数患者,基于病史、实验室检查和影像学结果就可得到一个初步诊断。

肝脏的恶性病变

肝细胞癌和其他原发性肝脏肿瘤

肝细胞癌是肝脏的原发性肿瘤,占所有肝脏原发性恶性肿瘤的 80% 以上[23]。其主要危险因素包括肝硬化、饮酒和慢性病毒性肝炎。肝硬化及无肝硬化的慢性乙型病毒性肝炎患者发生肝细胞癌的风险增加,TUS 是此类患者筛查的标准影像学方法。肝硬化患者如发现肝内有小于 1cm 的结节,推荐 TUS 随访。如果病变大于 1cm,推荐 CT 四期扫描和动态增强的磁共振成像(MRI)[24]。肝细胞癌可基于动脉期快速不均质血管强化和静脉期或延迟期快速洗脱的特点做出诊断,而不一定需要活检。只有当影像学检查不确定时,当前的美国肝病研究协会(AASLD)指南才推荐行肝活检[24]。肝活检的诊断率应该权衡出血和肿瘤种植的风险。肝细胞癌行肝活检后发生肿瘤针道种植的概率为 2.7%[25]。

EUS 可作为其他肝细胞癌检查方法的补充。超声

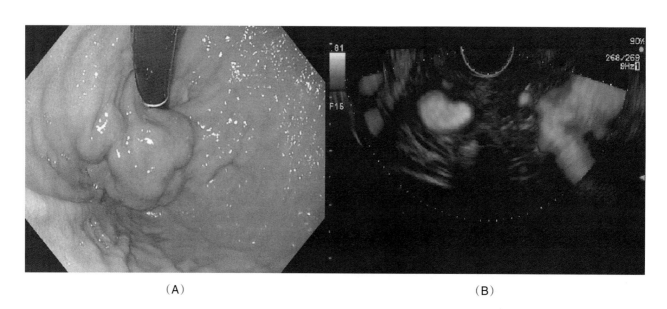

（A）　　　　　　　　　　　　　　　（B）

图 23.6　（A)肝硬化患者的胃底静脉曲张,(B)EUS 通过彩色多普勒显示无回声的管状结构内有血流。(见彩图)

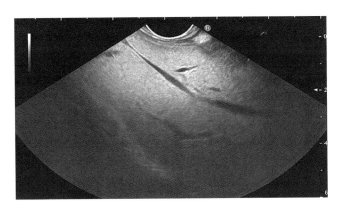

图 23.7　脂肪肝中高回声的肝实质。

内镜下肝细胞癌表现为肝内边界呈低回声的异质性病灶。少数情况下,肝细胞癌在 EUS 上可能表现为高回声或等回声的病变[26]。由于富含血管和肿瘤坏死,也可能存在混合性回声。因而在肝硬化和再生结节的背景下检测肝细胞癌较困难。仅有少数研究显示 EUS 具有优势,但还未在大型前瞻性多中心试验中得到重复[27-29]。在一项包含 17 例患者的单中心前瞻性研究中,EUS-FNA 检测到的结节数量明显多于 TUS、CT 或 MRI[29]。因为不能完全获得整个肝脏的成像,EUS 在诊断肝细胞癌中的作用仍不确定。EUS-FNA 预测不同部位肝脏肿瘤(肝左叶 vs.肝右叶)的不可切除性的敏感性和特异性见表 23.1。EUS 预测肝左叶不可切除的特异性高于敏感性。因此,EUS-FNA 可用于满足肝移植标准但怀疑淋巴结转移的肝细胞癌患者。这些患者如能通过 FNA 明确肝外病变或淋巴结受累,即不能进行肝移植[26]。

其他不常见的原发性肝脏肿瘤包括纤维板层型肝细胞癌、原发性肝淋巴瘤、上皮样血管内皮瘤和血管肉瘤[31]。与肝细胞癌一样,EUS 不是诊断这些少见肝脏肿瘤的主要方法。通常这些病变是在因其他适应证行超声内镜检查过程中意外发现的[9]。原发性肝淋巴瘤可表现为边缘明确的低回声团块或多个小于 1cm 的病灶[32]。纤维板层型肝细胞癌是在非肝硬化背景肝

脏中发生的缓慢生长的肿瘤。它可表现为较大的、孤立的、有不同回声结构和相关淋巴结肿大的肿块[32,33]。上皮样血管内皮瘤和血管肉瘤是肝脏中罕见的恶性血管肿瘤。它们在超声上表现为低回声,难以与其他肿瘤相鉴别。对于这些病变,多推荐多期 CT 或 MRI。

转移性肝癌

在北美和欧洲,转移性肝脏疾病比原发性肝癌更常见[34]。在所有其他实体器官来源的转移病灶中,肝转移占到 25%[35]。腺癌、鳞状细胞癌和神经内分泌肿瘤的肝转移最常见[34]。黑色素瘤、淋巴瘤和肉瘤也会转移到肝脏,但发生率要低一些。基于已经发表的尸检病例,肝转移的原发灶常位于肺、结肠、胰腺、乳腺和胃, 分别占到所有转移病变的 25%、16%、11%、9% 和 6%[34]。

同样,EUS 不是评估肝转移的首选影像学方法。如前所述,EUS 受限于无法观察到整个肝脏,特别是肝右叶。然而,其他的胃肠道恶性肿瘤患者行肿瘤分期检查时,仍然受益于仔细的肝脏 EUS 检查。7% 的食管癌或胃癌患者行超声内镜检查可检测到隐匿性肝转移[27,36,37]。EUS-FNA 与 CT 引导下 FNA 诊断肝脏病变效果相当[3],可用于存在凝血功能障碍、肝硬化或腹水等经皮活检并发症风险高的患者。此外,小于 2cm 的肝脏肿瘤通过腹部 CT 或者超声引导下 FNA 难以靶向活检[38]。

肝转移在超声内镜和 TUS 中具有相似的超声特征[39]。此外,肝转移瘤的超声内镜特征与原发性肝细胞癌相似。转移性肝脏病变通常表现为低回声,边界不规则,有多个病灶,因继发肿瘤坏死,在形态和回声上多变(图 23.8)。有时,转移性疾病可表现为一个孤立

表 23.1　EUS 评估肝脏肿瘤不可切除性的表现[30]

部位	敏感性	特异性
肝左叶	50%(22%~78%)	100%(63%~100%)
肝右叶	24%(9%~48%)	94%(72%~100%)
双侧肝叶	60%(31%~83%)	67%(20%~94%)

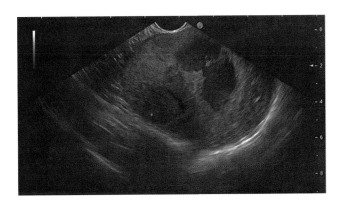

图 23.8　有坏死的转移性肝脏肿块,表现为肿瘤内混合性回声。

性的病变(图 23.9A)。在这种情况下,可因继发肿瘤坏死,在形态和回声上多变。通过 EUS-FNA 确诊 (图 23.9B)。

肝脏的良性病变

肝腺瘤

肝腺瘤是良性上皮性肿瘤,女性较男性更常见,与使用同化激素和避孕药有关[40,41]。多期螺旋 CT 在检测和观察肝腺瘤方面较超声更准确[41]。肝腺瘤在超声上难以与肝恶性肿瘤鉴别。肝腺瘤可能表现为高回声,这与其高含脂量有关[42]。少数情况下,因为出血和钙化,它们可呈现出不同的回声。EUS-FNA 诊断肝腺瘤作用有限,由于有出血风险,通常不行 FNA。

局灶性结节性增生

局灶性结节性增生是最常见的非血管起源的良性结节性肝脏病变,占所有肝脏良性肿瘤的 20%[43]。其通常通过螺旋动态 CT 的特征性改变诊断,即具有中心瘢痕的低密度或等密度病变。由于其血供来自动脉,在肝动脉期会变为高密度[44]。局灶性结节性增生在超声上可呈高回声、低回声或等回声[45],与腺瘤和其他恶性病变难以鉴别。从中心瘢痕辐射的纤维间隔仅在 20% 的病例中可见[46]。EUS-FNA 对其诊断作用有限,因为 FNA 活检通常包含正常的肝细胞和胆管细胞[47]。

血管瘤

血管瘤是所有肝脏良性肿瘤中最常见的,由充血的血管构成。血管瘤在超声上呈圆形,有良好的界限,且为高回声(图 23.10),大部分是均质的,除非在大的血管瘤中,肿瘤内纤维化或血栓形成不同的回声[48]。它们大小不一,从毫米级病变到可以占据大部分肝实质的巨大血管瘤均有。尽管血管瘤是血管性的,但仅 50% 的患者可通过彩色多普勒看到肿瘤内的血流[49]。EUS-FNA 在诊断血管瘤方面应用有限。由于出血风险高且诊断率低,不推荐行 FNA 活检。MRI 是优先推荐的影像学方法,敏感性和特异性都大于 90%[50]。

肝囊性病变

肝囊肿可以大致分为获得性或先天性。获得性囊性病变良恶性均可见。最常见的肝囊肿是单纯囊肿,多偶然发现,大多单发,囊内充满液体,超声内镜上表现为后方增强的无回声的圆形结构(图 23.11)[51]。极少需要通过 FNA 诊断该病。

获得性肿瘤性囊肿包括非浸润性黏液性囊性肿瘤和黏液性囊性肿瘤伴浸润性癌,以前分别称为"囊腺瘤"和"囊腺癌"。二者都很罕见,借助于 TUS 或 CT 更容易诊断[52]。非浸润性黏液性囊性肿瘤主要发生在女性。在超声下,它们表现为低回声病变,具有令人担忧的特征,例如囊壁增厚、囊壁不规则、囊内碎片和囊

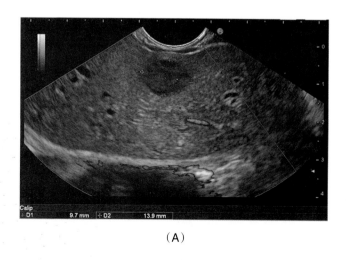

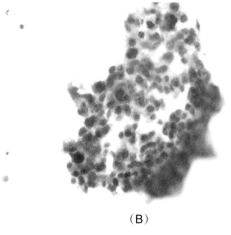

(A)　　　　　　　　　　　　　　(B)

图 23.9 (A)胰腺占位患者的低回声肝转移病灶。(B)FNA 细胞学显示转移性胰腺癌。细胞学结果包括大小不规则、显著的核异型性和不规则黏液产生(细胞涂片,放大 40 倍)。(Courtesy of Dr. Michael R. Henry.)(见彩图)

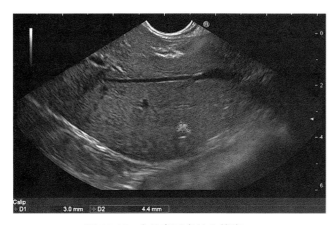

图 23.10　小的高回声的血管瘤。

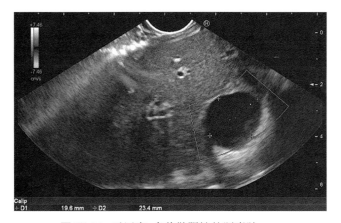

图 23.11　无回声、多普勒阴性的肝囊肿。

性壁结节。黏液性囊性肿瘤伴浸润性癌通常是多腔的、壁增厚,具有从囊壁内延伸出来的肿块[53]。由于恶变风险较高,对于黏液性囊性肿瘤伴浸润性癌患者推荐肝切除治疗[54]。与感染相关的获得性囊性病变包括肝脓肿和肝包虫病。EUS 引导下脓肿引流是安全可行的,特别是肝左叶的脓肿[55,56]。但是与 EUS 引导下引流相比,TUS 和 CT 引导下的经皮引流仍然是最有效和最微创的治疗方法[57]。

肝内胆管疾病

肝内胆管癌

　　胆管癌是起源于胆管上皮的一组异质性肿瘤[58]。基于发生部位不同,胆管癌可分为肝内胆管癌、肝门

部胆管癌或远端胆管癌[59]。肝内胆管癌起源于肝内胆管,是第二大常见的原发性肝脏恶性肿瘤[60],可表现为胆管周围、胆管内或肿块型肿瘤[61]。肝内胆管癌的诊断和分期主要依靠 CT 和 MRI[62]。相比之下,内镜逆行胰胆管造影(ERCP)联合活检和细胞刷片学是肝门部和远端胆管癌的重要诊断手段[58]。

　　关于 EUS 诊断肝内胆管癌的数据非常有限。对 EUS 在肝内胆管癌的推荐应用,大部分是基于肝门部或远端胆管癌患者的回顾性研究推广而来。肝内胆管癌在超声上可呈现混合的回声,并且合并相关的肝内胆管扩张[32]。虽然超声内镜可能有助于诊断胆管癌,但是如果 EUS-FNA 活检不当,会导致医源性的分期上调,还会使患者失去如肝脏切除或移植等潜在的治疗机会[63]。在考虑确诊肝内胆管癌方面的优势时,应该同时评估肿瘤种植的风险。一项回顾性研究纳入通过手术分期评估是否可行肝移植的患者,术前 FNA 阳性的 6 例患者中有 5 例(83%)发现腹膜转移,相比之下,175 例未行 FNA 的患者中只有 14 例有腹膜转移[64]。然而,近期的一项包含 150 例胆管癌患者的单中心回顾性研究发现,术前是否行 FNA 对于无进展生存期和总体生存期无明显影响[65]。

　　总的来说,EUS 在胆管癌中的作用可能限于评估拟行肝移植的患者淋巴结是否肿大[66]。一些无法手术切除的肝门部胆管癌患者接受肝移植评估时,腹腔镜分期术前的 FNA 证实 47 例中有 8 例(17%)具有恶性淋巴结[67]。此外,在 12 例患者中,EUS-FNA 检测到了之前 CT 或 MRI 未能检测到的淋巴结。阳性的 FNA 可避免不必要的腹腔镜分期术、新辅助治疗或肝移植。虽然 EUS-FNA 在胆管癌中的使用有争议,但在这种情况下应用 FNA 可能会改变胆管癌患者的治疗计划和生活质量。

原发性硬化性胆管炎

　　原发性硬化性胆管炎是一种不明原因的慢性进展性疾病,需要联合临床、实验室、胆管造影和病理学检查才能明确诊断。胆管造影成像最常用,其中磁共振胰胆管成像(MRCP)是优先考虑的影像学检查。在一些胆管明显狭窄的患者中,需要 ERCP 联合胆管取样以排除伴发的胆管癌。

　　EUS 在原发性硬化性胆管炎中的诊断价值有限。超声内镜可以检测到胆总管壁增厚。一项比较胆管壁厚度的横断面研究显示,原发性硬化性胆管炎患者的胆管壁与胆总管结石或正常胆管患者相比增厚 1.5mm 以上[68]。一项包括 138 例患者的前瞻性研究对

这一特征进行了评估,同时结合了其他参数,如不规则的胆管壁结构、胆管直径的变化和是否存在肝门部淋巴结肿大。当存在两种特征时,EUS 诊断原发性硬化性胆管炎的敏感性和特异性分别为 76% 和 100%[69]。这些发现尚未被重复,因此尚不推荐 EUS 取代 ERCP 或 MRCP[70]。

胆管腺瘤

胆管腺瘤大多数无症状,通常为偶然发现[71]。MRCP 是推荐的诊断方法。胆管腺瘤在超声上表现为肝脏包膜附近的高回声病变。它们在影像学随访中大小保持稳定[72]。在一些需要排除转移性肝脏疾病的患者中,通过 EUS-FNA 可获取组织鉴别诊断。对于肝腺瘤,FNA 涂片可显示良性的导管上皮和基质[71]。少数情况下,由于存在纤维化,FNA 涂片的细胞数可能较少。

（丁希伟 译 王雷 校）

参考文献

1 Nguyen P,Feng JC,Chang KJ. Endoscopic ultrasound（EUS）and EUS-guided fine-needle aspiration（FNA）of liver lesions. Gastrointest Endosc 1999;50:357–361.

2 Singh P,Mukhopadhyay P,Bhatt B,et al. Endoscopic ultrasound versus CT scan for detection of the metastases to the liver results of a prospective comparative study. J Clin Gastroenterol 2009;43:367–373.

3 Crowe DR,Eloubeidi MA,Chhieng DC,et al. Fine-needle aspiration biopsy of hepatic lesions-computerized tomographic-guided versus endoscopic ultra-sound-guided FNA. Cancer Cytopathol 2006;108:180–185.

4 Schwartz DA,Wiersema MJ. The role of endoscopic ultrasound in hepatobiliary disease. Curr Gastroenterol Rep 2002;4:72–78.

5 Patel KD,Abeysekera KWM,Marlais M,et al. Recent advances in imaging hepatic fibrosis and steatosis. Expert Rev Gastroenterol Hepatol 2011;5:91–104.

6 Gleeson FC,Clayton AC,Zhang L,et al. Adequacy of endoscopic ultrasound core needle biopsy specimen of nonmalignant hepatic parenchymal disease. Clin Gastroenterol Hepatol 2008;6:1437–1440.

7 Andanappa HK,Dai Q,Korimilli A,et al. Acoustic liver biopsy using endoscopic ultrasound. Dig Dis Sci 2008;53:1078–1083.

8 Vegesna A,Nazir A,Chung CY,et al. Acoustic liver biopsy in patients with hepatitis C and advanced liver fibrosis using endoscopic ultrasound. Dig Dis Sci 2011;56:3053–3057.

9 DeWitt J,LeBlanc J,McHenry L,et al. Endoscopic ultrasound-guided fine-needle aspiration of ascites. Clin Gastroenterol Hepatol 2007;5:609–615.

10 Nguyen PT,Chang KJ. EUS in the detection of ascites and EUS-guided paracentesis. Gastrointest Endosc 2001;54:336–339.

11 Lee YT,Ng EK,Hung LC,et al. Accuracy of endoscopic ultrasonography in diagnosing ascites and predicting peritoneal metastases in gastric cancer patients. Gut 2005;54（11）:1541–1545.

12 Maruyama H,Yoshikawa M,Yokosuka O. Current role of ultrasound for the management of hepatocellular carcinoma.World J Gastroenterol 2008;14:1710–1719.

13 Oberti F,Burtin P,Maiga M,et al. Gastroesophageal endoscopic signs of cirrhosis: independent diagnostic accuracy,interassociation,and relationship to etiology and hepatic dysfunction. Gastrointest Endosc 1998;48:148–157.

14 Gonzalez JM,Giacino C,Pioche M,et al. Endoscopic ultrasound-guided vascular therapy:is it safe and effective? Endoscopy 2012;44:539–542.

15 Sharma M,Vashishtha C. Role of endoscopic ultrasound in portal hypertension. J Gastroenterol Hepatol 2013;28:619.

16 Kagansky N,Levy S,Keter D,et al. Non-alcoholic fatty liver disease—a common and benign finding in octogenarian patients. Liver Int 2004;24(6):588–594.

17 Farrell GC,Larter CZ. Nonalcoholic fatty liver disease: from steatosis to cirrhosis. Hepatology 2006; 43: S99–S112.

18 Kemmer N,Neff G,Parkinson E,et al. Non-alcoholic fatty liver disease （NAFLD)epidemic and its implications for liver transplantation. Am J Transplant 2013;13:223–224.

19 Lazo M,Hernaez R,Bonekamp S,et al. Non-alcoholic fatty liver disease and mortality among US adults: prospective cohort study. BMJ 2011;343:d6891.

20 Mansour S,Hou D,Rattan R,Wan A. Non -alcoholic steatohepatitis mimicking liver metastasis in obesity surgery. Dig Endosc 2011;23:316–318.

21 Meng K,Lee CH,Saremi F. Metabolic syndrome and ectopic fat deposition: what can CT and MR provide? Acad Radiol 2010;17:1302–1312.

22 Tobari M,Hashimoto E,Yatsuji S,et al. Imaging of nonalcoholic steatohepatitis: advantages and pitfalls of ultrasonography and computed tomography. Intern Med 2009;48:739–746.

23 Goodman ZD. Neoplasms of the liver. Mod Pathol 2007;20（Suppl. 1）:S49–S60.

24 Bruix J,Sherman M. Management of hepatocellular carcinoma: an update. Hepatology 2011;53:1020–1022.

25 Silva MA,Hegab B,Hyde C,et al. Needle track seeding fol-

lowing biopsy of liver lesions in the diagnosis of hepatocellular cancer: a systematic review and meta-analysis. Gut 2008;57: 1592–1596.

26 Thuluvath PJ. EUS-guided FNA could be another important tool for the early diagnosis of hepatocellular carcinoma. Gastrointest Endosc 2007;66:274–276.

27 Awad SS,Fagan S,Abudayyeh S,et al. Preoperative evaluation of hepatic lesions for the staging of hepatocellular and metastatic liver carcinoma using endoscopic ultrasonography. Am J Surg 2002;184:601– 604,disc. 604–605.

28 Storch I,Gomez C,Contreras F,et al. Hepatocellular carcinoma (HCC) with portal vein invasion,masquerading as pancreatic mass,diagnosed by endoscopic ultrasound-guided fine needle aspiration (EUS-FNA). Dig Dis Sci 2007;52:789–791.

29 Singh P,Erickson RA,Mukhopadhyay P,et al. EUS for detection of the hepatocellular carcinoma: results of a prospective study. Gastrointest Endosc 2007;66(2):265–273.

30 Ainsworth AP,Pless T,Nielsen HO. Potential impact of adding endoscopic ultrasound to standard imaging procedures in the preoperative assessment of resectability in patients with liver tumors. Scand J Gastroenterol 2011;46:1020–1023.

31 Weinman MD,Chopra S. Tumors of the liver,other than primary hepatocellular carcinoma. Gastroenterol Clin North Am 1987;16:627–650.

32 Federle MP,Jeffrey RB,Tublin ME,Borhani AA. Specialty Imaging: Hepatobiliary and Pancreas. Manitoba: Amirys, 2013.

33 Crowe A,Knight CS,Jhala D,et al. Diagnosis of metastatic fibrolamellar hepatocellular carcinoma by endoscopic ultrasound-guided fine needle aspiration. Cytojournal 2011;8:2.

34 Centeno BA. Pathology of liver metastases. Cancer Control 2006;13:13–26.

35 Abbruzzese JL,Abbruzzese MC,Lenzi R,et al. Analysis of a diagnostic strategy for patients with suspected tumors of unknown origin. J Clin Oncol 1995;13:2094–2103.

36 Prasad P,Schmulewitz N,Patel A,et al. Detection of occult liver metastases during EUS for staging of malignancies. Gastrointest Endosc 2004;59(1):49–53.

37 McGrath K,Brody D,Luketich J,Khalid A. Detection of unsuspected left hepatic lobe metastases during EUS staging of cancer of the esophagus and cardia. Am J Gastroenterol 2006; 101:1742–1746.

38 Hollerbach S,Willert J,Topalidis T,et al. Endoscopic ultrasound-guided fine-needle aspiration biopsy of liver lesions: histological and cytological assessment. Endoscopy 2003;35: 743–749.

39 Harvey CJ,Albrecht T. Ultrasound of focal liver lesions. Eur Radiol 2001;11:1578–1593.

40 Klatskin G. Hepatic tumors: possible relationship to use of oral contraceptives. Gastroenterology 1977;73:386–394.

41 Nakao A,Sakagami K,Nakata Y,et al. Multiple hepatic adenomas caused by long-term administration of androgenic steroids for aplastic anemia in association with familial adenomatous polyposis. J Gastroenterol 2000;35(7):557–562.

42 Sandler MA,Petrocelli RD,Marks DS,Lopez R. Ultrasonic features and radionuclide correlation in liver cell adenoma and focal nodular hyperlasia. Radiology 1980;135:393–397.

43 John TG,Greig JD,Crosbie JL,et al. Superior staging of liver tumors with laparoscopy and laparoscopic ultrasound. Ann Surg 1994;220:711–719.

44 Carlson SK,Johnson CD,Bender CE,Welch TJ. CT of focal nodular hyperplasia of the liver. AJR Am J Roentgenol 2000; 174:705–712.

45 Cherqui D,Rahmouni A,Charlotte F,et al. Management of focal nodular hyperplasia and hepatocellular adenoma in young women: a series of 41 patients with clinical,radiological,and pathological correlations. Hepatology 1995;22:1674–1681.

46 Shamsi K,De Schepper A,Degryse H,Deckers F. Focal nodular hyperplasia of the liver: radiologic findings. Abdom Imaging 1993;18:32–38.

47 Bioulac-Sage P,Balabaud C,Bedossa P,et al. Pathological diagnosis of liver cell adenoma and focal nodular hyperplasia: Bordeaux update. J Hepatol 2007;46(3):521–527.

48 Gandolfi L,Leo P,Solmi L,et al. Natural history of hepatic haemangiomas: clinical and ultrasound study. Gut 1991;32: 677–680.

49 Perkins AB,Imam K,Smith WJ,Cronan JJ. Color and power Doppler sonography of liver hemangiomas: a dream unfulfilled? J Clin Ultrasound 2000;28:159– 165.

50 McFarland EG,Mayo-Smith WW,Saini S,et al. Hepatic hemangiomas and malignant tumors: improved differentiation with heavily T2-weighted conventional spin-echo MR imaging. Radiology 1994;193:43–47.

51 Nisenbaum HL,Rowling SE. Ultrasound of focal hepatic lesions. Semin Roentgenol 1995;30:324–346.

52 Regev A,Reddy KR,Berho M,et al. Large cystic lesions of the liver in adults: a 15-year experience in a tertiary center. J Am Coll Surg 2001;193(1):36–45.

53 Ishak KG,Willis GW,Cummins SD,Bullock AA. Biliary cystadenoma and cystadenocarcinoma: report of 14 cases and review of the literature. Cancer 1977;39:322–338.

54 Hai S,Hirohashi K,Uenishi T,et al. Surgical management of cystic hepatic neoplasms. J Gastroenterol 2003;38:759–764.

55 Seewald S,Imazu H,Omar S,et al. EUS-guided drainage of hepatic abscess. Gastrointest Endosc 2005;61(3):495–498.

56 Itoi T,Ang TL,Seewald S,et al. Endoscopic ultrasonography-

guided drainage for tuberculous liver abscess. Dig Endosc 2011;23(Suppl. 1):158–161.

57 Ch Yu S,Hg Lo R,Kan PS,Metreweli C. Pyogenic liver abscess: treatment with needle aspiration. Clin Radiol 1997;52: 912–916.

58 Razumilava N,Gores GJ. Classification,diagnosis,and management of cholangiocarcinoma. Clin Gastroenterol Hepatol 2013; 11(1):13–21.

59 Blechacz B,Komuta M,Roskams T,Gores GJ. Clinical diagnosis and staging of cholangiocarcinoma. Nat Rev Gastroenterol Hepatol 2011;8:512–522.

60 Everhart JE,Ruhl CE. Burden of digestive diseases in the United States. Part III: liver,biliary tract,and pancreas. Gastroenterology 2009;136:1134–1144.

61 Yamasaki S. Intrahepatic cholangiocarcinoma: macroscopic type and stage classification. J Hepatobiliary Pancreat Surg 2003;10:288–291.

62 Vilgrain V. Staging cholangiocarcinoma by imaging studies. HPB (Oxford) 2008;10:106–109.

63 Levy MJ,Heimbach JK,Gores GJ. Endoscopic ultrasound staging of cholangiocarcinoma. Curr Opin Gastroenterol 2012;28: 244–252.

64 Heimbach JK,Sanchez W,Rosen CB,Gores GJ. Trans-peritoneal fine needle aspiration biopsy of hilar cholangiocarcinoma is associated with disease dissemination. HPB (Oxford) 2011;13:356–360.

65 El Chafic AH,Dewitt J,LeBlanc JK,et al. Impact of preoperative endoscopic ultrasound-guided fine needle aspiration on postoperative recurrence and survival in cholangiocarcinoma patients.Endoscopy 2013;45(11): 883–889.

66 Pollack MJ,Gholam PM,Chak A. EUS-FNA in unresectable cholangiocarcinoma: a novel indication. Gastrointest Endosc 2008;67:444–445.

67 Gleeson FC,Rajan E,Levy MJ,et al. EUS-guided FNA of regional lymph nodes in patients with unresectable hilar cholangiocarcinoma. Gastrointest Endosc 2008;67 (3):438–443.

68 Mesenas S,Vu C,Doig L,Meenan J. Duodenal EUS to identify thickening of the extrahepatic biliary tree wall in primary sclerosing cholangitis. Gastrointest Endosc 2006;63:403–408.

69 Lutz HH,Wasmuth HE,Streetz K,et al. Endoscopic ultrasound as an early diagnostic tool for primary sclerosing cholangitis: a prospective pilot study. Endoscopy 2012;44(10):934–939.

70 European Association for the Study of the Liver. EASL clinical practice guidelines:management of cholestatic liver diseases. J Hepatol 2009;51(2):237–267.

71 Lev-Toaff AS,Bach AM,Wechsler RJ,et al. The radiologic and pathologic spectrum of biliary hamartomas. A JR Am J Roentgenol 1995;165:309–313.

72 Zheng RQ,Zhang B,Kudo M,et al. Imaging findings of biliary hamartomas. World J Gastroenterol 2005;11:6354–6359.

第 24 章

结直肠超声内镜

Manoop S. Bhutani, Brian R. Weston, Pradermchai Kongkam

超声内镜(EUS)自 20 世纪 80 年代初以来在结直肠中的应用一直不断扩大，且在技术上有所改进，可用性上也有所提高。EUS 在直肠癌的诊断和分期，以及涉及直肠、直肠周围间隙、结肠和肛管的其他病变的评估起着不可或缺的作用。EUS 应用于治疗也开始出现了。

结直肠 EUS 的检查设备

硬探头

硬探头仅限于直肠末段和肛门的探查。硬探头不连接纤维光束或录像条，因此不能同时提供内镜和超声图像。最常用的硬探头是 7.5MHz 传感器，在探头长轴的右角提供 360°环扫图像（Bruel and Kjaer；Naerum, Denmark；马尔伯勒，马萨诸塞州）。围绕换能器的球囊提供与肠壁的声学耦合。线阵硬探头也有应用。

超声内镜

通过标准的环扫或线阵超声内镜、小探头（导管式 EUS 探头通过常规内镜工作通道），超声内镜能灵活应用于直肠和可到达的结肠。这些设备的频率从 5 ~ 10MHz 或 12MHz（超声内镜）和 12~20MHz（小探头）不等。低频设备（5 ~ 20MHz）具有良好的穿透性，适用于较大病变（>1cm）和肠壁外病变，高频探头穿透性有限，但是对胃肠道黏膜下病变和小病灶（<1cm）有较好效果。EUS 下胃肠壁分为 5 层：黏膜层（第 1 层和第 2 层）、黏膜下层（第 3 层）、固有肌层（第 4 层）、浆膜（第 5 层）或直肠外膜。

环扫超声内镜

环扫超声内镜垂直长轴方向扫查，产生 360°环扫图像。有机械换能器和电子换能器两种。在结直肠，环扫超声内镜通常用于鉴别肠周解剖和病灶起源，其图像类似于 CT。然而，环扫设备的扫描平面不允许通过内镜活检通道的穿刺针达到最佳可视化。因此环扫超声内镜仅用于诊断，不能用于细针穿刺活检（FNA）。

线阵超声内镜

与环扫超声内镜不同，线阵超声内镜使用电子换能器提供平行于内镜长轴的图像。线阵设备能够沿着长轴出针，还能在超声下监视进入深度，使得 FNA 和其他介入性操作成为可能。同时，超声内镜下多普勒功能可显示血流。

小探头

基于 EUS 的高频小探头也有应用，其可通过标准治疗性上消化道内镜或肠镜的活检通道。小探头使用机械换能器，大多数为环扫，但是双水平改良探头能够同时提供环扫和线阵图像[1]。常用频率包括 10MHz、12MHz、20MHz。小探头用于区分胃肠壁层次和内镜下直接可见的局部病变。其往往仅用于诊断，通常应用于小的和（或）壁内病变（<1cm），以及解剖限制无法使用大超声内镜的情况，比如狭窄及近端结肠。其局限性包括穿透力有限和无法行 FNA。

前视超声内镜

前视超声内镜近期已开始商业应用。前视探头能够提高肠道内操控性和 FNA 以及其他超声内镜引导下干预治疗的能力[2]。

检查技术

　　肠道准备的方式取决于要检查的部位。像乙状结肠镜检查一样,泻药灌肠可用于肛门直肠和乙状结肠病变扫查。但是对于直肠和乙状结肠病变,我们和其他许多团队更喜欢选择标准肠道准备,以避免图像质量受干扰。对于乙状结肠近端病变,需要口服泻药准备。

　　镇静要求也是多种多样。直肠 EUS 通常不需要或只需轻度镇静。镇静需求取决于个体偏倚、患者耐受力、操作时长和(或)患者选择[3]。

　　在超声内镜检查前应常规行电子乙状结肠镜检查,以确定解剖位置及是否有粪便残渣潴留,粪便残渣会干扰超声图像引起伪影。在结直肠超声时应重视其他潜在干扰[4]。

　　下一步就是通过各种不同设备进行超声内镜检查,如果使用非直视直肠探头检查,需要使用润滑油,通过肛门插入检查。探头头端球囊可在肠壁和换能器之间建立声波界面。无论使用何种类型换能器,在扫查病变之前应该熟悉该换能器下的正常肠壁结构。如果扫查肛门,需要将探头取出以明确内外肛门括约肌的情况。对大多数直肠病变,尤其是对直肠癌进行分期,可以使用环扫超声内镜。对原发灶检查后,内镜进入到距肛门 25cm 处,在退镜时进行淋巴结扫查。当需要进行 FNA 时可使用线阵超声内镜。我们应用该技术扫查距离肛门 45cm 以内病变[5]。然而,侧视镜进入乙状结肠时需要特别小心,尤其是在扭曲的乙状结肠中,此时穿孔发生率增加,应该避免没有经验的医生操作。最近,一种专用的前视超声内镜已经在临床应用,能够直视下直接到达病变邻近结肠[2]。

　　体位选择取决于病变性质和部位,改变患者体位能够方便检查。病变区域注水能够增强图像质量,同时应吸尽空气。

EUS 用于直肠癌分期

　　超声内镜主要用于直肠癌的局部分期。准确分期对于治疗方案选择(外科手术、术前放化疗、预测或鉴别复发)非常重要。TNM 分期在 AJCC 手册上有描述。超声内镜不常用于结肠癌分期,因为其不改变可切除病变治疗策略,且外科手术可提供最终病理分期。EUS 小探头检查仍然应用于早期近端结肠癌,以在必要的时候(当考虑行 ESD 时)评估病变深度。FOxTROT 研究数据表明,新辅助放化疗对局部进展期可切除结肠癌有益[6]。因此,EUS 在术前结肠癌分期中扮演越来越重要的角色。近期前视超声内镜的应用更使其成为可能[7]。

肿瘤(T)分期

　　结直肠恶性肿瘤在 EUS 上表现为低回声团块。肿瘤局限于黏膜层和黏膜下层(前 3 层回声界面)为 T1 期(图 24.1)。结直肠癌浸润到固有肌层(第 4 层低回声界面)但是尚未突破固有肌层为 T2 期(图 24.2)。突破固有肌层但是局限于第 5 层界面内为 T3 期(图 24.2 和图 24.3A)。突破浆膜或浸润至邻近器官(例如前列腺、精囊、膀胱、阴道、肛门括约肌)为 T4 期。

淋巴结(N)分期

　　从肛缘到髂血管水平(齿状线以上约 25cm)的恶性淋巴结数量决定 N 分期。如 EUS 扫查没有看到淋巴结,或者发现淋巴结但认为是反应性的而非肿瘤性,N 分期为 N0。N1 定义为出现 1~3 个区域淋巴结,N2 定义为出现 4 个或以上淋巴结。EUS 下恶性淋巴结通常表现为低回声、圆形、边界规则、直径大于 1cm。通常来说,出现直肠周围淋巴结即不正常。因此,即使小于 1cm 的淋巴结也被认为是阳性淋巴结。通过来回移动超声探头跟踪这些结构以确定圆的低或无回声区域是否为连续的长管状结构,可帮助区分血管和淋巴结。另外,如果有彩色多普勒功能,能够进一步鉴别血管和淋巴结(通过观察血流的颜色)(图 24.3B)。如有必要,FNA 可以配合线阵超声内镜实施(见下文)。

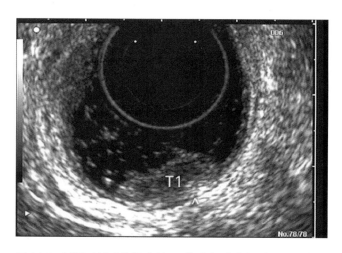

图 24.1　起源于绒毛状腺瘤的 T1 期直肠肿瘤(环扫 EUS)存在完整的黏膜下层和固有肌层(箭头)分界线。

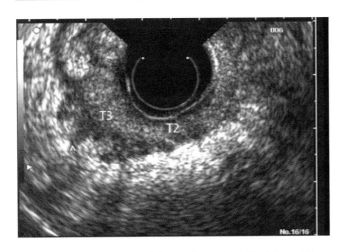

图 24.2　直肠肿瘤环扫图像[一部分侵犯固有肌层为 T2 期,一部分到达直肠筋膜脂肪(箭头)为 T3 期]。

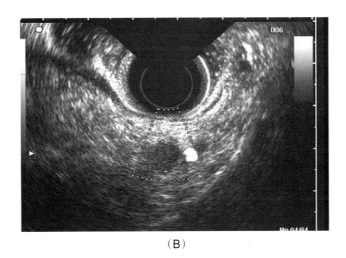

（A）

（B）

图 24.3　（A)T3N1 病变的环扫 EUS，显示肿瘤浸润固有肌层（MP)并累及直肠周围脂肪层(箭头)。（B)环扫 EUS 发现直径 7mm、彩色多普勒无血流的直肠周围低回声淋巴结,CT、MRI 和 PET 可用于评估远处转移。

T 分期的准确性

许多研究认为,EUS 能够准确评估直肠癌 T 分期。已经发表的关于 EUS 对直肠癌 T 分期准确性的研究结论各不相同,从 60%~95% 不等。一项 2008 年基于 2 个研究的循证共识对于 EUS 评估直肠癌分期推荐级别为 B 级[3]。

由 Puli 等[8]做的目前为止最大的一项荟萃分析,纳入 42 项研究 （n=5039），其中包含经手术证实的 EUS 研究。EUS 对于结直肠癌 T1 期的累积敏感性为 87.8%(95%CI 85.3%~90.0%），特异性为 98.3%(95% CI 97.8%~98.7%）；T2 期为 80.5% （95%CI 77.9%~ 82.9%)和 96%(95%CI 94.9%~96.3%）；T3 期 为 96.4% (95%CI 95.4%~97.2%)和 90.6%(95%CI 89.5%~91.7%）； T4 期为 95.4%(95%CI 92.4%~97.5%) 和 98.3%(95% CI 97.8%~98.7%）。EUS 对进展期肿瘤的敏感性较早期肿瘤高。这一荟萃分析的结果显示 EUS 应该成为直肠癌 T 分期的选择[8]。该团队的另一荟萃分析纳入了 11 项研究(n=1791)也显示 EUS 对早期病变(T0)有很高的敏感性 97.3% （95%CI 93.7%~99.1%） 和特异性 96.3%(95%CI 95.3%~97.2%）)[9]。

但是这些发现在某种程度上被 Marusch 等[10]的研究所抵消。其发表了一项大型德国多中心前瞻性研究，纳入 7096 例行直肠 EUS 和外科手术而未行新辅助放化疗患者，内镜分期与病理分期符合率仅为 64.7%。对 T1 期直肠癌 EUS 敏感性和特异性分别为 58.2% 和 95.9%,T2 期为 64.1% 和 74.1%,T3 期为 71.2% 和 75.6%,T4 期为 27.2% 和 98.5%。分期不足和过度分期发生率分别为 18% 和 17%。这一研究用于检

验直肠 EUS 在常规临床实践中的诊断准确性。该研究得出结论,EUS 对直肠癌分期诊断准确性并不像文献中报道的那样好,且只有在高操作量的中心准确性稍高[10]。诊断不足和过度诊断都有可能发生。过度诊断导致过度治疗的 T1/T2 期问题较诊断不足更严重,因为过度诊断会导致癌周组织被过度切除[11,12]。

N 分期的准确性

EUS 对直肠癌 N 分期具有中度准确性[13]。一项纳入 35 个研究的荟萃分析(n=2732)对行 EUS 并经外科

病理确认的患者进行研究。发现 EUS 在诊断淋巴结侵犯的累积敏感性和特异性分别为 73.2%（95% CI 70.6%~75.6%）和 75.8%（95%CI 73.5%~78.0%）。阳性似然比为 2.84 （95%CI 2.16%~3.72%）、阴性似然比（NLR）为 0.42（95%CI 0.33%~0.52%）[13]。这主要是由于并不是所有可视的淋巴结都一定是肿瘤性的。可视淋巴结的多个回声特征已被研究，包括大小、边缘、回声、存在回声中心、圆形或椭圆形。上消化道肿瘤如食管癌肿瘤性淋巴结特点包括淋巴结 >10mm、圆形、具有明显边界、低回声[14]。然而，关于超声图像下肿瘤性淋巴结特点尚没有达成广泛共识[15]。在直肠癌，怀疑肿瘤性的淋巴结大小界定为 5mm，而不是 10mm。随着 T 分期增加，淋巴结转移率也随之增加（T1=10%，T2=25%，T3 / T4=50%）。直肠周围肿瘤性淋巴结往往提示 T3 或更高级别病变。出现肿瘤样狭窄提示较差的 N 分期，高达 15% 的直肠癌因为肿瘤性狭窄而无法评估[16]。

细针抽吸术（FNA）

　　EUS 引导下的 FNA 可作为评估淋巴结的辅助手段[15]，其已经应用于直肠癌患者（图 24.4）[17]。直肠周围淋巴结通常为癌旁淋巴结，EUS-FNA 不适合用于直接邻近肿瘤的淋巴结，因为穿过肿瘤组织可能导致假阳性和潜在种植转移[18,19]。至少有一项前瞻性研究表明对直肠周围淋巴结行 FNA 与单纯行 EUS 相比，分期和临床处理无差异[16,20]。FNA 可能使一部分亚组患者分期升级，如早期和复发性病变。Gleeson 等[21]研究显示额外的 EUS-FNA 可增加标准放射野（M1）外肠系膜

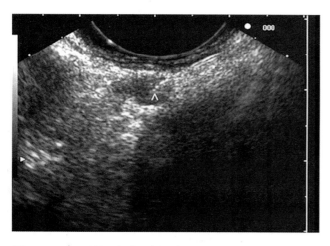

图 24.4 EUS 引导下的直肠周围淋巴结穿刺，针头在淋巴结内（箭头）。

外转移淋巴结的发现（41/316,13%）。

直肠癌 EUS 分期的观察者间差异

　　EUS 检查质量具有术者依赖性[22-25]，目前认为需要特殊训练和学习曲线[26]。如何将发表的结果引入到临床实践是一个重要问题。Marusch 等[22]在一项大规模前瞻性研究中发现，临床实践中无法达到文献报道的结果。在 29 206 例患者中，27 458 例行手术切除治疗，12 235 例（44.6%）接受了 EUS。其中，7096 例没有进行新辅助放化疗，EUS 评估的肿瘤深度（uT）和病理深度（pT）相比较，两者相关性为 64.7%（95% CI 63.6%~65.8%）；分期不足和过度分期的频率分别为 18.0% 和 17.3%。T1 期肿瘤 κ 系数最大（κ=0.591），T3 期肿瘤为 0.468，相关性最差的为 T2 和 T4 期肿瘤（κ=0.367 和 0.321）。医院数量评价显示操作数≤10 例 / 年时其相关性为 63.2%（95% CI 61.5%~64.9%），11~30 例 / 年时为 64.6%（95%CI 62.9%~66.2%），>30 例 / 年时为 73.1%（95% CI 69.4%~76.5%）。结直肠 EUS 很大程度上应该在较大的内镜中心由经验丰富的医生操作。

EUS 与 CT 和 MRI 的比较

　　CT 和磁共振成像（MRI）对直肠癌分期的准确性为 65%~75% 和 75%~85%[8,16,27-35]。CT 最常用于评估进展期病变和远处转移[36]。高分辨率 MRI 与 EUS 在 T 分期和 N 分期上具有相似的准确性。一项荟萃分析评估了 MRI 在直肠癌 T 分期、N 分期和环周切缘（CRM）受累的准确性。纳入的 21 项研究存在显著的异质性。MRI 对 CRM 特异性（94%,95%CI 88%~97%）较 T 分期 （75%,95%CI 68%~80%）和 N 分期 （71%,95%CI 59%~81%）明显升高。而对三者的敏感性无差异（CI 值广泛重叠），CRM 的诊断 OR （56.1,95% CI 15.3~205.8）较 N 分期 （8.3,95%CI 4.6~14.7）高，但与 T 分期（20.4,95%CI 11.1~37.3）无差异[37]。Bipat 等[34]也对有关比较 CT、MRI 及 EUS 评估直肠癌分期的研究进行了荟萃分析，发现 EUS 对 T 分期最准确，对淋巴结受累三者相当。然而，T 分期未区分 T3 和浸润环周切除范围。没有评估距离直肠筋膜的距离和环周切除范围。Lahaye 等[35]的另一项关于术前预测准确性的荟萃分析认为，环周切除率和淋巴结状况是两项最重要的直肠癌局部复发的危险因素。对于判断淋巴结转移情况，EUS 稍优于 MRI，但无统计学差异。MRI 在直肠肿瘤术前分期方面取得了重要进展。一些作者指出，

用这种方法可以预测大于 1mm 的肿瘤环周切除边界。

影响 EUS 和 MRI 的因素包括肿瘤性狭窄和息肉样改变[16]。息肉样改变与 MRI T 分期负相关,狭窄是影响 EUS N 分期的因素。EUS 对早期癌诊断效果优于 MRI,且具有可行 FNA 的优势。但是直肠周围淋巴结穿刺对临床决策影响很小[16,20,29]。MRI 对进展期肿瘤较好,其对直肠系膜有较好的评估能力,对预测肿瘤受累和环周切除边界至关重要[16,39]。

最后,评估分期的最优方法取决于当地实际情况和专家意见。EUS 和 CT 或 MRI 联合是最佳途径。具体需要依赖个人情况,并意识到所有检查都是互补的并存在局限性。至少有一项研究显示 CT 和 EUS 联合诊断是最经济的[40]。其他研究建议,对于部分经选择的新辅助放化疗患者行 MRI 是最经济的方法,且其局部分期恰当[38,41]。最经济的方法还需要更进一步研究。

3D EUS 评估直肠癌分期

3D EUS 图像重建可能提高 EUS 诊断准确性并有助于减少分期错误。3D 重建图像的潜在优势包括更好地显示肿瘤轮廓及其与邻近器官和血管的关系[42-44]。Kim 等[42,43]已发表了关于 3D EUS 在直肠癌中的应用。他们对 33 例患者使用 3D 和常规 EUS 评估直肠癌分期,3D EUS 对 T2 期的诊断准确性为 90.9%,T3 期为 84.8%,常规 EUS 则为 84.8% 和 75.8%。3D EUS 预测淋巴结转移的准确性为 28 例(84.8%),常规 EUS 为 22 例(66.7%)[42]。

3D EUS 较 2D EUS 和 CT 评估直肠癌分期和淋巴结转移具有更高的准确性。一项研究使用 2D EUS、3D EUS、CT 扫描来评估 86 例接受手术治疗的直肠癌患者,3D EUS、2D EUS 和 CT 的 T 分期准确性分别为 78%、69%、57%($P < 0.001$~0.002),而评估淋巴结转移的准确性分别为 65%、56% 和 53%($P <$ 0.001~0.006)。检查者失误是误判最常见的原因,发生于 47% 的 2D EUS 和 65% 的 3D EUS[43]。Giovannini 等[44]在 35 例患者中研究了一项使用 3D EUS 对直肠癌分期的软件程序。15 例 T3N0 病变患者中有 6 例,行 3D EUS 提示有恶性淋巴结,其中 6 例中的 5 例通过手术证实。3D EUS 也能精确评估患者直肠系膜的浸润程度,8 例显示侵犯直肠系膜,均通过手术证实。2D EUS 对于直肠肿瘤 T 和 N 分期准确性为 71.4%(25/35),而 3D EUS 为 88.6%(31/35)。因证据有限,

该技术还未得以广泛应用[43]。

对比增强 EUS 评估直肠癌分期

其他衍生技术,如对比增强超声内镜(CEUS)对直肠癌分期还有待深入研究。对比增强多普勒 EUS(CD-EUS)能增强血管多普勒信号,有助于病变性质确定。对比增强谐波 EUS(CH-EUS)、第二代超声造影剂和宽带换能器能够实现微血管和实质灌注可视化。CH-EUS 血管定量分析对于小病变(<2cm)的鉴别诊断优于多相 CT。CH-EUS 能够对 EUS-FNA 进行补充,它帮助鉴定 EUS-FNA 目标与假阴性 EUS-FNA 结果。CH-EUS 还用于评估胃肠道间质瘤的恶性潜能和鉴别良恶性淋巴结[45]。

EUS 直肠癌分期的临床影响

EUS 对直肠癌的局部分期是一个非常有用的技术,术前分期决定了手术方式选择和是否需要术前新辅助放化疗。EUS 可能改变患者的外科技术选择、切除程度和(或)放射治疗区域。Savides 等[18]在文献回顾基础上基于 T 分期总结了直肠癌 EUS 适应证,包括:①大息肉或小直肠癌确定是否适合内镜黏膜切除术或经肛门切除(如果 EUS 下病变为 T1 期);②大的直肠癌确定是否需要术前化疗和放疗(T2:根治性切除;T3~T4 或 N1:根治性切除之后行术前放化疗);③直肠癌手术后监测。Harewood 等[20,23,46-48]发表了多篇关于 EUS 对直肠癌临床影响的研究。他们得出的结论是,与仅用 CT 进行术前分期相比,EUS 导致更频繁地使用术前新辅助治疗。正如前面讨论,一个以证据为基础的关于临床实践中 EUS 在直肠癌分期应用的共识声明已于 2008 年出版[3]。

大部分直肠癌(0~75%)表现为 T3 期和(或)N1 期[49-51]。准确评估这一群体对那些术前放化疗的患者非常重要。EUS 可通过评估直肠系膜筋膜的肿瘤侵犯程度来术前定位肿瘤的 CRM。肿瘤到 CRM 的距离是直肠癌术后复发的一个重要预测因素[52]。肿瘤边缘与可切除环周边缘的关系是决定是否需要辅助治疗和预后的一个重要的因素[36]。对于早期病变(T1N0)采取保留括约肌经肛切除术而不是经腹会阴联合切除,这一术式可适于渗透到或超出固有肌层更高级的病变[53,54]。然而,肛门括约肌水平的大腺瘤恶性程度的测定在技术上可能非常困难,这是由伪影造成的[55]。在另一项研究中,EUS 在直肠癌的临床影响方面,与

单进行 CT 相比较,改变了 31% 患者的初始外科治疗计划[20]。EUS 在其余的结肠癌的价值还不太清楚,因为这些患者如果没有远处转移将接受开腹手术切除。然而,随着早期病变微创腹腔镜与内镜黏膜切除术的开展[56-58]以及局部晚期近端结肠癌新辅助放化疗越来越普遍,EUS 可能对近端结肠癌的分期也有帮助[6,7]。

原位复发结直肠癌的 EUS 评估

文献报道的结直肠癌术后局部复发多种多样,这取决于手术技术、CRM(肿瘤位于肠周筋膜 1mm 内)、新辅助治疗等[36]。复发发生在 2.6%~32% 的患者[42],尽管这一比例已有普遍改善。EUS 在怀疑局部复发的诊断上可能有用,尤其是对腔内外病变。在这种情况下结直肠内外壁 EUS 呈低回声(或混合回声)。需要牢记手术导致的超声图像变化。手术导致纤维化呈高回声。手术吻合口被视为一个中断的 5 层回声结构[59]。如果手术期间使用了材料,则呈现为非常明亮的局部回声[60]。直肠癌复发最常发生在第一次手术后 2 年。检测局部复发的可切除性为再次手术治疗提供了机会。大量的研究表明,EUS 能准确检测吻合口或附近复发性直肠癌,EUS-FNA 则能够提供组织学诊断[61-64]。Lohnert 等[61]对 338 例患者进行了前瞻性研究,评估直肠内和阴道内超声检测发现对无症状可切除的局部复发病变的价值。通过对常规活检不能确定的病变行 EUS 并经 EUS-FNA 验证发现,116 例(34.3%)患者局部复发。Rotondano 等[62]的研究中,62 例手术后的直肠癌患者前瞻性地分为直肠内超声组、血 CEA 水平组、直肠指诊组、结肠镜检查组和盆腔 CT 组。11 例出现局部复发患者均存在 EUS 异常。有 2 例患者(18%)仅通过 EUS 发现复发性疾病,而其他技术未能检测到。Hunerbein 等[63]通过 EUS 联合活检术前瞻性随访 312 例直肠癌术后者。36 例出现局部复发。直肠镜检查确诊管腔内复发 12 例。经直肠 EUS 引导下活检 68 例直肠周围肿块患者,有 22 例盆腔复发。经直肠 EUS 引导下的活检和最终诊断具有高度一致性(κ=0.84),敏感性和特异性分别为 91% 和 93%。相比之下,临床检查(κ=0.27)、CT(κ=0.47)和 EUS 图像(κ=0.42)与病理诊断仅具有中度一致性。

尽管许多研究显示了 EUS 在检测直肠癌局部复发的价值,但手术治疗后行 EUS 的最优时间间隔尚不清楚。美国癌症协会(ACS)和美国多学科工作组联合更新指南:结直肠癌内镜(结肠镜检查和 EUS)对直肠癌监测发现,直肠癌较结肠癌更容易出现局部复发。虽然作用未被证实,但手术后 2 年内间隔 3~6 个月行 EUS 或乙状结肠镜检查能够实现直肠癌的复发监测[65]。

放化疗后再分期评估

直肠癌新辅助放化疗常用于争取手术切除前降级[66-69]。约 30% 的病例会出现完全的病理应答,这一应答与低复发相关[39]。直肠癌放化疗后再分期常用的方法有 CT、MRI 和直肠 EUS。尽管 EUS 在直肠癌启动任何治疗之前 T 和 N 分期非常准确,但放化疗后再评估却不准确。新辅助治疗可能对肿瘤周围组织和结构产生深远影响,如增生纤维化、间质改变、管壁增厚、肌层紊乱、肿瘤坏死、钙化和炎症浸润[39]。这些变化呈现低回声区,可能与恶性组织相混淆。这导致明显的放疗和化疗后 EUS 评估升级[70,71]。临床检查及影像学(直肠超声、CT、MRI 和 PET)诊断准确性在再分期时要低得多,在大多数研究中,无论是直肠壁侵犯还是淋巴结受累的诊断准确性都小于 60%[39,62,63,72,73]。

EUS 对直肠癌再次 T 分期的准确性在 27%~72%,过度分期发生在 16%~53% 的病例。大多数研究中,T1 和 T2 期比 T3 更容易发生误诊[38,39,41,74-79];当检查正确诊断 T0 的准确性时,这一数字下降至 0~60%[41,78,79]。在完全的病理应答时,纤维化引起 5 层结构持续中断,导致检查误诊。

EUS 对直肠癌再次 N 分期的准确性稍高一些,在 39%~83% 之间,大多数研究显示为 70%。治疗前可能仍然存在可视淋巴结,但评估其良恶性可能并不准确。

与其他成像技术即 CT 和标准 MRI 相比,超声再分期结论不一[39,75,78]。直肠超声、CT、MRI 和 PET 的诊断准确性在 25%~75% 之间,在大多数研究中,无论是判断直肠壁侵犯还是淋巴结受累,上述检查准确性都小于 60%。Mezzi 等[38]比较 EUS 和 MRI 对放疗后直肠癌的再分期。新辅助放化疗后,EUS 和 MRI T 分期(P >0.05)与组织学诊断一致性分别为 46%(18/39)和 44%(17/39)。当考虑淋巴结转移时两种技术符合率分别提高至 69%(27/39)和 62%(24/39)。当患者分为 T 和 N 亚组,T0~T2、N0 患者 EUS 的诊断准确性优于 MRI [(44% vs.33%;$P > 0.05$)(87% vs. 52%;$P = 0.013$)[38]]。然而,MRI 对进展期放化疗后患者 T、N 分期优于 EUS,尽管差异没有统计学意义。在另一项研究中,纳入经过放疗的直肠癌患者,比较直肠指诊、CT、直肠内超声波和 MRI 预测 T1N0 的准确性,直肠指诊阴性预测值(NPV)最高,但仅能排除 24% 的患者。83% 的患者经 EUS 未能排除疾病[71]。Vanagunas 等[41]的一项大样本研究评估 EUS 对新辅助放化疗后直肠癌患者的分期准确性。82 例新近诊断的局部进展期直肠癌患者在 5-FU 化疗和放疗前后进行 EUS 评估，所有患者随后接受手术切除和完整的病理分期。化疗后 16 例患者(20%)病理分期没有残留病灶 (T0N0)。放化疗后 EUS 的病理 T 分期总体准确性仅为 48%；14% 诊断不足和 38% 过度诊断。EUS N 分期准确性为 77%。41% 应答者(23/56)和 67% 无应答者(16/24)手术前 T 分期准确。EUS 无法准确区分放疗后变化和残余肿瘤。同样，另一个最近的研究试图比较 EUS 对放化疗前(组1)和后(组 2)直肠癌分期的准确性[25]。组 1T 分期的准确性为 86%(57/66)。失误主要与 T2 过度分期有关。在组 2 中，不准确的分期主要是放化疗后 T3 肿瘤过度分期。EUS 分期预测放化疗后 T0N0 正确性只有50%。应该谨慎处理放化疗后再分期，理解其局限性并与肿瘤科和内科医生沟通，使 EUS 为治疗决策提供信息。

EUS 预测完全病理反应以调整手术方法的能力仍然很低。由于治疗后的变化和成像技术方面原因，准确性很低，这使得现代成像技术在化疗后直肠癌复发中不可靠。CT、EUS 和 MRI 显示肿块缩小和有反应肿瘤降级(可能偶尔会完全消失)可能有用[8,13,38,80,81]。不可能排除肿瘤细胞内纤维化的持久性[38]。

最近发展的一项实时 EUS 弹性成像技术，定性显像组织弹性，可以提高 EUS 的准确性和敏感性。在初步报告中，添加实时 EUS 弹性成像可增加疾病 T 分期的准确性。弹性成像区分不同级别的组织弹性的能力，意味着它可以检测炎性组织(软)和肿瘤(硬)，尤其是在实时形态不排除可疑直肠周围侵犯时[82]。

直肠布林顿病

直肠布林顿病罕见，可能是直肠原发癌或其他部位转移而来，如胃布林顿病、乳腺癌或前列腺癌。内镜检查通常显示直肠狭窄硬化和肠壁增厚。少数患者内镜黏膜活检阳性。EUS 典型表现为肠壁环周增厚，平均厚度 12mm，伴黏膜下层、肌层增厚或正常的 5 层结构中断[83-86]。也可见直肠周围脂肪浸润、腹水或淋巴结。EUS-FNA 或活检(TCB)可确认直肠布林顿病的诊断[86]。然而，EUS 不能区分原发和继发直肠布林顿病。如果这样的患者接受化疗，EUS 可用于监控治疗[83]。

肛门癌

鳞状细胞癌是最常见的肛门癌类型。肛门癌分期使用肿瘤的大小来定义 T 分期而不是浸润的深度。根据最新的癌症分期手册概述来进行 TNM 分期[87]。单独放疗疗效可能是确切的。EUS 可用来协助肛门癌分期及确定放疗范围，尤其是涉及淋巴结累及时[51,88]。

肛门括约肌缺陷

经直肠超声检查提供了一个独特的显示肛门内外括约肌的方法[89]。肛门内括约肌为肛管周围薄的低回声区域。肛门外括约肌为内括约肌侧面不均匀回声区域。肛门内外括约肌的连续性缺陷可经直肠超声查见。这些缺陷图像可用于评估患者的大便失禁问题，因为其存在肛门括约肌缺陷的解剖学定义[90]。这些可视化的肛门括约肌缺陷超声表现与肛门肌电图生理缺陷相关[91-93]。患者肛门直肠的炎性疾病如克罗恩病、储袋炎、放射性直肠炎超声下表现为肛门壁厚度增加[94]。

上皮下病变和结直肠壁压迫

当表面黏膜正常时，很难通过内镜判断胃肠道腔内隆起原因。这一上皮下压迫可能由于其他层面病变、壁外病变或内部脏器压迫所致。EUS 对评估低位胃肠道上皮下病变有巨大优势。美国超声内镜俱乐部关于 EUS 临床效用研究显示，EUS 对黏膜下(上皮下)病变患者具有重要影响[95]。脂肪瘤的特点是起源于第 3 层(黏膜下层)均匀的连续的病变。大多数脂肪瘤是良性的，恶变非常罕见。因此，是否选择内镜下切除尚有争议。然而，EUS 将会是脂肪瘤是否内镜切除的先决条件。如果选择不切除，EUS 还可用于监测病变。

肌源性肿瘤表现为起源于第 4 层 (固有肌层)低回声改变(图 24.5 A，B)。肌源性肿瘤的鉴别诊断包括平滑肌瘤、平滑肌肉瘤、成平滑肌瘤或胃肠道间质瘤(GIST)。肌源性肿瘤直径＞4cm，边缘不规则，存在囊性或回声焦点更倾向为恶性病变[96]。然而，有些病变存在良性和恶性重叠依据，此时切除整个病变是最可靠的方式，以确保没有恶性肿瘤[97]。而如果一个病变考虑是良性的，可通过 EUS 监控随访。超声下出现任何改

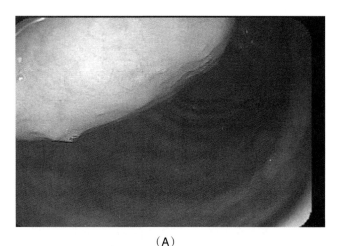

(A)

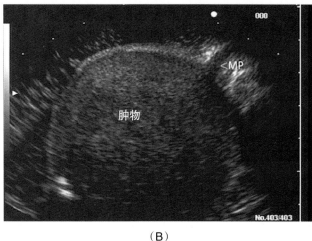

(B)

图 24.5 (A)直肠巨大上皮下隆起性病变。(B)超声显示低回声肿块,起源于固有肌层(MP),EUS-FNA 显示为 GIST。(图 A 见彩图)

变,比如大小、回声、边缘改变或出现淋巴结,可手术切除。

肌源性病变和 GIST 也可起源于黏膜肌层,这样的病变如果局限在第 2 或第 3 层,并且很小(<1cm),可局部切除。肠道子宫内膜异位症也表现为起源于第 4 层(固有肌层)低回声病变。然而,肠道子宫内膜异位形状通常像一个轴或半月,而肌源性肿瘤或 GIST 可能呈分叶状,尤其是病变较大时[97]。

直肠类癌并不少见[98,99],它们通常表现为一个小的黏膜下结节[100]。EUS 下直肠类癌表现为起源于第 2 层的低回声病变。有时挤压或扩展到黏膜下层,病变 <2cm,可经局部内镜下治疗或经肛手术切除[101-103]。当直肠类癌 >2cm 和(或)侵入固有肌层或出现区域淋巴

结,则选择更积极的手术方法。

结肠淋巴管瘤也可产生黏膜下压迫。超声内镜下表现为起源于第 3 层(黏膜下层)的多个无回声的(囊)病变[97,104-106]。这些病变通常是良性的,除非它们引起出血、肠梗阻或肠套叠[106]。直肠病变(结肠囊状深部)的内镜图像类似于结肠淋巴管瘤[4,107]。也有一些独立的案例报告如结肠积气性炎[108]和息肉样脱垂黏膜褶皱与结肠憩室相关的疾病[109]。复发性结直肠癌、恶性淋巴瘤和阑尾黏液囊肿也会导致黏膜下层隆起[97]。直肠静脉曲张可能导致多个黏膜下层隆起,如果诊断有疑问,EUS 可以显示为在黏膜下层和直肠外壁多个无回声管和圆形结构,这是静脉曲张的典型表现[110]。Sasaki 等[111]发表了关于使用 EUS-FNA 探索结直肠黏膜下和壁外肿块的研究成果。该研究的目的是评估 EUS-FNA 诊断结直肠内外病变的价值。95.5%(21/22)的患者获得了充分的穿刺组织。EUS-FNA 对病变良恶性诊断率为 95.5%(21/22),EUS-FNA 前图像评估诊断率为 81.8%(18/22)。无 EUS-FNA 相关并发症发生。通过 EUS-FNA 诊断的病变包括 GIST、血管瘤、淋巴瘤、神经内分泌癌、脂肪瘤、类癌、直肠癌复发和其他恶性肿瘤远处转移,如胃癌和卵巢癌。

EUS-FNA 能够准确区分胃肠道内外病变。先前讨论的基于证据的共识声明给了 EUS A 级推荐(证据级别 1)[3,112,113]。与恶性肿瘤相关的 EUS 形态特征包括外形不规则、回波焦点 >3mm、囊性结构 >4mm 以及大小 >4cm。每出现一个特征,恶性风险增加 30%[114]。一些文献关注优化技术和穿刺针型号以提高细胞学和病理学诊断[115-118]。

直肠乙状结肠和盆腔子宫内膜异位症

一些文献报道了直肠 EUS 评估直肠乙状结肠和盆腔受累的子宫内膜异位症[119-121]。EUS 诊断直肠子宫内膜异位症的敏感性和 NPV 接近 100%,并且能便于手术规划[3]。EUS 诊断直肠乙状结肠子宫内膜异位症的敏感性为 95%,特异性为 90%,优于 MRI 的和经阴道超声[3,119,122-124]。EUS-FNA 也能够帮助诊断[121,125]。EUS 可提供一种无创、高敏感性方法诊断累及直肠壁的子宫内膜异位症[126]。子宫内膜异位症典型表现呈低回声、不规则乏血供、边缘不好确定。直肠乙状结肠受累主要侵犯固有肌层[126]。EUS 对远离探头的病变诊断准确性下降,如在子宫骶韧带和卵巢的子宫内膜异位症。

肛管直肠周围脓肿和瘘

超声内镜是研究肛管周围脓肿、瘘的独特方法[32,74,127-130]。瘘表现为肛门直肠区域无回声或低回声管道。瘘内存在空气表现为可移动的混合回声。脓肿则表现为直肠肛门周围不规则的低回声或无回声区域。脓肿腔内坏死碎片可能会产生散射回波。对36例怀疑存在脓肿和（或）瘘的克罗恩病患者行超声内镜检查，发现其中32例存在瘘，29例存在脓肿和瘘。32例患者中，17例接受手术均得到确认[32]。腔内超声是评估肛门直肠周围瘘的可靠方法[89,91,131]。有趣的是，腔内超声和直肠指诊对诊断括约肌间瘘和经括约肌瘘有相似的效果[132]。然而，直肠指诊不能显示瘘与脓肿和邻近脏器的关系。采用腔内超声与盆腔CT比较瘘和脓肿，以手术结果作为金标准，腔内超声和CT对脓肿有相同的检出率，超声瘘检出率为82%，CT为24%[131]。腔内超声诊断直肠和直肠周围疾病具有高效、安全、简单成本低、无辐射的优势。

Schwartz等[134]评估34例克罗恩病肛周瘘患者，试图确定EUS、麻醉下体检（EUA）和MRI的诊断准确性。3种方法诊断准确性均≥85%：EUS为91%，MRI为87%，EUA为91%。当任意两个检查联合时准确性为100%。作者得出的结论是，EUS、MRI和EUA对肛门周围克罗恩患者的肛瘘检查同样准确，最优方法可能是3种方法中任意两个相结合。Schwartz等[135]另一项研究指出，使用EUS指导克罗恩病肛瘘患者免疫抑制剂（例如英夫利昔）和抗生素的治疗可以提高短期及长期疗效。EUS可帮助鉴别未复发肛瘘停用英夫利昔的患者。

EUS 评估炎性肠病

经腹超声已经应用于区分溃疡性结肠炎和克罗恩病的炎症。溃疡性结肠炎肠壁增厚，回声减低，但5层结构存在。克罗恩病显示为肠壁增厚，低回声改变，但是5层结构紊乱[136]。体外数据显示，超声能够区分正常（厚度<3mm）结肠壁与肠炎（>3mm）。然而，区分溃疡性结肠炎和克罗恩病结肠炎并不是很可靠[137]。EUS在炎性肠病（IBD）的经验是有限的，但是Shimizu等[138]对溃疡性结肠炎和克罗恩病结肠炎进行EUS，发现溃疡性结肠炎黏膜层和黏膜下层进行性增厚，肠壁缺乏扩张性严重程度增加。他们基于肠壁增厚和扩张性描述5种溃疡性结肠炎超声形态[138]。他们还发现，克罗恩病结肠炎是斑片状的透壁性增厚，涉及所有层[138]。

对不确定性结肠炎，Hildebrandt等[139]使用EUS判断是否为黏膜炎和透壁炎，推测透壁疾病患者更可能为克罗恩病。因为具有高复发风险，这部分患者未行回肠储袋手术。使用此策略，他们发现不确定性结肠炎具有良好的手术预后。然而，尽管有以上研究，EUS应用于IBD的数据还是很有限。无论如何，EUS是一个有用的评估炎性肠病肛周瘘和脓肿的检查，尤其是克罗恩病。

还有许多研究考察了EUS在溃疡性结肠炎、克罗恩病和不确定性结肠炎的诊断价值[140-143,145]。Yoshizawa等[143]进行了一项研究，纳入42例活动期溃疡性结肠炎患者，以确定EUS是否可用于评估肠道炎症的深度、预测对治疗的反应及确定手术的必要性。术前肠道炎症扩展到固有肌层或更深层次的需要手术（67%，10/15）比接受药物治疗（19%，5/27；P=0.002）的患者，EUS有更高的诊断价值。作者认为，EUS可客观地评价溃疡性结肠炎的肠道炎症垂直浸润的程度、预测药物治疗的反应和确定活动期溃疡性结肠炎手术的必要性。但是，Maple和Edmundowicz[144]提出了在今后的研究中必须解决的很多问题，以明确EUS在炎性肠病治疗中的作用，例如EUS发现是否可重复、什么评分系统是最好的以及决策产生的临床影响。目前为止，将EUS作为IBD常规检查仍然不乐观[144]。

Spradlin等[145]发表的一项随机前瞻性试验，考察了EUS引导下药物联合外科手术治疗克罗恩病肛周瘘。10例克罗恩病肛周病变患者被随机分配到EUS组或对照组。所有患者接受直肠EUS描绘瘘解剖，然后外科医生按照指南麻醉下检查串线、切除、排脓。外科医生不知晓对照组患者EUS检查结果。药物治疗包括6-巯基嘌呤、咪唑硫嘌呤、环丙沙星和甲硝唑、英夫利昔单抗。对照组患者额外的干预（串线切除和重复手术）由外科医生决定（没有EUS引导）。EUS组患者在22周、38周行EUS，并基于EUS发现决定额外的手术干预。主要观察终点是完全停止引流。所有患者在54周重复行EUS确定瘘的状态（次要终点）。需要额外的手术被定义为治疗失败。结果表明，对照组1例（20%）和EUS组中4例（80%）完全停止引流。在对照组，3例需要重复手术而失败（2例持续/复发性瘘和1例脓肿），1例在54周仍持续引流。EUS组中1例因挂线过早脱落而出现复发性脓肿。引流的平均停止时间是99天，EUS证实瘘持续缓解时间是229天。这一研究表明，使用EUS指导药物联合手术治疗克罗恩病肛周病变能够改善预后。

EUS引导下直肠周围脓肿引流

多个报道和小规模研究已经描述了 EUS 引导下直肠周围和其他部位脓肿引流成功的例子[130,146,147]。腹部和盆腔脓肿历来通过经皮技术或手术引流。手术引流可能带来相当高的发病率和死亡率,经皮技术需要多次干预,增加了住院时间,且需要长期留置导管[127]。EUS 通过内部引流提供了一种微创但非常有效的技术。EUS 引导下 19G 穿刺针穿刺脓肿,然后通过导丝扩张,留置直肠管。尽管病例数少,但是该技术比较安全。Ramesh 等[128]比较括约肌间和经括约肌脓肿引流表明,除了憩室外,通过 EUS 引导下引流对两种情况安全有效。这种技术作为低手术风险的补充或替代,对于仔细挑选的患者是理想的。支架放置时间是可变的(3~6 个月)。其局限性主要是解剖问题,比如多囊腔和脱肛。尽管数据有限,但支持 EUS 引导下引流的证据正在迅速增加。

直肠超声与前列腺癌

EUS 也用于评估前列腺癌局部分期。Artifon 等[121]进行了初步研究,对 23 例前列腺癌患者通过 EUS 进行系统评价。所有患者接受前列腺切除术,手术样本与 EUS 结果相比较。手术样本的病理显示 23 例患者中腺癌 20 例、非典型腺瘤性增生 2 例和硬化性腺病 1 例。根据肿瘤侵袭性的程度不同,EUS T 分期具有不同的敏感性、特异性和准确性,结果如下:T1 分别为 51.3%、53.2% 和 49.1%;T2 分别为 100%、91.67% 和 95%;T3 分别为 100%、100% 和 100%。3(3/23)例患者 EUS 没有发现病变,但手术样本显示 T1 期癌。EUS N 分期 N0 敏感性为 62.5%、特异性 58.33%、准确性为 60%;N1 的敏感性为 58.3%、特异性 52.5%、准确性为 60%。EUS-FNA 也被证明对前列腺癌转移性髂淋巴结侵犯评估有益[148]。

也有研究通过 EUS 引导植入放射线标记或基准点,以便对前列腺癌进行靶向放疗。Yang 等[149]研究 16 例前列腺癌患者放疗之前 EUS 引导下基准标记是可行的和安全的,可以转换成经直肠和经阴道超声途径。该研究还显示,在复发性前列腺癌根治术后或放疗前行 EUS 引导植入放射线标记也是有效的[149]。

其他盆腔肿瘤

直肠 EUS 也可能有助于发现盆腔泌尿系恶性肿瘤局部复发和额外的盆腔转移肿瘤。Gleeson 等[21]研究表明,EUS-FNA 可为前列腺癌和膀胱癌等提供另一种微创的盆腔淋巴结活检方法。19 例患者平均 3 次 FNA 穿刺,敏感性、特异性、阳性预测值(PPV)和阴性预测值(NPV)分别为 94.4%(72%~99%)、100%(2%~100%)、100%(80%~100%)和 50%(1%~98%)。直肠周围空间是最常用的取样位置,无论原发泌尿系肿瘤的起源。最终通过 EUS 组织抽样诊断膀胱癌 1 例、膀胱肿瘤局部复发 8 例、膀胱癌盆腔外转移 1 例、前列腺癌 2 例、前列腺癌局部复发 4 例、前列腺癌盆腔转移 1 例、睾丸癌盆腔外转移 1 例和良性精囊 1 例。EUS 引导下肠壁、淋巴结或直肠周围空间穿刺有助于诊断盆腔泌尿道的恶性肿瘤局部复发或盆腔外转移。

结论

EUS 在结直肠和邻近部位的应用在持续改善与发展。EUS 在直肠癌诊断、分期、再分期方面继续发挥部分和补充作用。额外的诊断和治疗性应用随着时间的推移将继续发展和改善。EUS 的应用将在临床实践中继续成长。

(窦晓坛 译 王雷 校)

参考文献

1 Lennon AM, Matsuda K. EUS equipment and technique.In: Penman I(ed.).Endoscopic Ultrasound.Oxford:Blackwell,2014.

2 Uchida N,Galasso D,Seerden TC,et al.EUS-FNA of extracolonic lesions by using the forward-viewing linear echoendoscope.Gastrointest Endosc 2010;72:1321–1323.

3 Maluf-Filho F,Dotti CM,Halwan B,et al.An evidence-based consensus statement on the role and application of endosonography in clinical practice.Endoscopy 2009;41:979–987.

4 Hulsmans FJ,Castelijns JA,Reeders JW,et al.Review of artifacts associated with transrectal ultrasound;understanding, recognition,and prevention of misinterpretation.J Clin Ultrasound 1995;23:483–494.

5　Bhutani MS, Nadella P.Utility of an upper echoendoscope for endoscopic ultrasonography of malignant and benign conditions of the sigmoid/left colon and the rectum.Am J Gastroenterol 2001;96:3318-3322.

6　Foxtrot Collaborative Group.Feasibility of preoperative chemotherapy for locally advanced,operable colon cancer:the pilot phase of a randomized controlled trial.Lancet Oncol 2012;13:1152-1160.

7　Kongkam P,Linlawan S,Aniwan S,et al.Forward-viewing radial-array echoendoscope for staging of colon cancer beyond the rectum.World J Gastroenterol 2014;20(10):2681-2687.

8　Puli SR,Bechtold ML,Reddy JB,et al.How good is endoscopic ultrasound in differentiating various T stages of rectal cancer? Meta-analysis and systematic review.Ann Surg Oncol 2009;16:254-265.

9　Puli SR,Bechtold ML,Reddy JB,et al.Can endoscopic ultrasound predict early rectal cancers that can be resected endoscopically? A meta-analysis and systematic review.Dig Dis Sci 2010;55:1221-1229.

10　Marusch F,Ptok H,Sahm M,et al.Endorectal ultrasound in rectal carcinoma—do the literature results really correspond to the realities of routine clinical care? Endoscopy 2011;43:425-431.

11　Maier AG,Barton PP,Neuhold NR,et al.Peritumoral tissue reaction at transrectal US as a possible cause of overstaging in rectal cancer:histopathologic correlation.Radiology 1997;203:785-789.

12　Hawes RH.New staging techniques.Endoscopic ultrasound.Cancer 1993;71:4207-4213.

13　Puli SR,Reddy JB,Bechtold ML,et al.Accuracy of endoscopic ultrasound to diagnose nodal invasion by rectal cancers:a meta-analysis and systematic review.Ann Surg Oncol 2009;16:1255-1265.

14　Catalano MF,Sivak MV Jr.Rice T,et al.Endosonographic features predictive of lymph node metastasis.Gastrointest Endosc 1994;40:442-446.

15　Bhutani MS,Hawes RH,Hoffman BJ.A comparison of the accuracy of echo features during endoscopic ultrasound (EUS) and EUS-guided fine-needle aspiration for diagnosis of malignant lymph node invasion.Gastrointest Endosc 1997;45:474-479.

16　Fernandez-Esparrach G,Ayuso-Colella JR,Sendino O,et al. EUS and magnetic resonance imaging in the staging of rectal cancer:a prospective and comparative study.Gastrointest Endosc 2011;74:347-354.

17　Milsom JW,Czyrko C,Hull TL,et al.Preoperative biopsy of pararectal lymph nodes in rectal cancer using endoluminal ultrasonography.Dis Colon Rectum 1994;37:364-368.

18　Savides TJ,Master SS.EUS in rectal cancer.Gastrointest Endosc 2002;56:S12-S18.

19　Schwartz DA,Harewood GC,Wiersema MJ.EUS for rectal disease.Gastrointest Endosc 2002;56:100-109.

20　Harewood GC,Wiersema MJ,Nelson H,et al.A prospective, blinded assessment of the impact of preoperative staging on the management of rectal cancer.Gastroenterology 2002;123:24-32.

21　Gleeson FC,Clain JE,Rajan E,et al.EUS-FNA assessment of extramesenteric lymph node status in primary rectal cancer. Gastrointest Endosc 2011;74:897-905.

22　Marusch F,Koch A,Schmidt U,et al.Routine use of transrectal ultrasound in rectal carcinoma:results of a prospective multicenter study.Endoscopy 2002;34:385-390.

23　Harewood GC,Wiersema LM,Halling AC,et al.Influence of EUS training and pathology interpretation on accuracy of EUS-guided fine needle aspiration of pancreatic masses.Gastrointest Endosc 2002;55:669-673.

24　Burtin P,Rabot AF,Heresbach D,et al.Interobserver agreement in the staging of rectal cancer using endoscopic ultrasonography.Endoscopy 1997;29:620-625.

25　Roubein LD,Lynch P,Glober G,et al.Interobserver variability in endoscopic ultrasonography:a prospective evaluation.Gastrointest Endosc 1996;44:573-577.

26　Carmody BJ,Otchy DP.Learning curve of transrectal ultrasound.Dis Colon Rectum 2000;43:193-197.

27　Meyenberger C,Huch Boni RA,Bertschinger P,et al.Endoscopic ultrasound and endorectal magnetic resonance imaging: a prospective,comparative study for preoperative staging and follow-up of rectal cancer.Endoscopy 1995;27:469-479.

28　Guinet C,Buy JN,Ghossain MA,et al.Comparison of magnetic resonance imaging and computed tomography in the preoperative staging of rectal cancer.Arch Surg 1990;125:385-388.

29　Kwok H,Bissett IP,Hill GL.Preoperative staging of rectal cancer.Int J Colorectal Dis 2000;15:9-20.

30　Thaler W,Watzka S,Martin F,et al.Preoperative staging of rectal cancer by endoluminal ultrasound vs.magnetic resonance imaging.Preliminary results of a prospective,comparative study. Dis Colon Rectum 1994;37:1189-1193.

31　Hildebrandt U,Feifel G.Importance of endoscopic ultrasonography staging for treatment of rectal cancer.Gastrointest Endosc Clin N Am 1995;5:843-849.

32　Tio TL,Tytgat GN.Comparison of blind transrectal ultrasonography with endoscopic transrectal ultrasonography in assessing rectal and perirectal diseases.Scand J Gastroenterol Suppl 1986;123:104-111.

33　Rifkin MD,Ehrlich SM,Marks G.Staging of rectal carcinoma: prospective comparison of endorectal US and CT.Radiology

1989;170:319-322.

34 Bipat S,Glas AS,Slors FJ,et al.Rectal cancer:local staging and assessment of lymph node involvement with endoluminal US,CT,and MR imaging—a meta-analysis.Radiology 2004;232:773-783.

35 Lahaye MJ,Engelen SM,Nelemans PJ,et al.Imaging for predicting the risk factors—the circumferential resection margin and nodal disease—of local recurrence in rectal cancer:a meta-analysis.Semin Ultrasound CT MR 2005;26:259-268.

36 Samee A,Selvasekar CR.Current trends in staging rectal cancer.World J Gastroenterol 2011;17:828-834.

37 Al-Sukhni E,Milot L,Fruitman M,et al.Diagnostic accuracy of MRI for assessment of T category,lymph node metastases,and circumferential resection margin involvement in patients with rectal cancer:a systematic review and meta-analysis.Ann Surg Oncol 2012;19:2212-2223.

38 Mezzi G,Arcidiacono PG,Carrara S,et al.Endoscopic ultrasound and magnetic resonance imaging for re-staging rectal cancer after radiotherapy.World J Gastroenterol 2009;15:5563-5567.

39 De Nardi P,Carvello M.How reliable is current imaging in restaging rectal cancer after neoadjuvant therapy? World J Gastroenterol 2013;19:5964-5972.

40 Harewood GC,Wiersema MJ.Cost-effectiveness of endoscopic ultrasonography in the evaluation of proximal rectal cancer.Am J Gastroenterol 2002;97:874-882.

41 Vanagunas A,Lin DE,Stryker SJ.Accuracy of endoscopic ultrasound for restaging rectal cancer following neoadjuvant chemoradiation therapy.Am J Gastroenterol 2004;99:109-112.

42 Kim JC,Cho YK,Kim SY,et al.Comparative study of three-dimensional and conventional endorectal ultrasonography used in rectal cancer staging.Surg Endosc 2002;16:1280-1285.

43 Kim JC,Kim HC,Yu CS,et al.Efficacy of 3-dimensional endorectal ultrasonography compared with conventional ultrasonography and computed tomography in preoperative rectal cancer staging.Am J Surg 2006;192:89-97.

44 Giovannini M,Bories E,Pesenti C,et al.Three-dimensional endorectal ultrasound using a new freehand software program:results in 35 patients with rectal cancer.Endoscopy 2006;38:339-343.

45 Kitano M,Sakamoto H,Kudo M.Contrast-enhanced endoscopic ultrasound.Dig Endosc 2014;26(Suppl.1):79-85.

46 Harewood GC.Assessment of clinical impact of endoscopic ultrasound on rectal cancer.Am J Gastroenterol 2004;99:623-627.

47 Harewood GC,Kumar KS,Clain JE,et al.Clinical implications of quantification of mesorectal tumor invasion by endoscopic ultrasound:all T3 rectal cancers are not equal.J Gastroenterol

Hepatol 2004;19:750-755.

48 Harewood GC.Assessment of publication bias in the reporting of EUS performance in staging rectal cancer.Am J Gastroenterol 2005;100:808-816.

49 Murty M,Enker WE,Martz J.Current status of total mesorectal excision and autonomic nerve preservation in rectal cancer.Semin Surg Oncol 2000;19:321-328.

50 Shin R,Jeong SY,Yoo HY,et al.Depth of mesorectal extension has prognostic significance in patients with T3 rectal cancer.Dis Colon Rectum 2012;55:1220-1228.

51 Penman HG.Reporting rectal cancer.J Clin Pathol.1988;41(3):358.

52 Frasson M, Garcia-Granero E, Roda D, et al. Preoperative chemoradiation may not always be needed for patients with T3 and T2N+ rectal cancer.Cancer 2011;117:3118-3125.

53 Hildebrandt U,Feifel G.Preoperative staging of rectal cancer by intrarectal ultrasound.Dis Colon Rectum 1985;28:42-46.

54 Winde G,Nottberg H,Keller R,et al.Surgical cure for early rectal carcinomas （T1）.Transanal endoscopic microsurgery vs. anterior resection.Dis Colon Rectum 1996;39:969-976.

55 Adams DR,Blatchford GJ,Lin KM,et al.Use of preoperative ultrasound staging for treatment of rectal cancer.Dis Colon Rectum 1999;42:159-166.

56 Holzman MD,Eubanks S.Laparoscopic colectomy.Prospects and problems.Gastrointest Endosc Clin N Am 1997;7:525-539.

57 Saitoh Y,Obara T,Einami K,et al.Efficacy of high-frequency ultrasound probes for the preoperative staging of invasion depth in flat and de pressed colorectal tumors.Gastrointest Endosc 1996;44:34-39.

58 Yoshida M,Tsukamoto Y,Niwa Y,et al.Endoscopic assessment of invasion of colorectal tumors with a new high-frequency ultrasound probe.Gastrointest Endosc 1995;41:587-592.

59 Romano G,Belli G,Rotondano G.Colorectal cancer.Diagnosis of recurrence.Gastrointest Endosc Clin N Am 1995;5:831-841.

60 Charnley RM,Heywood MF,Hardcastle JD.Rectal endosonography for the visualisation of the anastomosis after anterior resection and its relevance to local recurrence.Int J Colorectal Dis 1990;5:127-129.

61 Lohnert MS,Doniec JM,Henne-Bruns D.Effectiveness of endoluminal sonography in the identification of occult local rectal cancer recurrences.Dis Colon Rectum 2000;43:483-491.

62 Rotondano G,Esposito P,Pellecchia L,et al.Early detection of locally recurrent rectal cancer by endosonography.Br J Radiol 1997;70:567-571

63 Hunerbein M,Totkas S,Moesta KT,et al.The role of transrectal ultrasound-guided biopsy in the postoperative follow-up of patients with rectal cancer.Surgery 2001;129:164-169.

64 Woodward T,Menke D.Diagnosis of recurrent rectal carcinoma

by EUS-guided fine-needle aspiration.Gastrointest Endosc 2000;51:223–225.

65 Rex DK,Kahi CJ,Levin B,et al.Guidelines for colonoscopy surveillance after cancer resection:a consensus update by the American Cancer Society and US Multi-Society Task Force on Colorectal Cancer.CA Cancer J Clin 2006;56:160–167,quiz 185–186.

66 Janjan NA,Crane C,Feig BW,et al.Improved overall survival among responders to preoperative chemoradiation for locally advanced rectal cancer.Am J Clin Oncol 2001;24:107–112.

67 Janjan NA,Crane CN,Feig BW,et al.Prospective trial of pre-operative concomitant boost radiotherapy with continuous infu-sion 5-fluorouracil for locally advanced rectal cancer.Int J Ra-diat Oncol Biol Phys 2000;47:713–718.

68 Sauer R,Becker H,Hohenberger W,et al.Preoperative versus postoperative chemoradiotherapy for rectal cancer.N Engl J Med 2004;351:1731–1740.

69 Arnoletti JP,Bland KI.Neoadjuvant and adjuvant therapy for rectal cancer.Surg Oncol Clin N Am 2006;15:147–157.

70 Hordijk ML.Restaging after radiotherapy and chemotherapy: value of endoscopic ultrasonography.Gastrointest Endosc Clin N Am 1995;5:601–608.

71 Kahn H,Alexander A,Rakinic J,et al.Preoperative staging of irradiated rectal cancers using digital rectal examination,com-puted tomography,endorectal ultrasound,and magnetic reso-nance imaging does not accurately predict T0,N0 pathology.Dis Colon Rectum 1997;40:140–144.

72 Chen CC,Lee RC,Lin JK,et al.How accurate is magnetic reso-nance imaging in restaging rectal cancer in patients receiving preoperative combined chemoradiotherapy? Dis Colon Rectum 2005;48:722–728.

73 Kuo LJ,Chern MC,Tsou MH,et al.Interpretation of magnetic resonance imaging for locally advanced rectal carcinoma after preoperative chemoradiation therapy.Dis Colon Rectum 2005; 48:23–28.

74 Bhutani MS.Recent developments in the role of endoscopic ul-trasonography in diseases of the colon and rectum.Curr Opin Gastroenterol 2007;23:67–73.

75 Huh JW,Park YA,Jung EJ,et al.Accuracy of endorectal ultra-sonography and computed tomography for restaging rectal can-cer after preoperative chemoradiation.J Am Coll Surg 2008; 207:7–12.

76 Gavioli M,Bagni A,Piccagli I,et al.Usefulness of endorectal ultrasound after preoperative radiotherapy in rectal cancer: comparison between sonographic and histopathologic changes. Dis Colon Rectum 2000;43:1075–1083.

77 Rau B,Hunerbein M,Barth C,et al.Accuracy of endorectal ul-trasound after preoperative radiochemotherapy in locally ad-vanced rectal cancer.Surg Endosc 1999;13:980–984.

78 Martellucci J,Scheiterle M,Lorenzi B,et al.Accuracy of tran-srectal ultrasound after preoperative radiochemotherapy com-pared to computed tomography and magnetic resonance in lo-cally advanced rectal cancer.Int J Colorectal Dis 2012;27:967–973.

79 Marone P,de Bellis M,Avallone A,et al.Accuracy of endo-scopic ultrasound in staging and restaging patients with locally advanced rectal cancer undergoing neoadjuvant chemoradia-tion.Clin Res Hepatol Gastroenterol 2011;35:666–670.

80 Bartram C,Brown G.Endorectal ultrasound and magnetic reso-nance imaging in rectal cancer staging.Gastroenterol Clin North Am 2002;31:827–839.

81 Maor Y,Nadler M,Barshack I,et al.Endoscopic ultrasound staging of rectal cancer:diagnostic value before and following chemoradiation.J Gastroenterol Hepatol 2006;21:454–458.

82 Mezzi G,Arcidiacono PG,Carrara S,et al.Elastosonography in malignant rectal disease:preliminary data.Endoscopy 2007;39: 375,author reply 375.

83 Dumontier I,Roseau G,Palazzo L,et al.Endoscopic ultrasonog-raphy in rectal linitis plastica.Gastrointest Endosc 1997;46: 532–536.

84 Papp JP Jr.Levine EJ,Thomas FB.Primary linitis plastica car-cinoma of the colon and rectum.Am J Gastroenterol 1995;90: 141–145.

85 Bhutani MS.EUS and EUS-guided fine-needle aspiration for the diagnosis of rectal linitis plastica secondary to prostate carci-noma.Gastrointest Endosc 1999;50:117–119.

86 Gleeson FC,Clain JE,Rajan E,et al.Secondary linitis plastica of the rectum:EUS features and tissue diagnosis（with video）. Gastrointest Endosc 2008;68:591–596.

87 Edge S,Byrd D,Compton C.AJCC:colon and rectum.In:AJCC Cancer Staging Manual.New York:Springer,2010.

88 Magdeburg B,Fried M,Meyenberger C.Endoscopic ultrasonog-raphy in the diagnosis,staging,and follow-up of anal carcino-mas. Endoscopy 1999;31:359–364.

89 Law PJ,Bartram CI.Anal endosonography:technique and nor-mal anatomy.Gastrointest Radiol 1989;14:349–353.

90 Keating JP,Stewart PJ,Eyers AA,et al.Are special investiga-tions of value in the management of patients with fecal incon-tinence? Dis Colon Rectum 1997;40:896–901.

91 Law PJ,Kamm MA,Bartram CI.A comparison between elec-tromyography and anal endosonography in mapping external anal sphincter defects.Dis Colon Rectum 1990;33:370–373.

92 Tjandra JJ,Milsom JW,Schroeder T,et al.Endoluminal ultra-sound is preferable to electromyography in mapping anal sphincteric defects.Dis Colon Rectum 1993;36:689–692.

93 Enck P,von Giesen HJ,Schafer A,et al.Comparison of anal

sonography with conventional needle electromyography in the evaluation of anal sphincter defects.Am J Gastroenterol 1996; 91:2539-2543.

94 Solomon MJ,McLeod RS,Cohen EK,et al.Anal wall thickness under normal and inflammatory conditions of the anorectum as determined by endoluminal ultrasonography.Am J Gastroenterol 1995;90:574-578.

95 Nickl NJ,Bhutani MS,Catalano M,et al.Clinical implications of endoscopic ultrasound:the American Endosonography Club Study. Gastrointest Endosc 1996;44:371-377.

96 Schembre D,Chak A,Stevens P,et al.Prospective evaluation of balloon-sheathed catheter US system.Gastrointest Endosc 2001; 53:758-763.

97 Kameyama H,Niwa Y,Arisawa T,et al.Endoscopic ultrasonography in the diagnosis of submucosal lesions of the large intestine.Gastrointest Endosc 1997;46:406-411.

98 Naunheim KS,Zeitels J,Kaplan EL,et al.Rectal carcinoid tumors—treatment and prognosis.Surgery 1983;94:670-676.

99 Orloff MJ.Carcinoid tumors of the rectum.Cancer 1971;28:175-180.

100 Bhutani MS.Curative endoscopic resection of a carcinoid tumor of the rectum.Am J Gastroenterol 1994;89:645.

101 Matsumoto T,Iida M,Suekane H,et al.Endoscopic ultrasonography in rectal carcinoid tumors:contribution to selection of therapy.Gastrointest Endosc 1991;37:539-542.

102 Yoshikane H,Tsukamoto Y,Niwa Y,et al.Carcinoid tumors of the gastrointestinal tract:evaluation with endoscopic ultrasonography.Gastrointest Endosc 1993;39:375-383.

103 Hokama A,Oshiro J,Kinjo F,et al.Utility of endoscopic ultrasonography in rectal carcinoid tumors.Am J Gastroenterol 1996;91:1289-1290.

104 Hizawa K,Aoyagi K,Kurahara K,et al.Gastrointestinal lymphangioma:endosonographic demonstration and endoscopic removal.Gastrointest Endosc1996;43:620-624.

105 Fujimura Y,Nishishita C,Iida M,et al.Lymphangioma of the colon diagnosed with an endoscopic ultrasound probe and dynamic CT.Gastrointest Endosc 1995;41:252-254.

106 Kochman ML,Wiersema MJ,Hawes RH,et al.Preoperative diagnosis of cystic lymphangioma of the colon by endoscopic ultrasound.Gastrointest Endosc 1997;45:204-206.

107 Petritsch W,Hinterleitner TA,Aichbichler B,et al.Endosonography in colitis cystica profunda and solitary rectal ulcer syndrome.Gastrointest Endosc 1996;44:746-751.

108 Bansal R,Bude R,Nostrant TT,et al.Diagnosis of colonic pneumatosis cystoides intestinalis by endosonography.Gastrointest Endosc 1995;42:90-93.

109 Kaneko K,Boku N,Hosokawa K,et al.Diagnostic utility of endoscopic ultrasonography for preoperative rectal cancer staging estimation.Jpn J Clin Oncol 1996;26:30-35.

110 Dhiman RK,Choudhuri G,Saraswat VA,et al.Endoscopic ultrasonographic evaluation of the rectum in cirrhotic portal hypertension.Gastrointest Endosc 1993;39:635-640.

111 Sasaki Y,Niwa Y,Hirooka Y,et al.The use of endoscopic ultrasound-guided fine-needle aspiration for investigation of submucosal and extrinsic masses of the colon and rectum.Endoscopy 2005;37:154-160.

112 Motoo Y,Okai T,Ohta H,et al.Endoscopic ultrasonography in the diagnosis of extraluminal compressions mimicking gastric submucosal tumors.Endoscopy1994;26:239-242.

113 Rosch T,Kapfer B,Will U,et al.Accuracy of endoscopic ultrasonography in upper gastrointestinal submucosal lesions:a prospective multicenter study.Scand J Gastroenterol 2002;37:856-862.

114 Chak A,Canto MI,Rosch T,et al.Endosonographic differentiation of benign and malignant stromal cell tumors.Gastrointest Endosc 1997;45:468-473.

115 Varadarajulu S,Fockens P,Hawes RH.Best practices in endoscopic ultrasound-guided fine-needle aspiration.Clin Gastroenterol Hepatol 2012;10:697-703.

116 Varadarajulu S,Hasan MK,Bang JY,et al.Endoscopic ultrasound-guided tissue acquisition.Dig Endosc 2014;26(Suppl. 1):62-69.

117 Hoda KM,Rodriguez SA,Faigel DO.EUS-guided sampling of suspected GI stromal tumors.Gastrointest Endosc 2009;69:1218-1223.

118 Dumonceau JM,Polkowski M,Larghi A,et al.Indications,results,and clinical impact of endoscopic ultrasound (EUS)-guided sampling in gastroenterology:European Society of Gastrointestinal Endoscopy (ESGE) Clinical Guideline.Endoscopy 2011;43:897-912.

119 Delpy R,Barthet M,Gasmi M,et al.Value of endorectal ultrasonography for diagnosing rectovaginal septal endometriosis infiltrating the rectum.Endoscopy 2005;37:357-361.

120 Pishvaian AC,Ahlawat SK,Garvin D,et al.Role of EUS and EUS-guided FNA in the diagnosis of symptomatic rectosigmoid endometriosis.Gastrointest Endosc 2006;63:331-335.

121 Artifon EL,Franzini TA,Kumar A,et al.EUS-guided FNA facilitates the diagnosis of retroperitoneal endometriosis.Gastrointest Endosc 2007;66:620-622.

122 Roseau G,Dumontier I,Palazzo L,et al.Rectosigmoid endometriosis:endoscopic ultrasound features and clinical implications.Endoscopy 2000;32:525-530.

123 Dumontier I,Chapron C,Chaussade S,et al.[Utility of rectal endoscopic ultrasonography for digestive involvement of pelvic endometriosis.Technique and results].Gynecol Obstet Fertil 2002;30:979-984.

124 Chapron C,Vieira M,Chopin N,et al.Accuracy of rectal endoscopic ultrasonography and magnetic resonance imaging in the diagnosis of rectal involvement for patients presenting with deeply infiltrating endometriosis.Ultrasound Obstet Gynecol 2004;24:175-179.

125 Pishvaian AC,Ahlawat SK,Garvin D,et al.Role of EUS and EUS-guided FNA in the diagnosis of symptomatic rectosigmoid endometriosis.Gastrointest Endosc 2006;63:331-335.

126 Mezzi G,Ferrari S,Arcidiacono PG,et al.Endosonographic rectal ultrasound and elastosonography are useful in flow chart for the diagnosis of deep pelvic endometriosis with rectal involvement.J Obstet Gynaecol Res 2011;37:586-590.

127 Prasad GA,Varadarajulu S.Endoscopic ultrasound-guided abscess drainage.Gastrointest Endosc Clin N Am 2012;22:281-290,ix.

128 Ramesh J,Bang JY,Trevino J,et al.Comparison of outcomes between endoscopic ultrasound-guided transcolonic and transrectal drainage of abdominopelvic abscesses.J Gastroenterol Hepatol 2013;28:620-625.

129 Trevino JM,Drelichman ER,Varadarajulu S.Modified technique for EUS-guided drainage of pelvic abscess (with video). Gastrointest Endosc 2008;68:1215-1219.

130 Varadarajulu S,Drelichman ER.EUS-guided drainage of pelvic abscess(with video).Gastrointest Endosc 2007;66:372-376.

131 Deen KI,Williams JG,Hutchinson R,et al.Fistulas in ano: endoanal ultrasonographic assessment assists decision making for surgery.Gut 1994;35:391-394.

132 Choen S,Burnett S,Bartram CI,et al.Comparison between anal endosonography and digital examination in the evaluation of anal fistulae.Br J Surg 1991;78:445-447.

133 Schratter-Sehn AU,Lochs H,Vogelsang H,et al.Endoscopic ultrasonography versus computed tomography in the differential diagnosis of perianorectal complications in Crohn's disease.Endoscopy 1993;25:582-586.

134 Schwartz DA,Wiersema MJ,Dudiak KM,et al.A comparison of endoscopic ultrasound,magnetic resonance imaging,and exam under anesthesia for evaluation of Crohn's perianal fistulas.Gastroenterology 2001;121:1064-1072.

135 Schwartz DA,White CM,Wise PE,et al.Use of endoscopi ultrasound to guide combination medical and surgical therapy for patients with Crohn's perianal fistulas.Inflamm Bowel Dis 2005;11:727-732.

136 Limberg B.Diagnosis of acute ulcerative colitis and colonic Crohn's disease by colonic sonography.J Clin Ultrasound 1989;17:25-31.

137 Gilbert DA,DiMarino AJ,Jensen DM,et al.Status evaluation: endoscopic ultrasonography.American Society for Gastroenterology Endoscopy.Technology Assessment Committee.Gastrointest Endosc 1992;38:747-749.

138 Shimizu S,Myojo S,Nagashima M,et al.A patient with rectal cancer associated with ulcerative colitis in whom endoscopic ultrasonography was useful for diagnosis. J Gastroenterol 1999; 34: 516-519.

139 Hildebrandt U,Kraus J,Ecker KW,et al.Endosonographic differentiation of mucosal and transmural nonspecific inflammatory bowel disease.Endoscopy 1992;24(Suppl.1):359-363.

140 Tsuga K,Haruma K,Fujimura J,et al.Evaluation of the colorectal wall in normal subjects and patients with ulcerative colitis using an ultrasonic catheter probe.Gastrointest Endosc 1998;48:477-484.

141 Gast P,Belaiche J.Rectal endosonography in inflammatory bowel disease:differential diagnosis and prediction of remission.Endoscopy 1999;31:158-166.

142 Higaki S,Nohara H,Saitoh Y,et al.Increased rectal wall thickness may predict relapse in ulcerative colitis:a pilot follow-up study by ultrasonographic colonoscopy.Endoscopy 2002;34:212-219.

143 Yoshizawa S,Kobayashi K,Katsumata T,et al.Clinical usefulness of EUS for active ulcerative colitis.Gastrointest Endosc 2007;65:253-260.

144 Maple JT,Edmundowicz S.Using EUS to forecast the clinical course of ulcerative colitis:still a cloudy outlook.Gastrointest Endosc 2007;65:261-262.

145 Spradlin NM,Wise PE,Herline AJ,et al.A randomized prospective trial of endoscopic ultrasound to guide combination medical and surgical treatment for Crohn's perianal fistulas.Am J Gastroenterol 2008;103:2527-2535.

146 Attwell AR,McIntyre RC,Antillon MR,et al.EUS-guided drainage of a diverticular abscess as an adjunct to surgical therapy.Gastrointest Endosc 2003;58:612-616.

147 Giovannini M,Bories E,Moutardier V,et al.Drainage of deep pelvic abscesses using therapeutic echo endoscopy.Endoscopy 2003;35:511-514.

148 Artifon EL,Srougi M,Lucon AM,et al.Endoscopic ultrasound with fine-needle aspiration facilitates diagnosis of metastatic iliac lymph node invasion in prostate cancer.Endoscopy 2009;41(Suppl.2):E243-E244.

149 Yang J,Abdel-Wahab M,Ribeiro A.EUS-guided fiducial placement after radical prostatectomy before targeted radiation therapy for prostate cancer recurrence.Gastrointest Endosc 2011;73:1302-1305.

第 25 章

超声内镜引导下肿瘤治疗

Kourosh F. Ghassemi，V. Raman Muthusamy

　　线阵超声内镜的出现及其实时显示靶向病变的能力使得超声内镜(EUS)技术不仅局限于单纯的显像，而且成功跨到诊断和治疗领域，从而改变了很多胃肠道肿瘤的治疗策略。EUS引导下的肿瘤治疗包括直接或辅助治疗和缓解症状的姑息性治疗。前者主要包括抗肿瘤因子注射、消融、近距离放射粒子植入和放置定位标记。后者主要包括对肿瘤所致疼痛和梗阻的治疗，如腹腔神经阻滞(CPN)、胆管分流/引流和小肠造瘘。EUS引导下的胆道穿刺术和小肠造瘘吻合术已在第22章讨论。本章着重介绍肿瘤靶向治疗和EUS-CPN。

EUS引导下抗肿瘤因子注射

　　由于肿瘤转移或伴随疾病，很大一部分上消化道恶性肿瘤患者的治疗手段受限。EUS引导下的治疗有望给这些患者带来新的治疗选择。EUS引导下细针注射(EUS-FNI)具有集中和精准的优势。目前EUS引导下肿瘤治疗不仅应用于原发肿瘤(例如胰腺、食管、直肠肿瘤等)，还应用于恶性淋巴结和远处转移(例如肝脏、肾上腺等)。

　　因可切除率低、解剖位置难以到达，胰腺肿瘤的治疗是临床一个棘手的问题，EUS引导下的治疗成为胰腺肿瘤的理想选择。目前，全身化疗对局部晚期或无法切除的胰腺癌降低分期和(或)缓解症状作用有限，这可能归因于胰腺癌乏血供和结缔组织丰富的特性。EUS引导下直接抗肿瘤因子注射有望克服这一障碍。

　　Chang等[1]10年前开展了一项Ⅰ期临床研究，以评估EUS引导下免疫治疗效果。该研究在EUS引导下对8例无法切除的胰腺癌患者瘤体内直接注射同种异体混合淋巴细胞培养液，并对其安全性和可行性进行评估。8例患者中有2例患者出现局部缓解，中位生存时间为13.2个月，均没有出现明显并发症。虽然该研究样本量较小，且随后的EUS引导下同种异体混合淋巴细胞注射与传统化疗的多中心随机对照研究也因前期试验无效被终止，但该研究至少证实了EUS-FNI作为抗肿瘤因子注射途径的可行性。

　　EUS-FNI同样也可用作抗肿瘤病毒的治疗途径[2]。ONYX-015作为基因敲除的筛选腺病毒，能够优先在肿瘤细胞内复制并将其杀灭。21例无法切除的胰腺癌患者在超过8周的时间内接受了8次EUS引导下的ONYX-015局部瘤内注射，最后4次注射联合应用了化疗药物吉西他滨。该研究结果显示仅有2例(10%)联合治疗组的患者出现了部分缓解，另有2例患者表现为轻度应答，6例患者处于病情稳定期，11例患者因为病情进展或者药物副作用不得不中止治疗。研究期间严重的并发症包括2例患者出现败血症以及2例患者在超声内镜操作过程中出现十二指肠穿孔。

　　近来，EUS引导下肿瘤治疗引入新的基因治疗[3]。TNFerade作为有复制缺陷载有人类TNFα基因的腺病毒载体，内含辐射诱导的启动子Egr-1。这一设计确保了在放疗时最大程度的基因表达，从而促使随后TNF的分泌。TNFerade目前已应用于胰腺癌、食管癌和直肠癌患者的临床试验。

　　一项Ⅰ/Ⅱ期临床试验报道了TNFerade注射(通过EUS或经皮途径)联合放化疗治疗局部进展期胰腺癌的长期随访结果[4]。该试验治疗方案为每周经皮经腹1次或EUS引导下4次注射TNFerade(共5周)，并联合5-FU静脉输注和放疗。研究共入组50例患者(27例行EUS引导下注射)，技术成功率100%。

主要并发症包括消化道出血、深静脉血栓、肺栓塞、胰腺炎和胆管炎。试验结果显示仅有 1 例患者完全缓解，但有另外 3 例出现部分缓解，12 例（24%）患者处于疾病稳定期，19 例（38%）患者病情进展。肿瘤进展的中位时间为 108 天（95%CI 67~198 天）。3 个月后，20 例（40%）患者无局部进展，总体中位生存期为 297 天（95%CI 201~316 天）。7 例患者在治疗后进行了外科手术，其中有 6 例实现了 R0 切除。其后针对局部进展期胰腺癌患者，开展了一项放化疗联合或不联合 TNFerade 治疗的多中心随机对照研究（RCT）[5]。TNFerade 治疗组并未显现出生存获益。两组患者的中位总体生存期均为 10 个月（$P=0.26$），中位无进展生存也没有明显差异（TNFerade 组 7 个月，放化疗组 6.8 个月，$P=0.51$）[5]。

与此类似，近期报道了一项瘤内注射 TNFerade 联合放化疗治疗局部晚期食管癌的多中心 I 期临床试验[6]。该试验方案为每周 5 次剂量提高的 TNFerade 瘤内注射，联合顺铂、5-FU 化疗和同步放疗。治疗 9~15 周后进行外科手术，21 例手术患者中有 6 例（29%）达到了完全病理缓解，中位总体生存期为 47.8 个月，5 年总体生存率和无病生存率分别为 41% 和 38%。一项试验性研究对 9 例局部进展期（T3、T4 或 N1）直肠癌患者使用 TNFerade 联合新辅助放化疗，后者具体为放疗联合卡培他滨化疗[7]。TNFerade 在放疗的第 1 天开始瘤内注射，之后每周注射 1 次，总共进行 5 次注射。患者在完成放化疗 5~10 周后接受外科手术。入组研究的 9 例患者中，共有 8 例完成了所有治疗，其中 2 例（22%）患者实现了完全缓解，另外 7 例显示部分缓解。尽管起初部分缓解率较高，但仍有 2 例患者在治疗后出现了局部复发，其中包括 1 例完全缓解的患者。

对于胰腺、食管和直肠癌患者，EUS 引导下抗肿瘤药物注射的可行性已得到明确证实。TNFerade 治疗食管癌和直肠癌的初步结果令人鼓舞，但仍需要与标准化疗方案相比较的随机对照试验来评估 TNFerade 在局部进展期肿瘤中的治疗作用。

瘤内直接注射化疗药物是 EUS 引导下肿瘤治疗的另一种选择，OncoGel 作为化疗药紫杉醇和 ReGel 的复合制剂，具备热敏感和控制释放系统[8]。ReGel 常温下是水溶性聚合物，在体温状态则转变成不溶于水的生物降解性水凝胶。在溶液状态下，疏水性药物以水溶液环境移入 ReGel 的疏水性内核。一旦转变成胶体形式，ReGel-药物复合物具备了控制释放功能。由于与 ReGel 生物相容性较好，紫杉醇成为局部抗肿瘤治疗的理想药物。在瘤内注射后，OncoGel 会在超过 6 周的时间内向邻近组织持续性释放紫杉醇。EUS 引导下胰腺内注射 OncoGel 已在猪的动物试验中陆续报道[9,10]，结果证实可作为无法切除胰腺癌的一种微创且安全、可行的局部治疗方法。EUS 引导下 OncoGel 注射也被报道用于治疗 11 例无法切除行姑息性放疗的食管癌患者[11]。放疗（总剂量 50.4Gy，共 28 次）在注射后 3 天内开始，在初始治疗和第 11 周时（完成放疗近 6 周后）通过 EUS 评估肿瘤对治疗的反应。该研究共有 10 例患者完成治疗，2 例（18%）表现为部分缓解，6 例（55%）处于疾病稳定状态，另有 2 例（18%）疾病进展。11 例患者中仅有 1 例患者因肿瘤侵犯导致管腔狭窄，超声内镜无法通过，而未完成药物注射。OncoGel 注射产生的全身接触剂量极少，且与紫杉醇的绝对剂量直接相关。该项研究证实，EUS 引导下 OncoGel 注射联合放射治疗对于食管癌患者可行且安全。

近来，有 EUS 引导下注射吉西他滨治疗 36 例无法切除胰腺癌患者的报道[12]。瘤内注射吉西他滨被认为可提高疗效以及增加瘤体放疗的效果。患者均接受单次 EUS 引导下的吉西他滨注射，并在注射后 4~14 天评估药物毒性（在标准放化疗开始之前）。结果显示瘤内注射吉西他滨并没有出现明显不良事件，1 年内有 46% 的患者生存，3 例起初无法切除的患者实现了分期降级并成功接受了 R0 切除。

在上述文献报道中，EUS 引导下的抗肿瘤治疗主要为小样本量的试验性研究，仍需要前瞻性、大样本量的 RCT 研究来进一步阐明 EUS-FNI 在肿瘤治疗中的作用。与全身化疗相比，EUS 引导下的抗肿瘤药物注射仅在局部发挥作用，因此，筛选仅有局部病灶的患者对 EUS-FNI 的有效应用至关重要。EUS-FNI 有望成为包括放化疗在内的多学科综合治疗的重要组成部分。为巩固 EUS-FNI 在肿瘤治疗领域的地位，仍需要更有效的抗肿瘤药物、更高效的注射方案以及 EUS 成像技术发展（如 3D 成像技术）带来的更精准的组织靶点。

EUS 引导下肿瘤消融

2005 年，动物试验证实在猪的正常胰腺内注射乙醇的可行性[13,14]。在人的实体瘤进行 EUS 引导下乙醇注射治疗的首例患者为一名 65 岁男性，有直肠腺癌的肝内转移灶[15]。随后，该技术被应用于胃肠道间质瘤[16]、胰腺神经内分泌肿瘤（PNET）[17,18]以及非小细胞肺癌肾上腺转移瘤的治疗[19]。Levy 和 Topazian[18]报道了对 6 例有症状的胰岛素瘤患者进行 EUS 引导下或术中超声(IOUS)引导下无水乙醇注射治疗。上述患者由于并发症(n=2)、近期未完全切除(n=1)或肿瘤位置要求胰十二指肠切除术(n=3),均未进行外科手术切除。肿瘤分布于胰头(n=4)、胰体(n=1)和胰尾(n=1),平均直径为 16.6mm（范围 11~21mm）。2 例采用 IOUS-FNI 的患者接受了 1 次治疗,而 4 例进行 EUS-FNI 的患者接受了平均 2.3 次(范围 1~3 次)、每次 3 针(2~5 针)的治疗。EUS-FNI 和 IOUS-FNI 注射的乙醇分别为 0.75mL(0.12~3.0mL)和 1.2mL(0.8~1.5mL)。4 例接受 EUS-FNI 的患者未出现并发症,而 IOUS-FNI 组患者中 1 例继发少量出血,1 例在消融部位出现 1.7cm 的积液以及 8cm 的假性囊肿。EUS 引导下乙醇消融治疗在不适宜手术的胰岛素瘤患者中发挥着重要作用;然而,诸多技术细节如合适的穿刺针种类、型号以及乙醇注射量仍有待阐明。同时,降低潜在胰腺炎风险的最佳技术仍不清楚。

EUS 引导下射频消融(RFA)和光动力治疗(PDT)

射频消融是目前最安全、研究最为深入且最为精准的热能组织消融技术[20-24]。射频消融(RFA)通过电磁能量产生组织热损伤,从而造成相对可预测的凝固性坏死区域。肿瘤的精准靶向治疗对于提高患者疗效和减少并发症发生具有重要作用。RFA 目前常通过外科途径(腹腔镜或外科开腹)和放射影像辅助的经皮穿刺途径治疗原发、复发或转移性肝癌。对于有些部位的病变,EUS 途径或许是实现 RFA 治疗的理想选择。EUS-RFA 的潜在应用领域包括较难接近的肝脏病变、小的功能性胰腺内分泌肿瘤以及黏膜下层的胃泌素瘤。

EUS-RFA 应用于胰腺的报道初见于猪的动物试验,Goldberg 等[24]在 EUS 引导下将尖端带有 1.0~1.5cm 电极的 19G 穿刺针刺入 13 只猪的胰腺尾部。单极射频发生器通电 6 分钟后,电极尖端的温度高达 90℃,随即 EUS 下胰尾呈现出一个低回声团块(1~1.5cm)。经安乐死解剖的猪实体标本上可观察到凝固性坏死区与周围正常胰腺组织之间存在清晰的界限。近来,Carrara 等[25,26]报道了一种射频冷冻混合消融针,由双极 RFA 和物理冷却装置共同组成。由低温气体(CO_2)冷却高温消融针,一方面增强了射频消融产生的组织热损效能,一方面弥补了双极 RFA 较单极 RFA 下降

的功效。该探针在猪的胰腺、肝脏和脾脏的可行性评估中均得到肯定[25,26]。一项 22 例新辅助化疗后局部进展的晚期胰腺癌患者经冷冻消融针治疗的研究显示,16 例患者(73%)成功接受了 EUS-RFA[27],3 例患者出现无症状高淀粉酶血症,4 例患者出现主要与肿瘤进展相关的晚期并发症。消融术后中位生存期为 6 个月。16 例接受治疗的患者中仅有 6 例在消融术后可清晰识别肿瘤边界,肿瘤体积均较前缩小,但无统计学差异。

光动力治疗（PDT）主要包括肿瘤局部应用光敏剂,适当波长激光靶向照射病灶以及激光照射光敏剂产生高毒性单线态氧自由基[20],通过直接细胞毒性作用和破坏肿瘤脉管系统达到抗肿瘤效应。PDT 在食管癌姑息性治疗方面的研究较为深入,经皮途径 PDT 治疗胰腺癌的案例也有报道[28]。16 例接受 PDT 治疗的晚期胰腺癌患者肿瘤坏死明显且未发生胰腺炎,中位坏死体积为 36cm³(9~60cm³),穿刺点周边的坏死半径为 9mm(7~11mm)。该团队同时报道了对猪的胰腺进行 EUS-PDT 的研究[29]。

EUS 引导下激光消融

目前有一篇对尾状叶肝细胞癌成功实施 EUS 引导下 Nd:YAG 激光消融的个案报道[30]。该报道使用 22G 穿刺针将光学纤维导入肿瘤内部,对整个肿瘤区域实行了 4 次穿刺和消融治疗。患者无相关并发症出现并在 3 天后出院,术后 24 小时 CT 显示消融部位被均匀的无强化区替代。激光消融 2 个月后对患者进行随访,复查 CT 消融区域显示为均一无强化的低密度影,提示肿瘤组织被毁损。

EUS 引导下标靶放置和近距离放疗

不透射线标志物(标靶)包括球体、线圈或粒子,被置于瘤体内或肿瘤周边,用来确定肿瘤范围并在影像设备引导下进行放疗。多项研究显示可以通过 EUS 在胸、腹腔恶性肿瘤内放置标靶[31-35]。首先将标靶装入 19G 或 22G 穿刺针内,再行 EUS 引导下穿刺,向针芯或针道内注入无菌水将标靶置入瘤体内(图 25.1)。对于像胰腺勾突这样的困难穿刺部位,22G 穿刺针具有更好的柔韧性,比 19G 穿刺针更有优势。

目前不同型号穿刺针或不同类型标靶的对照性研究数据较少。近期有文献介绍了一种新的穿刺针,一根 22G 穿刺针上可载 4 枚标靶[36]。在猪的动物试验中,这种穿刺针实现了快速、精确的标靶放置。

Khashab 等[37]近期在晚期胰腺癌患者中开展了传统型标靶(长 5mm,直径 0.8mm)和线圈型标靶(长 10mm,直径 0.35mm)的对照研究。他们使用 19G 穿刺针放置传统型标靶 77 枚,22G 穿刺针放置线圈型标靶 26枚,共置入 103 枚标靶。仅有 1 例技术失败,该患者因超声内镜无法通过之前置入的十二指肠支架不能完成标靶放置而退出研究。传统型和线圈型标靶放置的技术困难率[定义为因角度过大和(或)血管干扰无法在目标位置放入 1 枚或更多标靶]分别为 14%和 30%(P=0.25)。然而,值得注意的是,该研究中 90%的线圈型标靶都放置在胰头或勾突部位(而传统型为 66%),可能存在选择性偏差。两组患者均未发生并发症,标靶平均放置数量和移位率均无显著差异;然而,传统型标靶比线圈型标靶具有更好的显像效果。

Law 等[38]最近报道了 EUS 引导下标靶放置用于定位 PNET 的新用途。小 PNET 经常很难定位,但是精确的术前定位对于组织保留手术(如肿瘤挖除术)显得尤为必要。研究者报道了 2 例小 PNET 患者(7mm 和 9mm),肿瘤分别位于胰腺勾突和胰腺颈部。在 EUS 引导下,使用 22G 穿刺针将线圈型标靶成功放置于 2 例患者肿瘤内部或肿瘤周边,且未见任何操作相关并发症。通过 IOUS 观察标靶位置,2 例患者均成功进行了肿瘤挖除术。

近距离放疗是一种放射源位于肿瘤内部或肿瘤附近的放疗形式。因放射距离相对较短,相对于外部放疗具有对周围正常组织放射损伤小的潜在优势。目前近距离放疗在食管癌的治疗中已突显优势。铱(192Ir)是目前短时间近距离放疗常用的同位素。碘(125I)因其半衰期(60 天)相对较长,更适用于胰腺癌这种生长较快的肿瘤。

EUS 引导下近距离放疗已报道应用于小样本量的头颈部肿瘤患者[39]和 1 例食管癌复发伴胃周淋巴结转移的患者[40]。对于晚期胰腺癌患者,EUS 引导下近距离放疗目前仅有两个小规模的临床试验[41-43]。

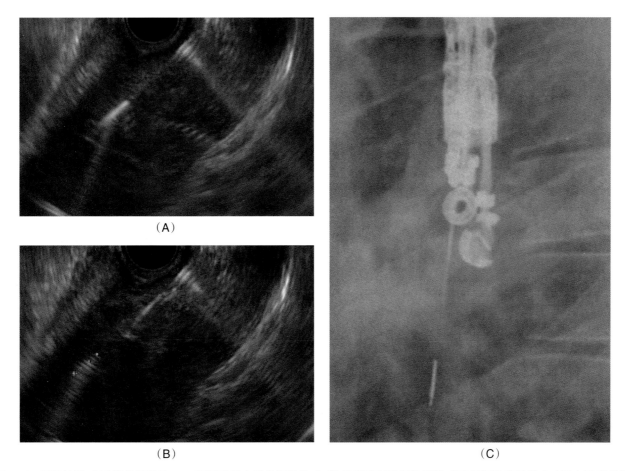

(A)

(B)

(C)

图 25.1　标靶放置。(A)载有标靶的 19G 穿刺针进入到纵隔肿块内,沿着病灶下缘释放标靶。(B)标靶沿着针道成功置入肿瘤组织。(C)X 线下可见标靶成功置入。

Sun 等[41]报道,患者预估中位生存时间为 10.6 个月,27% 的患者表现为肿瘤部分缓解,操作相关并发症包括 3 例患者出现轻症胰腺炎或胰腺假性囊肿,且均通过保守治疗好转。Jin 等[42]评估了 EUS 引导下碘 – 125 粒子种植联合吉西他滨治疗晚期胰腺癌的临床有效性和安全性,研究结果显示,与单用吉西他滨相比联合治疗总体生存期并没有显著延长,1 年生存率为 21%[44]。然而,近距离放疗 1 周后患者的视觉模拟疼痛评分明显下降(从 5.07 降至 1.73),并且持续了 1 个月。该团队随后发表了大样本的且经过长期随访的后续研究[43],平均随访时间为 7.8 个月,患者总体生存期和无进展生存期仍无明显改善,但疼痛缓解时间超过了 3 个月。上述研究的初步数据显示,EUS 引导下近距离放疗对胰腺恶性肿瘤以及淋巴结转移或复发病例均为安全的治疗方式,但仍需进一步验证。

EUS 引导下腹腔神经阻滞术

胰腺癌患者常出现腹部疼痛,其治疗非常具有挑战性[45]。目前提倡阶梯式的疼痛管理,但不断增加麻醉性镇痛药的使用通常不可避免。虽然这些镇痛药临床有效,但阿片类药物相关的副作用(例如便秘、嗜睡、谵妄、恶心和口干)也很常见。当保守治疗效果不佳时,腹腔神经阻滞术(CN)不仅可以控制疼痛并改善患者的生活质量,同时能最大限度地减少阿片类药物相关的副作用。

CN 的报道始于 20 世纪,由 Kappis[46]通过经皮穿刺途径实现。传统上 CN 是通过放射线引导下经皮穿刺途径进行,此后该技术不断改进,旨在精确进针位置、缓解疼痛和减少并发症。技术之间的差异主要在于进针途径和不同类型放射线引导应用。这项技术的缺点在于无法直视下观察腹腔神经节或神经干,只能找到一个大致的注射点。因此,当进针点在腰椎区域时,发生血管或神经损伤的风险就会增加。

在过去的 10 年里,EUS-CN 越来越成为研究的热点。由于腹腔神经节恒定地位于腹主动脉分支腹腔干起始部,EUS 容易识别,因此 CN 可以经胃途径实现。EUS-CN 通常可在门诊实施,并可作为经 EUS-FNA 诊断为胰腺癌患者的后续治疗措施。Wyse 等[47]最近对早期 EUS-CPN(与诊断同时)的疗效进行了评估。在一项评估无法手术的 96 例胰腺癌患者疼痛分级的 RCT 研究中,早期 EUS-CPN 组患者的疼痛在 3

个月时即获得了很大程度的缓解(疼痛评分百分比变化有明显差异,下降 60.7%,$P = 0.01$)。该技术潜在的禁忌证包括凝血功能障碍[国际标准化比值(INR)> 1.5 和(或)血小板 <50 000/L]、无法充分镇静和无法观察或接近腹腔干起始部。一些研究者建议对患者输注 1L 以上的生理盐水来减少 CN 常出现的体位性低血压[48]。手术操作时要求患者左侧卧位且深度镇静,术后连续监测 2 小时以评估患者是否出现体位性低血压。

技术

EUS-CN 可分为腹腔神经丛阻滞(CPN)和腹腔神经节阻滞(CGN),CPN 时药物注射后在腹腔神经丛区域弥散,CGN 是药物直接注射到神经节内。最初开展且最常使用的 EUS-CN 技术为 CPN。当线阵超声内镜在胃体小弯侧后壁扫查时,可获得纵行的主动脉影像,远端可见腹腔干分出(膈下第一个主要分支)。迄今为止,大部分 CN 都是使用标准的 EUS-FNA 穿刺针进行注射。目前已研发出专为 EUS-CPN 设计的注射针(EchoTip CPN 注射针,Cook,布卢明顿,印第安纳州),这种 20G 穿刺针有一个坚硬、锋利的锥形针尖(不附带针芯),穿刺针上有一排可将药物放射状注入腹腔神经丛的侧孔。操作者们更喜欢选用 22G 穿刺针,先将针芯略微抽出,然后在 EUS 引导下进针,将针尖置于距腹腔干起始部约 1cm 处,随后推入针芯以去除针内组织,再完全拔除针芯。装有注射液的注射器接上穿刺针,进行注射之前先回抽以确保穿刺针不在血管内。对于胰腺癌患者,目前仍缺乏足够的数据来指导最佳的注射药物、注射剂量以及药物混合比。我们在实际工作中通常将 0.25% 丁哌卡因与 98% 无水乙醇按 3:7 混合使用,并在撤针之前用少量的生理盐水溶液冲洗,充分清除针内药物。有些临床医生倾向于在中央位点注入全部药物(中央型),而另一些则倾向于在主动脉的两侧各注入一半体积的药物(双侧型)。

关于中央注射和双侧注射的疗效对比,目前数据有限且存在争议。Sahai 等[49]对患有胰腺癌或慢性胰腺炎的非随机构成人群进行了中央注射与双侧注射的疗效对比研究,他们发现双侧注射比中央注射更为有效(平均疼痛降低 70% vs. 46%,$P = 0.0016$)。这一结论得到了最近一项荟萃分析结果的支持,双侧 CPN 疼痛缓解率为 85%,而中央 CPN 疼痛缓解率仅为 46%[50]。最近,LeBlanc 等[51]进行了一项前瞻性随机对照研究,比较胰腺癌患者中央注射和双侧注射的疗效。他们将 50 例患者随机分为中央注射组($n=29$)和双侧注射组

（*n*=21），两组患者总体疼痛缓解率并没有显著差异（中央注射组为 69%，双侧注射组为 81%，*P* =0.34），疼痛缓解的中位起效时间或持续时间也无统计学差异。

EUS-CPN 虽然安全性较好，但有效性和持久性仍不理想，尤其对于良性疾病的疼痛管理，部分原因可能是其注射方式较弥散，而不是针对神经节的靶向阻滞。EUS 对腹腔神经节识别性能的提升为直接施行腹腔神经节内注射或阻滞提供了可能[52-54]。在超声内镜显像中，神经节通常邻近腹腔动脉并位于主动脉前方，表现为低回声、边缘不规则的椭圆形结构，大小为 0.2~2.0cm。中央常出现线形或点状的高回声结构。研究表明，79%~89%的患者腹腔神经节可通过 EUS 呈现[55,56]。腹腔神经节注射技术（图 25.2）至今还没有标准化流程，但 Levy 等[57]首次报道了他们进行 EUS-CGN 的方法：对于小于 1cm 的神经节，将针尖置于神经节的中心位置；而对于 1cm 或更大的神经节（在针的平面轴），则将针尖置于神经节最深处。注射时边缓慢退针，边进行药物注射，所有识别到的神经节均进行靶向注射。在初始报道中，注射次数及精确的注射量均没有进行控制。神经节的平均注射次数为 2.7 次（范围 1~6 次），丁哌卡因平均注射量为 8.3mL（范围 1~17mL），乙醇平均注射量为 12.7mL（范围 2~20mL）。

结果

一些已发表的研究评估了 EUS-CN 的疗效（表 25.1）。Wiersema 等[58]发表了 EUS-CPN 治疗 58 例不能手术的晚期胰腺癌患者癌性疼痛的初步结果，并在随后的前瞻性研究中更新了他们的数据[59]。EUS-CPN 采用分别在腹腔干两侧注射 0.25% 丁哌卡因 3~6mL 和 98% 无水乙醇 10mL 的方法。通过标准 11 分的视觉模拟评分表（VAS）来评估疼痛程度。58 例患者中，49 例（78%）行 EUS-CPN 后疼痛评分降低（至少 1 分），术后 2 周疼痛评分明显下降，并且疼痛缓解维持了 24 周。多因素分析显示，患者疼痛减轻与阿片类药物使用或辅助治疗无关。患者的并发症轻微且短暂，主要包括体位性低血压（20%）、腹泻（17%）和疼痛程度加剧（9%），未出现严重并发症。这项研究初步表明 EUS-CPN 的有效性和安全性。然而，研究样本量较小，缺乏安慰剂对照且未实现双盲。虽然 78%的病例出现了疼痛评分指数下降，但只有 31 例患者（54%）的 VAS 评分下降了 3 分或以上（技术有效性的参考标准）[48]。EUS-CPN 的疗效在 8~12 周后基本消失，说明该技术的疗效维持时间相对较短。

最近，Iwata 等[60]发表了对 47 例接受 EUS-CPN 患者的回顾性研究。患者均行中央 CPN，中位注射次数为 2（2~4），中位乙醇注射量为 20mL（15~20mL）。疼痛缓解成功定义为麻醉剂使用剂量稳定，VAS 疼痛评分维持在 3 分或更低。注射后 1 周左右，47 例患者中 32

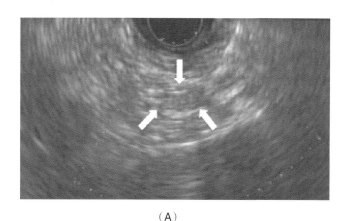

（A）

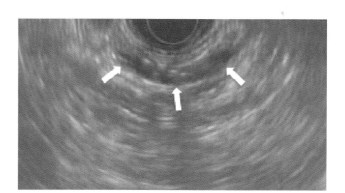

（B）

图 25.2　腹腔神经节阻滞。（A）将 22G 穿刺针插入腹腔神经节（白色箭头），并注射乙醇和丁哌卡因混合物。（B）腹腔神经节内部（白色箭头）注射部位出现无回声区，内有点状高回声——注射液体中混有小气泡。

表 25.1　关于 EUS-CN 疗效已发表研究汇总

参考文献	例数	技术类型	随访时间（周）	有效性（%）
Gunaratnam 等[59]	58	双侧 CPN	24	78
Levy 等[57]	17	CGN	2~4	94
Sahai 等[49]	160[a]	CPN（双侧 vs. 中央）	1	70 vs. 46
Ascunce 等[61]	64	CGN vs. 双侧 CPN	1	65 vs. 25
Iwata 等[60]	47	中央 CPN	1	68
LeBlanc 等[51]	50	CPN（中央 vs. 双侧）	14	69 vs. 81
Doi 等[62]	68	CGN vs. 中央 CPN	1	74 vs. 46

[a]，胰腺癌和慢性胰腺炎的混合人群。

例患者(68%)达到了上述标准。

仅有少量研究评估了 EUS-CGN 治疗胰腺癌患者癌性疼痛的疗效[57,61,62]。Levy 等[57]在研究中对尽可能多的神经节(中位数 2.7,范围 1~6)实施了 EUS-CGN,17 例患者中有 16 例（94%）在治疗 2~4 周后疼痛部分缓解,仅 3 例(18%)患者实现镇痛药减量。1/3 的患者出现了一过性体位性低血压。共有 36% 的患者出现了短暂的疼痛加剧(持续时间小于 3 天),但这些患者随之而来的疼痛缓解更为明显,7 例起初疼痛加剧的患者(100%)均成为 CGN 最终有效的患者。该研究没有观察到严重的并发症或神经系统损伤。目前仍缺乏 EUS-CPN 和 EUS-CGN 的直接对照研究。Ascunce 等[61]回顾性评估了 64 例胰腺癌患者进行 EUS-CN 的疗效。40 例患者腹腔神经节能够被识别(中位数 2,范围 1~4),并进行了 EUS-CGN(n=40);20 例患者腹腔神经节无法被发现,则进行了标准的双侧 EUS-CPN。40 例患者中有 26 例(65%)经 CGN 治疗疼痛缓解,而 24 例接受 CPN 治疗的患者中有 6 例(25%)疼痛缓解(P < 0.002)。全组患者的 VAS 评分在 1 周内下降了 2.1 分,效果显著（P < 0.0001）,但 4 周内的总体有效率仅为 37%(23/64)。CGN 治疗组有 50%(20/40)的患者在 4 周内实现了持续缓解,而 CPN 治疗组仅有 12.5%(3/24)。轻微、短暂的并发症包括腹泻(23%)和低血压(2%)。最近一项前瞻性随机多中心试验比较了这两种技术对于上腹部肿瘤患者癌性疼痛的缓解效果[62]。同等数量的患者被随机分为两组（n=34）。在 EUS-CGN 组,30 例患者(88%)的神经节可被扫查到。意向性评分分析显示,7 天内 CGN 组疼痛缓解率（VAS 评分下降 2 分以上）为 73.5%,而 CPN 组仅为 45.5%（P =0.026）;7 天内疼痛完全缓解率(疼痛完全缓解被定义为 VAS 评分为 1 分或更少)CGN 组显著高于 CPN 组(50% vs. 18.2%,P =0.010)。该研究认为 EUS-CGN 对上腹部肿瘤疼痛缓解作用要明显优于 CPN 组。

目前已有多项研究旨在探索预测 CN 治疗有效的因素。Ascunce 等[61]通过多因素分析表明预测 CN 有效的最重要因素为神经节可见。VAS 基线评分超过 7 分也与治疗获益相关,其他因素如年龄、性别、肿瘤大小和位置、镇痛药使用剂量和可见的神经节数目与提高疗效无明显相关性。Iwata 等[60]通过研究也发现了影响疼痛反应的潜在因素,包括性别、年龄、基线 VAS 疼痛评分、镇痛药使用、肿瘤类型、肿瘤部位、晚期癌症伴发症状(腹水、远处转移、腹腔神经丛直接侵犯)和乙醇注射部位(中央或双侧注射)。多因素分析显示,与疼痛缓解相关的预测因素为肿瘤直接侵犯腹腔神经丛和乙醇注射部位位于腹主动脉左侧,治疗前疼痛严重往往提示治疗效果不佳。

CN 治疗最常见的并发症为体位性低血压和腹泻,通常表现为自限性,且通过使用生理盐水和止泻药很容易控制。严重的并发症虽然罕见,但也有报道。最近报道了 1 例患者术后出现致死性并发症(肝、脾梗死伴肠缺血)[63],这例患者因肺癌伴胰腺转移出现剧烈疼痛而行 EUS-CPN 治疗。截瘫发生在大约 1% 经皮放射介导下通过后路行 CPN 的患者。因为 EUS-CPN 是通过前路近距离穿刺完成,所以理论上 EUS 相对于经皮后路途径发生截瘫的风险大大降低。然而,最近有报道 1 例患者因 EUS-CPN 导致永久性麻痹[64]。

目前正在探索新的 CGN 治疗方式。Wang 等[65]在猪的动物试验中开展了 EUS 引导下神经节内植入放射性碘 -125 粒子的研究,结果证实安全、有效。该研究团队最近还报道了使用这项技术来缓解不可手术切除的晚期胰腺癌患者疼痛的初步研究结果[66]。他们对 23 例患者的腹腔神经节进行 EUS 引导下碘 -125 粒子植入,平均 4 枚(2~6 枚)。术后 2 周开始并持续到术后 6 周以上,患者的 VAS 疼痛评分和镇痛药使用量较基线水平显著下降。术前中位 VAS 评分为 5.78(4~8),2 周后为 4.48（3~7）,6 周后降至 2.96(1~6)（P < 0.05）。

结论

过去的 20 年我们见证了 EUS 由单纯的影像学检查(使用环扫超声内镜)转变成一种能对疾病明确诊断的诊断性技术(EUS-FNA),而 EUS 引导下注射技术俨然成为一种新的治疗性措施。内镜医生所扮演的角色已不再局限于胃肠道恶性肿瘤的诊断,而是逐渐扩展到疾病的纵向管理和治疗。虽然在本章中讨论的一些技术(如 EUS 引导下肿瘤消融)依然处于探索阶段,但随着肿瘤精准定位需求的增加,影像引导下治疗的不断开展以及新的抗肿瘤药物的研发,治疗性 EUS 的应用将日益增多。

（张松 译　吕瑛 校）

参考文献

1 Chang KJ, Nguyen PT, Thompson JA, et al.Phase I clinical trial of allogeneic mixed lymphocyte culture（cytoimplant）delivered by endoscopic ultrasound-guided fine-needle injection in patients with advanced pancreatic carcinoma.Cancer 2000;88(6): 1325-1335.

2 Hecht JR, Bedford R, Abbruzzese JL, et al.A phase I/II trial of intratumoral endoscopic ultrasound injection of ONYX-015 with intravenous gemcitabine in unresectable pancreatic carci-noma. Clin Cancer Res 2003;9(2):555-561.

3 Senzer N, Mani S, Rosemurgy A, et al.TNFerade biologic, an adenovector with a radiation-inducible promoter, carrying the human tumor necrosis factor alpha gene: a phase I study in patients with solid tumors. J Clin Oncol 2004;22:592-601.

4 Hecht JR, Farrell JJ, Senzer N, et al.EUS or percutaneously guided intratumoral TNFerade biologic with 5-fluorouracil and radiotherapy for first-line treatment of locally advanced pancreatic cancer: a phase I/II study.Gastrointest Endosc 2012;75: 332-338.

5 Herman JM, Wild AT, Wang H, et al.Randomized phase III multi-institutional study of TNFerade biologic with fluorouracil and radiotherapy for locally advanced pancreatic cancer: final results.J Clin Oncol 2013;31:886-894.

6 Chang KJ, Reid T, Senzer N, et al.Phase I evaluation of TNFer-ade biologic plus chemoradiotherapy prior to esophagectomy for locally advanced resectable esophageal cancer.Gastrointest En-dosc 2012;75:1139-1146.

7 Citrin D, Camphausen K, Wood BJ, et al.A pilot feasibility study of TNFerade biologic with capecitabine and radiation therapy followed by surgical resection for the treatment of rectal cancer.Oncology 2010;79:382-388.

8 Elstad NL, Fowers KD.OncoGel (ReGel/paclitaxel)-clinical ap-plications for a novel paclitaxel delivery system.Adv Drug Deliv Rev 2009;61:785-794.

9 Linghu E, Matthes K, Mino-Kenudson M, et al.Feasibility of endoscopic ultrasound-guided OncoGel (ReGel/paclitaxel) in-jection into the pancreas in pigs.Endoscopy 2005;37:1140-1142.

10 Matthes K, Mino-Kenudson M, Sahani DV, et al.EUS-guided injection of paclitaxel (OncoGel) provides therapeutic drug concentrations in the porcine pancreas (with video).Gastroin-test Endosc 2007;65:448-453.

11 DuVall GA, Tarabar D, Seidel RH, et al.Phase 2: a dose-esca-lation study of OncoGel(ReGel/paclitaxel), a controlled-release formulation of paclitaxel, as adjunctive local therapy to exter-nal-beam radiation in patients with inoperable esophageal can-cer.Anticancer Drugs 2009;20:89-95.

12 Levy MJ, Alberts SR, Chari ST, et al.EUS guided intra-tumoral gemcitabine therapy for locally advanced and metastatic pan-creatic cancer.Gastrointest Endosc 2011;73:AB144-145.

13 Aslanian H, Salem RR, Marginean C, et al.EUS-guided ethanol injection of normal porcine pancreas: a pilot study.Gastrointest Endosc 2005;62:723-727.

14 Matthes K, Mino-Kenudson M, Sahani DV, et al.Concentration-dependent ablation of pancreatic tissue by EUS-guided ethanol injection.Gastrointest Endosc 2007;65:272-277.

15 Barclay RL, Perez-Miranda M, Giovannini M.EUS-guided treat-ment of a solid hepatic metastasis.Gastrointest Endosc 2002; 55:266-270.

16 Gunter E, Lingenfelser T, Eitelbach F, et al.EUS-guided ethanol injection for treatment of a GI stromal tumor.Gastrointest En-dosc 2003;57:113-115.

17 Jurgensen C, Schuppan D, Neser F, et al.EUS-guided alcohol ablation of an insulinoma.Gastrointest Endosc 2006;63:1059-1062.

18 Levy M, Topazian M.Ultrasound guided ethanol ablation of in-sulinomas: a new treatment option.Gastrointest Endosc 2011; 73:AB102.

19 Artifon EL, Lucon AM, Sakai P, et al. EUS-guided alcohol ab-lation of left adrenal metastasis from non-small-cell lung carci-noma.Gastrointest Endosc 2007;66:1201-1205.

20 Brugge WR.EUS-guided ablation therapy and celiac plexus in-terventions.In: Hawes RH, Fockens P, Varadarajulu S (eds.). Endosonography, 2nd edn.Philadelphia: Elsevier Saunders, 2011: 275-282.

21 Ahmed M, Brace CL, Lee FT Jr.et al.Principles of and advances in percutaneous ablation. Radiology 2011;258:351-369.

22 McGahan JP, Gu WZ, Brock JM, et al.Hepatic ablation using bipolar radiofrequency electrocautery.Acad Radiol 1996;3: 418-422.

23 Verna EC, Dhar V.Endoscopic ultrasound-guided fine needle injection for cancer therapy: the evolving role of therapeutic endoscopic ultrasound.Therap Adv Gastroenterol 2008;1:103-109.

24 Goldberg SN, Mallery S, Gazelle GS, et al.EUS-guided radiofre-quency ablation in the pancreas: results in a porcine model. Gastrointest Endosc 1999;50:392-401.

25 Carrara S, Arcidiacono PG, Albarello L, et al.Endoscopic ultra-sound-guided application of a new hybrid cryotherm probe in porcine pancreas: a preliminary study.Endoscopy 2008; 40: 321-326.

26 Carrara S, Arcidiacono PG, Albarello L, et al.Endoscopic ultra-sound-guided application of a new internally gas-cooled ra-diofrequency ablation probe in the liver and spleen of an ani-

mal model: a preliminary study.Endoscopy 2008;40: 759–763.

27　Arcidiacono PG,Carrara S,Reni M,et al.Feasibility and safety of EUS-guided cryothermal ablation in patients with locally advanced pancreatic cancer.Gastrointest Endosc 2012;76:1142–1151.

28　Bown SG,Rogowska AZ,Whitelaw DE,et al.Photodynamic therapy for cancer of the pancreas.Gut 2002;50(4):549–557.

29　Chan HH,Nishioka NS,Mino M,et al.EUS-guided photodynamic therapy of the pancreas: a pilot study.Gastrointest Endosc 2004;59(1):95–99.

30　Di Matteo F,Grasso R,Pacella CM,et al.EUS-guided Nd:YAG laser ablation of a hepatocellular carcinoma in the caudate lobe.Gastrointest Endosc 2011;73: 632–636.

31　Sanders MK,Moser AJ,Khalid A,et al.EUS-guided fiducial placement for stereotactic body radiotherapy in locally advanced and recurrent pancreatic cancer.Gastrointest Endosc 2010;71:1178–1184.

32　DiMaio CJ,Nagula S,Goodman KA,et al.EUS-guided fiducial placement for image-guided radiation therapy in GI malignancies by using a 22-gauge needle（with videos）.Gastrointest Endosc 2010;71:1204–1210.

33　Ammar T,Coté GA,Creach KM,et al.Fiducial placement for stereotactic radiation by using EUS: feasibility when using a marker compatible with a standard 22-gauge needle.Gastrointest Endosc 2010;71:630–633.

34　Pishvaian AC,Collins B,Gagnon G,et al.EUS-guided fiducial placement for CyberKnife radiotherapy of mediastinal and abdominal malignancies.Gastrointest Endosc 2006;64:412–417.

35　Park WG,Yan BM,Schellenberg D,et al.EUS-guided gold fiducial insertion for image-guided radiation therapy of pancreatic cancer: 50 successful cases without fluoroscopy.Gastrointest Endosc 2010;71:513–518.

36　Draganov PV,Chavalitdhamrong D,Wagh MS.Evaluation of a new endoscopic ultrasound-guided multi-fiducial delivery system: a prospective non-survival study in a liver porcine model. Dig Endosc 2013;25:615–621.

37　Khashab MA,Kim KJ,Tryggestad EJ,et al.Comparative analysis of traditional and coiled fiducials implanted during EUS for pancreatic cancer patients receiving stereotactic body radiation therapy.Gastrointest Endosc 2012;76:962–971.

38　Law JK,Singh VK,Khashab MA,et al.Endoscopic ultrasound（EUS）-guided fiducial placement allows localization of small neuroendocrine tumors during parenchymal-sparing pancreatic surgery.Surg Endosc 2013;27:3921–9326.

39　Maier W,Henne K,Krebs A,et al.Endoscopic ultrasound-guided brachytherapy of head and neck tumours.A new procedure for controlled application.J Laryngol Otol 1999;113(1):41–48.

40　Lah JJ,Kuo JV,Chang KJ,et al.EUS-guided brachytherapy. Gastrointest Endosc 2005;62(5):805–808.

41　Sun S,Xu H,Xin J,et al.Endoscopic ultrasound-guided interstitial brachytherapy of unresectable pancreatic cancer: results of a pilot trial.Endoscopy2006;38:399–403.

42　Jin Z,Du Y,Li Z,et al.EUS-guided interstitial implantation of iodine 125 seeds combined with chemotherapy in the treatment of unresectable pancreatic carcinoma: a prospective pilot study. Endoscopy 2008;40:314–320.

43　Du Y,Jin Z,Meng H,et al.Long-term effect of gemcitabine-combined endoscopic ultrasonography-guided brachytherapy in pancreatic cancer.J Interv Gastroenterol 2013;3:18–24.

44　Xie DR,Liang HL,Wang Y,et al.Meta-analysis on inoperable pancreatic cancer: a comparison between gemcitabine-based combination therapy and gemcitabine alone.World J Gastroenterol 2006;12:6973–6981.

45　Ventafridda GV,Caraceni AT,Sbanotto AM,et al.Pain treatment in cancer of the pancreas.Eur J Surg Oncol 1990; 16:1–6.

46　Kappis M.Erfahrungen mit local Anasthesie bie Bauchoperationen.Vehr Dtsch Gesellsch Chir 1914;43:87–89.

47　Wyse JM,Carone M,Paquin SC,et al.Randomized,doubleblind, controlled trial of early endoscopic ultrasound-guided celiac plexus neurolysis to prevent pain progression in patients with newly diagnosed,painful,inoperable pancreatic cancer. J Clin Oncol 2011;29:3541–3546.

48　Levy MJ,Chari ST,Wiersema MJ.Endoscopic ultrasound-guided celiac neurolysis.Gastrointestinal Endoscopy Clin N Am 2012; 22:231–247.

49　Sahai AV,Lemelin V,Lam E,et al.Central vs.bilateral endoscopic ultrasound-guided celiac plexus block or neurolysis: a comparative study of short-term effectiveness.Am J Gastroenterol 2009;104:326–329.

50　Puli SR,Reddy JBK,Bechtold ML,et al.EUS-guided celiac plexus neurolysis for pain due to chronic pancreatitis or pancreatic cancer pain: a meta-analysis and systematic review. Dig Dis Sci 2009;54:2330–2337.

51　LeBlanc JK,Al-Haddad M,McHenry L,et al.A prospective randomized study of EUS-guided celiac plexus neurolysis for pancreatic cancer: one injection or two? Gastrointest Endosc 2011;74:1300–1307.

52　Gerke H,Silva RG Jr Shamoun D,et al.EUS characteristics of celiac ganglia with cytologic and histologic confirmation.Gastrointest Endosc 2006;64:35–39.

53　Levy MJ,Topazian M,Keeney G,et al.Preoperative diagnosis of extrapancreatic neural invasion in pancreatic cancer.Clin Gastroenterol Hepatol 2006;4:1479–1482.

54　Levy MJ,Rajan E,Keeney G,et al.Neural ganglia visualized by endoscopic ultrasound. Am J Gastroenterol 2006;101:1787–1791.

55 Gleeson FC,Levy MJ,Papachristou GI,et al.Frequency of visualization of presumed celiac ganglia by endoscopic ultrasound.Endoscopy 2007;39:620–624.

56 Ha TI,Kim GH,Kang DH,et al.Detection of celiac ganglia with radial scanning endoscopic ultrasonography.Korean J Intern Med 2008;23:5–8.

57 Levy MJ,Topazian MD,Wiersema MJ,et al.Initial evaluation of the efficacy and safety of endoscopic ultrasound-guided direct ganglia neurolysis and block.Am J Gastroenterol 2008;103:98–103.

58 Wiersema MJ,Wiersema LM.Endosonography-guided celiac plexus neurolysis.Gastrointest Endosc 1996;44:656–662.

59 Gunaratnam NT,Sarma AV,Norton ID,et al.A prospective study of EUS-guided celiac plexus neurolysis for pancreatic cancer pain.Gastrointest Endosc 2001;54:316–324.

60 Iwata K,Yasuda I,Enya M,et al.Predictive factors for pain relief after endoscopic ultrasound-guided celiac plexus neurolysis.Dig Endosc 2011;23:140–145.

61 Ascunce G,Ribeiro A,Reis I,et al.EUS visualization and direct celiac ganglia neurolysis predicts better pain relief in patients with pancreatic malignancy(with video).Gastrointest Endosc 2011;73:267–274.

62 Doi S,Yasuda I,Kawakami H,et al.Endoscopic ultrasound-guided celiac ganglia neurolysis vs. celiac plexus neurolysis: a randomized multicenter trial.Endoscopy 2013;45:362–369.

63 Jang HY,Cha SW,Lee BH,et al.Hepatic and splenic infarction and bowel ischemia following endoscopic ultrasound-guided celiac plexus neurolysis.Clin Endosc 2013;46:306–309.

64 Fujii L,Clain JE,Morris JM,et al.Anterior spinal cord infarction with permanent paralysis following endoscopic ultrasound celiac plexus neurolysis.Endoscopy 2012;44:e265–266.

65 Wang K,Jin Z,Du Y,et al.Evaluation of endoscopic-ultrasound-guided celiac ganglion irradiation with iodine-125 seeds: a pilot study in a porcine model.Endoscopy 2009;41:346–351.

66 Wang KX,Jin ZD,Du YQ,et al.EUS-guided celiac ganglion irradiation with iodine-125 seeds for pain control in pancreatic carcinoma: a prospective pilot study.Gastrointest Endosc 2012;76:945–952.

第 26 章

超声内镜引导下胆管引流

Christine Boumitri, Prashant Kedia, Michel Kahaleh

消化内镜是用于诊断和治疗胃肠道疾病的重要手段。20 世纪 80 年代产生了一项革命性的技术,即超声内镜(EUS)开始用于胃肠道腔外病变的观察,如扫查胰腺和肝脏[1]。在过去的 30 年中,EUS 在对包括胰腺、肝脏和胆管等消化器官病变的诊治中起着不可或缺的作用。内镜逆行胰胆管造影术(ERCP)是胆管引流的标准技术,目前操作成功率超过 90%[2,3],然而,在胃肠道解剖改道(Roux-en-Y 术后、毕Ⅱ式术后或 Whipple 术后)、十二指肠降部梗阻或者十二指肠大乳头受侵犯[4]的患者中,会出现十二指肠镜无法到达大乳头或者大乳头插管不能成功的问题;因此,ERCP 无法实施。以往遇到此类情况会改行外科胆道吻合术或经皮经肝胆管引流(PTCD)。然而,这两种方法创伤较大,且并发症的发生率高达 30%[5]。1996 年,Wiersema[6]首次报道了 EUS 引导下胰胆管造影;2003 年,Giovanni 等[7]为 1 例恶性肿瘤转移所致胆道梗阻的患者实施了 EUS 引导下胆管引流 (EUS-BD)。自此,EUS 引导下胆管引流就作为替代 PTCD 的一个安全而有效的措施,临床应用越来越普遍,成为常规 ERCP 引流失败病例的标准替代方案。

器械

超声内镜

常用的超声内镜有两种:环扫超声内镜和线阵超声内镜。环扫超声内镜先端部中央为换能器,产生以此为中心的环形图像;线阵超声内镜的图像则为平行于内镜长轴的扇形图像。最初使用的是环扫超声内镜,因为其得到的图像类似于 CT 扫描,便于理解学习。然而,与环扫超声内镜相比较,线阵超声内镜具有更大的优势,它是治疗内镜,工作通道直径更大,可以

通过抽吸活检针,穿刺针在超声内镜实时引导下可以穿透肠壁到达目标部位(图 26.1 至图 26.3)[8]。因此,超声内镜医生要不断学习、练习和掌握线阵超声内镜的使用,直到能成功开展 EUS 引导下的介入操作。如今,超声内镜及其专用附件越来越多,进行胆道介入最常使用的是工作通道直径为 3.8mm 的治疗性线阵超声内镜。

超声内镜穿刺针

超声内镜穿刺针有不同型号可供选择,常用的有 25G、22G 和 19G。超声内镜穿刺针设有外鞘以防穿刺时损伤工作通道,其内有一金属穿刺针芯。这种设计使得穿刺针硬度增加,同时穿刺过程中保持针芯在针鞘内理论上可减少组织污染(穿刺时首先要将针芯回撤几毫米)。EUS 引导下胆管穿刺引流常选择 19G 穿刺针,因为它可通过 0.035 英寸导丝。

其他附件

- 标准长度的亲水导丝(450cm):0.035 英寸;
- 6~7F 扩张管和 4~6mm 扩张球囊;
- 针状切开刀或者囊肿切开刀;
- 直式或双猪尾塑料支架,全覆膜或部分覆膜金属支架;
- 水、冲洗导管和亲水导丝;
- 二氧化碳供气而不是空气供气;
- 造影剂;
- X 线透视设备。

适应证

EUS 引导下胆管引流最常见的适应证包括:
1. ERCP 失败。

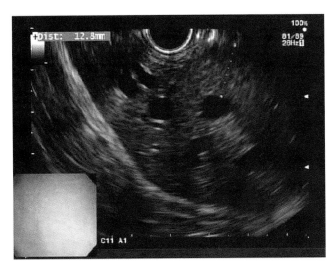

图 26.1　使用线阵超声内镜测量胃壁到肝内胆管的距离。(见彩图)

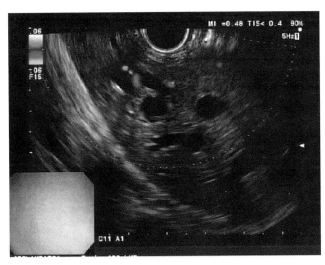

图 26.2　超声多普勒显示穿刺路径上有无血管。(见彩图)

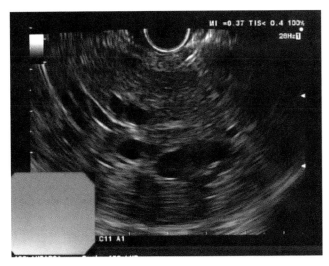

图 26.3　穿刺针穿透胃壁进入肝内胆管。(见彩图)

2. 外科解剖改道(例如,Roux-en-Y 术、毕 Ⅱ 式术、胰胆管改道手术、胰十二指肠切除术及部分外科减重术)[4,9]。

3. 十二指肠恶性梗阻或壶腹周围大憩室等良性疾病导致乳头插管失败[4,10]。

4. PTCD 禁忌(如大量腹水)[4]。

技术

操作前患者需插管麻醉,首先将线阵超声内镜插至胃内,仔细扫查肝脏、肝内外胆管和胆总管。再沿着胃小弯侧到达窦体交界处将肝左叶扫查清楚。观察肝门部胆管时,超声内镜则需要插至十二指肠球部顶点,并稍稍顺时针和逆时针旋转,此时胆总管显示为圆形无回声多普勒无血流信号结构。一旦显示胆总管,继续推进镜身,直到胆总管正好处于超声探头下方。此时逆时针压大扭将显示左右肝内胆管汇合部和肝门部结构[8]。胆管引流既可以经肝内胆管也可以经肝外胆管穿刺引流。经肝内胆管引流穿刺的是左侧肝内胆管,穿刺部位可经食管、胃壁或者空肠,其中经胃壁穿刺最常见。肝外胆管引流穿刺进入胆总管,穿刺途径可经胃壁或经十二指肠壁,其中经十二指肠途径引流最常见。选择好穿刺路径后(左肝内胆管或胆总管),19G 穿刺针从近端胆管向远端胆管方向进针,这样容易使导丝插向乳头方向。穿刺时需调整内镜使穿刺路径最短,或者在 X 线引导下进行[4,11]。穿刺成功后接注射器回抽胆汁确认穿刺入胆管,然后注入造影剂显示胆管(图 26.4)。交换导丝前,针鞘内少量注水可以减少摩擦,以减少导丝的损伤,这一点很重要。0.035 英寸的亲水导丝(首选非涂层导丝)通过穿刺针留置于胆管(图 26.5)。随后,根据导丝能否通过乳头以及能否通过狭窄处选择以下三种不同的引流方式:经壁置入支架引流、顺行置入支架或者采用"会师技术"。

在"会师技术"过程中,通过穿刺针置入 0.035 英寸亲水导丝顺行通过乳头到达十二指肠,在导丝引导下完成常规 ERCP 操作[4]。在交换十二指肠镜前,将尽可能多的导丝插入十二指肠直至在 X 线下见到导丝绕成数圈(图 26.6)。然后,十二指肠镜进至十二指肠大乳头。此时,可采用两种方法进行胆管逆行插管:用活检钳从超声内镜工作通道拉出导丝;或通过十二指肠镜在已有的导丝旁重新插管(图 26.7)[4,11]。随后按常规 ERCP 完成后面的步骤。

顺行技术前面的步骤和会师技术一样,不同的是在顺行技术中导丝通过乳头后随即沿导丝顺行置入支架。这种技术常常具有挑战性,特别是经过肝外胆管穿刺时。导丝与胆管成角置入支架较为困难。比较少的研究报道使用顺行途径置入支架,只有一项研究采用肝外胆管穿刺途径行顺行胆管支架置入[12,13]。经消化道管壁穿刺后经导丝用 4~6mm 扩张球囊或者 6~7F 扩张探条进行扩张(图 26.8 和图 26.9)。一旦支架沿消化道管壁穿刺部位通过乳头或者越过恶性或

良性狭窄部位后即可释放,从而缓解胆管压力(图 26.10 至图 26.12)[4,11]。

当导丝无法通过十二指肠乳头时需行经消化道管壁引流方式。在引流过程中,根据肝内途径或肝外途径,需建立经胃壁经肝窦道或经肠壁经胆道窦道。当穿刺肝外胆管时,超声内镜呈长镜身状态,穿刺针方向需朝向头部。穿刺针穿入胆管后,使用探条或球

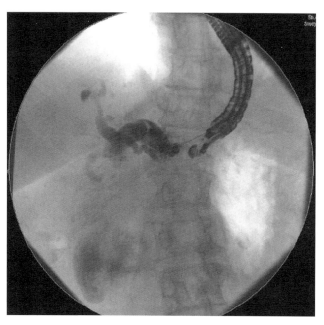

图 26.4　经胃壁穿刺左肝内胆管,胆管造影。

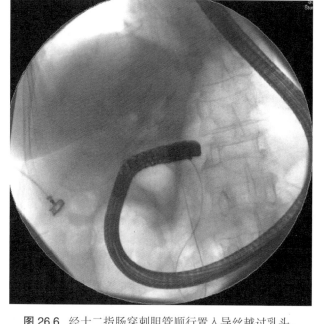

图 26.6　经十二指肠穿刺胆管顺行置入导丝越过乳头。

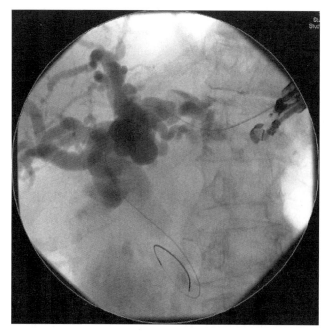

图 26.5　经胃壁穿刺通道置入导丝直至通过乳头。

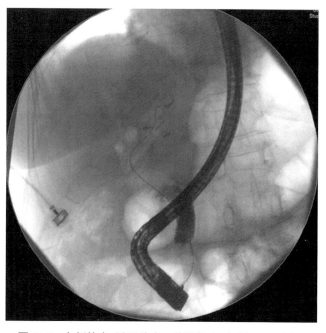

图 26.7　会师技术:导丝从十二指肠拉出后逆行置入支架。

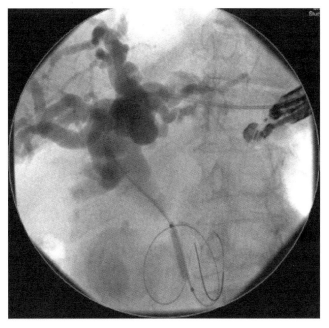

图 26.8　导丝通过乳头后在十二指肠盘绕数圈,然后循导丝置入球囊进行扩张。

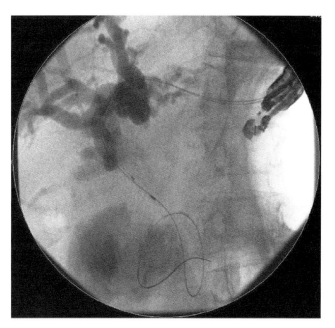

图 26.10　胆总管狭窄处细胞刷检。

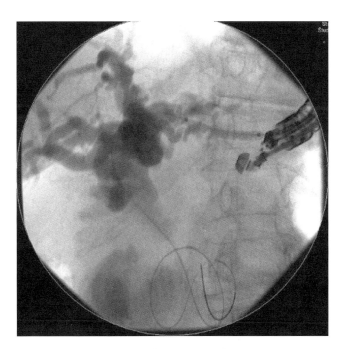

图 26.9　球囊扩张肝胃穿刺瘘管。

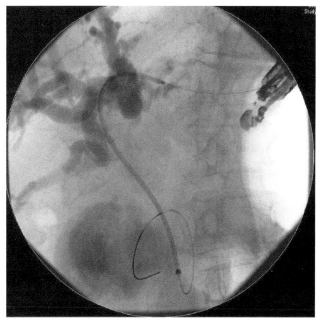

图 26.11　经十二指肠乳头顺行置入金属支架。

囊扩张穿刺道,然后置入支架。支架可选用塑料支架或金属支架,各有优缺点。双猪尾塑料支架因为两端弯曲置入较困难,但支架移位的可能性较小[14]。自膨胀式覆膜金属支架(CSEMS)具有通畅时间长和术后胆管炎发生率低的优点,但与塑料支架相比,移位发生率较高、可继发其他分支胆管阻塞和支架较塑料支架

短等[11]。在金属支架内再置入双猪尾塑料支架可减少移位的可能性。经胃壁引流一般不采用金属裸支架,因为其有引起胆漏和腹膜炎的风险,但可在穿刺窦道成熟后替换塑料支架[4]。需要注意的是,必要情况下"会师技术"和顺行技术置入支架引流时,可联合应用经消化管壁引流的方式[11]。

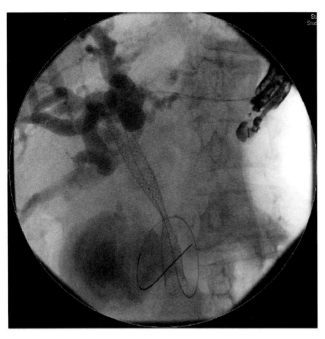

图 26.12　经十二指肠乳头顺行置入全覆膜金属支架(10mm× 8cm)至完全释放展开。

结果

到目前为止,由于缺乏大样本的随机对照临床研究,EUS 引导下胆管引流还没有标准的适应证和完全标准化操作方法。因此,临床上基于先前的一些病例报道及小样本前瞻性病例研究得出此项操作技术的成功率和安全性[4]。Kedia 等[11]总结了 2001—2013 年发表的研究,结果显示 EUS 引导下经肝外胆管引流的成功率为 93%,并发症发生率为 16%。该项技术的成功率与常规 ERCP 相比较并没有降低,显示其可作为 ERCP 失败后一项重要的替代方法。Iqbal 等[15]报道 EUS 引导下肝外胆管引流的技术成功率为 90%,临床有效率为 98%;而肝内胆管引流的技术成功率为 88.6%,临床有效率为 94.5%。迄今为止所有的研究结果均显示肝外胆管引流的成功率要高于肝内胆管引流。一项包含 68 例恶性胆道梗阻病例的多中心回顾性研究结果显示,不论肝外或肝内胆管引流,不同的支架置入方式或引流方式,总成功率为 95.6%;但经肝穿刺引流并发症发生率明显高于经十二指肠引流(30.5% vs.9.3%;$P=0.03$)[16]。Gupta 等[17]回顾性总结了来自 6 家国际医疗中心的 240 例 EUS 引导下胆管引流的病例,恶性狭窄引流成功率高于良性狭窄(90.2% vs.77.3%;$P=0.02$),两组并发症发生率无统计学差异(37.1% vs.26.7%;$P=0.19$),经肝内胆管引流与肝外胆

管引流并发症发生率也无统计学差异(32.6% vs. 35.6%;$P=0.64$)。

多项研究结果报道 EUS 引导下胆管引流的并发症发生率在 14%~16% 至 23.2%[11,15,18]。部分研究结果显示经胃壁穿刺窦道扩张是该项技术发生并发症的主要步骤。另一些研究表明肝内胆管引流(经肝)并发症发生率高于肝外胆管引流(经十二指肠壁)[16,18],原因主要包括胃壁和左肝之间距离不像十二指肠与胆总管这么紧贴,同时穿刺硬化的肝脏更为困难,也比较容易损伤门静脉[19]。目前一篇或多篇论文中报道的 EUS 引导下胆管引流的并发症主要包括胆漏、穿孔、腹膜炎、胆管炎、胆囊炎、胰腺炎、发热、腹痛、出血、肝脏撕裂伤、支架移位、肝包膜下出血、气腹、导丝切割和操作相关的死亡[4,11]。需要进一步开展大样本的前瞻性研究来比较 EUS 引导下胆管穿刺引流与经皮穿刺引流的有效性和安全性,同时比较 EUS 引导下不同引流方式的优缺点。

Park 等[20]设计了一项前瞻性研究来探讨预测并发症发生的危险因素,共 57 例 ERCP 失败的患者接受了 EUS 引导下经胃经肝胆管穿刺引流和经十二指肠壁胆总管穿刺引流术,结果显示采用针状刀做窦道扩张是并发症发生的独立危险因素(OR:12.4;$P=0.01$)。

结论

目前报道 EUS 引导下胆管穿刺引流的新技术包括压力磁珠吻合术和压力线圈吻合术[21,22]。经一步法释放的双侧翼支架已在临床使用,该附件在操作过程中无须交换附件即可完成穿刺和扩张[23]。采用尖端锥形的特氟龙扩张探条代替球囊扩张窦道,可减少胆漏和有症状胃穿孔的发生[24]。2011 年芝加哥会议摘要中建议操作 EUS 和 ERCP 5 年以上且熟练掌握胰胆疾病 EUS-FNA,常规 ERCP 成功率在 95%~98% 的内镜医生可开展 EUS 引导下胆管穿刺引流操作,且所在中心需配有放射介入设备,同时有胰胆外科的支持[14]。未来介入性 EUS 是一项具有前景的技术,我们的任务是创造新的技术,寻找新的适应证,研发更有特色的附件。

(贺奇彬 译　吕瑛 校)

参考文献

1 DiMagno EP,Buxton JL,Regan PT,et al. Ultrasonic endoscope.

Lancet 1980;1(8169):629‑631.

2 Ang TL,Teo EK,Fock KM. EUS-guided transduodenal biliary drainage in unresectable pancreatic cancer with obstructive jaundice. JOP 2007;8(4):438–443.

3 Burmester E,Niehaus J,Leineweber T,Huetteroth T. EUS-cholangio-drainage of the bile duct: report of 4 cases. Gastrointest Endosc 2003;57(2):246–251.

4 Sarkaria S,Lee HS,Gaidhane M,Kahaleh M. Advances in endoscopic ultrasound-guided biliary drainage: a comprehensive review. Gut Liver 2013;7(2):129–136.

5 Beissert M,Wittenberg G,Sandstede J,et al. Metallic stents and plastic endoprostheses in percutaneous treatment of biliary obstruction. Z Gastroenterol 2002;40(7):503–510.

6 Wiersema MJ,Sandusky D,Carr R,et al. Endosonography-guided cholangiopancreatography. Gastrointest Endosc 199;43(2 Pt. 1):102–106.

7 Giovannini M,Dotti M,Bories E,et al. Hepaticogastrostomy by echo-endoscopy as a palliative treatment in a patient with metastatic biliary obstruction. Endoscopy 2003;35 (12):1076–1078.

8 Wu GY (ed.). Clinical Gastroenterology. New York: Humana Press,2010.

9 Khashab MA,Valeshabad AK,Modayil R,et al. EUS-guided biliary drainage by using a standardized approach for malignant biliary obstruction: rendezvous versus direct transluminal techniques (with videos). Gastrointest Endosc 2013;78 (5):734–741.

10 Perez-Miranda M,De la Serna-Higuera C. EUS access to the biliary tree. Curr Gastroenterol Rep 2013;15(10):349.

11 Kedia P,Gaidhane M,Kahaleh M. Endoscopic guided biliary drainage: how can we achieve efficient biliary drainage? Clin Endosc 2013;46(5):543–551.

12 Nguyen-Tang T,Binmoeller KF,Sanchez-Yague A,Shah JN. Endoscopic ultrasound (EUS)-guided transhepatic anterograde self-expandable metal stent (SEMS) placement across malignant biliary obstruction. Endoscopy 2010;42(3):232–236.

13 Puspok A,Lomoschitz F,Dejaco C,et al. Endoscopic ultrasound guided therapy of benign and malignant biliary obstruction: a case series. Am J Gastroenterol 2005;100 (8):1743–1747.

14 Kahaleh M,Artifon EL,Perez-Miranda M,et al. Endoscopic ul-trasonography guided biliary drainage: summary of consortium meeting,May 7th,2011,Chicago. World J Gastroenterol 2013; 19(9):1372–1379.

15 Iqbal S,Friedel DM,Grendell JH,Stavropoulos SN. Outcomes of endoscopic-ultrasoundguided cholangiopancreatography: a literature review. Gastroenterol Res Pract 2013;2013:869214.

16 Dhir V,Artifon EL,Gupta K,et al. Multicenter study on endoscopic ultrasound-guided expandable biliary metal stent placement: choice of access route,direction of stent insertion,and drainage route. Dig Endosc 2014;26:430–435.

17 Gupta K,Perez-Miranda M,Kahaleh M,et al. Endoscopic ultrasound-assisted bile duct access and drainage: multicenter,long-term analysis of approach,outcomes,and complications of a technique in evolution. Journal of clinical gastroenterology. 2014;48(1):80–87.

18 Vila JJ,Perez-Miranda M,Vazquez-Sequeiros E,et al. Initial experience with EUS-guided cholangiopancreatography for biliary and pancreatic duct drainage: a Spanish national survey. Gastrointest Endosc 2012;76(6):1133–1141.

19 Itoi T,Sofuni A,Itokawa F,et al. Endoscopic ultrasonography-guided biliary drainage. J Hepatobiliary Pancreat Sci 2010;17 (5):611–616.

20 Park do H,Jang JW,Lee SS,et al. EUS-guided biliary drainage with transluminal stenting after failed ERCP: predictors of adverse events and long-term results. Gastrointest Endosc 2011; 74(6):1276–1284.

21 Jamidar P,Cadeddu M,Mosse A,Swain CP. A hinged metalloplastic anastomotic device: a novel method for choledochoduodenostomy. Gastrointest Endosc 2009;69(7):1333–1338.

22 Chang K. EUS-guided choledocho-duodenostomy (ECD) for immediate and long-term treatment of biliary obstruction using prototype PathCreator™ compression coil and twinheaded needle. Endoscopy 2011;43(Suppl. 3):A13.

23 Binmoeller KF,Weilert F,Shah JN,et al. Endosonography-guided transmural drainage of pancreatic pseudocysts using an exchange-free access device: initial clinical experience. Surg Endosc 2013;27(5):1835–1839.

24 Prachayakul V,Aswakul P. A novel technique for endoscopic ultrasound-guided biliary drainage. World J Gastroenterol 2013;19(29):4758–4763.

第 27 章

胰腺积液引流

Tiing Leong Ang, Stefan Seewald

超声内镜(EUS)引导下引流目前已成为有症状包裹性胰腺积液的首选治疗方式。而其他引流方式，如非 EUS 引导下经内镜透壁引流、经皮引流、外科囊肿引流手术已成为二线治疗方案。本章将总结 EUS 引导下穿刺引流的基础理论、优点、操作技术以及已发表的相关重要研究成果。

定义

关于急性胰腺炎和胰周积液的定义近期有所更新[1]，本章用到的术语会基于这些新的定义。胰腺假性囊肿定义为包裹性积液伴完整的炎性囊壁，通常位于胰腺外，不伴或伴有极少的坏死，主要出现在间质水肿性胰腺炎发病后 4 周。包裹性胰腺坏死定义为完整而成熟的炎性囊壁内包含胰腺和(或)胰周坏死组织，主要出现在坏死性胰腺炎发病后 4 周。原亚特兰大分型[2]还包含"胰腺脓肿"这一定义，将其定义为"不伴有明显坏死物的局限性脓性物质积聚"。由于这一并发症并不常见，并且这一定义较为模糊且未被广泛接受，故目前已取消该诊断名词。

引流的适应证和标准

胰腺假性囊肿出现如腹痛、胃出口梗阻或胆道系统梗阻等情况时需要进行引流。假性囊肿或者包裹性坏死合并感染时为了有效地控制脓毒症需要引流。假性囊肿观察 6 周后，未自行吸收，且仍有继续增大的趋势，也需要进行引流，以防止出现后续并发症，如出血、穿孔或继发性感染。

EUS 引导下引流的一个先决条件是囊壁必须成熟，对于假性囊肿来说，成熟的囊壁形成需要 4~6 周时间；另一要求是积液所在位置必须是内镜操作可及的部位，比如积液位置需要距十二指肠壁或胃壁 1cm 之内。结肠旁积液内镜下不可及，因而需要其他辅助方法，比如经皮引流。如果存在凝血功能障碍，则需要在行引流操作前纠正[3]。

理论依据

EUS 引导下引流相较于其他手段如外科手术、经皮引流和非 EUS 引导下内镜下引流，存在一定的优势[4,5]。相对外科手术而言，其创伤更小且不需要全身麻醉。一项回顾性的病例对照研究[6]和随后的前瞻性随机对照研究[7]都表明，EUS 引导下引流与手术疗效相当，但并发症少、恢复快、医疗费用少。当然，手术(尤其是微创外科手术)仍然是非常重要的辅助及补救治疗手段。

由于超声内镜能紧邻积液，可以更直接进入囊腔内，而经皮引流需要穿过腹壁，因此，EUS 引导下穿刺引流可以避免经皮引流相关的局部并发症，如出血、误伤邻近脏器、继发性感染、长时间引流造成的经皮胰腺外瘘。除此之外，通过内镜还可以进行经囊壁的坏死组织清创术。当然，当积液在内镜不可及处或者囊壁还未成熟时，经皮引流仍是重要的辅助治疗方式[5]。

EUS 引导和非 EUS 引导下内镜穿刺引流的区别在于第一步，即穿刺囊腔的过程。其余的所有步骤，如 X 线透视引导下穿入导丝、放置透壁支架或鼻导管、球囊扩张、内镜下坏死组织清创术等均大致相同。非 EUS 引导下内镜穿刺引流是盲穿，必须要有内镜下可见的隆起，然后在隆起的最高处穿刺，所以有误穿入血管而引起出血的风险。另一方面，EUS 引导下,积液在整个操作过程中均可视,因此不需要有内镜下可见的隆起。通过使用多普勒超声可以有效避开血管,从而降低出血的风险。此外,EUS 还可以鉴别假性囊肿和囊性肿瘤,并且进一步明确积液的性质,进而选择更合适的引流策略。例如,假性囊肿需要放置透壁支架,而包裹性坏死则需要内镜下清创。一项病例系列研究发现,通过 EUS 评估假性囊肿对于后续引流策略的制订至关重要。EUS 可以提供许多相关的重要信息,并且可使 37.5% 的病例引流策略得以改变[8]。另一项病例系列研究显示,EUS 可以用于指导合并门静脉高压患者进行假性囊肿的穿刺引流,从而减少出血的风险[9]。两项随机对照研究亦证实 EUS 引导下内镜穿刺引流相较于非 EUS 引导下内镜穿刺引流具有更高的成功率(100% vs. 33%[10],96.3% vs. 66.7%[11])。这是因为 EUS 引导下穿刺引流使得无内镜下可见隆起的假性囊肿也能够进行引流治疗。

技术

EUS 相关的设备和配件如表 27.1 所示。下面主要介绍当前流行的单步法,针对不同的配件,单步法也会有相应的细微变动,在相应的章节里会有描述。这项操作需要治疗性 EUS 及 X 线透视设备。以往的两步法指的是先在线阵 EUS 引导下穿刺囊腔,再置入导丝,然后换用治疗性十二指肠镜完成后续的引流步骤。目前使用的治疗性线阵 EUS 有更大的工作管腔,直径可达 3.7~3.8mm,可以直接用来放置透壁支架。

表 27.1　EUS 引导下穿刺引流的相关设备

有 3.7~3.8mm 工作管腔的治疗性 EUS,19G FNA 穿刺针,0.025~0.035 英寸导丝

A.初始穿刺道扩张
　a.以烧灼法为基础的扩张技术
　　(a)囊肿切开刀
　　(b)导丝引导的针刀
　b.以非烧灼法为基础的扩张技术
　　(a)同轴扩张器,如 6~10F 的 Soehendra 胆管扩张器
B.进一步的球囊扩张
　a.10~15mm 的胆管球囊扩张器(如 Boston Scientific 的 CRE 球囊扩张器和 Cook 公司的 Hurricane 球囊)

8.5~10F 的双猪尾支架

使用 19G 穿刺针初始穿刺

在彩色多普勒超声引导下避开血管后,使用 19G 穿刺细针抽吸(FNA)在 EUS 引导下穿刺假性囊肿(图 27.1)。在 X 线透视下将一直径 0.025~0.035 英寸的导丝沿穿刺针穿入假性囊肿并盘绕在其中(图 27.2)。

初始穿刺道扩张

为了放置支架,穿刺道需要进一步扩张。穿刺道可通过烧灼法或非烧灼法为基础的技术进行扩张。以烧灼法为基础的扩张技术包括囊肿切开刀或导丝引导的针刀。以非烧灼法为基础的扩张技术为同轴扩张器。当囊壁较厚以致内镜逆行胰胆管造影术(ERCP)的导管或者同轴扩张器通过受阻时,烧灼法为基础的扩张技术则尤为重要。

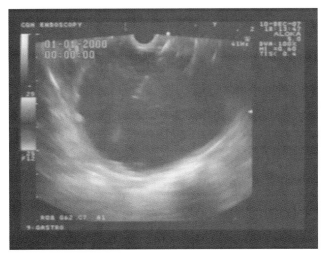

图 27.1　使用 19G FNA 穿刺针穿刺假性囊肿。(见彩图)

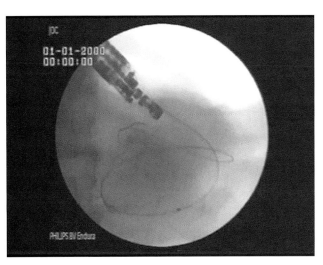

图 27.2　在 X 线透视下将 0.035 英寸的导丝穿入假性囊肿。

以烧灼法为基础的扩张技术

针刀技术：19G FNA 穿刺针将导丝放入假性囊肿后，再通过包绕导丝的针刀切开导管（而不是 ERCP 套管）对囊壁进行电灼扩张。这项技术的挑战在于，因为针刀的尖端和导丝平行，所以如果不能恰当地定向和放置，针刀也许会偏离导丝的方向。为了增加安全性，针刀最好仅伸出一小段，这样可以有更大的调整空间。

囊肿切开技术：19G FNA 穿刺针将导丝放入假性囊肿后，再通过囊肿切开刀包绕导丝的导热鞘对囊壁进行电灼。不同于尖端与导丝平行的针刀技术，囊肿切开刀的导热环不超出导丝，这样在整个电灼过程中囊肿切开刀的轴线都能被很好地控制。

以非烧灼法为基础的扩张技术

导丝穿入囊腔后，在 X 线透射下沿导丝置入同轴扩张器，如 6~10F 的 Soehendra 胆管扩张器或 4.5~5.0F 的 ERCP 导管。

进一步球囊扩张及支架置入

理论上，使用 10F 的同轴扩张器扩张后即可以置入一个 10F 的双猪尾支架。然而我们倾向于进一步扩张针道，这样囊液不仅可以从支架内流出，还可以从支架周围流出。进一步的扩张要用到包绕导丝的胆管球囊扩张器（图 27.3）。若只需要放置一个透壁支架，扩张至 10mm 即可。若计划内镜下清创，通道需要扩张至 15mm 以便胃镜通过。经过扩张后，在 X 线透视下将一个 10F 的双猪尾支架置入到假性囊肿中（图

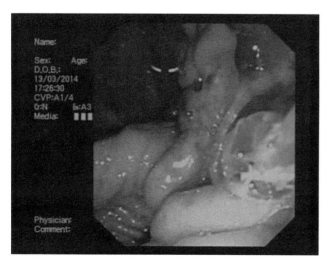

图 27.3 穿刺位点的球囊扩张。（见彩图）

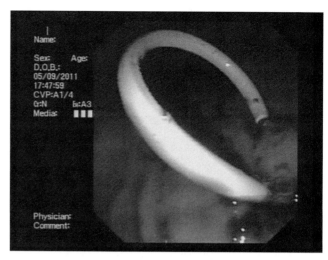

图 27.4 置入双猪尾透壁支架。（见彩图）

27.4）。感染性胰周积液的患者需要定期冲洗和清理囊腔内的坏死物，所以可能需要放置多个支架和一个 7F 或 10F 的鼻囊肿引流管，这就需要再次行囊腔穿刺技术并置入导丝。由于双猪尾支架不易移位，因此其比单纯直支架更具有优势。

双导丝技术

由于双支架置入优势明显，且比较容易实现，目前"双导丝"置入技术已成为应用趋势。这种"双导丝"技术是指在支架置入前，通过同一通道放入两根导丝，以避免在初次穿透囊壁后再次行假性囊肿穿刺术。由于首次穿透囊壁后，囊内的液体流出将影响再次在切线位轴向穿刺的视野，因此再次穿刺囊壁的难度将大幅增加。目前常用的技术是通过 8.5~10F 导管置入第二根导丝。具体操作为：首先用 19G 穿刺针穿刺假性囊肿，随后置入导丝，然后沿此导丝置入导管[12]。其他相似的技术包括新型三层穿刺包，该穿刺包在第一次穿刺后可同时置入两根导丝[13]；并使用 10F 的 Soehendra 胆管扩张器，沿第一根导丝置入假性囊肿后即可插入第二根导丝[14]。随后的透壁支架和引流管的置入可以在一直与囊腔保持连通的情况下进行。需要注意的是，治疗性超声内镜的工作管腔内径为 3.7mm，在穿入两根 0.025~0.035 英寸的导丝后，就无法置入用于置入 10F 透壁支架的扩张器。因此，需要先置入一个 8.5F 双猪尾支架。退出一根导丝，然后将 10F 双猪尾支架沿另一根导丝置入。为了帮助双猪尾支架的置入，可以在支架表面涂硅润滑剂。双导丝技术也使得放置多根导丝以置入多个支架成为可能。

前视超声内镜的应用

目前前视治疗性超声内镜(Olympus,东京,日本)已经问世。与传统超声内镜不同,前视超声内镜的内镜轴和超声轴平行。其超声视野更窄,且没有抬钳器。这种 EUS 引导下穿刺引流基本技术与之前介绍的大致相同,主要区别在于穿刺和引流的轴线。一项多中心研究比较了使用前视超声内镜与斜视线阵超声内镜对胰腺假性囊肿进行引流。结果发现在安全性和有效性上并无差别[15]。然而,从实践角度来看,因为前视超声内镜缺乏抬钳器且不能调整支架置入方向,某些情况下它可能无法适当地传递支架放置所需的压力。

自膨胀式金属支架的置入

除外传统的最大内径为 3.3mm(10F)的塑料双猪尾支架,最近自膨胀式金属支架(SEMS)的应用也有报道。这种支架在肠道 SEMS 的基础上进行改进,解决了其容易移位的问题。为引流而特殊设计的 SEMS 也有所报道 [16,17]。双侧翼支架(lumen-apposing stent)(AXIOS, Xlumena Inc, 山景城,加利福尼亚州,美国)是一种全覆膜、镍钛合金的编织型支架,直径 10mm,带有双侧锚定凸缘。当支架充分打开后,凸缘的直径是"鞍部"的 2 倍,可以保持组织中的支架在位[16]。先通过置入囊腔的导丝置入一个 10.5F 的导管,再在这个导管的约束下置入支架。"NAGI"覆盖的 SEMS(Taewoong-Medical Co., 首尔,韩国)是另一种特殊设计的 SEMS,直径分为 10mm、12mm 和 16mm 三种规格,末端 20mm,减少了移位的风险(图 27.5 和图 27.6)[17]。SEMS 的一个潜在优点是引流孔较大,在包裹性坏死感染的情况下可以重复进入囊腔进行内镜下清创。其潜在效用可能限于感染性包裹性坏死的处理[18]。但是由于 SEMS 费用较高,其成本 – 效益问题也需要考虑。另外,患者可能会发生潜在的胰管破裂,所以当 SEMS 移除后,积液可能再次发生,需要重新引流并置入塑料支架。相比之下,如果 EUS 引导下穿刺引流置入塑料支架,所有的问题可以一次性解决,即塑料支架一开始可起到引流囊液的作用,塑料支架长时间在位可以避免假性囊肿的再次发生[19]。

辅助措施

置入透壁支架和引流导管后,有必要采取更进一步的辅助措施。不管最初是否是在 EUS 引导下进行穿刺引流,这些后续措施都相同。当感染性胰腺积液时,持续的生理盐水冲洗和鼻囊肿管引流直到感染消退显得至关重要。

存在感染性胰腺坏死情况时,有必要辅以内镜下坏死组织清创术(图 27.7 和图 27.8)以提高治疗成功率[20-25]。该方法已被国际胰腺病学协会(IAP)最新的指南所认可,并且最近已经作为一次共识会议的总结被报道。指南还认可微创技术在治疗中的作用[26]。自从 2000 年这一技术作为个案首次被报道以来[20],之后作为病例系列详细描述了介入性内镜治疗方法[21],大型多中心病例分析的数据结果也见发表。关键数据总结见表 27.2[22-25]。虽然该方法被证明有效,但仍存在显著

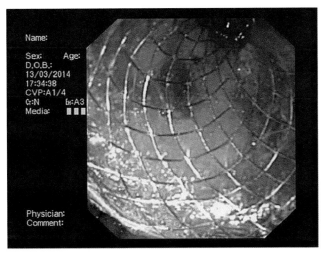

图 27.5 置入 NAGI SEMS 后的内镜下图像。(见彩图)

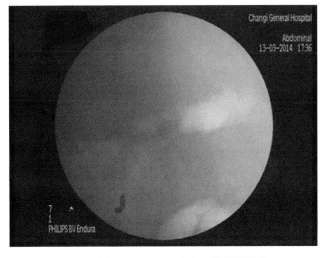

图 27.6 置入 NAGI SEMS 后的 X 线透视图像。

的并发症,并且也有死亡病例报道。因此,行坏死组织清创术处理的程度需要个体化并权衡并发症的风险。事实上,并不是所有的病例都需要行完全的坏死组织清创术,冲洗也许就足够了。一项多中心随机对照研究比较了微创升级疗法和开放性坏死组织清创术,发现前者降低了发生感染性坏死患者的主要并发症或死亡率。事实上,35%的病例仅使用经皮穿刺冲洗引流术就足够了[27]。

另一个必须解决的问题是胰管断裂。优质的磁共振胰胆管成像(MRCP),尤其是联合使用促胰液素,可能完全显示导管解剖结构,大多数情况下不需要行ERCP。当存在胰管狭窄或者结石时,需要行治疗性ERCP。胰管支架置入可用于治疗胰管断裂。如果瘘管在长期放置胰管支架后仍不能解决,可以考虑内镜下用组织黏合剂进行封闭[28]。有报道指出长期透壁支架置入可作为ERCP的替代方案治疗胰管断裂,以防止假性囊肿的复发[19]。

临床结果

技术成功意味着成功地实现穿刺以及引流积液。临床成功是指积液完全消退和恢复。这个概念很重要,因为虽然技术上可以成功地放置透壁支架治疗感染性包裹性坏死,但是这并不能使积液消退,因此需要采取额外的步骤,例如内镜下坏死组织清创术。当积液是内镜下治疗适应证时,专家必定能实现技术上的成功。另一个关键点是,EUS引导和非EUS引导下穿刺引流的差异仅表现在刚开始尝试穿刺和接近积液的时候,而后续所有步骤都与这两种方法类似。

假性囊肿和感染性假性囊肿

目前假性囊肿和感染性假性囊肿治疗成功率非常高,超过91%[29-31]甚至接近100%[32]。虽然以前的出版物都使用"胰腺脓肿"这一术语,但是根据新的术语学,这一术语已经不再被推荐使用[1],而应该被视为等同于感染性假性囊肿。超过90%的高治疗成功率已经被报道[30,33]。

感染性包裹性胰腺坏死

由于需要去除坏死的组织碎片,感染性包裹性胰腺坏死的临床缓解效果往往比假性囊肿引流差。一项临床对照研究报道,胰腺假性囊肿引流成功率高达92%,而坏死患者的成功率为72%[34]。另一项研究报道单纯引流的成功率低至25%[30]。基于一项大型研究的数据报道,如果采用介入性内镜下坏死组织清创术,

表 27.2　内镜下坏死组织清创术后的临床结果

参考文献	例数	成功率(%)	并发症发生率(%)	死亡率(%)
Seifert 等[22]	93	80	26	7.5
Yasuda 等[23]	57	75	33	11
Seewald 等[24]	80	83.8	26	0
Gardner 等[25]	104	91	14	5.8

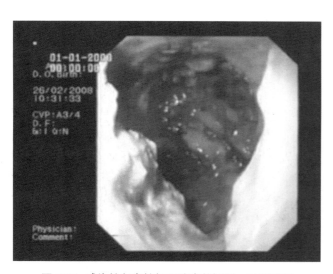

图 27.7　感染性包裹性坏死腔内的视野。(见彩图)

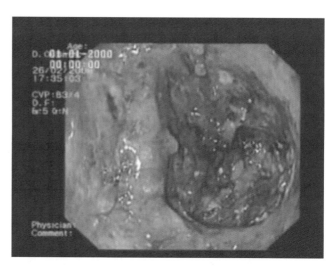

图 27.8　内镜下包裹性坏死组织清创术后坏死腔内的表现。(见彩图)

能够实现成功率在 75%[23]~84%[22] 甚至高达 91%[25]。某些情况下可能需要辅助性外科手术和假性囊肿引流。最近发表的随机对照试验（RCT）显示，在感染性坏死性胰腺炎患者中，与外科坏死切除手术比较，内镜下坏死组织清创术炎症反应和主要临床并发症明显减少[35]。然而，在行内镜下坏死组织清创术时还必须意识到手术存在的风险，以及大多数患者实际上并不需要介入方法进行坏死组织清创术[27,36]，即使进行内镜下坏死组织清创术，也可以通过程度较轻的清创术来实现临床缓解。

技术熟练程度

目前，在北美和亚洲的大部分地区，由于 EUS 引导下穿刺引流的专用设备没有商品化供应，因此，不存在利用在指导下完成手术操作量的预设阈值来评判该操作医生是否具备了行该手术的资质。作者认为，能够熟练操作 EUS-FNA 和 ERCP 的内镜医生具备操作该手术的能力。选择行假性囊肿引流术而不是 ERCP 内镜医生需要精通各种相关配件的使用，如导丝、针状切开导管、球囊扩张器和双猪尾支架。在一项评估单个超声内镜手术者该手术能力的研究中发现，操作假性囊肿穿刺引流的技术熟练程度在 25 台手术后可获得显著提高，而在 25 台手术后，中位手术时间可以从 70 分钟降低至 25 分钟[10]。

技术局限性

相较于传统的穿刺引流，EUS 引导下穿刺引流术存在一些明显优势，但也存在与超声内镜自身设计相关的局限，这使得内镜下引流存在技术难题。一个很重要的局限是，治疗性线阵超声内镜的工作通道直径是 3.7mm 或 3.8mm，小于治疗性十二指肠镜的 4.2mm，这限制了其吸引的能力，而吸引对穿刺伊始大部分液体流出假性囊肿腔很关键。此外，尽管放置 10F 支架对线阵超声内镜不是问题，但是实际情况中还可能需要放置多个支架或鼻囊肿管进行冲洗。在这些情况下，使用双导丝技术可能更快更简单。但是超声内镜较小的工作通道限制了双导丝技术的使用，因此置入的第一个透壁支架必须为 8.5F 甚至更小，因为当两根导丝放置在 3.7mm 工作通道内时阻力会过大。放置的第一个支架不能超过 10F。

另一局限是当前超声内镜的斜视视野问题。这种配置限制了内镜视野并导致切向穿刺轴线。以某个角度穿刺也许会妨碍手术的成功完成，因为通过工作通道置入配件所施加的力不能完全传递至穿刺部位。切线位轴向还使得囊腔的后续插管困难，除非先在穿刺部位进行球囊扩张或者使用双导丝技术。

由奥林巴斯公司开发的前视治疗性超声内镜能够保证细针穿刺时为前向轴线，同时附件插入轴线平行于超声内镜扫查轴线。这有助于在插入附件、支架和导管时力量的正向传递。在一项试验性研究中，该超声内镜引导下假性囊肿引流均获得成功且没有出现并发症。同时一些假性囊肿可以仅仅依靠前视范围穿刺成功[15]。前视超声内镜受 3.7mm 工作通道、缺乏抬钳器及仅有 90° 的超声视野所限制。

内镜下引流仅用于胃和十二指肠周围的假性囊肿。当假性囊肿位于更远端的位置，例如结肠旁沟区域，将不能通过内镜引流，此时需要考虑其他的辅助措施，如经皮或外科引流。

并发症

可能出现的主要并发症是严重出血和穿孔。为使风险最小化，只有囊壁成熟以及在胃肠道附近 1cm 范围内的积液才建议行内镜引导下引流。术前如果存在任何凝血功能障碍均应该被纠正。接受超声下假性囊肿穿刺引流的患者术前应预防性使用抗生素，以防止无菌积液的继发性感染。一项研究比较了各种手术方式的并发症和死亡率，发现与非 EUS 引导（15%，死亡率 0）和 EUS 引导（1.5%，死亡率 0）下透壁引流相比，外科（28%~34%，死亡率 1%~8.5%）和经皮（18%，死亡率 2%）引流的并发症发生率更高[32]。最近发表的一项历时超过 7 年的研究连续随访了 148 例患者，专门研究 EUS 引导下胰腺积液穿刺引流的并发症发生率。该研究显示 2 例患者（1.3%）的透壁支架置入部位发生了穿孔。其他并发症包括 1 例出血（0.67%）、1 例支架移位（0.67%）以及 4 例感染（2.7%）。除了穿孔需要手术外，其余并发症均可在内镜下处理[37]。据报道内镜下坏死组织清创术的穿孔发生率为 3%~4%[4]。以上这些风险可以通过严格遵循关键治疗原则而降低，如只选择引流具有成熟囊壁的积液，囊肿胃吻合术后行逐步球囊扩张，使用二氧化碳气泵充气，生理盐水灌洗和抽吸，使用相关附件，如网篮、软套圈和可回收网等动作均轻柔细致。

结论

EUS 引导下引流是治疗有症状胰腺积液有效且安全的技术。为使风险最小化并提高疗效,应遵守关键原则。它还可以为不连续胰管综合征引起的假性囊肿患者提供一体化解决方案,即首先在支架置入初期排空积液,然后通过持续的长期支架置入防止复发。

(沈珊珊 译 吕瑛 校)

参考文献

1 Banks PA, Bollen TL, Dervenis C, et al. Classification of acute pancreatitis—2012: revision of the Atlanta classification and definitions by international consensus. Gut 2013;62:102–111.

2 Bradley EL III. A clinically based classification system for acute pancreatitis. Summary of the International Symposium on Acute Pancreatitis, Atlanta, GA, September 11 through 13, 1992. Arch Surg 1993;128:586–590.

3 Seewald S, Ang TL, Teng KC, Soehendra N. EUS-guided drainage of pancreatic pseudocysts, abscesses and infected necrosis. Dig Endosc 2009;21(Suppl. 1):S61–S65.

4 Seewald S, Ang TL, Teng KY, et al. Endoscopic ultrasound-guided drainage of abdominal abscesses and infected necrosis. Endoscopy 2009;41(2):166–174.

5 Seewald S, Ang TL, Kida M, et al. EUS 2008 Working Group document: evaluation of EUS guided drainage of pancreatic-fluid collections (with video). Gastrointest Endosc 2009;69(2 Suppl.):S13–S21.

6 Varadarajulu S, Lopes TL, Wilcox CM. EUS versus surgical cystgastrostomy for management of pancreatic pseudocysts. Gastrointest Endosc 2008;68:649–655.

7 Varadarajulu S, Bang JY, Sutton BS, et al. Equal efficacy of endoscopic and surgical cystogastrostomy for pancreatic pseudocyst drainage in a randomized trial. Gastroenterology 2013;145:583–590.

8 Fockens P, Johnson TG, van Dullemen HM, et al. Endosonographic imaging of pancreatic pseudocysts before endoscopic transmural drainage. Gastrointest Endosc 1997;46:412–416.

9 Sriram PV, Kaffes AJ, Rao GV, Reddy DN. Endoscopic ultrasound-guided drainage of pancreatic pseudocysts complicated by portal hypertension or by intervening vessels. Endoscopy 2005;37:231–235.

10 Varadarajulu S, Christein JD, Tamhane A, et al. Prospective randomized trial comparing endoscopic ultrasound and conventional endoscopy for trans-mural drainage of pancreatic pseudocysts. Gastrointest Endosc 2008;68:1102–1111.

11 Park DH, Lee SS, Moon SH, et al. Endoscopic ultrasound-guided versus conventional transmural drainage for pancreatic pseudocysts: a prospective randomized trial. Endoscopy 2009;41:842–848.

12 Jansen JM, Hanrath A, Rauws EA, et al. Intracystic wire exchange facilitating insertion of multiple stents during endoscopic drainage of pancreatic pseudocysts. Gastrointest Endosc 2007;66:157–161.

13 Seewald S, Thonke F, Ang TL, et al. One-step, simultaneous double-wire technique facilitates pancreatic pseudocyst and abscess drainage (with videos). Gastrointest Endosc 2006;64:805–808.

14 Ang TL, Teo EK, Fock KM. EUS-guided drainage of infected pancreatic pseudocyst: use of a 10 F Soehendra dilator to facilitate a double-wire technique for initial transgastric access (with videos). Gastrointest Endosc 2008;68:192–194.

15 Voermans RP, Ponchon T, Schumacher B, et al. Forward-viewing versus oblique-viewing echoendoscopes in transluminal drainage of pancreatic fluid collections: a multicenter, randomized, controlled trial. Gastrointest Endosc 2011;74:1285–1293.

16 Itoi T, Binmoeller KF, Shah J, et al. Clinical evaluation of a novel lumen-apposing metal stent for endosonography-guided pancreatic pseudocyst and gallbladder drainage (with videos). Gastrointest Endosc 2012;75:870–876.

17 Itoi T, Nageshwar Reddy D, Yasuda I. New fully-covered self-expandable metal stent for endoscopic ultrasonography-guided intervention in infectious walled-off pancreatic necrosis (with video). J Hepatobiliary Pancreat Sci 2013;20:403–406.

18 Fabbri C, Luigiano C, Cennamo V, et al. Endoscopic ultrasound-guided transmural drainage of infected pancreatic fluid collections with placement of covered self-expanding metal stents: a case series. Endoscopy 2012;44:429–433.

19 Arvanitakis M, Delhaye M, Bali MA, et al. Pancreatic fluid collections: a randomized controlled trial regarding stent removal after endoscopic transmural drainage. Gastrointest Endosc 2007;65:609–619.

20 Seifert H, Wehrmann T, Schmitt T, et al. Retroperitoneal endoscopic debridement for infected peripancreatic necrosis. Lancet 2000;356:653–655.

21 Seewald S, Groth S, Omar S, et al. Aggressive endoscopic therapy for pancreatic necrosis and pancreatic abscess: a new safe and effective treatment algorithm (videos). Gastrointest Endosc 2005;62:92–100.

22 Seifert H, Biermer M, Schmitt W, et al. Transluminal endoscopic necrosectomy after acute pancreatitis: a multicentre study with long-term follow-up (the GEPARD Study). Gut 2009;58:1260–1266.

23 Yasuda I, Nakashima M, Iwai T, et al. Japanese multicenter experience of endoscopic necrosectomy for infected walled-off pancreatic necrosis: the JENIPaN study. Endoscopy 2013;45: 627–634.

24 Seewald S, Ang TL, Richter H, et al. Long-term results after endoscopic drainage and necrosectomy of symptomatic pancreatic fluid collections. Dig Endosc 2012;24:36–41.

25 Gardner TB, Coelho-Prabhu N, Gordon SR, et al. Direct endoscopic necrosectomy for the treatment of walled-off pancreatic necrosis: results from a multicenter U.S. series. Gastrointest Endosc 2011;73:718–726.

26 Freeman ML, Werner J, van Santvoort HC, et al. Interventions for necrotizing pancreatitis: summary of a multidisciplinary consensus conference. Pancreas 2012;41:1176–1194.

27 van Santvoort HC, Besselink MG, Bakker OJ, et al. A step-up approach or open necrosectomy for necrotizing pancreatitis. N Engl J Med 2010;362:1491–1502.

28 Seewald S, Brand B, Groth S, et al. Endoscopic sealing of pancreatic fistula by using Nbutyl- 2-cyanoacrylate. Gastrointest Endosc 2004;59:463–470.

29 Lopes CV, Pesenti C, Bories E, et al. Endoscopic-ultrasound-guided endoscopic transmural drainage of pancreatic pseudocysts and abscesses. Scand J Gastroenterol 2007;42:524–529.

30 Hookey LC, Debroux S, Delhaye M, et al. Endoscopic drainage of pancreatic-fluid collections in 116 patients: a comparison of etiologies, drainage techniques, and outcomes. Gastrointest Endosc 2006;63:635–643.

31 Weckman L, Kylanpaa ML, Puolakkainen P, et al. Endoscopic treatment of pancreatic pseudocysts. Surg Endosc 2006;20: 603–607.

32 Vosoghi M, Sial S, Garrett B, et al. EUS-guided pancreatic pseudocyst drainage: review and experience at Harbor-UCLA Medical Center. Med Gen Med 2002;4:2

33 Giovannini M, Pesenti CH, Rolland AL, et al. Endoscopic ultrasound guided drainage of pancreatic pseudo-cyst and pancreatic abscess using a therapeutic echoendoscope. Endoscopy 2001;33:473–477.

34 Baron TH, Harewood GC, Morgan DE, et al. Outcome differences after endoscopic drainage of pancreatic necrosis, acute pancreatic pseudocysts, and chronic pancreatic pseudocysts. Gastrointest Endosc 2002;56:7–17.

35 Bakker OJ, van Santvoort HC, van Brunschot S, et al. Endoscopic transgastric vs surgical necrosectomy for infected necrotizing pancreatitis: a randomized trial. JAMA 2012;307:1053–1061.

36 van Santvoort HC, Bakker OJ, Bollen TL, et al. A conservative and minimally invasive approach to necrotizing pancreatitis improves outcome. Gastroenterology 2011;141:1254–1263.

37 Varadarajulu S, Christein JD, Wilcox CM. Frequency of complications during EUS-guided drainage of pancreatic fluid collections in 148 consecutive patients. J Gastroenterol Hepatol 2011;26:1504–1508.

第 28 章

超声内镜引导下盆腔积液引流

Jayapal Ramesh，Ji Young Bang，Shyam Varadarajulu

盆腔积液是腹部手术不太常见的并发症，多发生于经腹骶直肠切除术，发生率为 0.5%~30%[1,2]。其他病因还包括憩室炎、缺血性肠炎、克罗恩病、阑尾炎和性传播疾病[3]。该病虽然少见，但却有较高的发病率和致死率[4]，因此强调及时诊断和处理以改善预后。处理盆腔积液的传统方式有抗感染治疗和外科引流。直径小于 3cm 的少量液体积聚倾向于抗感染治疗，积液较多者则需要引流，而复杂性包裹积液则需要联合抗感染治疗和引流措施，有时甚至需要手术[5,6]。积液的密度存在差异，多数术后积液为血性，阑尾炎后或克罗恩病的积液呈脓性，而憩室炎相关的积液可能是脓性，也可能因脂肪坏死而呈现为蜂窝织炎般浓稠、晦暗、胶冻样改变[7]。病因不同、积液性质和位置的差别使得一刀切的治疗方法不可行。经阴道[8]、经直肠[3]和经皮[9]途径需要根据脓肿部位、大小和周围重要组织结构来综合决定。由于器械设备的不断更新，许多新的技术不断开展。超声内镜（EUS）引导下盆腔积液引流临床上已有应用，研究显示该措施可行、安全且有效。

患者准备

所有患者术前应进行腹部和盆腔 CT 扫描以显示液体积聚的部位、大小，判断密度，计算积液与肠壁的距离，确定积液有无分隔或其他复杂因素存在。这些有助于超声内镜医生合理安排引流过程。对于任何介入治疗，患者都需要行实验室检查以确保无凝血、障碍或血小板减少。术前灌肠以确保低位直肠和乙状结肠内无粪便残留，从而预防感染。术前留置 Foley 导尿管至膀胱内也是明智的办法，可以保证不会将膀

胱误当作盆腔的液体积聚。

操作过程

签署知情同意后，患者取左侧卧位，操作在中度镇静或麻醉及 X 线透视引导下进行。患者术前单次静脉用 400mg 环丙沙星，术后 72 小时内每日口服环丙沙星。采用 3mm 以上工作通道的环形线阵（CLA）超声内镜缓慢进至脾曲，然后以旋转方式缓慢退出以扫查盆腔液体积聚。一旦发现液体积聚，将 19G 穿刺针（FNA）穿刺至积聚的液体中。穿刺点选择脓肿离结肠腔最近的部位。抽出的液体进行革兰染色和培养。用 10mL 生理盐水冲洗穿刺针以免残留物溢出针道外流至其他部位，然后将 0.035 英寸尖端亲水导丝送至液体积聚内并盘绕成圈。透视下观察盘绕的导丝可提供线索以判断液体积聚的复杂性；在复杂性液体积聚腔内导丝呈不规则盘绕（图 28.1A），而在单纯性液体积聚腔内导丝呈平滑的圆形（图 28.1B）。接着用 4.5F 的 ERCP 插管导管或针状刀导管扩张透壁穿刺通道并形成瘘管。然后用 6~8mm 胆管球囊逐步扩张通道直到球囊腰部消失（图 28.1C，D）。一旦扩张完成，内镜下可以看到脓性物流出。然后，根据被引流的液体积聚物的密度和大小置入一或两根双猪尾塑料支架（图 28.2A~D）。如果积聚物的密度高且内腔大于 8cm，除了透壁支架最好再放置一根 10F 经直肠引流管。引流管可以用胶带固定于臀肌部位，然后每 4 小时用 200mL 生理盐水进行冲洗，直至引流物清澈。引流管拔除后患者即可出院。如果不需要放置经直肠引流管，患者可以当天出院。

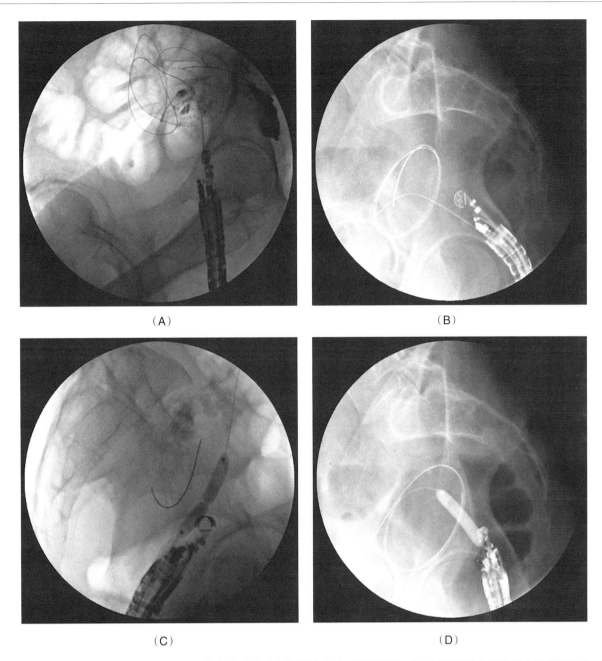

（A）　　　　　　　　　　　　　（B）

（C）　　　　　　　　　　　　　（D）

图 28.1 （A）透视下见在复杂性积液腔内,超声内镜引导下盘绕的导丝呈不规则外形。（B）透视下见在单纯性盆腔积液腔内,超声内镜引导下盘绕的导丝呈平滑圆形。（C）透视下见透壁的球囊扩张伴有"腰"存在。（D）透视下见球囊扩张至"腰"消失。

术后护理和随访

引流后应关注患者的症状、影像学、生化指标的变化，当以上指标平稳时患者即可出院。术后 2 周需复查 CT 以评估脓肿是否消失，如消失则经内镜拔除透壁支架（图 28.3A，B）；如果初次超声内镜引导下引流不成功,可尝试再次超声内镜下引流或外科引流。

目前证据

自从 2003 年首次报道超声内镜引导下盆腔脓肿引流术后,后续又有 5 篇关于此项技术的改进及治疗效果的病例系列报道。

Giovannini 等[10]报道了他们对 12 例患者行超声

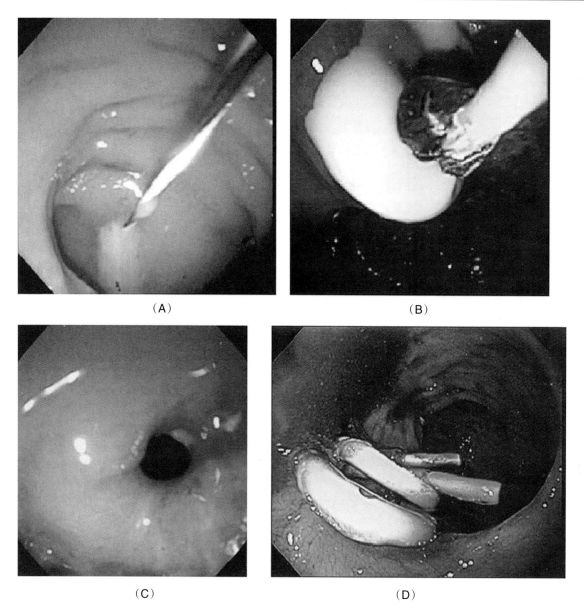

（A）   （B）

（C）   （D）

图 28.2　（A）内镜下见 0.035 英寸导丝穿透黏膜进入积聚的液体腔内,并可见脓性物流至结肠腔内。（B）内镜下见球囊扩张后大量脓液排出。（C）内镜下见球囊扩张后形成的瘘管。（D）内镜下见释放后的位于肠腔内的双猪尾支架。（见彩图）

内镜引导下引流的经验,成功率为 75%,包裹腔大于 8cm 的案例操作失败。研究采用直式支架,直径为 8.5~10F,副作用包括支架阻塞或移位以及盆腔内不适感。在该研究中,经直肠支架放置在位达 3~6 个月。后续研究中采用经直肠引流管成功克服了这一不足,引流管可以通过周期性的脓腔冲洗从而快速缓解症状[11]。然而,放置引流管需要定期冲洗,导致住院时间延长。因此引流措施改进为放置双猪尾支架联合经直肠引流管[12],其目的是短期冲洗以排出脓腔内感染性残渣,并维持瘘管直至脓肿消失。该方法达到了 100% 的技术和临床成功率,且无并发症（表 28.1）。而且放置这些内置支架并未增加患者的不适或疼痛感,在脓腔消失后可经内镜移除支架。更重要的是,该措施使得住院时间缩短至平均 2 天。这种联合引流的方式在该团队另一项 25 例患者的研究中显示出 96% 的临床成功率[13]。研究中,积液腔大于 8cm 的 10 例患者放置引流管和一根支架,而小的包裹腔则只放置支架。该研究强调,在仔细筛选病例后（如包裹腔 <8cm）,单独放置经腔支架即能达到预期效果,且整个操作过程可在 30 分钟内完成。对于一些 ICU 患者需要行床边引流,因而将患者转送至影像科行 X 线透视下经皮穿刺不太方便。另一组病例报道显示,EUS 引导下引流可

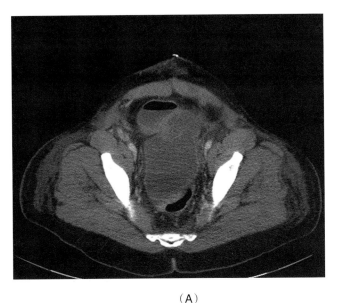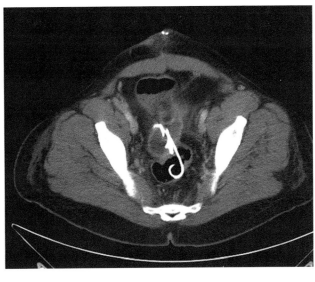

（A）　　　　　　　　　　　　　　　　（B）

图 28.3　支架放置前（A）和放置后（B）的盆腔积液的 CT 影像。

表 28.1　已发表的 EUS 引导下腔内盆腔脓肿引流的病例系列报道

参考文献	年份	国家	数量	脓肿引流路径	平均大小（mm）	透视辅助	引流方式	技术成功率（%）	治疗成功率（%）	并发症
Giovannini 等[10]	2003	法国	12	经直肠	48.9	是	支架	100	88	无
Varadarajulu 等[11]	2007	美国	4	经直肠	72	是	引流管	100	75	无
Trevino 等[12]	2008	美国	4	经直肠	93	是	引流管+支架	100	100	无
Varadarajulu 等[13]	2009	美国	25	经直肠/经结肠	68	是	引流管+支架	100	96	无
Puri 等[14]	2010	印度	4	经结肠	59.5	否	吸引和（或）支架	100	75	无
			10	经直肠	70.9				100	
Ramesh 等[15]	2013	美国	11	经结肠	75	是	引流管+支架	100	70	无
			27	经直肠	70				96	

以不需要 X 线透视，但其中部分患者仅进行了积液吸引而并未放置支架[14]。

迄今最大样本量的研究包含 38 例患者，显示经结肠引流技术可行，经直肠和经结肠途径引流的临床疗效无统计学差异[15]。虽然治疗效果与穿刺路径无关，但相比其他病因，憩室炎患者的预后较差（97% vs. 25%，$P = 0.002$）。这可能是因为憩室疾病形成的包裹物由脂肪坏死和胶冻样蜂窝织炎形成，导致不能行瘘管引流，最好行外科引流。

技术和临床技巧

瘘管建立

当导丝在积液腔内盘绕后，可使用标准的 4.5/5F ERCP 插管导管或针状刀导管建立瘘管。超声内镜医生可使用他们认为合适的任何附件，但是由于结直肠壁较薄，标准的 ERCP 插管导管可在大多数病例中达到预期效果，且安全无损伤。由于穿过导丝时的切线角度，针状刀导管存在一定的穿孔风险。使用

表 28.2　EUS 引导下盆腔脓肿引流的优势和局限性

优势	局限性
1. 实时穿刺 2. 避免伤及血管 3. 内瘘的建立和支架置入可避免患者的不适感 4. 无皮肤瘘管形成风险 5. 经结肠穿刺可行 6. 可放置多根支架 7. 疗效不佳者可重复穿刺引流 8. 可明确诊断和直接进行合适的治疗 9. 可在同日操作 10. 可无 X 线透视下床边操作	1. 积液距离肠壁大于 2cm 不可引流 2. 积液邻近近端结肠不可引流 3. Hinchey 1a 型憩室相关积液疗效差 4. 低位积液如需穿透齿状线则要尤其小心

6~8mm 的球囊进行扩张，也足以达到良好的临床效果。

支架的数量和大小

早期报道使用直式塑料支架效果不太理想，因为其易被粪便和脓液阻塞。后来采用改良的猪尾支架和引流管解决了这个难题。然而，随着经验积累，目前对小于 8cm 的血性积液使用一根 7~10F 支架即可，而当积液较多或密度浓稠时则使用一根以上的支架。如果患者引流不理想以及脓腔较大时，经直肠引流管可有助于加快积液的引流。

积液的病因及其对临床成功的影响

治疗措施需要根据积液的特性而调整。虽然经验有限，但术后积液最好通过 EUS 引导下引流，而憩室相关脓肿最好通过手术引流。在 EUS 扫查时，如果脓肿壁难以确定，存在明显分隔，腔内充满固体残渣，或使用 19G 穿刺针抽吸不良时，内镜引流可能无效，此时需要外科会诊。由于经验有限，对于克罗恩病导致的积液无明确的推荐。

局限性

线阵超声内镜无法触及位于邻近近端结肠的积液，且靠近齿状线的引流可能在扩张和放置支架时引起严重不适。另外，由于穿孔和肠漏的风险，EUS 引导下引流不可用于距离肠壁 2cm 以上的积液（表28.2）。

并发症

已发表的病例系列研究没有报道任何并发症，但有支架移位和穿孔的个案报道[16,17]。其他并发症包括未达到引流最佳效果所致的出血和感染。因此需要像进行其他 EUS 引导下介入治疗一样注意预防并发症的发生。

结论

EUS 引导下盆腔积液引流术有较高的技术和治疗成功率，越来越多的研究证实此项技术的有效性。对于经仔细筛选后的患者，在有技术条件的治疗中心应将其作为一线治疗方式。

（谢颖 译　吕瑛 校）

参考文献

1　Fielding LP, Stewart-Brown S, Blesovsky L, et al. Anastomotic integrity after operations for large bowel cancer: a multicentre study. BMJ 1980;28:411–414.

2　Alves A, Panis Y, Trancart D, et al. Factors associated with clinically significant leakage after large bowel resection: multivariate analysis of 707 patients. World J Surg 2002;26:499–502.

3　Sudakoff GS, Lundeen SJ, Otterson MF. Transrectal and transvaginal sonographic intervention of infected pelvic fluid collections: a complete approach. Ultrasound Q 2005;21:175–

185.

4 Ryan S,McGrath FP,Haslam PJ,et al. Ultrasound-guided endocavitary drainage of pelvic abscesses: technique,results and complications. Clinical Radiology 2003;58:75-79.

5 Soumian S, Thomas S, Mohan PP, et al. Management of Hinchey II diverticulitis. World J Gastroenterol 2008;14(47): 7163-7169.

6 Siewert B, Tye G, Kruskal J, et al. Impact of CT-guided drainage in the treatment of diverticular abscesses: size matters. Am J Roentgenol 2006;186(3):680-686.

7 Wasvary H,Turfah F,Kadro O,et al. Same hospitalization resection for acute diverticulitis. Am Surg 1999;65:632-635.

8 Saokar A, Arellano RS, Gervais DA, et al. Transvaginal drainage of pelvic fluid collections: results,expectations,and experience. Am J Roentgenol 2008;191:1352-1358.

9 van Sonnenberg E,Wittich GR,Goodacre BW,et al. Percutaneous abscess drainage: update. World J Surg 2001;25:362-369.

10 Giovannini M,Bories E,Moutardier V,et al. Drainage of deep pelvic abscesses using therapeutic echo endoscopy. Endoscopy 2003;35:511-514.

11 Varadarajulu S,Drelichman ER. EUS-guided drainage of pelvic abscess. Gastrointest Endosc 2007;66:372-376.

12 Trevino J,Drelichman ER,Varadarajulu S. Modified technique for EUS-guided drainage of pelvic abscess. Gastrointest Endosc 2008;68:1215-1219.

13 Varadarajulu S,Drelichman ER. Effectiveness of EUS in drainage of pelvic abscesses in 25 consecutive patients. Gastrointest Endosc 2009;70:1121-1127.

14 Puri R,Eloubeidi MA,Sud R,et al. Endoscopic ultrasound-guided drainage of pelvic abscess without fluoroscopy guidance. J Gastroenterol Hepatol 2010;25(8):1416-1419.

15 Ramesh J,Bang JY,Trevino J,et al. Comparison of outcomes between endoscopic ultrasound-guided transcolonic and transrectal drainage of abdominopelvic abscesses. J Gastroenterol Hepatol 2013;28:620-625.

16 Piraka C,Shah RJ,Fukami N,et al. EUS-guided transesophageal,transgastric,and transcolonic drainage of intra-abdominal fluid collections and abscesses. Gastrointest Endosc 2009;70:786-792.

17 Attwell AR,McIntyre RC,Antillon MR,Chen YK. EUS-guided drainage of a diverticular abscess as an adjunct to surgical therapy. Gastrointest Endosc 2003;58:612-616.

第29章

超声内镜引导下止血

Everson L.A. Artifon，Fred O.A. Carneiro，Dalton M. Chaves

随着超声内镜(EUS)技术的发展，EUS已经从单纯的诊断工具变成一种重要的治疗工具。EUS可以实时显示大多数胸腹部重要血管，并可在线阵超声内镜引导下进行细针穿刺，从而为胃肠壁外血管性疾病的治疗提供了一种有效方法[1]。

选择性血管栓塞是介入放射科医生用来治疗复发性消化道出血的行之有效的方法[2,3]，相较于传统的穿刺路径(如股血管、颈部、锁骨下)，EUS可以更容易到达目标血管。一旦发挥其全部潜能，EUS可将介入、内镜及微创技术完美结合起来。

消化道出血内镜下治疗仍然是内镜治疗领域面临的挑战之一，10%~15%的病例传统内镜治疗效果不佳并易出现早期再发出血[4]。对于这些病例，EUS引导下硬化以及栓塞治疗可能成为一种新的治疗方法。

已有研究表明，EUS引导下止血已经从治疗非静脉曲张性出血转移到食管胃静脉曲张破裂出血。本章总结了现有的关于EUS引导下止血的文献，着重阐述了EUS引导下止血在消化道出血治疗中的应用以及重要性，主要分为以下三个重要部分：

- 非静脉曲张性消化道出血的EUS引导下止血；
- 静脉曲张性出血的EUS引导下止血；
- 假性动脉瘤的EUS引导下止血。

非静脉曲张性消化道出血的EUS引导下止血

消化道出血的内镜治疗方法包括肾上腺素注射、电凝探头以及钛夹、套扎等器械止血方法[5-12]。多达20%的患者初次止血失败或再发出血[13-15]，这些患者需要再次内镜下止血治疗，或者进行放射介入治疗、外科血管结扎，甚至手术切除部分受累胃肠段。EUS引导下治疗和这些常规治疗方法相比可能具有一定优势，因为即使在缺乏良好的内镜视野的情况下，EUS对胃肠壁内血管结构的发现仍具有很高的敏感性。

EUS引导下止血应用于非静脉曲张性消化道出血疾病包括消化性溃疡、肿瘤出血以及杜氏病。在一项动物试验中，Elmunzer等[16]建立了人造胃动脉出血的动物模型(通过外科手术在黏膜下植入胃网膜血管束)，当EUS下观察到黏膜下动脉后，将稀释的肾上腺素液通过EUS引导注入血管或者将热凝探头在EUS引导下直接作用于血管。肾上腺素注射治疗的2例患者均成功止血，热凝治疗的4例患者中2例成功止血。

Levy等[17]首次报道了EUS在难治性出血中的应用，他们应用EUS引导下的血管治疗来处理常规内镜或者放射介入治疗后出现的严重再出血患者以及1例没有显性出血的慢性贫血患者。在这5例患者中，4例分别因胰源性出血、杜氏病、十二指肠球部溃疡以及胃肠道间质瘤引起严重出血，1例为隐性出血。所有患者至少出血3次，平均输注浓缩红细胞18U且使用传统治疗方法未能控制出血，后经EUS引导下血管内注射99%的乙醇或氰基丙烯酸盐黏合剂成功控制所有患者的出血，且未出现任何并发症。

另有一些个案及小样本病例报道相关应用[18-20]。Gonzalez等[18]报道了2例杜氏病患者在EUS引导下采用19G穿刺针成功穿刺入胃十二指肠动脉的侧支并注射氰基丙烯酸盐黏合剂止血，随访过程中未再出血。在一项小样本研究中，Fockens等[19]通过扇形EUS扫描结合内镜图像对3例杜氏病患者进行EUS引导下止血，EUS引导下成功注射肾上腺素/聚多卡醇且无并发症，但其中1例在随访过程中再发出血。

Ribeiro 等[20]对 1 例局部进行了套扎治疗 5 个月后的杜氏病患者随访时,使用 EUS 多普勒扫描发现了残留动脉,他们在 EUS 引导下先在残留动脉中注入无水乙醇,随后行热凝探头治疗,成功阻断动脉血流。

尽管文献报道数量有限,但 EUS 引导下止血治疗对于常规内镜以及血管造影技术治疗无效的难治性出血患者显然是一种安全有效的方法。

静脉曲张性出血的 EUS 引导下止血

食管静脉曲张破裂出血

内镜下套扎治疗是初发或再发食管静脉曲张破裂出血的标准治疗方案,硬化剂治疗也可以用于食管静脉曲张破裂出血的抢救治疗方案[21-23]。虽然多数患者通过治疗可消除曲张静脉,但仍然有 15%~65% 的患者出现复发[24,25],这可能与滋养食管曲张静脉的穿支和侧支血管处理失败有关[26,27]。Krige 等[28]发现侧支血管的存在与食管曲张静脉实现根除的内镜下硬化剂治疗疗程有关。因此,EUS 成为诊断、治疗、评估以及评价食管静脉曲张再发出血可能性的一种有价值的工具。

Lahoti 等[29]首次报道了 EUS 引导下食管静脉曲张硬化剂治疗,5 例患者在 EUS 引导下穿支血管内注射硬化剂直至血流完全阻断。为了使曲张静脉完全消失,每例患者平均需行 2.2 次治疗,随后平均随访 15 个月,无再发出血。de Paulo 等[30]在一项随机对照研究中提出假设:阻断侧支静脉可以降低食管静脉曲张再出血的风险。通过对比内镜下硬化剂治疗组及 EUS 引导下食管侧支静脉硬化治疗组研究发现 50 例患者中,两组达到血管完全闭塞的治疗次数以及再出血率无统计学差异,但是 EUS 引导下治疗组患者未再发现侧支血管。因此,硬化剂治疗后静脉曲张再发出血与侧支血管的存在有关。

EUS 引导下止血对食管静脉曲张,尤其对侧支血管进行治疗是有效、可行的,但仍需要更多的研究证明该治疗方法是否可作为这类患者的常规疗法。

胃静脉曲张出血

胃静脉曲张是门静脉高压最常见的并发症之一,不少于 20% 的患者可能出现该并发症[31]。虽然胃静脉曲张破裂出血没有食管静脉曲张破裂出血常见,但发病通常更严重且死亡率高[31,32]。由于再出血率高,食管静脉曲张的标准治疗方法如套扎以及硬化剂治疗不

推荐用于胃静脉曲张的治疗。Soehendra 等[33]首次介绍的内镜下注射氰基丙烯酸盐黏合剂治疗胃静脉曲张的方法已被广泛接受[34]。但氰基丙烯酸盐黏合剂治疗胃静脉曲张不在药物适应证内,且其易造成异位栓塞等严重副作用[35],使得很多中心将经颈静脉肝内门体分流术作为一线治疗方案。

众所周知氰基丙烯酸盐黏合剂治疗胃静脉曲张的主要并发症是异位栓塞,如导致脑血管栓塞已有文献报道[36]。基于此点,一些替代治疗方案包括 EUS 引导下细针注射氰基丙烯酸盐黏合剂、置入钢圈,或者两者联合治疗的研究已经开展[37,38]。

EUS 引导下注射氰基丙烯酸盐黏合剂治疗胃静脉曲张已有报道。其优势在于能够在 EUS 视野下将组织胶注射至曲张静脉管腔内,EUS 及多普勒扫描分析可以确定穿支血管有无闭塞。EUS 引导下可以选择性注射穿支静脉,并且仅用小剂量的氰基丙烯酸盐黏合剂即可使血管闭塞。从理论上讲这可以减少异位栓塞并发症的发生[39]。在 Lee 等[40]报道的一项对比研究中,氰基丙烯酸盐黏合剂注射后采用 EUS 随访观察并及时治疗残存的胃静脉曲张,与常规内镜下注射硬化剂方法相比再出血发生率减少。Romero-Castro 等[41]报道了一项 5 例患者的小样本研究,在 EUS 引导下经 22G 穿刺针穿刺入胃曲张静脉,以注射氰基丙烯酸盐黏合剂及碘油的混合物,曲张静脉成功闭塞,随访过程中无再出血或其他并发症发生。该方法最困难、最耗时的是如何准确找到穿支静脉,这些血管可能是输入支也可能是输出支,必须通过注射造影剂来判断曲张静脉的血流方向。

为了预防组织胶异位栓塞,放射介入止血中常用的不锈钢钢圈通过 EUS 引导被应用到胃静脉曲张止血中[42,43]。Levy 等[42]报道了 3 例 EUS 引导下经 22G 穿刺针置入微钢圈成功治疗由于胆管空肠吻合所致异位静脉曲张引起的急性出血。Romero-Castro 等[43]报道了通过 EUS 引导下钢圈栓塞治疗严重胃静脉曲张的小样本病例,他们通过穿刺穿支静脉置入钢圈阻断血流,3/4 的患者曲张静脉消失,5 个月的随访过程中所有成功治疗的患者无任何并发症发生。

一项多中心研究中,Romero-Castro 等[39]比较了 EUS 引导下钢圈和氰基丙烯盐黏合剂治疗胃静脉曲张的疗效。他们在三级转诊中心进行了该项研究,有局部胃静脉曲张的 30 例患者接受其中一种治疗方法,随访 6 个月。氰基丙烯酸盐黏合剂治疗组与钢圈治疗组胃曲张静脉的闭塞率分别为 94.7% 和 90.9%。30 例患者中 12 例出现了不良事件,其中 11 例在氰基丙烯酸

盐黏合剂治疗组。但是其中仅 3 例有症状其余 9 例 CT 检查发现胶栓塞而无临床症状。随访期间无更进一步的不良事件发生。

氰基丙烯酸盐黏合剂和钢圈也可以联合使用，钢圈像支架一样使得氰基丙烯酸盐黏合剂得以在曲张血管内保留，且可以减少组织胶用量（图 29.1）[38]。Binmoeller 等[38]评估了 EUS 引导下经食管注射氰基丙烯酸盐黏合剂和钢圈治疗胃底静脉曲张的可行性、安全性以及疗效。30 例因大的胃静脉曲张破裂出血的患者均成功进行了 EUS 引导下经食管治疗。平均随访193 天，24 例患者中有 23 例（96%）一次治疗后胃底曲张静脉闭塞。4 例（16.6%）再发出血，出血均不是由胃静脉曲张所致。无操作相关并发症出现且患者无异位栓塞的症状以及体征。

因此，我们认为 EUS 引导下止血治疗胃静脉曲张是可行的，且有应用前景。但是仍需要更多的研究证实这一方法是否优于常规内镜下注射氰基丙烯酸盐黏合剂。

直肠静脉曲张出血

直肠静脉曲张常由门静脉高压引起，是肝硬化患者的一种潜在出血原因。直肠静脉曲张出血最佳的内镜治疗方法是套扎以及硬化剂或氰基丙烯酸盐黏合剂注射治疗[47-49]。与 EUS 引导下止血治疗胃静脉曲张原理相同，在直肠静脉曲张出血时 EUS 引导下可对血管进行精准治疗，并可通过多普勒判断血管是否闭塞。

Weilert 等[50]首次报道了 EUS 引导下钢圈结合氰基丙烯酸盐黏合剂治疗直肠静脉曲张破裂出血。1 例等待肝移植的 60 岁老年女性患者出现便血症状，在

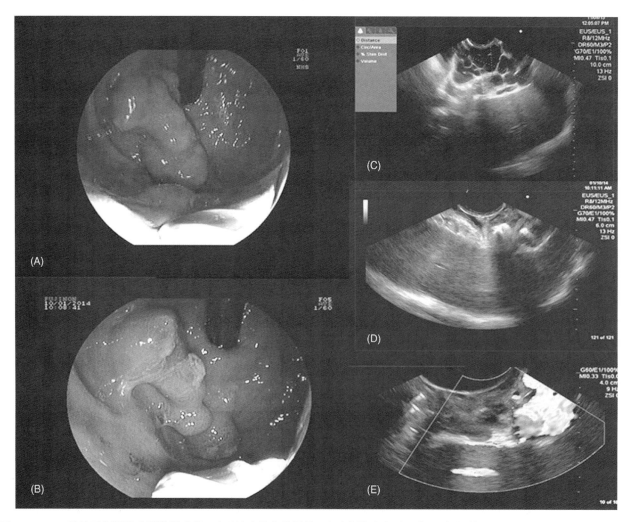

图 29.1 EUS 引导下钢圈治疗胃静脉曲张。（A）治疗前内镜图像。（B）内镜治疗后 1 个月，钢圈排出。（C）治疗前 EUS 扫查图像。（D）治疗后 1 个月 EUS 扫查图像，曲张静脉内血栓（钢圈＋氰基丙烯酸盐黏合剂）形成。（E）治疗后 1 个月 EUS 多普勒扫查确认血流消失。（见彩图）

确诊出血原因是直肠静脉曲张后，即进行了 EUS，发现了红色征阳性的曲张静脉。EUS 引导下通过 19G 穿刺针沿曲张静脉穿刺 4 针，经 EUS 置入钢圈并联合注射 1mL 氰基丙烯酸盐黏合剂，最后通过多普勒确认血管闭塞。治疗过程中以及治疗后无出血，12 个月随访过程中未再发出血。

虽然仅是 1 例个案报道，但直肠静脉曲张破裂出血经 EUS 引导下止血是可行且有效的。未来需要更多的研究和报道来证实这一新方法是否会影响内镜治疗意见。

假性动脉瘤的 EUS 引导下止血

假性动脉瘤是胰腺炎以及腹部外科手术少见的并发症，一旦破裂，死亡率高。外科手术以及放射介入治疗是目前常用的治疗方法，但二者均有较高的发病率和死亡率。经皮血管内治疗是另一种选择[51,52]。EUS 可实时显示消化道假性动脉瘤并能与之接近，这让 EUS 引导下止血成为一种潜在的替代治疗方案。

在凝血酶被报道用于闭塞动脉瘤后，其治疗作用已经越来越被认可。有报道指出经皮注射凝血酶治疗股动脉假性动脉瘤是有效的[53,54]。Roach 等[55]首次报道了 1 例 32 岁反复出血的肠系膜上动脉假性动脉瘤男性患者，经皮超声或 CT 引导均不能准确定位及成功选择性插管，而采用了 EUS 引导下假性动脉瘤内注射 500IU 凝血酶的方法成功注射，同时经多普勒观察血流立即被阻断。该患者随访了 42 周，未予任何其他治疗。还有一些 EUS 引导下注射凝血酶或者凝血酶 - 胶原复合物治疗脾动脉假性动脉瘤的病例报道[56,57]。这些病例均显示假性动脉瘤立即闭塞并且在 EUS 随访中持久有效。

我们中心报道了 1 例通过 EUS 引导下注射凝血酶成功治疗胰腺炎后脾动脉假性动脉瘤患者（图 29.2）。该患者为 29 岁男性，多次发作急性胰腺炎，有

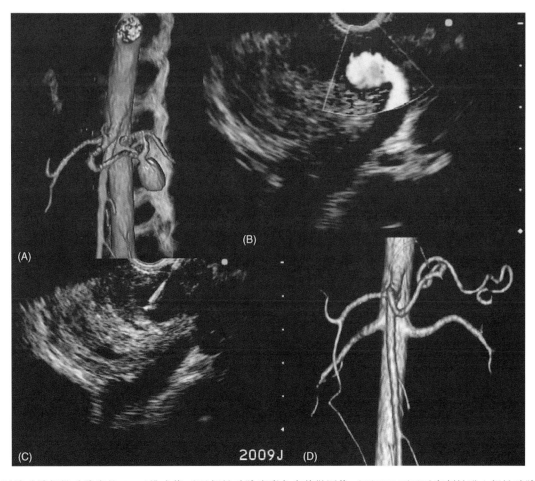

图 29.2　（A）脾动脉假性动脉瘤的 CT 三维成像。（B）假性动脉瘤彩色多普勒图像。（C）EUS 下显示穿刺针进入假性动脉瘤内。（D）4 个月后 CT 血管三维成像显示脾动脉假性动脉瘤消失。（见彩图）

吸烟、饮酒史 15 年,主诉腹痛,餐后加重,EUS 下发现胰腺体部水平假性动脉瘤。超声显示有一个边界清晰、最大直径约 4.5cm 的无回声病变,其中 2cm 的无回声区内有血流且通过一 4.5mm 血管与脾动脉交通。EUS 引导下用 22G 穿刺针穿刺注射 500IU 凝血酶,假性动脉瘤立即闭塞,1 周后 CT 扫描发现小的局灶性脾脏梗死,3 个月后 CT 血管成像以及 EUS 均证实血管持续闭塞[58]。值得思考的一点是假性动脉瘤与动脉之间的交通支,它增加了治疗的成功率并降低远处栓塞的风险,但可能导致并发症的风险增高。对于这一形态的假性动脉瘤,钢圈置入可能是另一种不错的选择。

Levy 等[17]报道了 1 例 EUS 引导下注射乙醇成功治疗巨大假性动脉瘤,该患者曾在血管造影下使用钢圈以及注射治疗失败,之后在 EUS 引导下将 7mL 99% 乙醇注入肠系膜上动脉。操作完成后 EUS 多普勒确认血流消失。16 个月的随访过程中无并发症及再出血发生。

另外有 2 篇文献报道 EUS 引导下注射氰基丙烯酸盐黏合剂治疗假性动脉瘤[59,60]。Gonzalez 等[59]报道了 1 例慢性胰腺炎、胰腺假性囊肿患者,在进行 EUS 引导下囊肿引流过程中,囊内的脾动脉假性动脉瘤损伤,囊内大量出血危及患者生命,因此立即进行 EUS 引导下脾动脉穿刺并注射氰基丙烯酸盐黏合剂,随后脾动脉远端部分栓塞,出血得以控制。Roberts 等[60]也报道了 1 例 EUS 引导下内脏假性动脉瘤内直接注射氰基丙烯酸盐和碘油混合物成功止血。

假性动脉瘤经 EUS 引导下止血虽然仅是一些病例报道,但已显示其可行性,并且在治疗过程中体现了 EUS 的优势。这些治疗方法理论上优于传统治疗,对一些经皮血管造影治疗失败的难治性病例应首先考虑这种替代治疗方案。

结论

EUS 治疗主要用于姑息性治疗,它是不能手术治疗患者的一种重要治疗手段,并能提高常规内镜治疗的疗效。这一章中主要讲述了一种 EUS 应用的新分支:止血。以下几点得到支持。

- 肠壁的深层血管与紧邻探头的大小血管之间有相关性。
- 新附件的应用增加了治疗性 EUS 的安全性。
- 特殊黏合剂和止血剂(包括器械产品)的开发为内镜工作者和患者提供了更好的条件。

- 实验性内镜治疗为介入治疗性 EUS 提供了新的应用,EUS 引导下止血是一种前沿技术。
- EUS 引导下止血是一种微创治疗,且相对安全。

尽管如此,未来几年需要更多关于这一课题的精心设计研究。

(石亮亮 译 吕瑛 校)

参考文献

1 Barthet M. Therapeutic EUS for the management of pancreatic and biliary diseases.Gastroenterol Clin Biol 2009;33:258–265.

2 Colombato L. The role of transjugular intrahepatic portosystemic shunt (TIPS) in the management of portal hypertension. J Clin Gastroenterol 2007;41:S344–S351.

3 Boyer TD, Haskal ZJ; American Association for the Study of Liver Diseases. The role of transjugular intrahepatic portosystemic shunt in the management of portal hypertension.Hepatology 2005;41:1–15.

4 Laine L. Endoscopic therapy for bleeding ulcers: room for improvement. Gastrointest Endosc 2003;57:557–560.

5 Lin H, Hsieh Y, Tseng G. A prospective, randomized trial of large-versus small volume endoscopic injection of epinephrine for peptic ulcer bleeding. Gastrointest Endosc 2002;55:615–619.

6 Song S, Chung J, Moon YM. Comparison of the hemostatic effect of endoscopic injection with fibrin glue and hypertonic saline-epinephrine for peptic ulcer bleeding: a prospective randomized trial. Endoscopy 1997;29:827–833.

7 Kubba A, Murphy W, Palmer KR. Endoscopic injection for bleeding peptic ulcer: a comparison of adrenaline alone with adrenaline plus human thrombin. Gastroenterology 1996;111:623–628.

8 Kanai M, Hamada A, Endo Y. Efficacy of argon plasma coagulation in nonvariceal upper gastrointestinal bleeding. Endoscopy 2004;36:1085–1088.

9 Chau C, Siu W, Law B. Randomized controlled trial comparing epinephrine injection plus heat probe coagulation versus epinephrine injection plus argon plasma coagulation for bleeding peptic ulcers. Gastrointest Endosc 2003;57:455–461.

10 Jensen D, Kovacs T, Jutabha R. Randomized trial of medical or endoscopic therapy to prevent recurrent ulcer hemorrhage in patients with adherent clots. Gastroenterology 2002;123:407–413.

11 Laine L, Estrada R. Randomized trial of normal saline solution

injection versus bipolar electrocoagulation for treatment of patients with high-risk bleeding ulcers: is local tamponade enough? Gastrointest Endosc 2002;55:6-10.

12 Chou Y, Hsu P, Lai K. A prospective, randomized trial of endoscopic hemoclip placement and distilled water injection for treattment of high-risk bleeding ulcers. Gastrointest Endosc 2003;57:324-328.

13 Van Leerdam ME, Vreeburg EM, Rauws EAJ, et al. Acute upper GI bleeding: did anything change? Time trend analysis of incidence and outcome of acute upper GI bleeding between 1993/1994 and 2000. Am J Gastroenterol 2003;98 (7):1494-1499.

14 Targownik LE, Nabalamba A. Trends in management and outcomes of acute nonvariceal upper gastrointestinal bleeding: 1993-2003. Clin Gastroenterol Hepatol 2006;4 (12):1459-1466.

15 Barkun AN, Bardou M, Kuipers EJ, et al. International consensus recommendations on the management of patients with nonvariceal upper gastrointestinal bleeding. Ann Intern Med 2010; 152(2):101-113.

16 Elmunzer BJ, Pollack MJ, Trunzo A, et al. Initial evaluation of a novel, prototype, forward-viewing echoendoscope in a porcine arterial bleeding model(with video). Gastrointest Endosc 2010; 72(3):611-614.

17 Levy MJ, Wong See LM, Farnell MB, et al. Endoscopic ultrasound (EUS)-guided angiotherapy of refractory gastrointestinal bleeding. Am J Gastroenterol 2008;103(2):352-359.

18 Gonzalez JM, Giacino C, Pioche M, et al. Endoscopic ultrasound-guided vascular therapy:is it safe and effective? Endoscopy 2012;44(5):539-542.

19 Fockens P, Meenan J, van Dullemen HM, et al. Dieulafoy's disease: endosonographic detection and endosonography-guided treatment. Gastrointest Endosc 1996;44(4):437-442.

20 Ribeiro A, Vazquez-Sequeiros E, Wiersema MJ. Doppler EUS-guided treatment of gastric Dieulafoy's lesion. Gastrointest Endosc 2001;53(7):807-809.

21 De Franchis R, Primignani M. Endoscopic treatments for portal hypertension. Semin Liver Dis 1999;19:439-455.

22 Helmy A, Hayes P. Review article: current endoscopic therapeutic options in the management of variceal bleeding. Aliment Pharmacol Ther 2001;15:575-594.

23 Marrero J, Scheiman J. Prevention of recurrent variceal bleeding: as easy as APC? Gastrointest Endosc 2002;56:600-603.

24 Sarin S, Govil A, Jain A. Prospective randomized trial of endoscopic sclerotherapy versus variceal band ligation for esophageal varices: influence on gastropathy, gastric varices and variceal recurrence. J Hepatol 1997;26:826-832.

25 Hou M, Lin H, Lee FY, et al. Recurrence of esophageal varices following endoscopic treatment and its impact on rebleeding: comparison of sclerotherapy and ligation. J Hepatol 2000;32: 202-208.

26 Irisawa A, Obara K, Bhutani M. Role of para-esophageal collateral veins in patients with portal hypertension based on the results of endoscopic ultrasonography and liver scintigraphy analysis. J Gastroenterol Hepatol 2003;18:309-314.

27 Irisawa A, Saito A, Obara K. Endoscopic recurrence of esophageal varices is associated with the specific EUS abnormalities: severe peri-esophageal collateral veins and large perforating veins. Gastrointest Endosc 2001;53:77-84.

28 Krige J, Bornman P, Goldberg P, et al. Variceal rebleeding and recurrence after endoscopic injection sclerotherapy: a prospective evaluation in 204 patients. Arch Surg 2000;135:1315-1322.

29 Lahoti S, Catalano M, Alcocer E, et al. Obliteration of esophageal varices using EUS guided sclerotherapy with color Doppler. Gastrointest Endosc 2000;51:331-333.

30 De Paulo G, Ardengh J, Nakao F, et al. Treatment of esophageal varices: a randomized controlled trial comparing endoscopic sclerotherapy and EUS-guided sclerotherapy of esophageal collateral veins. Gastrointest Endosc 2006;63:396-402.

31 Sarin S, Lahoti D, Saxena S. Prevalence, classification and natural history of gastric varices: a long-term follow-up study in 568 portal hypertension patients. Hepatology 1992;16:1343-1349.

32 Trudeau W, Prindiville T. Endoscopic injection sclerosis in bleeding gastric varices. Gastrointest Endosc 1986;32:264-268.

33 Soehendra N, Nam V, Grimm H. Endoscopic obliteration of large esophagogastric varices with bucrylate. Endoscopy 1986; 18:25-26.

34 De Franchis R. Evolving consensus in portal hypertension. Report of the Baveno IV consensus workshop on methodology of diagnosis and therapy in portal hypertension. J Hepatol 2005; 43:167-176.

35 Levy MJ, Wong Kee Song LM. EUS-guided angiotherapy for gastric varices: coil, glue, and sticky issues. Gastrointest Endosc 2013;78(5):722-725.

36 Seewald S, Leong T, Imazu H, et al. A standardized injection technique and regimen ensures success and safety of N-butyl-2-cyanoacrylate injection for the treatment of gastric fundal varices. Gastrointest Endosc 2008;68:447-454.

37 Irani S, Kowdley K, Kozarek R. Gastric varices: an updated review of management. J Clin Gastroenterol 2011;45:133-148.

38 Binmoeller KF, Weilert F, Shah JN, et al. EUS-guided transesophageal treatment of gastric fundal varices with combined

coiling and cyanoacrylate glue injection (with videos).Gastrointest Endosc 2011;74:1019–1025.

39 Romero-Castro R, Ellrichmann M, Ortiz-Moyano C, et al. EUS-guided coil versus cyanoacrylate therapy for the treatment of gastric varices: a multicenter study (with videos).Gastrointest Endosc 2013;78:711–721.

40 Lee Y, Chan F, Ng E, et al. EUS-guided injection of cyanoacrylate for bleeding gastric varices. Gastrointest Endosc 2000;52:168–174.

41 Romero-Castro R, Pellicer-Bautista F, Jimenez-Saenz M. EUS-guided injection of cyanoacrylate in perforating feeding veins in gastric varices: results in 5 cases. Gastrointest Endosc 2007;66:402–407.

42 Levy M, Wong Kee Song L, Kendrick M. EUS-guided coil embolization for refractory ectopic variceal bleeding. Gastrointest Endosc 2008;67:572.

43 Romero-Castro R, Pellicer-Bautista F, Giovannini M. Endoscopic ultrasound (EUS)-guided coil embolization therapy in gastric varices. Endoscopy 2010;42(Suppl. 2):E35–E36.

44 Lunderquist A, Börjesson B, Owman T, et al. Isobutyl 2-cyanoacrylate (bucrylate) in obliteration of gastric coronary vein and esophageal varices. AJR Am J Roentgenol 1978;130:1–6.

45 Witt WS, Goncharenko V, O'Leary JP, et al. Interruption of astroesophageal varices:seal coil technique.AJR Am J Roentgenol 1980;135:829–833.

46 Kiyosue H, Mori H, Matsumoto S, et al. Transcatheter obliteration of gastric varices. Part 2. Strategy and techniques based on hemodynamic features. Radiographics 2003;23:921–937.

47 Sato T, Yamazaki K, Akaike J, et al. Retrospective analysis of endoscopic injection sclerotherapy for rectal varices compared with band ligation. Clin Exp Gastroenterol 2010;3:159–163.

48 Coelho-Prabhu N, Baron TH, Kamath PS. Endoscopic band ligation of rectal varices: a case series. Endoscopy 2010;42:173–176.

49 Sharma M, Somasundaram A. Massive lower GI bleed from an endoscopically inevident rectal varices: diagnosis and management by EUS (with videos). Gastrointest Endosc 2010;72:1106–1108.

50 Weilert F, Shah JN, Marson FP, Binmoeller KF. EUS-guided coil and glue for bleeding rectal varix. Gastrointest Endosc 2012;76(4):915–916.

51 Kalva SP, Yeddula K, Wicky S, et al. Angiographic intervention in patients with a suspected visceral artery pseudoaneurysm complicating pancreatitis and pancreatic surgery. Arch Surg 2011;146(6):647–652.

52 Fankhauser GT, Stone WM, Naidu SG, et al. The minimally invasive management of visceral artery aneurysms and pseudoaneurysms. J Vasc Surg 2011;53(4):966–970.

53 Sheiman RG, Brophy DP. Treatment of iatrogenic pseudoaneurysms with percutaneous thrombin injection: experience in 54 patients. Radiology 2001;219:123–127.

54 Ferguson JD, Whatling PJ, Martin J, et al. Ultrasound guided percutaneous thrombin injection of iatrogenic femoral artery pseudoaneurysms after coronary angiography and intervention. Heart 2001;85:e5.

55 Roach H, Roberts SA, Salter R, et al. Endoscopic ultrasound-guided thrombin injection for the treatment of pancreatic pseudoaneurysm. Endoscopy 2005;37(9):876–878.

56 Robinson M, Richards D, Carr N. Treatment of a splenic artery pseudoaneurysm by endoscopic ultrasound-guided thrombin injection. Cardiovasc Intervent Radiol 2007;30(3):515–517.

57 Lameris R, du Plessis J, Nieuwould M, et al. A visceral pseudoaneurysm: management by EUS-guided thrombin injection. Gastroint Endosc 2011;73(2):392–395.

58 Chaves DM, Costa FF, Matuguma S, et al. Splenic artery pseudoaneurysm treated with thrombin injection guided by endoscopic ultrasound. Endoscopy 2012;44(2):E99–E100.

59 Gonzales JM, Ezzedine S, Vitton V, et al. Endoscopic ultrasound treatment of vascular complications in acute pancreatitis. Endoscopy 2009;41(8):721–724.

60 Roberts KJ, Jones RG, Forde C, et al. Endoscopic ultrasound-guided treatment of visceral artery pseudoaneurysm. HPB 2012;14(7):489–490.

第 30 章

超声内镜培训

Adam J. Goodman, Frank G. Gress

超声内镜(EUS)检查可能是学习内镜技术中最具挑战性的一种,它不仅需要内镜医生掌握管腔内镜检查的知识,还要能够理解超声原理和识别三维解剖结构。因此,EUS 学习曲线非常陡峭,需要通过大量不同病种的病例训练才能达到培训目标。由于 EUS 能够清晰显示胃肠道黏膜层和黏膜下层等消化道管壁结构,因此 EUS 最初是作为一种影像学诊断工具在临床应用。早期研究表明,EUS 与一些常规影像诊断方法如 CT、MRI 比较,在胃癌、食管癌、直肠癌等胃肠道肿瘤及胰腺癌的分期诊断上具有优越性[1-3]。由于细针抽吸术(FNA)和 EUS 引导下注射治疗(FNI)的开展,EUS 已从单纯性诊断进入介入性治疗新领域。目前,EUS 应用已突破消化管腔内进入到腔外领域,如可以通过 EUS 进行纵隔扫查,放置标志物指导放射治疗,可以在 EUS 引导下引流假性囊肿和其他积液,一些以前只能由外科医生进行的操作也可以通过 EUS 引导下完成[4-6]。

本章将介绍内镜医生如何学习 EUS,明确完成训练的关键要素,并且对培训指南的内容加以解释。EUS 培训中关于实际操作培训、动物试验、模拟器和计算机软件的使用将会逐一介绍,重点介绍一些新型 EUS 模拟器。

训练有素和经验丰富的超声内镜医生可以给患者提供最佳诊疗方案。美国胃肠内镜学会(ASGE)为 EUS 培训制定了指南,推荐培训至少要完成 150 例 EUS 操作,包括 75 例胰胆病例和 40 例黏膜下病例,FNA 至少完成 50 例,其中 25 例应为胰腺相关疾病[7]。虽然许多培训项目使内镜医生能够接触到 EUS,甚至有些项目还提供额外数年的专项培训,但目前调查显示大多数普通消化内镜医生,甚至一些高年资医生,在进行临床实践前都没达到指南推荐的最低标准[8]。

传统的培训方案由于新的治疗和内镜技术不断涌现而受到影响,如果没有足够的经过良好培训的内镜医生,EUS 技术及其临床优势可能会逐渐削弱。虽然目前 EUS 应用较之前广泛,但它在临床上的可持续应用很大程度上取决于内镜医生接受 EUS 培训的程度,以及在实际工作中内镜医生是否有能力及信心使 EUS 变成容易操作且可靠的诊治手段。

EUS 需要掌握的技能与常规内镜不同,学习起来较为困难,原因有以下几点。其一,超声内镜是前斜视镜,比前视镜更难操作。其二,除了学习如何操纵仪器外,学员还必须学会如何将扫查部位的 EUS 图像准确调整至焦距范围内。学习 EUS 最困难的方面是对于图像的解释。有经验的超声内镜医生推荐通过完成大量的 EUS 操作来获得图像识别能力。对那些在其他检查中显示解剖结构正常或者仅有轻度异常但仍维持正常解剖结构的患者进行 EUS,可以帮助内镜医生积累经验,在进行 EUS 时能够容易识别出异常的解剖结构。遗憾的是,一些培训并没有实际动手机会,只是通过观看有经验的超声内镜医生操作或通过图像集和数字媒体自学来积累经验。

培训项目选择

学习 EUS 最好的方法是通过实际操作及强化训练,并结合一段时间的教学,包括听讲座、看书和观摩有经验的超声内镜医生进行操作。进入实际操作阶段应该在有经验的内镜医生指导下解决临床问题。这类经验模式可应用于第 3 年内镜操作者,以及选择在该领域成为正式的,以内镜技术为专业发展重点的第 4 年高级内镜医生。这些培训内容不仅限于正规的内镜培训项目,也可以作为有经验的内镜专家自学课程,包括阅读一些有关 EUS 的参考资料及图谱，观看专家和导师所做操作的光盘，观看经腹超声（TUS）图像来熟悉灰阶成像，跟随一位有经验的内镜医生，参加含有手把手猪动物模型训练的 EUS 强化课程。

培训主要阶段目的是使受训者熟悉超声技术，了解图像如何产生，如何调整灰阶图像以及辨认各种超声伪像。同时，受试者应该在学习阶段学习 EUS 发展史，查阅早期文献，例如消化道管壁包括黏膜、黏膜深层、黏膜下层、固有肌层和浆膜层的 EUS 图像和病理结构相互联系的研究，以及 EUS 在胃肠道恶性肿瘤和胰胆管成像方面的应用价值等更深层次的研究，从而为随后的临床实践建立理论基础。

接下来的阶段，受训者观看 EUS 操作，要了解每位患者行 EUS 的临床指征和结果。在观摩了大量病例后，受训者可以利用活体模型或在老师指导下在患者身上进行手把手训练。

ASGE、其他胃肠病学协会和具有 EUS 培训基地的学术机构可提供猪模型进行 2~3 天手把手培训的课程。猪是较好的动物模型，因为它的内部解剖结构，特别是胰腺和胆管树结构和人体结构类似。这样的活体动物模型可以作为很好的培训工具。但仅仅一个周末的课程学习不足以使内镜医生能够胜任 EUS 操作，因此，这种培训在资格认证过程中所起的作用仍不明确。

远程医疗是 EUS 培训中有发展前景的领域，通过电子数据传输共享 EUS 图像，受训者可以在操作中或者结束后不久从指导者那获得反馈，从而提高其准确性，以便能尽早通过资格认证。远程医疗在临床工作中的使用越来越多，例如，在一些学术中心肿瘤学会采用电话会议方式已非常普遍。

EUS 培训中的质量指标

由于 EUS 培训没有标准化，其培训质量受到质疑。因为根据所接受培训模式及所获得的经验不同，超声内镜医生对 EUS 解析会有所不同。关于观察者之间和观察者个人的差异性以及 EUS 可重复性的结果报告表明了影响 EUS 解析准确性的三个主要因素：操作者的主观性、操作者的经验以及可能干扰图像解释的设备相关因素[9,10]。这些数据表明，操作者操作 EUS 的丰富经验对于获得评估胃肠道病变的能力是重要的。

因为 EUS 常用于胃肠道恶性肿瘤诊断及分期，因此人们希望超声内镜医生之间对于 EUS 的结果判断是一致的。1996 年的一项研究显示，采用 EUS 对食管癌和贲门癌进行分期，观察者之间的一致性总体良好，特别是对于 T1 期和 T4 期肿瘤。T2 期病变的总体一致性较差。遗憾的是，作者没有注意到一些特定因素可能影响一致性，例如 EUS 培训模式、EUS 操作数量以及从事 EUS 的时间[11]。在关于黏膜下肿瘤的研究中，我们评估了每位操作者受训模式（正规培训或自学）、EUS 操作总例数、食管癌病例操作例数和从事 EUS 专业的时间。我们发现那些具有多年经验的超声内镜医生能更为准确地识别黏膜下病变（具有较高的一致性）。当 EUS 用于诊断有胰腺癌家族史患者的胰腺病变或胰腺囊性病变时，观察者间的一致性研究结果则比较低[12,13]。

一项 EUS-FNA 对胰腺实质性肿瘤诊断准确性的多中心回顾性研究发现，EUS-FNA 对胰腺恶性肿瘤的诊断准确性为 71%，该研究中细胞学诊断率最低者低于 52%，作者指出应该分析他们诊断率低的原因[14]。

关于获得一般内镜操作资质所涉及的学习曲线和培训参数已有文献报道。Cass[15]等报道了进行上消化道内镜检查和结肠镜检查所需的技能和经验。Marshall[16]为我们提供了类似的结肠镜检查的重要信息。ERCP 是一项高级内镜技术，对于开展 ERCP 所需经验和操作数量的报道发表于 1996 年[17]。我们研究了 EUS 在胰腺癌分期中的作用，发现如进行过 100 例 EUS 胰腺癌分期后，超声内镜医生对胰腺癌分期准确性会明显提高[18]。2005 年发表的另一项研究显示，通过 300 例的操作学习，超声内镜医生获得诊断标本所需的平均穿刺次数从 4 降至 3，行胰腺 EUS-FNA 后并发症的发生率略有下降。这一研究表明，随着学习的不断深入，EUS 学习曲线会持续变好[19]。

内镜技能的获得被描述为从一个无意识无能力到无意识有能力的转换过程，大多数具备操作技能的内镜医生处在一个无意识有能力的水平[20]。由于获得 EUS 技能所需的参考数据有限，本章试图从现有的资源中提供有用的信息，包括以前发表的其他内镜技术的数据、学习理论，其他医学领域的学习经验以及个人经验。我们希望这份材料能为那些想学习 EUS 的人提供必要的参考文献框架。

EUS 学习

动机

医生是自主学习的专家。Fox 等[1]试图将自学的可能动机分为 10 大类：

1. 好奇心；

2. 个人状况；

3. 财富保障；

4. 职业生涯阶段；

5. 能力；

6. 临床环境；

7. 与医疗机构间关系；

8. 与其他行业间关系；

9. 规则；

10. 家庭和社区。

这张列表非常有用，学习 EUS 前应加以思考，它同样适用于任何职业中的任一新技能的获得。

好奇心定义为对先前存在的兴趣的追求、扩展或发展。在 EUS 方面，这可能意味着对成像"兴趣"的增加，例如，通过和放射科医生一起定期阅读患者的 CT 扫描图像，发现成像技术"有趣"而发展到学习 EUS。

资金在学习 EUS 中很重要，培训期本身需要很高的成本。此外，线阵 EUS 和环扫 EUS 的设备价格超出一些医院和集团购买力。另外，虽然补偿机制在加强，但目前来看 EUS 的单位产值不高，不能为内镜医生提供与学习 EUS 所需投资相称的报酬。

对于已经开始学习 EUS 或者正在考虑学习的大多数医生而言，提高临床技能是主要的学习动机。但是在临床环境中的竞争力需要被仔细评估。为了提高技术，超声内镜医生势必需要大量的病例进行临床实践，因此，要理智地考虑其所在社区能否提供足够的 EUS 病例。这带来了另外两个需要考虑的因素：与医疗机构的关系和其他行业间的协作关系。EUS 对其所在的社区真的有用吗？在没有内外科肿瘤医生、介入放射医生和从事胰胆相关内镜医生支持的环境中尝试开展 EUS 是没有意义的。如何激励他们的同事、转诊患者和基层医院支持他们的工作？在这里，动机和承诺不是单行线。换句话说，如果医生不能表达出他从事 EUS 的远大决心，他便不能获得让他开始或发展技能所需要的支持、信任和反馈。医院管理部门必须是 EUS 技术的支持者。也就是说，只有很多人对 EUS 产生真正兴趣且能分享，才是推进

EUS 培训的动力所在。

EUS 学习的范围

EUS 通过胃肠病学领域的快速、广泛传播已经普遍应用。EUS 在大多数地方被接受，且成为当今临床实践的标准诊治方案之一。三级转诊中心已广泛开展 EUS，并发展至社区医院。随着高级内镜培训项目的不断增加，更多接受良好培训的医生可以从事 EUS。事实上，许多机构希望聘请在进修期间接受过正式培训的申请者来操作 EUS。在偏远地区，可能仍有少部分自学或处于学习中的超声内镜医生。在这个过渡期，没有接受过正式训练的超声内镜医生体现的价值和能力明显类似于 ERCP、心脏超声检查和腹腔镜胆囊切除等技术早期开展所经历的。这其中每项技术都与 EUS 有一定相似之处，但在重要方面也有不同之处。不同的是，将超声内镜插入到目标部位获得准确图像以及对图像解析这一技术比较复杂，需要一定的经验才能完成，对这种操作的认知很难学习。只有不断重复练习才能提高图像识别能力，才能从正常结构中发现异常，最终完成 EUS 操作和对图像的解析。

视觉感知和现实转化

在知识本身的行为中，客观和主观如此统一，我们不能确定优先权属于其中的哪个。

——Samuel Taylor Coleridge（1772—1834）

这句话在 EUS 诊疗中得到很好体现。进行 EUS 时不同灰阶组成的超声图像形成的视觉刺激，在操作者脑中转化为有明确意义的感性印象，而非混杂无用的信息，其后根据"所见"形成图像。对于 EUS 初学者无法立刻区别出一个简单的图形，他／她首先必须学会从模糊的超声图像中找到有意义的实体，如脾静脉、胰腺、胆总管，这些实体图像看起来不像雪花般（白色噪声伪像）的雷达图像。格式塔理论家已经制定出视觉组织原理，其中最主要的就是所谓的"简单律"。这个概念隐含的意思是：只要可能，给予一个复杂的可视化刺激，一些图像或模式将能被感知。因此，EUS 初学者要逐步学会从超声伪像中辨认出解剖结构图像。

感知学习有两个主要理论。根据"扩充理论"，感知学习包含与特定物质相连的丰富的感官体验，以及其源于过去经验所形成的一些规律。"探索理论"的支持者将感知学习定义为如何将"被忽略的感觉信息"转变为有效信息的过程，人们发现新的感官刺激，并创造出新的"现实"。显然，这两种理论并不相互排斥，

且对 EUS 初学者有同等作用[22]。

　　个体间存在不同的风格。一个抵制环境影响并且认为世界是高度差异性的人被称为"场独立"。"场独立性个体"擅长在复杂模型中找出简单视觉图(例如隐藏图像测试)。与场依赖性个体相比,场独立性个体更能够减少视错觉造成的影响。这对学习 EUS 来说是一个理想的特性。随着年龄的增长,场依赖性似乎会下降,与之密切相关的视觉错觉易感性也会随之下降。

学习曲线

　　心智运动技能领域中已有很多与学习曲线相关的研究报道,其中因变量是一个相当简单和易于观察的参数,如反应时间或错误次数,而自变量是试验次数。这些曲线可以通过二阶多项式来表达,体现了收益递减定律而非逐步停滞不变。换句话说,学习曲线最初是陡峭的(大而快速)并且随着时间推移变平坦(小而缓慢)。

　　这些实验结果似乎适合于具体任务的学习,但与感性视觉学习的相关性较少,而后者对于学习 EUS 至关重要。所以单靠实践并不完美,相关的反馈是必要的。当持续、频繁地进行特定技能操作时,反馈是最有帮助的。未经反复实践的结果往往不正确且导致错误加剧[23]。因此,在导师指导下的 EUS 培训似乎是学习 EUS 的首选方法。

成人学习理论

　　早期的心智运动学习理论提供了重要的见解,但有一定的局限性。其优势是可以在实验室中进行严格的研究，但不适合研究更为复杂的人类学习理论。Kolb 的经验学习理论[24]是一种非还原理论,对我们而言非常有用。学习是从经验开始,不断思考,然后行动的一个循环。Kolb 将各行动阶段提炼为:具体经验、批判性反思、抽象概念和主动试验,循环往复(图 30.1)。这种模式使得 EUS 学员、超声内镜、超声内镜获得的图像及指导者之间能够产生互动，对学习 EUS 很有意义。

　　学习作为一个过程被分成不同阶段,更符合成年学习者,特别是能从反思中提高的医生[25]。他们能在以往经验的基础上不断发展,最终达到新的高度。新的学习挑战会产生忧虑和紧张。学习 EUS 这样复杂的新技术可能很有压力。在 EUS 学习曲线中可以出现下降趋势,或者表现为操作技能倒退。这就需要学习者学会应对压力来度过这段时期,例如为能够持久学习而放弃短期目标。一旦通过操作大量病例后能够充满自信地识别 EUS 图像,学员就能够克服学习 EUS 所导致的忧虑和压力。

已公布的学习经验数据

　　Schueneman 等[26]测试了 120 名普通外科住院医师的神经心理电生理,然后按照主治医生的标准对他们在 1445 例外科手术过程中展示的手术技能进行评分。通过对神经心理电生理的分析发现有 3 个因素(复杂视觉空间组织、抗压能力和精神运动能力)与传统检查方法如医学院入学考试和全国统考成绩存在显著不相关。多元回归分析表明,单独的学术预测因素与手术评分无关(国家统考成绩)或呈负相关(医学院入学考试成绩)。相反,神经心理测试分数与评分呈正相关(r=50.68)。当两组预测变量组合时,多元回归分析显示预测变量和等级评分的相关系数为 0.80,且神经心理学测试评分发挥了超过 2/3 的预测作用。

　　Gibbons 等[27]研究了被称为"现场清晰度"的特定空间能力与外科技术之间的关系。这种空间能力的形式,在本章有关感知风格和场依赖性方面已经讨论过。后者可以定义为从复杂配置背景中区分简单图形的能力。根据 Gibbons 的研究,两个不同机构中的 17 位外科手术教员的平均技术技能评分和隐藏图形测试分数之间的关系非常显著[27]。

　　当然,这些研究结果并不能直接反映学习 EUS 的能力。但有相似之处。显然学习 EUS 的人具有不同的视觉空间能力,因而达到完全掌握 EUS 操作技能的速

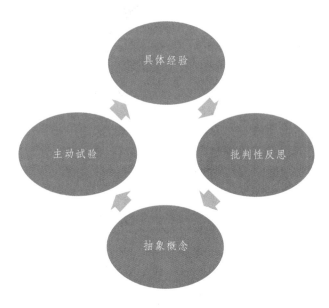

图 30.1　Kolb 经验型学习模式[24]。

度也会不同。关于个人学习能力和 EUS 操作能力影响因素的研究数据很少。最近,Wani 等[28]着手进行前瞻性研究,评估高级内镜进修学员的 EUS 学习曲线。这项研究只有 5 名受训者,结果与预期设定达到的 EUS 各方面能力有很大差距。研究表明,受训人员达到要求需要训练的病例数量比目前 ASGE 指南(最低 150 例)提出的数量要多。

除了关于学习 EUS 技能的有限数据外,还有一些关于学习一般内镜技能的有趣数据。Cass 等[115]报道了一项前瞻性多中心研究的结果,该研究评估了行上消化道内镜检查和结肠镜检查的能力参数,表明在内镜医生能够独立进行这些操作之前必须达到一定标准。而达到标准必须完成一定数量的上消化道内镜检查和结肠镜检查。Marshall 等[116]的研究结果类似,要达到一定的综合能力,完成最低数量的结肠镜检查是必需的。来自杜克大学医疗中心[117]的数据报道了消化科医生要具备治疗性 ERCP(一种高级内镜手术)能力时所需的 ERCP 操作的最低数量。

Wani 等[28]进行的小样本前瞻性研究是目前唯一可用于 EUS 综合能力培训的数据。还有其他一些研究与 EUS 培训有关。Catalano 等[9]研究了 EUS 对食管癌分期的可重复性以及观察者间的变异,认为经验丰富的超声内镜医生对食管癌的分期更为准确。Fockens 等[29]报道,在独立完成 100 例 EUS 对食管癌分期的操作后,与手术相关的食管肿瘤的 T 分期准确性从先前 36 例患者的 58% 增加到随后 35 例患者的 83%。通过这项 EUS 对食管癌分期的学习曲线研究表明,要达到可被接受的准确性至少需完成 100 例 EUS 操作。Gress 等[118]进行了胰腺癌分期的类似研究,提出超声内镜医生在完成 92 例 EUS 对胰腺癌手术分期后,对胰腺肿瘤 T 分期准确性会显著提高。

目前,大样本、前瞻性、多中心研究表明,医生能够胜任 EUS 之前所需完成的具体操作数量不清。欧洲和美国的内镜协会也无法推荐达到操作水平的最低操作数量。欧洲胃肠内镜协会(ESGE)指出,"很难评估到底需要多少数量的操作才能达到所需的技能水准,因为这受很多因素影响。"在最近的 ESGE 指南中指出,超声内镜医生独立开展 EUS 引导下穿刺活检术前,至少得完成 20 例胰腺病灶和 30 例非胰腺病灶的穿刺,而且穿刺时须有现场快速细胞学的评估[30]。指南中的不确定性,对能力方面的定义缺乏标准化,使得医院资格认证委员会的工作变得困难,这一问题以后再做讨论。

Boyce[31]在对 EUS 医生的调查报告中达成一项共识,即 EUS 医生需要完成大约 150 例 EUS 对胃肠道肿瘤分期的操作才能达到定位准确获得精确成像的技术能力。Boyce 指出,"解释性"能力则需要更多的操作来支持。第 3 年培训医生获得的技术和解释能力是否不同于经验丰富的内镜医生或胆管内镜医生,这一点尚不清楚,这个问题值得进一步研究。同时,即使没有从多中心培训学习中获益,我们也必须将 EUS 教学和学习继续下去。

EUS 实践学习

理想情况下,EUS 正规培训会提供有关 EUS 各方面能力的训练以便获得这项技能。本节专门针对那些对 EUS 感兴趣并希望通过自学获得 EUS 必需技能的医生进行详细介绍。当然,这些建议适用于任何对 EUS 学习感兴趣的人。第一步是将自己完全投入到这门课程的学习中,利用所有可用的教学材料,仔细阅读相关教程的教科书。本节结尾处给出了有用资源的列表。应该对横截面和常规解剖结构进行复习,可阅读一些与 CT 相关的解剖书籍,这样能够为获得解释 EUS 图像所必需的概念思维奠定基础。受训者应该通过不断思考这些解剖结构在 EUS 中的表现从而将 EUS 与解剖结构联系起来。面对众多复杂的解剖结构,深入的心理想象是必要的。因此受训者需要解决另一个重要问题:从后面、下面或上面观察,EUS 图像与解剖结构操作关系又如何?

在这个阶段,受训者应尽可能学习和吸收 EUS 相关知识,并尽可能多地观看 EUS 实际操作。观看实际操作意味着反复、频繁地观摩 EUS 病例操作。如果这不可行,那么观看 EUS 教学录像带和 DVD 是必不可少的。一些录像带和 DVD 可购买,其中很多是 EUS 专家的操作教学集锦。此外,观看 TUS 操作可能是一种有用的方法,这样可以使学员熟悉灰阶成像的特征和干扰因素,为 EUS 学习作铺垫。

观看实际操作利于学习 EUS,这种学习方式的有用性在其他领域已有证据证实。观摩期间学习者集中精力感知 EUS 所产生的图像,并通过大脑对这些信息加工处理,以丰富他所看到的结构的概念,并发现结构的新方面和(或)EUS 下表现。学员带着观看实际操作获得的经验再回到图像中(即解剖图谱和 EUS 教科书)进行对比,以进一步细化和整合学习经验。这个过程不断重复,直到达到一个新的水平。

经过观摩和自学阶段后,学员自然要进入到实际操作阶段。毫无疑问,正规培训课程中如含有一对一的教学是最好的。当然,如达不到这项要求,也可以用其他方式替代。学员可以与 EUS 专家个人协商安排,在一段时间内每周观摩一天操作。最终,学员将达到可以与专家进行讨论甚至能够提前预想到专家在操作中会得到什么结果。到了这个阶段,学员可以考虑自己进行 EUS 操作。

此外,还有 ASGE 和其他胃肠道协会及机构定期赞助的 2 天或 3 天的实践课程。虽然"动手"操作涉及动物模型,但这是一个合理的开始方式。用于 EUS 教学的猪模型被认为是最类似于人体胃肠道、胰腺和胆管解剖结构的模型[32]。美国以外的其他地区也有一些教学模式,主要在加拿大和欧洲,可提供缴费的短期实践学习。但我们必须强调,内镜医生即使经过实际动手培训也不能证明他具备了 EUS 操作资格。证书只能授予那些在 EUS 学习和实践中已获得认可能力的人。例如,他对胃肠道肿瘤 EUS 分期的准确性和文献报道一致(表 30.1 至表 30.5)。我们相信,只有在将 EUS 分期和一定数量外科手术切除后的病例进行比较后,才能在较长时间内达到这一目标。同时,学员应通过阅读内镜、临床胃肠杂志和教科书,以及观看教学视频或 DVD 了解该领域最新发展。

EUS 学习模拟器

内镜模拟器可以模拟实际超声内镜操作过程中遇到的视觉和触觉体验,因此在 EUS 培训中可能发挥独特的作用[66]。模拟器的倡导者认为,基于人工智能和其他模型的学习系统甚至可能优于患者为基础的学习。用于操作训练的模拟器目前包括视频、计算机模拟模型和动物模型。

视频模拟器包括公司赞助的教育光盘,以及用于常规内镜模拟器的软件包。这些互动式项目可提供 EUS 视频剪辑和相应的 3D 解剖。ASGE 可提供相关的 CD 和 DVD[67]。类似地,还有基于互联网的 EUS 教学工具,如可视内镜人类杂志(www.vhjoe.org),也含有 EUS 视频剪辑和相应的 3D 解剖结构。虽然这些视频是超声内镜医生最初学习的极好资源,但它们仍然不能给用户提供实际操作过程中的感受。

EUS 指导者将计算机软件与基于人体模型进行改进后的内镜(Simbionix,Cleveland,OH)进行组合(图 30.2 和图 30.3)。这种新颖的教学工具试图提供比录像带、CD 和 DVD 更为真实的仿真内镜检查体验。当内镜在人体胃肠道模型中移动时,计算机实时生成 3D 图像。内镜定位和移动数据通过位于内镜先端部和操作部的传感器传输,一旦内镜触及虚拟胃肠道

壁,就会出现压力反馈模块模拟电阻。这会使用户在操作过程中获得真实感受。虽然没有具体的研究表明

表 30.1　EUS 与组织病理学比较对食管癌分期的准确性

参考文献	例数	T 分期(%)	N 分期(%)
Murata 等[34]a	173	88	88
Tio 等[35]	102	89	81
Dittler 等[36]	97	85	75
Vilgrain 等[37]	51	73	50
Botet 等[38]	50	92	88
Grimm 等[39]	49	89	90
Rösch 等[40]	44	82	70
Ziegler 等[41]b	37	89	69
Sugimachi 等[42]	33	90	–
Rice 等[43]	22	59	69
Schlick 等[44]a	22	77	86
Date 等[45]c	20	85	–
Takemoto 等[46]	18	72	79
总计	718	82	70

a,仅包括横肠肿瘤。b,线阵超声内镜。c,仅评估受累处膜和器官(T3/4)。

表 30.2　EUS 与组织病理学比较对胃癌患者 T 和 N 分期的准确性

参考文献	例数	T 分期(%)	N 分期(%)
Caletti 等[47]	34	88	58
Murata 等[34]	146	79	–
Grimm 等[48]	118	80	88
Akahoshi 等[49]	74	81	50
Tio 等[50]	72	84	68
Ziegler 等[51]	71	80	80
Aibe 等[52]	67	73	69
Rösch 等[1]	41	71	75
Botet 等[38]	50	92	78
Saito 等[53]	110	81	–
Schlick 等[44]	19	79	72
Ohashi 等[54]	174	67	–
总计	976	80	71

表 30.3　EUS 评估胰腺癌侵犯门静脉血管的准确性

参考文献	例数	准确性(%)
Yasuda 等[55]	37	81
Rösch 等[1]	40	95
Snady 等[56]	30	97
Gress 等[18]	81	93
总计	198	92

只有外科手术确诊病例被纳入。数据表示对预测血管有无累及的准确性。

该模拟器可以提高教学效果，但可以推测该产品可能有助于快速提高掌握 EUS 所需的解剖、疾病状态、和超声概念等认知技能。

另一种是 EUS-FNA 模拟器，由中心具有小孔的盒子组成，旨在模仿食管。它产生的图像能精确复制人体结构的回声特征，包括一些可疑肿块和淋巴结等正常结构所产生的低回声灶(图 30.4)。也可以在此模拟器中进行 EUS-FNA 操作，使用者可以将穿刺针穿刺进入模拟的病变组织中[68]。

活猪模型常用于教学，因为其解剖结构与人体非常相似。对 EUS 来说这是研究最多的仿真模型之一，对提高内镜医生能力有极大的帮助。研究表明，活猪模型不仅在诊断识别解剖结构方面，而且在 EUS 引导下的介入治疗方面都是极其有用的工具[69,70]。最近在法国进行的一项涉及 17 名学员的研究中，调查了使用活猪模型进行 EUS 教学后对特定解剖区域，包括脾脏肠系膜静脉、下腔静脉、脾肠系膜动脉、腹腔树、胰腺和胆管的诊断能力是否有所提高[71]。研究得出结论，使用活猪模型训练显著提高了学员实际操作中对解剖结构的诊断能力，提高了 FNA 操作成功率，对 EUS-CPN 在一定程度上有所帮助。活猪模型有应用前景，但成本较高，需要多功能动物实验室支撑，同时培训后动物处死涉及伦理问题，因此，其广泛应用受到限制。

最近，一种名为 EASIE-R(Endosim，柏林，马萨诸塞州)的新型模拟器(图 30.5 和图 30.6)已被开发应用于 EUS。这是一种改良的 EASIE (Erlangen Active Simulator for Interventional Endoscopy)训练模型，之前用于止血和新的内镜技术，如内镜黏膜切除术(EMR)的教学[72]。一些研究仅以摘要形式描述了这种模型在 EUS 教学中的潜在益处。例如，一位 EUS 专家参加了一个实践操作课程，花 1 小时在模型上操作。之后，他们完成了关于该设备及其作为 EUS 教学工具潜力的调查评估表。根据他们的评价，这种模拟器似乎可以作为初高级 EUS 技能教学工具。有一些关于 EASIE 教学模型优势的数据是基于这些研究得出的结果，其研究目的是确定使用 EASIE-R 的实际操作训练能否提高消化科医生的超声内镜插镜技术，异常病理学和基本解剖结构的识别能力，以及 FNA 等高级技能。在这项研究中，对那些基本没接触过 EUS 的第一、第二和第三年消化科医生进行为期 1 天的 EUS 培训，包括一上午的讲座，然后是 EUS 模拟器训练课程，以及 2 小时 EUS 专家实践培训课程。学员在模拟器训练课程阶段以及 2 小时的动手实践课程阶段均要在模型上完成一系列任务，并由经验丰富的 EUS 培训专家对培训前后学员完成这些任务的能力进行评分及统计分析。结果显示，经过 1 天的包括讲座和使用 EASIE-R 模拟器的动手培训课程后，这些学员识别基本和高级解剖结构的能力、利用不同 EUS 模型并在模拟器上进行 FNA 等的能力明显提高[73]。

鉴于 EUS 扩大适应证，可以想象一些操作在模型上会比其他模式更好地模拟。受益于超声内镜模型的专业考试应在培训早期进行，包括正常解剖结构的检查，以及含脉管系统、消化道管壁的层次结构和不同病理结构的检查。此外，腔内癌的分期可以使用组织

表 30.4　EUS 对壶腹部癌浸润深度(T 分期)和淋巴结转移(N 分期)的准确性

参考文献	例数	T 分期(%)	N 分期(%)
Rösch 等[1]	12	83	75
Mitake 等[57]	28	89	69
Tio 等[58]	24	88	54
总计	64	87	66

表 30.5　EUS 对直肠癌局部分期的准确性

参考文献	例数	T 分期 EUS(%)	N 分期 EUS(%)
Akasu 等[60]	41	80	78
Pappalardo 等[61]	14	93	86
Rotte 等[62]	25	84	–
Ruf 等[33]	49	88	–
Rifkin 等[32]	81	67	80
Waizer 等[63]	48	77	–
Goldman 等[64]	32	81	–
Beynon 等[59]	44	91	–
Strunk 等[65]	10	70	–
总计	344	81	81

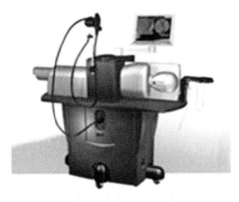
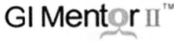

图 30.2　计算机辅助 EUS 模拟器 (GI Mentor II，Simbionix，Cleveland，OH)。

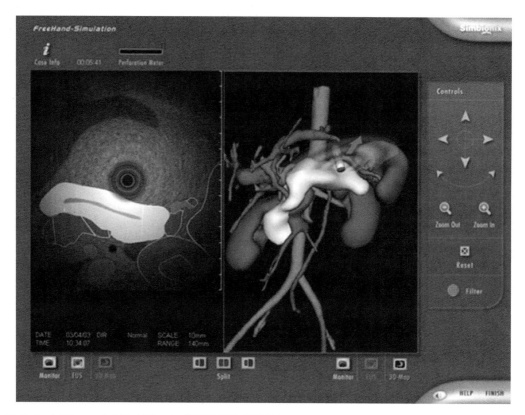

图 30.3　GI Mentor 公司生产的 EUS 模拟器获得的图像(GI Mentor II, Simbionix, Cleveland, OH)。(见彩图)

特异性模拟模型进行。EUS-FNA 和高级治疗性 EUS 例如假性囊肿引流也可以使用模拟器教导,这样受训者可以熟悉这些重要诊断和治疗方法所需的设备、装置和技巧[74]。目前,用于治疗性 EUS 的实际操作模拟器,仅限于动物模型。

虽然存在不同类型的模拟器,并且可以假设在模拟器上的训练将有利于教学,但迄今为止还没有充分证据表明 EUS 模拟器在真实患者临床应用中的价值。此外,也没有研究表明人们必须在模拟器上训练多长时间才能达到所需水平。但有结肠镜检查和上消化道内镜治疗的相关数据。在一项研究中,第一年的学员在他们前 8 周的训练中被随机分配到两组,一组进行 10 小时的模拟器训练,一组未进行模拟器训练[75]。结果表明,接受培训的学员在前 100 个结肠镜检查病例中表现更好,客观胜任率更高。另一项随机对照试验(RCT),通过使用紧凑型 EASIE 模型(改良轻型版本)和临床内镜训练(仅临床),比较了止血技术在 7 个月的实践训练中的效果。在这项研究中,研究者发现,在 7 个月内进行 3 次全天 EASIE 模拟器训练,结合临床内镜训练,学员在模型上进行的内镜止血技术提高,临床实践成功率也显著提高。

互联网资源

网站生命期短,且不定期更新。任何熟悉互联网的人都知道如何利用互联网帮助自己。而且有些建议可能是有帮助的。首先,定期通用搜索引擎检索 EUS 相关资源,特别是那些在不同搜索引擎上自动执行同步检索并合并结果的搜索引擎。相关检索关键词有: endoscopic ultrasound、EUS、endosonography 和 endo-scopic ultrasonography。

ASGE 维护的网站 www.ASGE.org,拥有丰富的 EUS 资源,并提供与 EUS 培训和技能相关的重要指南和其他文件,也可以访问 EUS 特别兴趣小组。该网站也和其他有价值的网站相链接。这可能是网页相关研究的一个良好起点。

远程医疗

另一个值得关注的领域是远程医疗。远程医疗目前处于起步阶段,但各方对此表示出极大的兴趣,有大量的研究基金可用。必要的基础设施互联网基本上已经到位,定期电话会议、病例讨论和全国性会议已是日常常态。

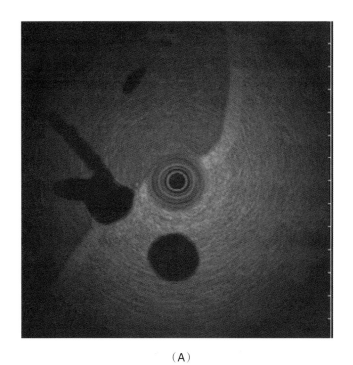

（A）

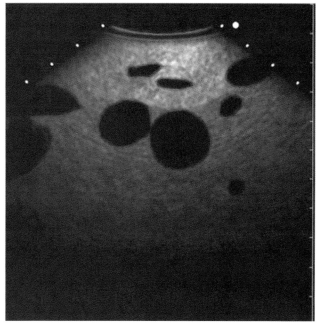

（B）

图 30.4 EUS 模型生成图像。

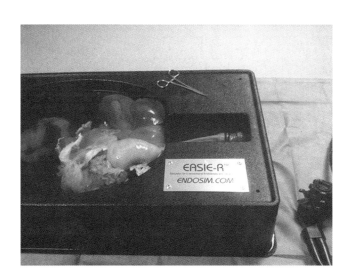

图 30.5 EASIE-R 超声内镜模拟器。（见彩图）

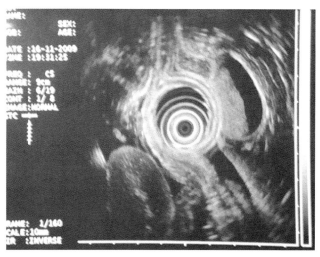

图 30.6 由 EASIE-R 模拟器生成的 EUS 图像。

　　远程医疗如何应用于 EUS 仍有待观察。瑞典的一项研究证实远程医疗指导治疗已成为可能，一个年ERCP 操作量大的内镜中心可以通过远程会诊指导下级内镜中心进行操作，有利于提高插管成功率、技术成功率并避免重复或用其他方式替代治疗[77]。

　　尽管在 EUS 培训中没有进行远程医疗的具体研究，但这项瑞典研究表明了远程医疗可以从大的内镜中心实时传输 EUS 图像，从而指导 EUS 学习。此外，EUS 初学者也可以利用远程会诊在导师指导下逐级

完成 EUS 的关键步骤。目前这种设备大多数是便携式的，且不需要单独购买，许多医疗机构都配有这样的设备，并允许跨学科使用。

术语

语言的限制是思想的限制。

　　　　——Ludwig Wittgenstein（1889—1951）

　　新分支学科的特征之一是开发自己的术语。由于

各种原因,在超声内镜报告中使用相对标准化的术语至关重要。与 TUS 或超声心动图不同,后两者可以通过超声技师采集一系列标准化图像后,由放射科或心脏科医生阅读诊断,而 EUS 必须同时进行扫查和诊断。书面报告在操作完成后应立即写出,要总结所有观察到的现象,图像需存档。

EUS 操作是一个动态过程,操作质量和操作者关系密切。因此,即使转诊医生仅对整体印象感兴趣,术者对获得的信息也要使用其他 EUS 医生能理解的方式记录。准确、全面的病例报告是质量评估的重要工具,同时可以对"所看见"的现象进行完善细化。此外,使用标准化术语是建立数据库和基于文本搜索的先决条件,并有助于开展 EUS 相关研究。

我们相信正确理解和正确使用的术语数量与超声内镜报告、操作的总体质量之间存在直接关系。使用标准术语不应阻碍超声内镜医生的创新性,在适当时可使用个性化的文本来描述扫查结果。然而,个人或个性化描述应与所接受的术语一起使用,而不是替代所接受的术语。我们建议对超声内镜使用标准术语。在 2009 年由世界消化内镜组织(OMED)出版的胃肠道内镜检查标准术语(MST)中该标准得到最好体现(www.worldendo.org/mst.html)。

医院授权

目前很少有医院已经为具备 EUS 资质的医生制订标准。现今,资质认证主要靠业内认可的专家证明其达到一定水准的推荐信来认定。这是一个棘手的问题,因为一旦推荐人不合格,专家的声誉可能会因写推荐信受到影响。尽管如此,对于 EUS 来说能力评定缺乏相关数据且尚未建立标准都是严重不足之处。

ASGE 执业标准委员会制定了 EUS 资格认证指南[78]。这些指南是首个推荐使用具体绩效标准评估 EUS 能力的指南。EUS 能力评估是复杂的,因为它必须考虑到获得 EUS 图像所需的内镜技能以及操作过程中对图像的认知和理解能力。例如,在肿瘤分期中,指南采用的重要标准是将受训者 EUS 分期与手术病理学的金标准相比较,如缺乏金标准,则和导师的分期相比较得出其分期的准确性,并与文献报道中的准确性进行比较(表 30.1 至表 30.5)。自学者会处于某种不利地位,因为即使他们的患者全部外科手术并且没有接受术前化疗和(或)放射,他们也只有自己病例的手术病理。鉴于该技术的复杂性,获得 EUS 相关的各项能力(表 30.1 至表 30.5),取得资格认证需要累积大量经

表 30.6 超声内镜推荐资质等级

等级 1

食管、胃和直肠病变的诊断性 EUS

要求:擅长上下消化道内镜诊断和治疗并在经验丰富的 EUS 导师指导下完成至少 100 例 EUS 操作

等级 2

胰腺、胆道和腹膜后病变的诊断性 EUS

要求:具备 1 级水平且在经验丰富的 EUS 导师指导下完成至少 100 例胰腺、胆道或腹膜后病变的 EUS 操作

等级 3

介入性 EUS,包括但又不限于 FNA、CPN 和假性囊肿穿刺/囊肿胃壁引流术等,最好要经过正规培训

要求:具备 1 级和 2 级水平,并在经验丰富的 EUS 导师指导下完成治疗性 EUS 培训,在导师指导下完成 EUS-FNA、CPN、EUS 引导下假性囊肿胃壁引流术等

验。至于 EUS-FNA 和其他"治疗性"EUS 技术(如 CPN 等)能力的获得则需要积累比诊断或肿瘤分期更多的经验,并接受更多培训。

ASGE 关于 EUS 培训和技能获得的指南解决了我们提到的一些培训问题。必须制订 EUS 资格认证标准以剔除不合格的医生。同时,门槛不能设置过高,避免那些从起步阶段开始合理培训的学员得不到认可。解决这个难题的方法是建立不同级别资质标准,如表 30.6 所示。这将允许一些学员,主要是那些自学成才的人,从基础开始逐步获得 EUS 技能。

EUS 应用于临床已近 40 年,但在培训中仍有许多重要问题需要解决。由于模拟训练已逐渐成为主流培训模式,越来越多的消化病学家能接受正规的基金资助的内镜项目培训,越来越多训练有素的 EUS 医生正在传播 EUS 技术。随着 EUS 的应用越来越广泛,我们坚信 EUS 检查质量会得到普遍提高和统一。

(陈敏 译 吕瑛 校)

参考文献

1 Rosch T, Braig C, Gain T, et al. Staging of pancreatic and ampullary carcinoma by endoscopic ultrasonography. Comparison with conventional sonography, computed tomography, and angiography. Gastroenterology 1992;102:188–199.

2 Snady H, Cooperman A, Siegel J. Endoscopic ultrasonography compared with computed tomography with ERCP in patients with obstructive jaundice or small peri-pancreatic mass. Gastrointest Endosc 1992;38:27–34.

3 Kramann B, Hildebrandt U. Computed tomography versus endosonography in the staging of rectal carcinoma: a comparative study. Int J Colorectal Dis 1986;1:216–218.

4 Wallace MB, Pascual JM, Raimondo M, et al. Minimally invasive endoscopic staging of suspected lung cancer. JAMA 2008;299(5):540–546.

5 DiMaio CJ, Nagula S, Goodman KA, et al. EUS-guided fiducial placement for image-guided radiation therapy in GI malignancies by using a 22-gauge needle (with videos). Gastrointest Endosc 2010;71(7):1204–1210.

6 Vignesh S, Jamidar P. EUS-guided pancreatogastrostomy and pancreatobulbostomy in patients with pancreatic-duct obstruction inaccessible to transpapillary endoscopic therapy: working our way to NOTES. Gastrointest Endosc 2007;65:242–246.

7 Eisen GM, Dominitz JA, Faigel DO, et al. Guidelines for credentialing and granting privileges for endoscopic ultrasound. Gastrointest Endosc 2001;54:811–814.

8 Azad JS, Verma D, Kapadia AS, et al. Can U.S. GI fellowship programs meet American Society for Gastrointestinal Endoscopy recommendations for training in EUS? A survey of U.S. GI fellowship program directors. Gastrointest Endosc 2006;64:235–241.

9 Catalano MF, Sivak MV Jr. Bedford RA, et al. Observer variation and reproducibility of endoscopic ultrasonography. Gastrointest Endosc 1995;41:115–120.

10 Gress F, Schmitt C, Savides T, et al. Interobserver agreement for EUS in the evaluation and diagnosis of submucosal masses. Gastrointest Endosc 2001;53:71–76.

11 Burtin P, Napoleon B, Palazzo L, et al. Interobserver agreement in endoscopic ultrasonography staging of esophageal and cardia cancer. Gastrointest Endosc 1996;43:20–24.

12 Ahmad NA, Kochman ML, Brensinger C, et al. Interobserver agreement among endosonographers for the diagnosis of neoplastic versus non-neoplastic pancreatic cystic lesions. Gastrointest Endosc 2003;58:59–64.

13 Topazian M, Enders F, Kimmey M, et al. Interobserver agreement for EUS findings in familial pancreatic-cancer kindreds. Gastrointest Endosc 2007;66(1):62–67.

14 Savides TJ, Donohue M, Hunt G, et al. EUS-guided FNA diagnostic yield of malignancy in solid pancreatic masses: a benchmark for quality performance measurement. Gastrointest Endosc 2007;66:277–282.

15 Cass OW, Freeman ML, Peine CJ, et al. Objective evaluation of endoscopy skills during training. Ann Intern Med 1993;118:40–44.

16 Marshall JB. Technical proficiency of trainees performing colonoscopy: a learning curve. Gastrointest Endosc 1995;42:287–291.

17 Jowell PS, Baillie J, Branch MS, et al. Quantitative assessment of procedural competence. A prospective study of training in endoscopic retrograde cholangiopancreatog raphy. Ann Intern Med 1996;125:983–989.

18 Gress FG, Hawes RH, Savides TJ, et al. Role of EUS in the preoperative staging of pancreatic cancer: a large single-center experience. Gastrointest Endosc 1999;50:786–791.

19 Eloubeidi MA, Tamhane A. EUS-guided FNA of solid pancreatic masses: a learning curve with 300 consecutive procedures. Gastrointest Endosc 2005;61:700–708.

20 Peyton JWR. Teaching and Learning in Medical Practice. Rickmansworth, UK: Manticore Europe, 1998.

21 Fox RD, Mazmanian PE, Putnam RW. Chapter 1: An overview. In: Changing and Learning in the Lives of Physicians. New York: Praeger, 1989.

22 Sekuler R. Perception. New York: McGraw Hill College Division, 1994.

23 Kling JW R. Experimental Psychology. New York: Rinehart and Winston, 1971.

24 Kolb D. Experiential Learning: Experience as the Source of Learning and Development. Upper Saddle River, NJ: Prentice Hall, 1983.

25 Bunker K, Webb A. Learning how to learn from expe rience: impact of stress and coping. Report no. 154. Greensboro, NC: Center for Creative Leadership, 1992.

26 Schueneman AL, Pickleman J, Hesslein R, Freeark RJ. Neuropsychologic predictors of operative skill among general surgery residents. Surgery 1984;96:288–295.

27 Gibbons RD, Baker RJ, Skinner DB. Field articulation testing: a predictor of technical skills in surgical residents. J Surg Res 1986;41:53–57.

28 Wani S, Coté GA, Keswani R, et al. Learning curves for EUS by using cumulative sum analysis: implications for American Society for Gastrointestinal Endoscopy recommendations for training. Gastrointest Endosc 2013;77:558–565.

29 Fockens P, Van den Brande JH, van Dullemen HM, et al. Endosonographic T-staging of esophageal carcinoma: a learning curve. Gastrointest Endosc 1996;44:58–62.

30 Polkowski M, Larghi A, Weynand B, et al. Learning, techniques, and complications of EUS guided sampling... Endoscopy 2012;44(2):190–205.

31 Boyce HW. Training in endoscopic ultrasonography. Gastrointest Endosc 1996;43:S12–S15.

32 Rifkin MD, Ehrlich SM, Marks G. Staging of rectal carcinoma: prospective comparison of endorectal US and CT. Radiology 1989;170:319–322.

33 Ruf G, Kohlberger E, Radecke J, et al. [Preoperative staging of rectal cancer: endosonography versus computerized tomogra-

phy.] Langenbecks Arch Chir 1989;374:164-168.

34 Murata Y,Suzuki S,Hashimoto H. Endoscopic ultrasonography of the upper gastrointestinal tract. Surg Endosc 1988;2:180-183.

35 Tio TL,Coene PP,den Hartog Jager FC,Tytgat GN. Preoperative TNM classification of esophageal carcinoma by endosonography. Hepatogastroenterology 1990;37:376-381.

36 Dittler HJ,Bollschweiler E,Siewert JR. [What is the value of endosonography in the preoperative staging of esophageal carcinoma?] Dtsch Med Wochenschr 1991;116:561-566.

37 Vilgrain V,Mompoint D,Palazzo L,et al. Staging of esophageal carcinoma: comparison of results with endoscopic sonography and CT. AJR Am J Roentgenol 1990;155:277-281.

38 Botet JF,Lightdale CJ,Zauber AG,et al. Preoperative staging of gastric cancer: comparison of endoscopic US and dynamic CT. Radiology 1991;181:426-432.

39 Grimm H,Hamper K,Maas R,et al. Results of endoscopic ultrasound and computed tomography in preoperative staging of esophageal cancer: a retrospective controlled study.Gastrointest Endosc 1991;37:279.

40 Rosch T,Lorenz R,Zenker K,et al. Local staging and assessment of resectability in carcinoma of the esophagus,stomach, and duodenum by endoscopic ultrasonography.Gastrointest Endosc 1992;38:460-467.

41 Ziegler K,Sanft C,Zeitz M,et al. Evaluation of endosonography in TN staging of oesophageal cancer. Gut 1991;32:16-20.

42 Sugimachi K,Ohno S,Fujishima H,et al. Endoscopic ultrasonographic detection of carcinomatous invasion and of lymph nodes in the thoracic esophagus. Surgery 1990;107:366-371.

43 Rice TW,Boyce GA,Sivak MV. Esophageal ultrasound and the preoperative staging of carcinoma of the esophagus. J Thorac Cardiovasc Surg 1991;101:536-543,disc. 543-544.

44 Schlick T,Heintz A,Junginger T. The examiner's learning effect and its influence on the quality of endoscopic ultrasonography in carcinoma of the esophagus and gastric cardia. Surg Endosc 1999;13:894-898.

45 Date H,Miyashita M,Sasajima K,et al. Assessment of adventitial involvement of esophageal carcinoma by endoscopic ultrasonography. Surg Endosc 1990;4:195-197.

46 Takemoto T,Ito T,Aibe T,Okita K. Endoscopic ultrasonography in the diagnosis of esophageal carcinoma,with particular regard to staging it for operability. Endoscopy 1986;18(Suppl. 3):22-25.

47 Caletti GC,Ferrari A,Barbara L. Endoscopic ultrasonography in gastrointestinal cancer. Eur J Cancer Prev 1992;1(Suppl. 3):81-86.

48 Grimm H,Hamper K,Henne-Bruns D,Kremer B. [Preoperative locoregional staging of stomach carcinoma with endosonogra-

phy.] Zentralbl Chir 1995;120:123-127.

49 Akahoshi K,Misawa T,Fujishima H,et al. Regional lymph node metastasis in gastric cancer: evaluation with endoscopic US. Radiology 1992;182:559-564.

50 Tio TL,Schouwink MH,Cikot RJ,Tytgat GN. Preoperative TNM classification of gastric carcinoma by endosonography in comparison with the pathological TNM system: a prospective study of 72 cases. Hepatogastroenterology 1989;36:51-56.

51 Ziegler K,Sanft C,Zimmer T,et al. Comparison of computed tomography,endosonography,and intraoperative assessment in TN staging of gastric carcinoma. Gut 1993;34:604-610.

52 Aibe T,Takemoto T. [Diagnosis of the infiltrating depth of gastric cancer by endoscopic ultrasonography.] Gan No Rinsho 1986;32:1173-1175.

53 Saito N,Takeshita K,Habu H,Endo M. The use of endoscopic ultrasound in determining the depth of cancer invasion in patients with gastric cancer. Surg Endosc 1991;5:14-19.

54 Ohashi S,Nakazawa S,Yoshino J. Endoscopic ultrasonography in the assessment of invasive gastric cancer. Scand J Gastroenterol 1989;24:1039-1048.

55 Yasuda K,Mukai H,Fujimoto S,et al. The diagnosis of pancreatic cancer by endoscopic ultrasonography. Gastrointest Endosc 1988;34:1-8.

56 Snady H,Bruckner H,Siegel J,et al. Endoscopic ultrasonographic criteria of vascular invasion by potentially resectable pancreatic tumors. Gastrointest Endosc 1994;40:326-333.

57 Mitake M,Nakazawa S,Tsukamoto Y,et al. Endoscopic ultrasonography in the diagnosis of depth invasion and lymph node metastasis of carcinoma of the papilla of Vater. J Ultrasound Med 1990;9:645-650.

58 Tio TL,Tytgat GN,Cikot RJ,et al. Ampullopancreatic carcinoma: preoperative TNM classification with endosonography. Radiology 1990;175:455-461.

59 Beynon J,Mortensen NJ,Foy DM,et al. Pre-operative assessment of local invasion in rectal cancer: digital examination,endoluminal sonography or computed tomography? Br J Surg 1986;73:1015-1017.

60 Akasu T,Kondo H,Moriya Y,et al. Endorectal ultrasonography and treatment of early stage rectal cancer. World J Surg 2000; 24:1061-1068.

61 Pappalardo G,Reggio D,Frattaroli FM,et al. The value of endoluminal ultrasonography and computed tomography in the staging of rectal cancer: a preliminary study. J Surg Oncol 1990;43:219-222.

62 Rotte KH,Kluhs L,Kleinau H,Kriedemann E. Computed tomography and endosonography in the preoperative staging of rectal carcinoma. Eur J Radiol 1989;9:187-190.

63 Waizer A,Zitron S,Ben-Baruch D,et al. Comparative study for

preoperative staging of rectal cancer. Dis Colon Rectum 1989; 32:53-56.

64 Goldman S, Arvidsson H, Norming U, et al. Transrectal ultrasound and computed tomography in preoperative staging of lower rectal adenocarcinoma. Gastrointest Radiol 1991;16: 259-263.

65 Strunk H, Heintz A, Frank K, et al. [Endosonographic staging of rectal tumors.] Rofo 1990;153:373-378.

66 Kefalides PT, Gress F. Simulator training for endoscopic ultrasound. Gastroint Endosc Clin N Am 2006;16:543-552.

67 Meenan J, Vu C. EUS in Hand. Downers Grove, IL: ASGE Endoscopic Learning Library, 2007.

68 Matsuda K, Hawes RH, Sahai AV, et al. The role of simulators, models, phantoms. Where is the evidence? Endoscopy 2006;38(S1):S61-S64.

69 Bhutani M, Stills HF, Aveyard MA. Further development in the swine model for teaching diagnostic and interventional endoscopic ultrasound. Gastrointest Endosc 1998;47(4):AB44.

70 Bhutani M, Aveyard M, Stills H. Improved model for teaching interventional EUS. Gastrointest Endosc 2000;52 (3):400-403.

71 Barthet M, Gasmi M, Boustiere C, et al. EUS training in a live pig model: does it improve echo endoscope hands-on and trainee competence? Endoscopy 2007;39:535-539.

72 Raisner A, Gromsky M, Goodman A, et al. Evaluation of a new endoscopic ultrasound (EUS) simulator (the EASIE Simulator) for teaching basic and advanced EUS. ACG 2009;214A.

73 Raisner A, Goodman A, Ho S, et al. Evaluation of a new endoscopic ultrasound (EUS) training simulator (the EASIE-R Simulator) for teaching basic and advanced EUS: a prospective assessment of basic and advanced eus skills using objective performance criteria. Gastrointest Endosc 2010;451A.

74 Goodman AJ, Gress FG. Advances in simulation of diagnostic and therapeutic endoscopic ultrasound. Tech Gastrointest Endosc 2011;13:183-187.

75 Cohen J, Cohen SA, Vora KC, et al. Multicenter, randomized, controlled trial of virtualreality simulator training in acquisition of competency in colonoscopy. Gastrointest Endosc 2006;64 (3):361-368.

76 Hochberger J, Mathes, K, Koebnick, C, et al. Training with compact EASIE biologic endoscopy simulator significantly improves hemostatic technical skills of gastroenterology fellows: a randomized controlled comparison with clinical endoscopy training alone. Gastrointest Endosc 2005;61(2):204-215.

77 Påhlsson HI, Groth K, Permert J, et al. Telemedicine: an important aid to perform high quality endoscopic retrograde cholangiopancreatography in low-volume centers. Endoscopy 2013;45(5):357-361.

78 ASGE. Guidelines for credentialing and granting privileges for endoscopic ultrasound. Gastrointest Endosc 2001;54:811-814.

第 31 章

超声内镜的未来

Abdurrahman Kadayifci, William R. Brugge

　　超声内镜(EUS)已成为消化内镜领域必不可少的一部分。尽管 EUS 最初被用作成像诊断工具,但现已发展为能从胃肠道及其邻近器官引导穿刺取得活检的技术。EUS 在相对较短的时间内取得了长足的进步,在未来 10 年还会持续发展。过去的 EUS 主要被用作诊断性检查,但在未来 10 年,我们将见证 EUS 在疾病治疗方面的广泛应用。

器械设备

　　器械设计和制造的改进是 EUS 在消化内镜领域得以广泛应用的重要因素之一。EUS 器械的发展将会继续集中在环扫及线阵超声内镜,以及 EUS 附件等方面。

　　近年来,线阵 EUS 是最重要的发展方向。随着电子线阵 EUS 的广泛应用,在胃肠道恶性肿瘤的诊断和分期中采用 EUS 引导下细针抽吸术(FNA)会开展得越来越多。线阵 EUS 器械的改进提高了图像质量、内镜的可操作性及镜身直径。这些进步还要得益于超声处理器的迅猛发展。彩色血流多普勒实时显像敏感性的增强,提高了小病灶的检出率,同时在 EUS-FNA 及 EUS 引导下注射治疗中避免了损伤血管的风险。

　　未来线阵 EUS 的应用会更加普及,小型 EUS 仪器在上消化道内镜检查中的使用也会更加便捷。

线阵 EUS 设备

　　将来线阵 EUS 会超越环扫 EUS 成为主流。直径较小的线阵设备最近已被应用于支气管镜中。经支气管 FNA 可运用支气管镜超声内镜(E-BUS)得以实现。这些直径较小的设备也可用于消化内镜检查以鉴别由于肿瘤侵犯以及良恶性病灶压迫导致的胃肠道狭窄。由于直径较小,内镜医生能够在重度狭窄的食

管癌患者中更为安全地经消化道管壁进行 FNA。随着设备直径越变越细,超声处理器体积也变得越来越小。未来简易超声处理器将可与内镜处理器连接起来形成便携式组件,从而使得内镜检查中超声设备的应用更为广泛。

　　线阵 EUS 设备与经内镜逆行性胰胆管造影(ER-CP)设备有许多共同点,将来设计可将两者结合起来。带有抬钳器的大钳道 EUS 设备可用于 ERCP,具备超声成像功能的 ERCP 设备在进行 ERCP 同时可扫查胆管有无结石、胰胆管有无恶性肿瘤。此外,超声成像可有助于导丝插入和支架置入。目前,临床上已经证明对于 ERCP 胆管引流失败的患者,经肝内外胆管进行 EUS 引导下胆管引流是有效的[1]。对于 ERCP 不能解决的胰胆疾病,EUS 引导下的介入治疗将会发挥重要作用。

　　最近,前视线阵 EUS 设备被用于 EUS 介入治疗中(图 31.1)。这种新型内镜的扫描范围不是 180°而是 90°,但它具有 3.7mm 直径的大钳道。它的优点是穿刺针进针和支架置入时的轴向和内镜轴向可以保持在同一直线上[2]。现有的研究表明,恶性胆道梗阻时,采用这种新型 EUS 设备引导的经十二指肠胆总管金属支架引流是可行和有效的[3]。初步研究已经证实,采用前视 EUS 行内镜下囊肿胃切开引流术,对于胰腺囊实性病变行 EUS-FNA 都是有效的;但还需要将其与传统线阵 EUS 设备进行前瞻性对比研究[4]。前视 EUS 更容易穿刺进针和置入支架,因此在未来 EUS 介入治疗中将有巨大潜力。

环扫 EUS 设备

　　在过去 5 年里,环扫 EUS 设备也有了显著进步,引入了电子扫描和多普勒血流技术。环扫 EUS 设备中电子扫描取代了机械扫描,提高了图像质量,更重

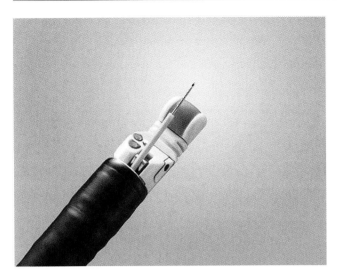

图 31.1　前视式线阵 EUS。（ⒸOlympus Endoscopes.）（见彩图）

要的是降低了内镜维修频率。彩色多普勒血流技术可用于鉴别正常和异常结构，比如积液、囊肿和血管结构（静脉和动脉）。环扫 EUS 的镜身直径、尖端硬性部长度和内镜可弯曲性均较差于线阵 EUS。理想状态下的设备用同一探头和处理器，既可获得线阵图像又可获得环扫图像，不过这种设备研发出来或许还需要很多年。

高频探头

高频探头的发展不可与环扫和线阵 EUS 发展相比。虽然高频探头能提供高分辨率的黏膜结构图像，但不能进行多普勒血流成像。高频探头的主要优点是易于使用，但最近的 3D 成像提供了独特的功能。3D 成像的主要临床应用之一是测定肿瘤体积及评估肿瘤对于治疗的反应。高频探头还将在右半结肠病灶中发挥重要作用，因为常规 EUS 不能到达右半结肠进行超声成像。

造影增强 EUS

超声造影剂由外周静脉注入后在血管内可形成微发泡气体，使得整个血管系统产生造影增强。这些试剂输注后形成多普勒信号伪像，从而使血管内多普勒信号增强[5]。对比增强 EUS（contrast-enhanced EUS）通过微血管和实质器官灌注的可视化，提高了小肿瘤的检出率，有利于良恶性疾病的鉴别以及肿瘤分期（图 31.2）。对比增强 EUS 还能将 EUS-FNA 的靶病变更清晰地呈现出来。该技术仍在不断改进，试图减少

血流在小血管内流动产生的"晕状伪像"，以便发现更多细节。最近新开发了一种称为定向 eFLOW 的能量多普勒，可优化宽带传输并提高实时重复频率。这种新的能量多普勒比传统能量多普勒和彩色多普勒对于胰腺血管的评估更为敏感[6]。

EUS 弹性成像

炎症或肿瘤细胞导致的组织浸润改变了原有组织的硬度和弹性。弹性成像是无创性成像技术，能测量组织硬度并显示组织结构特征。弹性成像融合到超声技术中可以实时成像并计算出组织硬度，称为 EUS 弹性成像（EUS elastography）。和彩色多普勒用法类似，EUS 弹性成像技术在环扫和线阵 EUS 中都可以得到应用。基于其诊断能力，EUS 弹性成像早期在胰腺、胃肠道和淋巴结中应用的结果可喜[8]。然而，在常规临床使用中仍存在着若干限制，需要进一步研究。不久的将来，结合 EUS 弹性成像技术，对比增强 EUS 和 3D 图像重建等多种功能的设备系统会被研发出来，这样的设备能更好地显示病灶、提高鉴别诊断准确性，并能引导进行 EUS-FNA 靶向活检。

EUS 附件

EUS 附件的发展和 EUS 的发展同样重要。能使用 FNA 进行组织病理学诊断使 EUS 适应证有了突破性改变。FNA 穿刺针在不断改进，现在使用起来更为方便，在获取组织方面也有很大的进步。然而，对 FNA 细胞学的依赖也限制了 EUS 的诊断范围。尤其是在胰腺良性病变的评估中更加明显。虽然 FNA 细胞学对恶性肿瘤的诊断率已稳定增加到 90% 以上，但是对于胰腺良性病变诊断率却明显滞后。因此，为能够获得足够的组织用于诊断胰腺良性病变，仍要不断开发新的 EUS 附件。目前已经开发了不同型号的切割针和组织芯活检针，以便能够从胰腺或胃黏膜下肿瘤获得良好的组织（图 31.3）。未来，我们将看到更多的 EUS 附件在胰腺疾病诊断中得到更为广泛的应用。从胰腺穿刺取得组织不仅可以诊断慢性胰腺炎，也可以诊断自身免疫性胰腺炎以及其他胰腺浸润性疾病[9]。这些附件同样也可应用于上消化道黏膜下病变以及胃壁恶性肿瘤的诊断。

目前，进行内镜黏膜切除术（EMR）时，内镜先端部会安装透明帽。也许可以设计一种能够安装在超声内镜先端部的透明帽，前视式线阵超声内镜具备这种可能性，这样 EUS 引导下的内镜黏膜切除术或许将成为可能[10]。这种发明将使消化科医生能够在黏膜切除

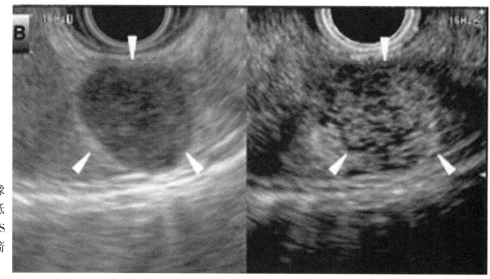

图 31.2 （A)常规模式 EUS 图像见一直径为 15mm 的淋巴结呈低回声（箭头）。(B)造影增强 EUS 图像显示病灶内不均匀增强（箭头)[7]。

(A)　　　　　　　　(B)

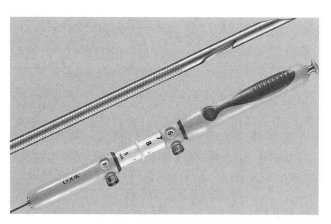

图 31.3 ProCore EUS 穿刺活检针。(©Cook Medical Incorporated.)

同时进行实时超声成像，以便确定浅表黏膜恶性肿瘤切除的深度和宽度。

治疗性设备附件

除了 FNA 穿刺针的改进，还要不断开发新的治疗性附件。目前，EUS 最重要的治疗应用是胰腺假性囊肿的引流。一些治疗性附件已被用于内镜下囊肿胃切开引流术和经胃壁支架置入术。许多治疗性附件主要是为 ERCP 或上消化道内镜而设计的。未来，我们预期 EUS 设备可以完成导丝引导下囊肿胃切开引流术、烧灼和球囊扩张等一体化操作。由于对囊肿及囊壁结构显示非常清楚，EUS 引导下假性囊肿引流将会

成为主流。各种类型的可移除自膨式支架的研发，可以满足经胃假性囊肿支架置入的需求，并将大大提高体积较大假性囊肿及复杂性假性囊肿的引流效果。

组织消融

研究证明通过消融治疗可以控制胰腺和十二指肠神经内分泌病灶局部进展，因此，将消融剂和消融器械递送到恶性肿瘤病灶内变得越来越重要。但目前只有通过 FNA 针才能达到这一要求。将来，可能会有更多附件设备用于递送热、冷、辐射和化学消融剂到恶性肿瘤局部。例如，可以设计用于 EUS 的射频装置，经胃壁对肝、胰腺和胃周病变进行消融治疗。最近，有报道在动物模型和临床试验研究中 EUS 引导下行近距离放射治疗[11]。这种疗法可以用于治疗不能手术切除的胰腺恶性肿瘤。类似地，EUS 引导下标靶的置入可以帮助确定恶性肿瘤的病灶范围[12]，从而可以用高强聚焦辐射或超声能量治疗来标记胰腺恶性肿瘤。

最近，将化疗药物注射到胰腺中的可行性已得到证实。经 EUS 引导可将紫杉醇衍生物的凝胶注射到正常胰腺组织中。这种类型的药物可用于胰腺癌辅助治疗，也可以作为胰腺腺瘤尤其是胰腺囊腺瘤的首选治疗[13]。

非消化系统疾病的应用

EUS 的应用还将继续扩展到支气管镜和腹腔镜中。经支气管行腔内 EUS 将成为诊断胸部肿块、淋巴

结肿大和支气管病变的重要工具。虽然消化科医生不必进行这种操作,但胸外科和呼吸科医生可能会使用到这种技术。腹腔镜 EUS 也存在类似情况:虽然消化科医生可能不是主要操作者,但这项技术会被外科医生和腹腔镜医生广泛使用。它可以对腹膜后病灶如淋巴结肿大、胰腺肿块和肾上腺病灶等进行评估。如果这些设备配备 FNA 装置,内镜医生可以利用此装置对不易接近的病变做出组织学诊断。经胃 NOTES 以及腔内 EUS 行腹腔内检查可以更好地评估腹膜病变,这特别适用于胃肠道肿瘤的分期[14]。EUS 将来会为各种 NOTES 技术提供重要的辅助。

EUS 血管干预

由于血管紧邻消化道管壁,且 EUS 能实时观察并提供高分辨率图像,因此 EUS 引导下的血管手术理论上是有效和安全的。一种新近提出的操作让理论变为了现实,即通过使用 FNA 针测量静脉内压力。在 EUS 引导下将穿刺针置入静脉,这项操作类似于 FNA。门静脉系统特别适用于 EUS 细针穿刺。EUS 引导下门静脉压力测量可以作为一种相对无创的方法用来诊断门静脉高压、门静脉血栓形成以及恶性肿瘤的门静脉侵犯[15]。但是 EUS 门静脉穿刺在人体的安全性尚未得到证实。EUS 血管干预的治疗性应用还包括注射溶栓剂、化疗药物及栓塞材料。已有少量病例证实,EUS 引导下治疗复发性静脉曲张性和非静脉曲张性上消化道出血是有效和安全的[16]。在散发性病例中,EUS 引导下凝血酶注射治疗内脏假性动脉瘤也已被证实是安全有效的[16]。在动物模型中,EUS 引导下肝内门体静脉分流术也是可行的[17]。

EUS 应用的扩展

除了器械设备的不断更新,我们希望 EUS 的应用也能不断拓展。其发展的主要驱动因素和表现是其与计算机断层扫描(CT)和磁共振成像(MRI)与内镜检查所见的差异,尤其是对于胰腺的囊性或实性病变。由于这些病变可能为良性、癌前病变或恶性病变,只有通过活检明确诊断后才能给予最佳治疗方案。良性或炎性病变通常不需要手术切除,因此术前穿刺活检相对重要。而许多病变相对较小,CT 引导下的活检通常是不可能的。EUS-FNA 成像清晰,利于胰腺穿刺组织活检,未来其运用会更为广泛。

组织分析和处理

改进组织标本处理方法会提高 EUS 细胞学的诊断效果。组织分析的主要改进之一是引入基于杂合性缺失(LOH)的分子分析。组织分析最初用于检测从胰腺或胆管实性病灶中取得的细胞学物质,LOH 分析可以提高细胞学诊断准确性并进一步明确病灶生物学性质。由于囊液的细胞含量低,这一技术已应用于胰腺囊性病变。囊性病变富含 DNA,特别是黏液性囊性病变。囊液中 KRAS 突变高度提示黏液性囊性肿瘤[18],囊液中 GNAS 突变是鉴别胰腺导管内乳头状黏液性肿瘤(IPMN)的重要标志[19]。采用这些分析方法,用少量的囊液即可为恶性肿瘤及具有进展为恶性肿瘤风险的病变提供诊断依据。在胰腺神经内分泌病变诊断中已经采用类似的方法。KRAS 突变分析也有助于鉴别诊断可疑的导管腺癌与良性病变。对于胰腺癌,除了分离 DNA 用于 LOH 分析,其他研究还阐明了胰腺癌中的基因表达谱[20]。未来,通过各种病变特异性的 LOH 分析,组织标本的分子分析将会常规化。这种突变分析在胃肠道间质细胞瘤的诊断和风险评估中也会逐渐开展。

最近,共聚焦激光显微内镜(nCLE)微探头已经用于 EUS-FNA,可以直接观察囊肿壁和囊肿上皮(图 31.4)。胰腺囊性病变的初步研究发现了一些重要的囊壁成像特征,可用于区分黏液性和非黏液性囊肿。最近的研究发现,IPMN 中上皮绒毛结构和浆液性囊腺瘤中表面规则的血管网络具有高度特异性[21]。进一步的研究将更加确定 nCLE 在胰腺囊性病变鉴别诊断中的应用价值。

注射治疗

10 年前临床就已开展 EUS 注射治疗。EUS 可以精确定位肿瘤,尤其是对于胰腺肿瘤,因此 EUS 进行注射和消融治疗的潜力巨大。目前,已经可以通过注射乙醇使神经松弛,从而缓解胰腺癌疼痛。将来,这种治疗可特异性靶向作用于传导胰腺痛觉神经的神经节。

类似地,EUS 引导下乙醇注射可以用于消融胰腺组织。我们已经看到乙醇可用于消融胰腺囊性肿瘤[22]。鉴于乙醇注射的普及性并且可以穿透多个小囊腔,乙醇被认为是一种很有价值的消融剂。然而,乙醇的毒性及其可能诱发胰腺炎等副作用会阻碍了它的广泛使用。最近,动物研究已经证明乙醇注射可引起局部

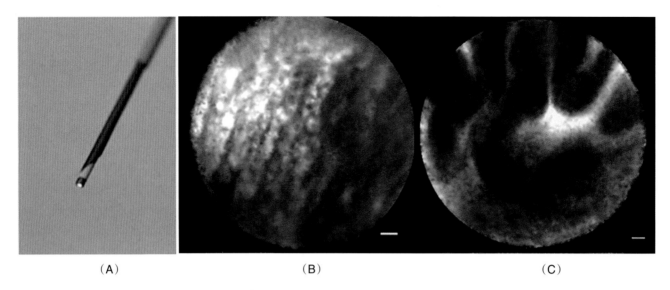

(A) (B) (C)

图 31.4 （A）nCLE。（B）nCLE 下见浆液性囊腺瘤中囊壁上血管网络。（C）nCLE 下 IPMN 囊壁上可见指状绒毛结构。（Cellvizio，Maune Kea Technologies.）

胰腺组织消融。未来的研究需要探究乙醇对实性肿瘤的消融作用。组织消融的原理可以应用于各种病灶，例如胃肠道间质细胞瘤、类癌和颗粒细胞瘤等。

其他 EUS 引导下的消融治疗都有可能应用于胰腺肿瘤消融。射频消融（RFA）已被用于胰腺，它可用于局灶性胰腺组织的消融，且暂无诱发胰腺炎的证据。以后的研究需要进一步验证 RFA 在实性胰腺肿瘤中的作用。另一种有希望的技术是光动力疗法，这种使用光敏剂进行组织消融的方法可能比 RFA 或乙醇注射敏感性更好[23]。

结论

EUS 的未来是光明的。随着学术科研团体、内镜行业和器械公司的密切合作，EUS 的介入治疗将会得到广泛开展。

（张明明 译 吕瑛 校）

参考文献

1 Chavalitdhamrong D, Draganov PV. Endoscopic ultrasound-guided biliary drainage. World J Gastroenterol 2012;18:491–497.

2 Irisawa A, Imaizumi H, Hikichi T, et al. Feasibility of interventional endoscopic ultrasound using forward-viewing and curved linear-array echoendoscope: a literature review. Dig Endosc 2010;22(Suppl. 1):S128–S131.

3 Hara K, Yamao K, Hijioka S, et al. Prospective clinical study of endoscopic ultrasound-guided choledochoduodenostomy with direct metallic stent placement using a forward-viewing echoendoscope. Endoscopy 2013;45:392–396.

4 Larghi A, Fuccio L, Attili F, et al. Performance of the forward-viewing linear echoendoscope for fine-needle aspiration of solid and cystic lesions throughout the gastrointestinal tract: a large single-center experience. Surg Endosc 2014;28 (6):1801–1807.

5 Kitano M, Sakamoto H, Kudo M. Endoscopic ultrasound: contrast enhancement. Gastrointest Endosc Clin N Am 2012;22:349–358, xi.

6 Das K, Kudo M, Kitano M, et al. Diagnostic value of endoscopic ultrasound-guided directional eFLOW in solid pancreatic lesions. J Med Ultrason 2013;40:211–218.

7 Kitano M, Sakamoto H, Kudo M. Contrast-enhanced endoscopic ultrasound. Dig Endosc 2014;26(Suppl. 1):79–85.

8 Dietrich CF, Saftoiu A, Jenssen C. Real time elastography endoscopic ultrasound (RTEEUS), a comprehensive review. Eur J Radiol 2014;83(3):405–414.

9 Mizuno N, Bhatia V, Hosoda W, et al. Histological diagnosis of autoimmune pancreatitis using EUS-guided trucut biopsy: a comparison study with EUS-FNA. J Gastroenterol 2009;44:742–750.

10 Enestvedt BK, Chandrasekhara V, Ginsberg GG. Endoscopic ultrasonographic assessment of gastric polyps and endoscopic mucosal resection. Curr Gastroenterol Rep 2012;14:497–503.

11 Du Y, Jin Z, Meng H, et al. Long-term effect of gemcitabine-

combined endoscopic ultrasonography-guided brachytherapy in pancreatic cancer. J Interv Gastroenterol 2013;3:18–24.

12　Law JK,Singh VK,Khashab MA,et al. Endoscopic ultrasound (EUS)-guided fiducial placement allows localization of small neuroendocrine tumors during parenchymal-sparing pancreatic surgery. Surg Endosc 2013;27:3921–3926.

13　Verna EC,Dhar V. Endoscopic ultrasound-guided fine needle injection for cancer therapy:the evolving role of therapeutic endoscopic ultrasound. Therap Adv Gastroenterol 2008;1:103–109.

14　Donatsky AM,Vilmann P,Meisner S,et al. Transgastric pure-NOTES peritoneoscopy and endoscopic ultrasonography for staging of gastrointestinal cancers: a survival and feasibility study. Surg Endosc 2012;26:1629–1636.

15　Giday SA,Clarke JO,Buscaglia JM,et al. EUS-guided portal vein catheterization: a promising novel approach for portal angiography and portal vein pressure measurements. Gastrointest Endosc 2008;67:338–342.

16　Bokun T,Grgurevic I,Kujundzic M,Banic M. EUS-guided vascular procedures: a literature review. Gastroenterol Res Pract 2013;2013:865945.

17　Buscaglia JM,Dray X,Shin EJ,et al. A new alternative for a transjugular intrahepatic portosystemic shunt: EUS-guided cre-ation of an intrahepatic portosystemic shunt （with video）.Gastrointest Endosc 2009;69:941–947.

18　Nikiforova MN,Khalid A,Fasanella KE,et al. Integration of KRAS testing in the diagnosis of pancreatic cystic lesions: a clinical experience of 618 pancreatic cysts. Mod Pathol 2013; 26:1478–1487.

19　Dal Molin M,Matthaei H,Wu J,et al. Clinicopathological correlates of activating GNAS mutations in intraductal papillary mucinous neoplasm （IPMN） of the pancreas. Ann Surg Oncol 2013;20:3802–3808.

20　Lin Y,Jin Y,Lin LJ,et al. Candidate agents for pancreatic ductal adenocarcinoma identified by a sub-pathway based method. Gene 2014;540(2):232–237.

21　Konda VJ,Meining A,Jamil LH,et al. A pilot study of in vivo identification of pancreatic cystic neoplasms with needle-based confocal laser endomicroscopy under endosonographic guidance. Endoscopy 2013;45:1006–1013.

22　Oh HC,Brugge WR. EUS-guided pancreatic cyst ablation: a critical review （with video）.Gastrointest Endosc 2013;77:526–533.

23　Brugge WR. EUS-guided tumor ablation with heat,cold,microwave,or radiofrequency:will there be a winner? Gastrointest Endosc 2009;69:S212–S216.

索 引

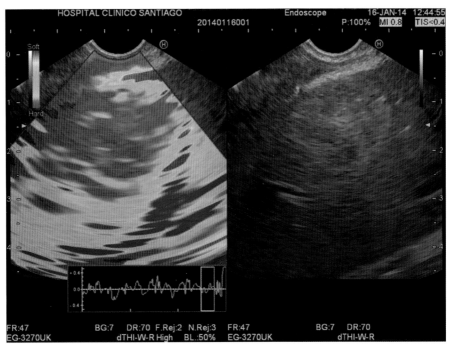

图 9.6

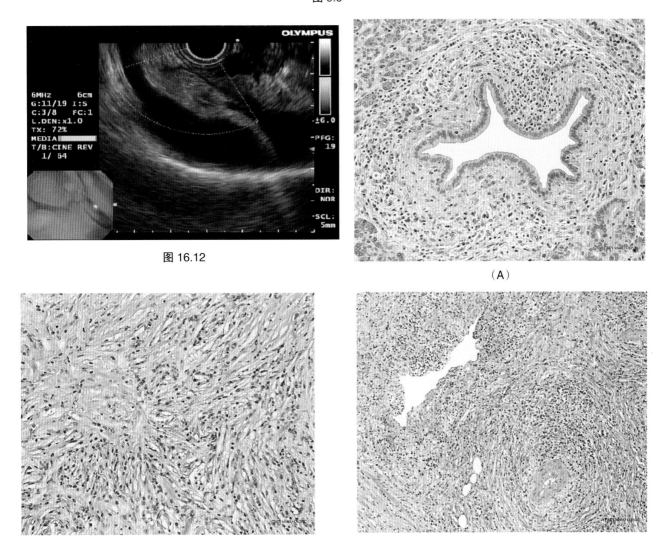

图 16.12

（A）

（B）

（C）

图 21.1

彩图 1

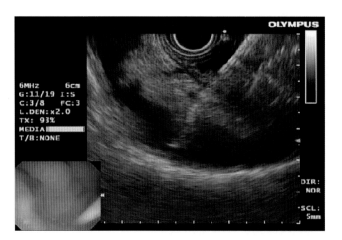

图 16.13

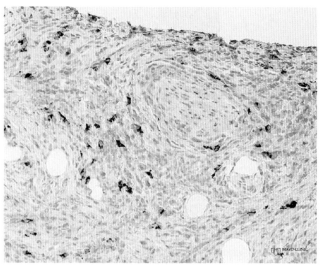

图 21.2

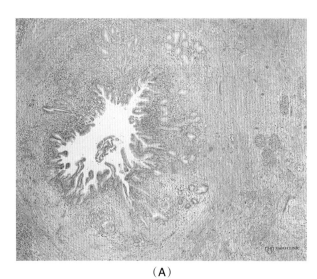

（A）

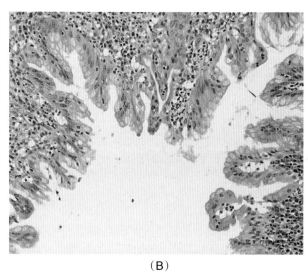

（B）

图 21.4

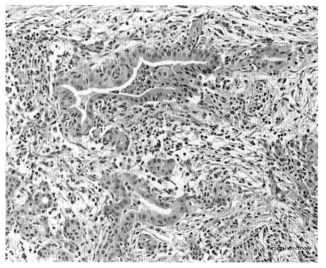

图 21.3

图 21.5

彩图 2

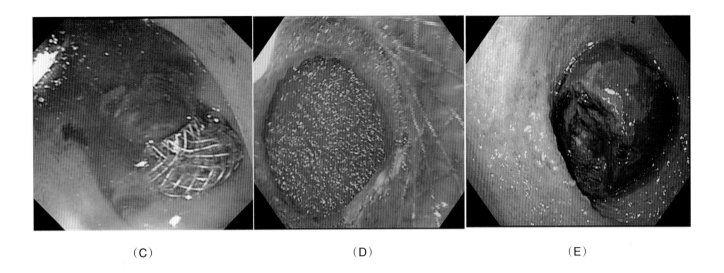

（C） （D） （E）

图 22.8

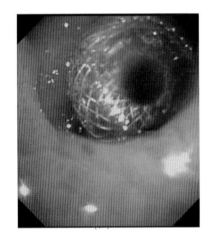

图 22.7

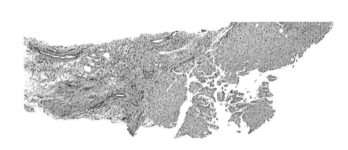

图 23.4

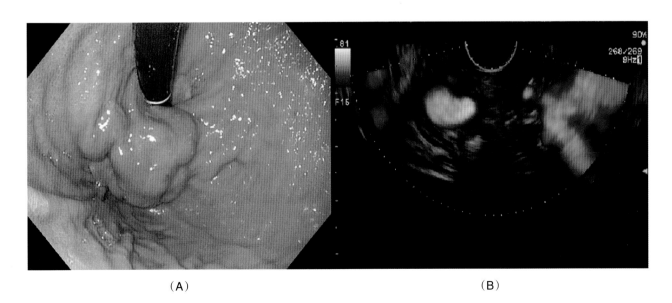

（A） （B）

图 23.6

彩图 3

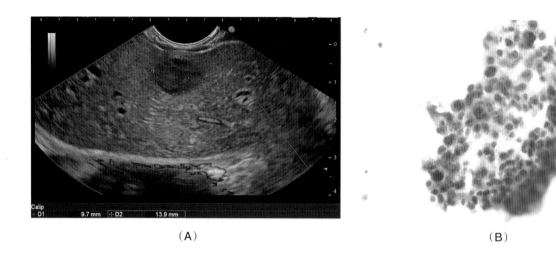

（A）　　　　　　　　　　　　　　　　（B）

图 23.9

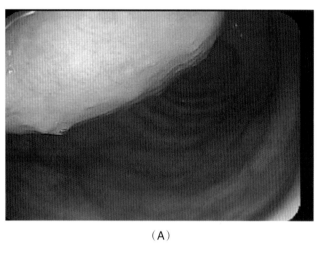

（A）

图 24.5

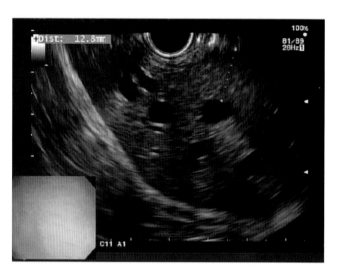

图 26.1

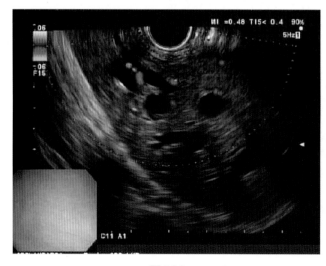

图 26.2

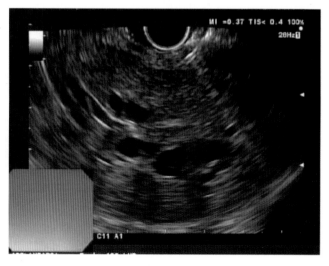

图 26.3

彩图 4

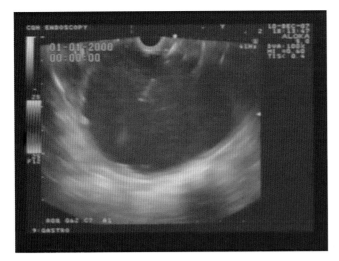

图 27.1

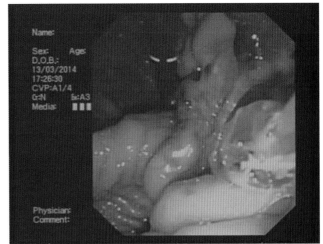

图 27.3

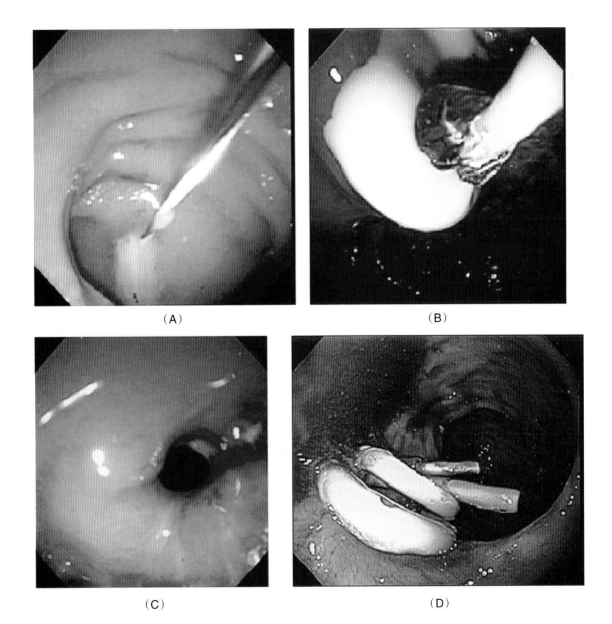

（A）

（B）

（C）

（D）

图 28.2

彩图 5

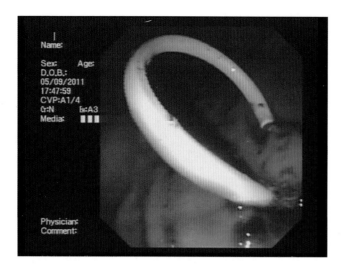

图 27.4

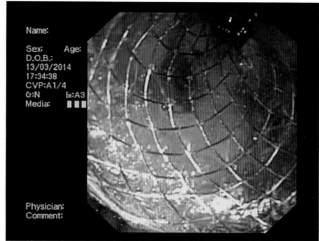

图 27.5

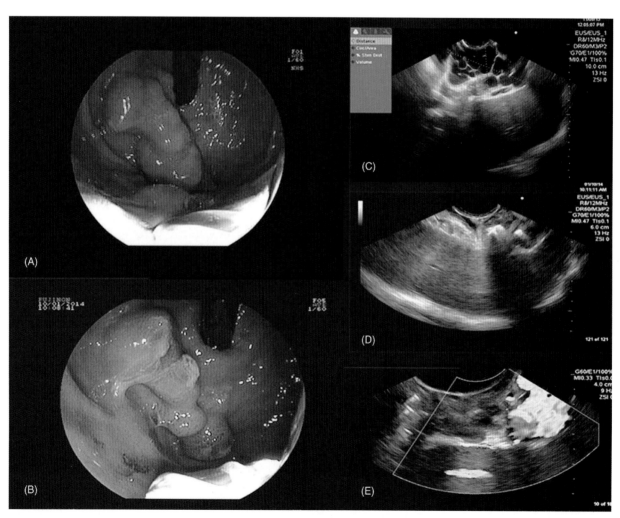

图 29.1

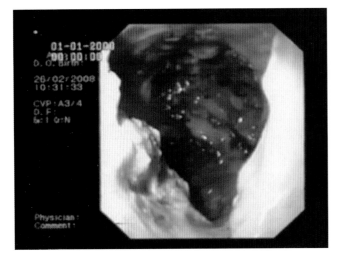

图 27.7

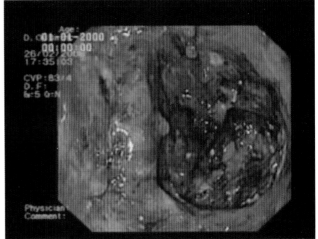

图 27.8

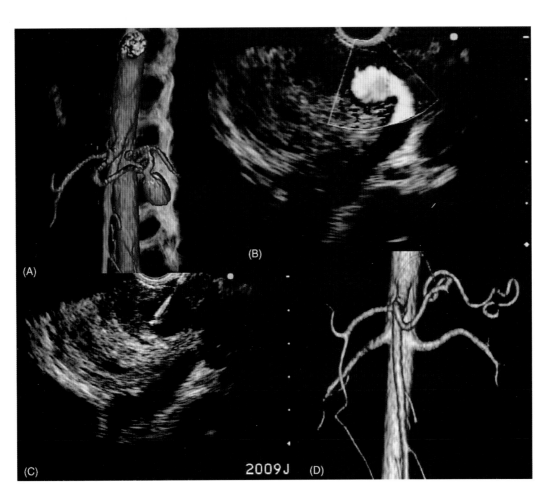

图 29.2

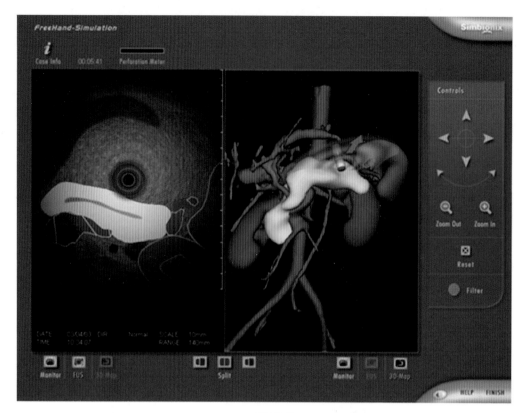

图 30.3

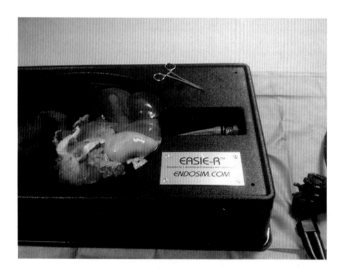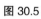

图 30.5

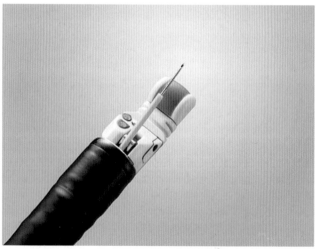

图 31.1